5일 만에 끝내는 **간호사 국가고시 모의고사**

5 Days 간호사 국가고시

완성

최신 개정판

노성신 지음

2021 간호사 국가시험 대비

도서출판 건기원

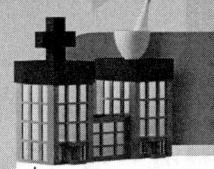

머리말 | PREFACE

　간호사 국가고시는 간호사로서의 자격을 검증하는 국가면허제도이다. 해마다 2만여 명의 간호학과 학생들이 국가고시를 거쳐 각계각층의 의료현장과 실무현장에 투입된다.

　또한 현재 우리사회는 고령 사회로 접어들면서 많은 만성질환자와 노인환자로 인해 간호 인력을 더 필요로 하게 되었다.

　간호학과 학생의 마지막 시험인 국가고시 문제를 수월하게 풀고 시험에 최종 합격하기 위해서는 꾸준한 공부도 필요하지만 무엇보다 전 과목을 체계화 하여 정리하는 것이 중요하며, 또한 모의고사 등을 통한 실전 연습이 시험의 승패를 가르게 된다.

　이 책은 출제 범위 내에서 지금까지 자주 출제된 문제 유형을 중심으로 총 5회의 모의고사 문제를 만들었으며, 시험을 앞둔 1주일 동안 5회의 모의고사를 통해 실전연습을 하여 단기간에 합격할 수 있도록 체계적으로 정리한 최종정리 문제집이다.

　특히 시험을 앞두고 이론적인 부분에 대해 다시 한 번 상기할 수 있도록 해설 부분을 이해하기 쉽게 핵심 내용으로 구성하였으며, 보건의약관계법규는 2020년 7월을 기준으로 수정 반영하였다.

　전국의 간호사 시험을 준비하는 모든 간호 학생들이 이 문제집을 통해 간호사 면허를 취득하는 데 많은 도움이 있기를 바란다.

저자 씀

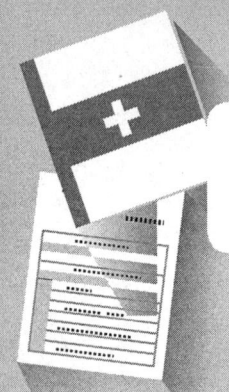
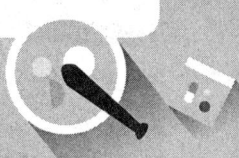

차례 CONTENTS

| 모의고사 |

제1회
1교시
- 성인간호학   12
- 모성간호학   20

2교시
- 아동간호학   24
- 지역사회간호학   28
- 정신간호학   33

3교시
- 간호관리학   38
- 기본간호학   42
- 보건의약관계법규   45

제2회
1교시
- 성인간호학   50
- 모성간호학   57

2교시
- 아동간호학   62
- 지역사회간호학   66
- 정신간호학   70

3교시
- 간호관리학   76
- 기본간호학   79
- 보건의약관계법규   83

제3회
1교시
- 성인간호학   88
- 모성간호학   96

2교시
- 아동간호학   100
- 지역사회간호학   104
- 정신간호학   108

3교시
- 간호관리학   114
- 기본간호학   118
- 보건의약관계법규   122

제4회
1교시
- 성인간호학   126
- 모성간호학   134

2교시
- 아동간호학   138
- 지역사회간호학   141
- 정신간호학   146

3교시
- 간호관리학   151
- 기본간호학   155
- 보건의약관계법규   158

제5회
1교시
- 성인간호학   162
- 모성간호학   169

2교시
- 아동간호학   174
- 지역사회간호학   178
- 정신간호학   182

3교시
- 간호관리학   186
- 기본간호학   190
- 보건의약관계법규   193

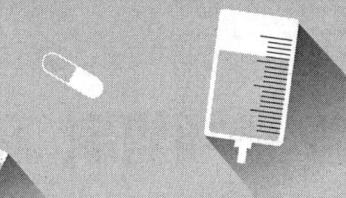
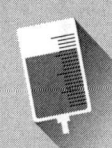
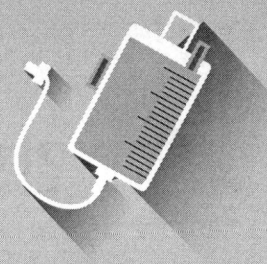
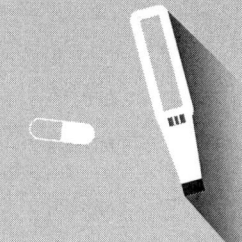

| 모의고사 정답 및 해설 |

제1회

1교시
- 성인간호학 198
- 모성간호학 204

2교시
- 아동간호학 208
- 지역사회간호학 211
- 정신간호학 214

3교시
- 간호관리학 219
- 기본간호학 223
- 보건의약관계법규 226

제2회

1교시
- 성인간호학 234
- 모성간호학 239

2교시
- 아동간호학 243
- 지역사회간호학 247
- 정신간호학 250

3교시
- 간호관리학 255
- 기본간호학 258
- 보건의약관계법규 261

제3회

1교시
- 성인간호학 268
- 모성간호학 274

2교시
- 아동간호학 278
- 지역사회간호학 282
- 정신간호학 285

3교시
- 간호관리학 289
- 기본간호학 294
- 보건의약관계법규 297

제4회

1교시
- 성인간호학 304
- 모성간호학 311

2교시
- 아동간호학 314
- 지역사회간호학 317
- 정신간호학 319

3교시
- 간호관리학 324
- 기본간호학 328
- 보건의약관계법규 332

제5회

1교시
- 성인간호학 338
- 모성간호학 344

2교시
- 아동간호학 348
- 지역사회간호학 352
- 정신간호학 355

3교시
- 간호관리학 360
- 기본간호학 363
- 보건의약관계법규 366

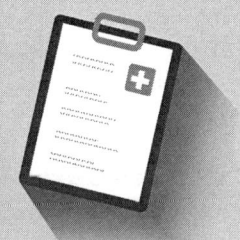
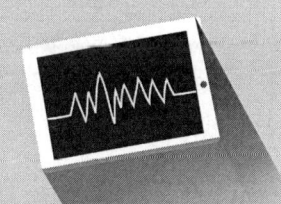

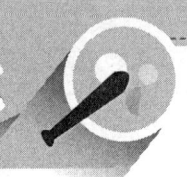

간호사 국가시험 출제범위 공지

시험직종	간호사	적용기간	2022년도 제62회부터 ~ 별도 공지 시까지		
직무내용	간호사는 개인, 가족, 지역사회를 대상으로 전인적 간호중재와 상담, 교육 등을 수행함으로써 대상자의 지식을 증진하여 스스로 건강을 증진하기 위한 최선의 선택을 할 수 있도록 돕는 전문 의료인이다.				
시험형식	객관식(5지 선다형)	문제 수(배점)	295문제(1점/1문제)	시험시간	270분

시험과목	분야	영역	
1 기본간호학	1. 산소화요구	1. 산소화요구 사정	2. 산소화 간호
	2. 영양요구	1. 영양요구 사정	2. 영양 간호
	3. 배설요구	1. 배설요구 사정	2. 배설 간호
	4. 활동과 운동요구	1. 활동과 운동요구 사정	2. 활동과 운동 간호
	5. 안위요구	1. 수면과 휴식 사정 및 간호 3. 임종 징후 사정 및 간호	2. 체온 사정 및 조절 간호
	6. 안전요구	1. 낙상 및 사고위험 사정 3. 감염 사정 5. 투약 간호 7. 욕창 간호	2. 낙상 및 사고예방 간호 4. 감염 관리 6. 욕창 사정
2 성인간호학	1. 안전과 안위 간호	1. 면역/신체손상	2. 안위변화
	2. 영양대사배설 간호	1. 섭취/흡수/대사장애	2. 체액 불균형/배뇨장애
	3. 활동휴식 간호	1. 활동/자기돌봄장애 3. 호흡기능장애	2. 심혈관/혈액장애
	4. 인지조절감각 간호	1. 인지/신경기능장애 3. 감각기능장애	2. 조절기능장애
3 모성간호학	1. 여성건강의 이해	1. 여성건강 개념 3. 생식기 건강사정	2. 성 건강 간호
	2. 생애전환기 여성	1. 월경 간호	2. 완(폐)경 간호
	3. 생식기 건강문제 여성	1. 생식기 종양 간호 3. 자궁내막질환 간호 5. 난(불)임 여성 간호	2. 생식기 감염질환 간호 4. 생식기 구조이상 간호
	4. 임신기 여성	1. 정상임신 간호 3. 태아 건강사정	2. 고위험 임신 간호
	5. 분만기 여성	1. 정상분만 간호	2. 고위험 분만 간호
	6. 산욕기 여성	1. 정상산욕 간호	2. 고위험 산욕 간호

4 정신간호학	1. 정신건강	1. 정신건강과 정신질환의 개념	
	2. 정신건강 간호	1. 치료적 인간관계와 의사소통 3. 정신간호 중재기법(환경요법, 활동요법, 인지행동요법, 스트레스 관리기법, 정신요법(개인, 집단, 가족), 약물요법 등 포함)	2. 정신건강 사정
	3. 지역사회 정신건강	1. 지역사회 정신건강 간호	2. 위기 간호(자살, 학대 및 폭력 대상자 포함)
	4. 정신질환 간호	1. 조현병 및 망상장애 간호 3. 불안 관련 장애(공포장애, 공황장애, 광장장애, 범불안장애, 외상후스트레스장애, 적응장애, 반응성애착장애전환장애, 허위성장애) 간호 5. 물질 및 중독 관련 장애(알코올, 약물, 도박) 간호 7. 식사 관련 장애(신경성식욕부진증, 신경성폭식증) 간호 9. 성 관련 장애(성기능부전, 성도착증) 간호	2. 기분 관련 장애(상실, 우울, 양극성장애) 간호 4. 인격장애 간호 6. 신경인지 관련 장애(치매, 섬망) 간호 8. 수면 관련 장애(불면증, 발작 수면) 간호 10. 발달 및 행동조절 장애(자폐성스펙트럼 장애, 주의력결핍 과다활동장애, 행동장애) 간호
5 간호관리학	1. 간호전문직의 이해	1. 간호역사 3. 간호윤리	2. 간호전문직관 4. 간호사의 법적 의무와 책임
	2. 기획	1. 관리의 이해 3. 예산과 의료비지불제도	2. 기획과 의사결정 4. 간호서비스마케팅
	3. 조직	1. 조직화와 조직구조 3. 간호전달체계	2. 직무관리 4. 조직문화와 변화
	4. 인적자원관리	1. 확보관리 3. 보상관리	2. 개발관리 4. 유지관리
	5. 지휘	1. 리더십과 동기부여 3 조정과 협력	2. 의사소통과 주장행동 4. 갈등과 직무스트레스관리
	6. 통제	1. 간호의 질관리	2. 환자안전
	7. 간호단위관리	1. 간호단위 환자관리 3. 물품과 약품관리	2. 환경과 감염관리 4 간호정보와 기록관리
6 아동간호학	1. 아동 간호의 개념	1. 아동과 가족, 간호사	
	2. 아동의 성장발달	1. 아동의 성장발달 특성	2. 아동의 성장발달 사정
	3. 아동의 건강증진	1. 아동의 건강증진 간호	
	4. 발달단계별 건강유지증진	1. 신생아 건강유지, 증진 간호 3. 유아와 학령전기 아동 건강유지, 증진 간호	2. 영아 건강유지, 증진 간호 4. 학령기 아동과 청소년 건강유지, 증진 간호

	5. 아동의 건강회복	1. 입원아동 간호의 기본원리	2. 고위험 신생아 간호
		3. 영양/대사문제를 가진 아동 간호	4. 호흡/심혈관/혈액문제를 가진 아동 간호
		5. 호흡/심혈관/혈액문제를 가진 아동 간호	6. 인지/감각/운동/신경문제를 가진 아동 간호
		7. 전염성 감염문제를 가진 아동 간호	8. 종양을 가진 아동 간호
7 지역사회 간호학	1. 지역사회건강요구 사정	1. 국·내외 보건정책 이해 3. 지역사회 간호사정	2. 역학지식 및 통계기술 실무적용 4. 건강형평성 이해 및 문화적 다양성의 실무 적용
	2. 보건사업 기획 및 자원활용	1. 보건사업 기획	2. 자원 활용
	3. 인구집단별 건강증진 및 유지	1. 건강증진사업 운영 3. 감염성질환과 만성질환 관리	2. 일차보건의료 제공
	4. 안전과 환경 관리	1. 환경보건 관리	2. 재난 관리
8 보건의약 관계법규	1. 의료법	1. 총칙 3. 의료인의 권리와 의무 5. 의료기관의 개설	2. 의료인의 자격과 면허 4. 의료행위의 제한과 의료인 단체 6. 감독
	2. 감염병의 예방 및 관리에 관한 법률	1. 총칙과 신고 및 역학 조사	2. 예방접종과 감염 전파 차단 조치
	3. 검역법	1. 총칙과 검역조사	
	4. 후천성면역결핍증예방법	1. 신고, 검진 및 감염인의 보호	
	5. 국민건강보험법	1. 가입자와 공단 및 심평원의 업무	2. 보험급여
	6. 지역보건법	1. 지역보건 의료계획과 건강검진의 신고	2. 지역보건의료기관의 설치와 업무, 지도·감독
	7. 마약류 관리에 관한 법률	1. 총칙과 마약류 중독자	
	8. 응급의료에 관한 법률	1. 총칙, 응급의료종사자의 권리와 의무 및 응급의료기관 등	
	9. 보건의료기본법	1. 국민의 권리와 의무, 보건의료의 제공과 이용 등	
	10. 국민건강증진법	1. 국민 건강의 관리	
	11. 혈액관리법	1. 혈액매매행위 등 금지, 헌혈자 건강진단, 혈액의 안전성 확보, 특정 수혈부작용 등	
	12. 호스피스·완화의료 및 임종과정에 있는 환자의 연명의료 결정에 관한 법률	1. 총칙과 호스피스·완화의료	

시험 정보
http://www.kuksiwon.or.kr/

문제 배점

시험 과목 수	문제 수	배점	총점	문제형식
8	295	1점/1문제	295점	객관식 5지선다형

시험시간표

구분	시험과목(문제 수)	교시별 문제 수	시험형식	입장시간	시험시간
1교시	1. 성인간호학(70) 2. 모성간호학(35)	105	객관식	~08:30	09:00~10:35 (95분)
2교시	1. 아동간호학(35) 2. 지역사회간호학(35) 3. 정신간호학(35)	105	객관식	~10:55	11:05~12:40 (95분)
점심시간 12:40~13:40(60분)					
3교시	1. 간호관리학(35) 2. 기본간호학(30) 3. 보건의약관계법규(20)	85	객관식	~13:40	13:50~15:10 (80분)

*보건의약관계법규: 「보건의료기본법」, 「지역보건법」, 「국민건강증진법」, 「감염병의 예방 및 관리에 관한 법률」, 「후천성면역결핍증예방법」, 「검역법」, 「의료법」, 「응급의료에 관한 법률」, 「혈액관리법」, 「마약류 관리에 관한 법률」, 「국민건강보험법」과 그 시행령 및 시행규칙

시험일정

구분		일정	비고
응시원서 접수	기간	• 인터넷 접수: 2020. 10. 14.(수)~21.(수)	[응시수수료] – 추후공지 [접수시간] – 인터넷접수: 해당 시험 직종 접수 시작일 09:00부터 접수 마감일 18:00까지
	장소	• 인터넷 접수: – 국시원 홈페이지[원서접수] 메뉴 – 다만, 외국대학 졸업자로 응시자격 확인서류를 제출하여야 하는 자는 위의 접수기간 내에 반드시 국시원 별관(2층 고객지원센터)에 방문하여 서류 확인 후 접수 가능함	
응시표 출력기간		시험장 공고일 이후부터 출력 가능	2020. 12. 04.(금) 이후
시험시행	일시	2021. 01. 22.(금)	[응시자 준비물] 응시표, 신분증, 필기도구 지참 (컴퓨터용 흑색 수성사인펜은 지급함) ※ 식수(생수)는 제공하지 않습니다.
	장소	[국시원 홈페이지]—[시험안내]—[간호사]—[시험장소(필기/실기)]	
최종합격자 발표	일시	2021. 02. 18.(목)	• 휴대전화번호가 기입된 경우에 한하여 SMS 통보
	장소	• 국시원 홈페이지 [합격자조회] 메뉴 • 자동응답전화 : 060-700-2353	

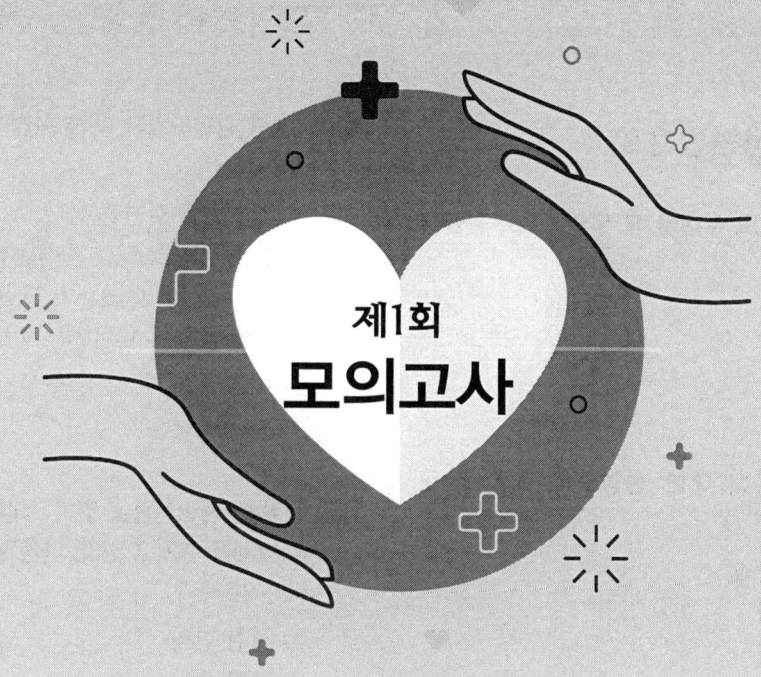

제1회 모의고사

1교시
성인간호학
모성간호학

2교시
아동간호학
지역사회간호학
정신간호학

3교시
간호관리학
기본간호학
보건의약관계법규

성인간호학

01. 칼륨을 정맥으로 투여할 때 우선적으로 관찰해야 할 것은?

① 호기량
② 피부색
③ 의식수준
④ 심전도
⑤ 체온

02. 고나트륨혈증에 대한 설명으로 옳지 않은 것은?

① Na 148mEq/L
② 구토, 설사
③ 갈증, 발열
④ 삼투질 농도 285mOsm/kg
⑤ 기면, 혼수

03. ABGA의 결과가 다음과 같다. 현재 대상자의 산 – 염기 균형 상태를 무엇이라고 할 수 있는가?

- HCO_3^- 24.0mEq/L
- $PaCO_2$ 48.0mmHg
- pH 7.2

① 대사성 산증
② 호흡성 산증
③ 대사성 알칼리증
④ 호흡성 알칼리증
⑤ 정상상태

04. 항원, 항체에 관한 설명으로 옳지 않은 것은?

① 항원은 면역반응을 유발하는 물질이다.
② 항체는 주로 단백질로 이루어져 있다.
③ 항체는 항원에 대해 비특이적으로 반응한다.
④ 항체는 체액성 면역에 관련되어 있다.
⑤ 박테리아, 바이러스, 독소 등이 항원으로 있다.

05. HIV에 감염되었다. 이때 사정 내용으로 가장 알맞은 것은?

① 뇌척수액 검사를 한다.
② 무슨 운동을 하는지 묻는다.
③ 간염주사를 맞았는지 확인한다.
④ 무슨 음식을 먹었는지 확인한다.
⑤ 다른 사람과 같이 주사기를 사용한 적이 있는지 묻는다.

06. 김 씨는 예방접종을 맞은 경험이 없는데 A형간염 항체를 가지고 있다. 다음 중 김 씨에게 해당되는 면역은?

① 선천 면역
② 자연 수동면역
③ 획득 수동면역
④ 획득 능동면역
⑤ 자연 능동면역

07. 방사선 치료를 받고 있는 암 환자 간호로 옳지 않은 것은?

① 방사선 치료 시 움직이지 않도록 하며 혼자 치료실에 있게 됨을 설명한다.
② 필요시 진통제를 사용한다.
③ 피부에 자극을 주는 의복은 피한다.
④ 피부를 건조하게 유지하기 위해 파우더를 바른다.
⑤ 직접적인 햇빛이나 바람에 노출되는 것을 금지한다.

08. 다음 중 진정제, 마약성 진통제, 신경 안정제 약물의 공통적인 부작용으로 옳은 것은?

① 혈압저하
② 빈맥
③ 호흡 수 증가
④ 체온 증가
⑤ 빈뇨

09. 수술 후 흔히 생기는 합병증인 정맥혈전증을 예방하기 위한 간호로 옳지 않은 것은?
① 조기 이상을 격려한다.
② 다리운동을 하도록 한다.
③ 무릎 아래에 담요를 대어준다.
④ 탄력스타킹을 착용하도록 한다.
⑤ 수분섭취를 장려하여 탈수를 예방한다.

10. 다음 면역에 대한 설명으로 바르게 연결된것은?
① 선천 면역 – 물리적 장벽, 정상 상재균총 등
② 능동 자연면역 – 예방접종을 통해서 항체가 생성된 면역
③ 수동 자연면역 – 감마글로불린을 주사해서 생성되는 면역
④ 수동 획득면역 – 태아가 모체에서 받은 면역
⑤ 능동 획득면역 – 질병을 잃고 난 후 항체가 생성되어 얻은 면역

11. 화상 후 발생 가능성이 가장 높은 궤양은?
① 위궤양(Kastric ulcer)
② 쿠싱궤양(Cushing's ulcer)
③ 컬링궤양(Curling's ulcer)
④ 졸링거 – 엘리슨 증후군(Zollinger – ellisom)
⑤ 식도게실

12. 노년기에 대한 특성으로 옳은 것은?
① 사회적인 책임과 활동 등의 성취에 따르는 만족감을 갖게 된다.
② 장기간의 교육을 받아 전문직을 가지게 된다.
③ 동년배 집단에 애착을 가진다.
④ 피부탄력성 상실, 근력 감소 등의 변화에 적응하기 시작한다.
⑤ 친구로서의 배우자 관계를 정립한다.

13. 목발 보행을 하기 전 목발의 길이를 조절하는 법에 대한 설명이다. 옳지 않은 것은?
① 목발의 끝부분은 전방 2인치, 옆으로 6인치 정도에 위치하게 한다.
② 겨드랑이와 목발패드 사이에는 손가락 2~3개 정도가 들어갈 수 있을 정도로 조정한다.
③ 팔꿈치가 20~30° 정도 구부러진 상태에서 잡을 수 있도록 손잡이 높이를 조절한다.
④ 누운 자세에서 액과 전면에서 발뒤꿈치까지의 길이에 +5cm 길이로 한다.
⑤ 목발마비를 예방하기 위해 손목에는 체중을 지탱하지 않는다.

14. 편도선 절제술 후 통증을 호소하는 환자에게 제공할 수 있는 간호중재는?
① 차가운 식염수로 가글한다.
② 수술 후 즉시 객담배출을 위해 기침을 한다.
③ 얼음조각 같은 차가운 음식을 제공한다.
④ 빨대를 이용해 평소 좋아하던 오렌지 주스를 마시게 한다.
⑤ 자주 삼키는 행동은 수술 후 정상적인 반응임을 알려준다.

15. 만성기관지염 환자의 폐 기능 검사 결과로 옳은 것은?
① 폐활량(VC)이 증가한다.
② 잔기량(RV)이 감소한다.
③ 1초 노력성 호기량(FEV_1)이 감소한다.
④ 1초 노력성 호기량(FEV_1)/노력성 폐활량(FVC)의 비율이 증가한다.
⑤ 노력성 폐활량(FVC)이 증가한다.

16. 비출혈을 초래하는 원인으로 옳은 것은?
① 빈혈
② 기흉
③ 저혈압
④ 습한 공기
⑤ 항응고제 투여

17. 폐렴환자가 호흡곤란을 호소하고 있다. 어떤 간호중재를 우선시해야 하는가?
① 안심하라고 한다.
② 의사에게 알린다.
③ 반좌위를 취해준다.
④ 진통제를 투여한다.
⑤ 기침을 하게 한다.

18. 기관지 확장증 환자에게 증상 악화를 예방하기 위해 교육해야 할 내용으로 옳은 것은?
① 자주 찬 공기를 들이마시도록 한다.
② 가습기는 병원균을 배양할 수 있으므로 사용하지 않도록 한다.
③ 계속적인 인공호흡과 산소를 공급해야 한다.
④ 객담의 양이 증가하는지 관찰하도록 한다.
⑤ 객담을 묽게 하기 위해 빨대를 이용하여 수분섭취를 권장한다.

19. 기관지 조영술 시 시행하는 간호로 옳지 않은 것은?
① 국소마취를 한 후 입안의 마취액을 삼키도록 한다.
② 조영제 주입 후 골고루 퍼지도록 체위를 변경한다.
③ 요오드 조영제에 대한 반응을 관찰한다.
④ 검사 후 인후통을 완화시키기 위해 따뜻한 물로 가글한다.
⑤ 검사 후 조영제 배출을 촉진하기 위해 기침과 체위배액법을 시행한다.

20. 폐렴환자의 간호중재로 옳은 것은?
① 반좌위 유지
② 수분섭취 제한
③ 저칼로리 식이 제공
④ 교감신경 억제제 투여
⑤ 회복될 때까지 활동을 제한

21. 폐암환자의 보호자가 간호사에게 폐암 생존율이 낮은 이유를 물어보았다. 간호사가 대답할 수 있는 말로 옳은 것은?
① 증상이 나타날 때에는 이미 전이가 되어있는 경우가 많기 때문이다.
② 폐를 직접적으로 압박하기 때문이다.
③ 염증이나 합병증이 많이 생기기 때문이다.
④ 심장 뒤에 있어서 초음파를 찍을 때 폐가 잘 보이지 않기 때문이다.
⑤ 방사선 치료 효과가 낮기 때문이다.

22. 전체 호흡주기를 통하여 양압을 유지하면서 환자가 자연스러운 호흡을 할 수 있게 하는 인공호흡기 조절 방식은?
① 조절된 강제환기(Contol Mandatory Ventiilation)
② 보조 조절호흡(Assist-controlled mode)
③ 간헐적 강제환기(Intermittent Mechanical Ventiilation)
④ 지속적 기도 양압(Continuous Positive Airway Pressure)
⑤ 호기말 양압(Positive End-Expiratory Pressure)

23. 폐질환을 가진 환자가 곤봉형 손가락, 호흡곤란 등의 증상이 나타날 때 취해주어야 하는 체위로 가장 적절한 것은?
① 반좌위
② 심스 체위
③ 앙와위
④ 슬흉위
⑤ 트렌델렌버그 체위

24. 관상동맥질환의 조절 불가능한 위험요인으로 옳은 것은?
① 가족력
② 고지혈증
③ 과체중
④ 흡연
⑤ 운동부족

25. 심전도에서 P파는 무엇을 뜻하는가?
① 심방 탈분극
② 심신수축
③ 심실재분극
④ 방실결절의 흥분
⑤ 심실의 기외수축

26. 울혈성 심부전 환자를 대상으로 신장 기능검사를 하려고 한다. 환자가 "심장이 아픈데 왜 신장을 검사하는 거죠?"라고 물었을 때 적절한 간호사의 대답은?
① "인우염이 있는지 알아보기 위해서입니다."
② "신결석이 생겼는지 검사하는 것입니다."
③ "내분비 호르몬에 문제가 생겼는지 알 수 있습니다."
④ "나트륨이 배출에 이상이 있는지 확인하기 위해서입니다."
⑤ "심부전에 의한 신장혈류량의 변화를 사정하기 위해서입니다."

27. Digoxin을 투여하는 환자를 간호할 때 주의 깊게 사정해야 할 것은?
① 시간당 소변량
② 호흡
③ 체온
④ 혈액내 BLU 수치
⑤ 맥박

28. 협심증을 진단받은 환자에게 실시되어야 할 간호중재로서 적합한 것은?
① 경미한 통증은 참아도 된다고 한다.
② 흉부통증이 시작되어 왼팔과 어깨를 타고 등 위로 방사되는지 사정한다.
③ 고지질식이를 제공한다.
④ 환자가 흥분할 경우 그대로 감정을 표현할 수 있도록 한다.
⑤ 운동은 증상을 악화시키므로 절대 안정시킨다.

29. 다음은 대동맥류에 대한 설명이다. 옳지 않은 것은?
① 동맥벽이 부분적으로 약해져서 혈관 지름이 늘어난 상태이다.
② 복부 대동맥류가 가장 흔한 형태이다.
③ 남성보다 여성이 2배 정도 많다.
④ 인접조직을 압박하기 전까지는 증상이 없다.
⑤ 동맥류 파열 예방이 중요하다.

30. 레이노드병에 대한 설명으로 옳지 않은 것은?
① 작은 동맥을 침범하는 간헐적 혈관 경련 수축성 질환이다.
② 발에 침범은 드물고, 주로 손가락에 이환한다.
③ 소동맥과 세동맥이 혈관경련을 일으켜 혈액공급에 감소된다.
④ 추위에 노출되었을 때 손가락이 창백해진다.
⑤ 혈류 변화를 초래하는 전신질환이 원인이 된다.

31. 비후성 심근증의 증상으로 가장 옳은 것은?
① 좌심실비대
② 좌심실 이완기압 하강
③ 동맥관 개존증
④ 승모판염
⑤ 심실중격과 심실벽의 대칭적 비대

32. 고혈압환자의 비약물요법에 대한 설명으로 옳지 않은 것은?
① 운동량을 조금씩 늘려서 무리가 되지 않게 한다.
② 냉동식품의 섭취를 줄인다.
③ 정기적인 무산소 운동을 권장한다.
④ 이완요법을 통해 스트레스를 감소시킨다.
⑤ 나트륨이 적은 음식을 섭취한다.

33. 심방 조동에서 발견할 수 있는 심전도 파형의 특성은?

① 심방수축이 400~660회
② QRS 앞에 톱니바퀴 모양 생성
③ 비정상적인 QRS 모양
④ T파역전, 이상 Q파
⑤ ST분절 하강

34. 성인 심폐소생술 시 적용해야하는 "심장마사지 : 인공호흡"의 비율은?

① 15 : 2   ② 15 : 1
③ 30 : 2   ④ 30 : 1
⑤ 2 : 30

35. 만성 림프구성 백혈병에 관한 설명으로 옳은 것은?

① 미성숙 골수아세포의 증가가 관찰된다.
② 초기 환자의 경우 증상이 나타날 때까지 기다렸다가 치료한다.
③ 호중구의 감소가 관찰된다.
④ 2~9세 어린이에게 흔하다.
⑤ 림프구 감소증이 나타난다.

36. 다음 중 정맥류 환자에게 할 수 있는 교육내용으로 옳은 것은?

① 취침 시 탄력스타킹을 착용한다.
② 매일 가볍게 걷기를 권장한다.
③ 장시간 좌위로 앉아 있는다.
④ 휴식 시 다리를 아래로 내린다.
⑤ 장시간 서있는다.

37. 백혈병 환아의 감염을 예방하기 위해 격리해야 하는 이유는?

① 호중구 감소로 인해
② 호산구 감소로 인해
③ 호염기구 증가로 인해
④ 혈소판 감소로 인해
⑤ 적혈구 증가로 인해

38. 면역기능 저하나 항생제 장기간 사용으로 인하여 정상세균이 파괴될 때 발생하는 구강질환은?

① 아구창
② 구강암
③ 백반증
④ 단순포진
⑤ 아프타성 구내염

39. 활동성 B형 간염 환자를 위한 간호중재로 옳지 않은 것은?

① 당분간 성생활을 피하도록 한다.
② 손 세척에 대한 중요성을 강화한다.
③ 손톱깎이를 같이 쓰지 않도록 한다.
④ 가족들과 방을 따로 쓰게 한다.
⑤ 수혈하지 않도록 한다.

40. 위식도 역류 질환 환자에게 제공할 수 있는 간호중재로 알맞은 것은?

① 자기 전에 우유와 간단한 간식을 제공한다.
② 액체로 된 음식은 빨대로 먹는다.
③ 저지방, 저섬유식을 제공한다.
④ 가스 팽만이 나타날 수 있으므로 이를 예방한다.
⑤ LES압력 감소를 위해 항콜린계 약물을 사용한다.

41. 상부위장관 조영술을 시행하려고 한다. 대상자에게 제공할 수 있는 간호중재로 적절하지 않은 것은?

① 검사 전 8~12시간 동안 금식한다.
② 위 운동을 항진시키기 위해 검사 전날 자정부터 금연하게 한다.
③ 검사 후 하제를 투여한다.
④ 검사 후 72시간 동안 대변 색이 흰색인 것은 정상이라고 한다.
⑤ 검사 후 바륨 매복 예방을 위해 청결 관장을 실시한다.

42. 총비경구 영양요법의 합병증을 나타낼 수 있는 문제로 가장 옳지 않은 것은?
① 패혈증
② 지방변
③ 공기색전
④ 고혈당증
⑤ 반동저혈당

43. 간염환자의 식이요법으로 옳은 것은?
① 고지방, 고칼로리
② 저탄수화물, 고단백
③ 저지방, 고탄수화물
④ 고지방, 저염식이
⑤ 저탄수화물, 고칼로리

44. 급성 췌장염의 가장 특징적인 징후로 옳은 것은?
① 상복부 통증
② 고혈압
③ 황달
④ 서맥
⑤ 체중 감소

45. 장음소실, 복부팽만, 염증 등의 증상으로 복막염으로 진단된 환자가 응급실로 내원하였다. 가장 우선시해야 하는 것은?
① 항염증제 투여
② 통증완화
③ 기도확보
④ 수분 및 전해질 공급
⑤ 복부에 온찜질

46. 장루환자에게 권장해야 할 식이로 옳은 것은?
① 생선, 우유
② 땅콩, 옥수수
③ 양파, 양배추
④ 쌀, 요구르트
⑤ 계란 잡곡밥

47. 담낭염의 증상은?
① 백혈구 감소
② 지방변
③ 체온 저하
④ McBurney's point 압통
⑤ Rovsing 징후 양성

48. 간경변증 환자의 식도정맥류가 있을 때 대상자에게 적절한 간호중재는?
① 기침이나 재채기를 참지 않는다.
② 규칙적으로 복근운동을 실시한다.
③ 대변을 볼 때 힘을 주지 않도록 설명한다.
④ 찬물보다는 뜨거운 물을 마시지 않도록 격려한다.
⑤ 무거운 물건을 들 때는 무릎을 구부린 상태에서 들도록 한다.

49. 뇌척수액 감압을 목적으로 요추천자를 시행하려고 하는 황 씨에게 제공할 수 있는 간호중재로 적절한 것은?
① 검사 전 조영제에 대한 과민반응을 확인한다.
② 검사 전 환자 몸 안에 있는 금속을 모두 제거한다.
③ 안전하고 통증이 없는 검사라고 안정시킨다.
④ 검사 후 병실을 어둡게 해주고 두부를 상승시킨 체위로 쉬게 한다.
⑤ 검사 후 척수액 누출을 막기 위해 침상에 반듯한 자세로 누워있는다.

50. 무의식 환자의 피부통합성을 유지하기 위해서 제공할 수 있는 간호중재로 적절하지 않은 것은?
① 바른 신체선열을 유지하고 경축을 예방한다.
② 규칙적으로, 자주 체위를 변경한다.
③ 억제대를 난간에 고정한다.
④ 4시간마다 피부를 사정하고 마사지한다.
⑤ Air 매트리스를 사용한다.

51. 흉추 7, 8번째에 손상을 받은 환자가 수행할 수 있는 것으로 옳지 않은 것은?
① 손가락으로 글씨를 쓸 수 있다.
② 휠체어 바퀴를 돌릴 수 있다.
③ 젓가락을 사용하여 식사할 수 있다.
④ 스스로 호흡할 수 있다.
⑤ 대소변을 조절할 수 있다.

52. 두개 수술 후 대상자의 운동 능력과 관련된 신경학적 상태를 사정하기 위한 검사로 옳은 것은?

① 환자에게 팔을 가능한 범위까지 올려보라고 한다.
② 간호사의 손을 있는 힘껏 밀어보라고 한다.
③ 환자의 손을 꽉 잡는다.
④ 환자에게 다리를 들어보라고 한다.
⑤ 간호사의 손을 꼭 잡아보게 한다.

53. 간질환자가 병실 바닥에 쓰러져 발작을 일으키고 있을 때 간호중재로 적절한 것은?

① 환자를 들어 침대로 이동시킨다.
② 목 주변의 옷을 느슨하게 해준다.
③ 억제대로 단단히 묶는다.
④ 앙와위나 좌위를 취하게 한다.
⑤ 손가락을 이용해 기도를 확보한다.

54. 모든 자극에 반응은 없으나, 뇌의 연수기능은 유지되고 있으며, 빛에 대한 동공반사만 남아있는 의식 단계는?

① 각성   ② 기면
③ 혼미   ④ 반혼수
⑤ 혼수

55. 고관절 치환술 후 간호로 알맞은 것은?

① 관절 굴곡은 6~7일에 90°로 제한한다.
② 낮은 의자를 사용한다.
③ 6주 이내에 운전을 하지 않는다.
④ 인공관절과 협응을 위해 조깅을 한다.
⑤ 다리가 내전되도록 한다.

56. 근력사정 중 1점(trace)에 해당하는 것은?

① 근수축은 가능하지만 능동적 관절운동은 볼 수 없다.
② 근수축력을 볼 수 없다.
③ 중력이 제거된 상태에서 능동적 정성관절 운동을 할 수 있다.
④ 중력에 대항하여 능동적 관절운동이 가능하다.
⑤ 중력과 약간의 저항에 대항하여 능동적 관절운동이 가능하다.

57. 강 씨는 무릎 아래 하지를 절단한 후 3일이 되었다. 취해야 할 체위로 알맞은 것은?

① 하루 3~4회 복위를 취한다.
② 무릎 아래에 베개를 대준다.
③ 다리가 외전되도록 대퇴 사이에 베개를 끼워준다.
④ 취침 시 절단부 아래에 베개를 받쳐 준다.
⑤ 침대에 절단부를 걸쳐 놓는다.

58. 골다공증 치료에 사용하는 약물이 아닌 것은?

① Allopurinol(Lopurin)
② Alendronate(Fosamax)
③ Calcitonin
④ Estrogen(Daginyl)
⑤ Ealoxifene(Evista)

59. 슬관절 치환술을 받은 환자에게 제공할 수 있는 간호중재로 적절한 것은?

① 처음부터 보행기를 이용할 경우 의존도가 높아질 수 있음을 교육한다.
② 통증 저하를 위해 온요법을 적용한다.
③ 정맥염 예방을 위해 탄력스타킹을 착용하게 한다.
④ 수술한 다리를 굴곡시키고 베개로 지지하여 높게 거상시킨다.
⑤ 경축 예방을 위해 수술 후 즉시 굴곡 운동을 시작한다.

60. 류마티스 관절염에 대한 설명으로 옳은 것은?

① 오후에 강직과 통증이 심해진다.
② 움직일 때마다 뼈에서 소리가 난다.
③ 체중부하가 많이 되는 관절에 발생한다.
④ 초기 증상은 발열, 체중감소, 피로, 전신통증이다.
⑤ 원위손가락 관절낭의 변성으로 Herberden 결절을 형성한다.

61. 류마티스 관절염이 있는 여성 환자가 아침에 손이 아프다고 말했다. 이 환자에게 해줘야 하는 간호는?
① 혈액검사를 실시한다.
② 따뜻한 물에 손을 담그도록 한다.
③ 항생제를 투여한다.
④ 관절가동 범위를 넘어서 관절운동을 하도록 권장한다.
⑤ 통증 부위에 얼음찜질을 실시한다.

62. 염좌(sprain)시 즉각적으로 중재해야 하는 것은?
① 석고붕대를 적용한다.
② 냉찜질을 한다.
③ 진통제를 경구 투여한다.
④ 탄력붕대를 적용한다.
⑤ 제중 부하를 적용하도록 한다.

63. 30세 여성이 극도의 피로감을 느껴 병원을 찾았다. 환자는 아침이면 관절부위가 강직되고 햇볕에 노출되었을 경우 피부에 빨갛게 발진이 생기며 얼굴에 나비 모양의 발진이 있었다. 이 환자에게 의심되는 질환은?
① 아토피성 피부염
② 담마진
③ 전신 홍반 루푸스
④ 피부결핵
⑤ 접촉성 피부염

64. 콩팥 이식술 이후 나타날 수 있는 급성 거부반응에 대한 설명으로 옳은 것은?
① BUN, Cr 수치가 저하된다.
② 수분~수시간 이내에 증상이 나타난다.
③ 소변량이 증가하는 증상이 나타난다.
④ 치료를 위해 스테로이드를 투여한다.
⑤ 즉시 이식 부위를 제거하도록 한다.

65. 복막 투석 환자의 투석액 배액 시 뿌옇게 되었을 때 가장 먼저해야하는 간호는?
① 정맥으로 항생제 투여
② 광범위한 항생제를 복막으로 투여
③ 세균 배양
④ 배액을 다 제거함
⑤ 동정맥루로 혈관투석

66. 다음 중 소변에 대한 설명으로 옳은 것은?
① 24시간 소변량이 100mL 이하이면 핍뇨이다.
② 소량의 단백질이 섞여 나오는 것은 정상이다.
③ 성인의 일일 소변량 3,000mL는 정상치이다.
④ 적혈구나 백혈구가 다소 나오는 것은 정상이다.
⑤ 비중이 1,015로 나오면 정상이다.

67. 신우신염의 증상 중 만성 시 나타나는 특징적인 임상징후에 해당하는 것은?
① 발열   ② 오한
③ 고혈압 ④ 오심, 구토
⑤ 전신 쇠약감

68. 유방암을 의심할 수 있는 초기증상으로 적절하지 않은 것은?
① 최근 유두가 함몰되었다.
② 유두궤양이 나타났다.
③ 피부가 오렌지껍질처럼 되었다.
④ 유두 주위에 색소가 침착되었다.
⑤ 통증 없이 단단하고 모양이 불규칙적이다.

69. 정관 수술을 받을 환자에게 제공할 간호중재 및 교육내용으로 적절하지 않은 것은?
① 수술 후 통증이 있을 때 얼음주머니를 적용한다.
② 수술 후 1주일 동안은 무거운 물건을 들지 않도록 한다.
③ 수술 후에도 발기는 정상이다.
④ 수술 후 정액의 양이 줄어든다.
⑤ 성욕, 성감에는 아무런 변함이 없다.

70. 당화혈색소(HbA1c) 검사는 무엇을 보기 위한 지표인가?

① 2~3개월 동안 평균 혈당치
② B-세포의 인슐린 분비량
③ 인슐린 분비 능력
④ 혈당이 정상으로 돌아오는 데 걸리는 시간
⑤ 2주 후의 평균 혈당치 예측

모성간호학

71. 바르톨린샘에 대한 설명으로 옳은 것은?

① 성적 자극 시 점액물질을 배출한다.
② 질구의 2시, 10시 방향에 존재한다.
③ 발기성 조직이다.
④ 모낭이 없고 성적 흥분 시 붉어진다.
⑤ 여성생식기의 외부와 내부를 구별한다.

72. 성 상담에 임하는 상담자가 지녀야 할 자세로 옳지 않은 것은?

① 대상자에 대해 긍정적인 수용을 한다.
② 자신의 성경험을 노출시켜 잠재적 불안을 해소한다.
③ 자신의 둔감한 성을 민감화한다.
④ 대상자의 성 문제를 해결해 준다.
⑤ 대상자를 개별화해서 생각한다.

73. 30세 여성이 다량의 질 분비물로 인해서 병원을 방문하였다. 이 여성에게 사정해야 할 내용이 아닌 것은?

① 초경 시기   ② 질 분비물 색깔
③ 질 분비물 냄새 ④ 질 분비물 배출 시기
⑤ 꽉 끼는 스타킹의 잦은 착용 여부

74. 자궁의 구조에 대하여 바르게 설명한 것은?

① 자궁의 외형은 매끈한 배 모양이다.
② 옆에서 본 자궁은 뒤쪽으로 기울어져 있다.
③ 자궁내막의 두께는 5~7mm 정도이다.
④ 자궁경부는 종행근으로, 자궁저부는 윤상근으로 되어 있다.
⑤ 자궁의 기저층은 임신이나 월경기에도 그대로 유지된다.

75. 옥시토신을 투여하고 있는 산모에 대한 설명으로 올바른 것은?

① 고긴장성 자궁수축이 발생할 경우 투여를 중단하도록 한다.
② 유도분만을 위해 옥시토신을 근육 주사한다.
③ 분만을 유도하고 진통을 감소시키는 데 목적을 둔다.
④ 자궁수축이 약해진다.
⑤ 자궁 내 압력이 90mmHg에 도달할 때까지 투여한다.

76. 월경 시 통증을 유발하는 주요인은?

① 프로스타글란딘 분비
② 자궁경부 정맥 경련
③ 체중 증가
④ 자궁내막 정맥 경련
⑤ 자궁 평활근 이완 촉진

77. 임신 2기 엄마가 느끼는 감정은?

① 분만과정에 관심을 가지고, 출산 준비를 한다.
② 양가감정이 있다.
③ 불안수준이 최고조로 상승한다.
④ 아기를 공상적인 것으로 간주한다.
⑤ 태아와 자신을 분리한 개체로 생각한다.

78. 전치태반 시 금기해야 할 간호중재는?

① 침상안정을 하여 최대한 임신을 유지한다.
② 출혈이 심한 경우 제왕절개분만을 한다.
③ 질을 통과한 분만이 진행 중인 경우 인공파막시켜 분만을 시도한다.
④ 질 내진을 하여 태아의 상태를 확인한다.
⑤ 30% 이하의 전치태반일 경우 자연분만을 한다.

79. 다음 중 임부에게 맞혀서는 안 되는 예방접종은?
① 파상풍 ② 디프테리아
③ 콜레라 ④ 풍진
⑤ 결핵

80. 임신 9개월인 산모가 다리에 쥐가 났다. 이 산모에게 취해야 할 간호 중재는?
① 헤모글로빈 수치를 확인한다.
② 좌측위를 취한다.
③ 발뒤꿈치를 들고 걷는다.
④ 수분섭취를 취한다.
⑤ 칼슘을 섭취한다.

81. 태반조기박리로 인해 모체와 태아에게 일어날 수 있는 문제는?
① 태아의 혈액응고 장애
② 태아의 빈혈
③ 태아의 과숙
④ 모체의 출혈성 쇼크
⑤ 모체의 임신성 고혈압

82. 유산의 유형 중 수정 산물의 일부만 배출되고 태아막이나 태반이 자궁 내에 남아있어 지속적으로 심한 출혈과 경련이 일어나는 유형은?
① 절박유산 ② 불가피유산
③ 불완전유산 ④ 완전유산
⑤ 계류유산

83. 임신 중 포도당 대사장애가 나타나는 이유는 무엇인가?
① 임신 시 갑상선 비대
② 임신 시 신진대사량 증가
③ 임신 시 포도당 대사 증가
④ 임신 시 포도당 요구량 증가
⑤ 태반락토젠의 항인슐린작용

84. 임신 36주인 당뇨 산모에게 L/S(Lecithin/Sphingomyelin)
① 태반 발달 정도 사정
② 태아 혈당 확인
③ 태아 폐 성숙도 확인
④ 태아 신장능력 확인
⑤ 태아 발달능력 확인

85. 임신 8주된 이 모 씨 부인은 입덧으로 고생하고 있다. 간호사에게 왜 오심이 생기는지 질문하였을 때 간호사의 적절한 답변은?
① 에스트로겐 때문입니다.
② 융모성샘자극호르몬(HCG) 때문입니다.
③ 태반락토젠 영향입니다.
④ 옥시토신 때문입니다.
⑤ 프로게스테론 때문입니다.

86. 분만직후 자궁저부를 촉진할 때 높이로 알맞은 것은?
① 제와부 2~3FB 아래
② 제와부 1FB 아래
③ 제와부 수준
④ 제와부 1FB 위
⑤ 촉진되지 않는다.

87. 자궁경관 무력증으로 유산의 경험이 있고 쉬로드가 수술을 한 para 0-1-1-0 임부가 현재 임신 34개월에 접어들어 있다. 이때 임부가 간호사에게 하는 말로 가장 알맞은 것은?
① 제가 이번엔 아이를 잘 낳을 수 있을지 불안해요.
② 출산 경험이 있어 자신 있어요.
③ 처음 임신이라 걱정이네요.
④ 점점 배가 불러오는 것이 신기해요.
⑤ 문제없이 아이를 출산할 생각에 행복해요.

88. 37주 산모가 액체가 쏟아져 나와 팬티가 젖었다고 하여 병원에 왔다. 현재 산모의 진통은 간혈적인 양상을 나타낸다. 이러한 상황에서 간호사가 해야 할 가장 우선적인 처치는?
① 즉시 출산을 준비한다.
② Nitrazine 검사를 실시한다.

③ 산모에게 진통이 규칙적으로 변하면 다시 방문하라고 한다.
④ 수액을 제공한다.
⑤ 복부 사정을 실시한다.

89. 경한 자간전증일 때 나타나는 증상은?
① 혈압 170/120mmHg
② 24시간 소변에서 단백뇨 7g/L
③ 소변량이 450ml/24hr
④ 지압흔(pitting edema)
⑤ 심한 체중 감소

90. 임신 2기의 산부가 골반 흔들기 운동을 하는 이유로 적합한 것은?
① 호흡을 원활하게 하기 위해
② 자궁 수축을 촉진시키기 위해
③ 요통을 감소시키기 위해
④ 분비물의 원활한 배출을 위해
⑤ 산후 감염을 방지하기 위해

91. 분만이 임박한 산모가 양막파열이 되었을 경우 간호중재로 가장 우선적인 것은?
① 체온을 측정한다.
② 질 내진을 실시한다.
③ 감염 여부를 파악한다.
④ 태아의 심음을 측정한다.
⑤ 제대탈출 여부를 확인한다.

92. 양수에 태변이 착색되었을 때 예상할 수 있는 태아의 상태는?
① 저산소증　　② 심박동수 증가
③ 맥박 증가　　④ 알칼리증
⑤ 계면활성제증

93. 초산부가 오전 7시 30분에 진통이 시작되어 내원하였다. 8시에 자궁경관의 2cm 개대를 확인하였고, 9시 55분에 태아가 만출되었다. 이러한 분만으로 인해서 생길 수 있는 합병증이 아닌 것은?

① 태아감염
② 태반조기박리
③ 산도열상
④ 저체온증
⑤ 두혈종

94. 분만 1기의 잠재기에 산모에게 간호사가 demerol을 투여할 때 주의하여 관찰하여야 하는 사항은?
① 산부의 수면
② 산모의 피로
③ 경련성 자궁수축
④ 분만의 잠행기 지연
⑤ 태아호흡중추 억압 증상

95. 파막으로 인해 제대가 탈출될 산모의 경우 제대압박을 예방하기 위한 즉각적인 처치는 무엇인가?
① 산모를 앙아위로 눕힌다.
② 즉시 탈출된 제대를 집어 넣는다.
③ 방광을 비우기 위해 유치카테터를 삽입한다.
④ 산모를 측위로 눕혀 제대탈출이 진행되는 것을 방지한다.
⑤ 탈출된 제대를 멸균생리식염수 거즈로 덮어주고 골반을 올려준다.

96. 폐경 후에 자연적으로 증상이 사라질 수 있는 질환은?
① 자궁경관염
② 투명세포암
③ 자궁근종
④ 자궁경부암
⑤ 자궁체부암

97. 유도분만을 금기해야 하는 증상은?
① 태반조기박리
② 양막파열이 지연될 경우
③ 심한 자간전증
④ 아두골반 불균형
⑤ 자궁 내 태아 사망

98. 자궁내막암에 걸릴 위험이 높은 여성은?
① 장기간 에스트로겐에 의한 자극
② 저체중 여성
③ 경산부
④ 유방암이나 자궁암에 걸린 적이 없는 여성
⑤ 애스트로겐 분비가 저하된 여성

99. 분만 직후 산부가 "소변을 봤는데 계속 남아있는 느낌이 들어요"라고 말하여 사정을 해보았더니 복부가 팽팽한 것을 확인하였다. 이때 가장 먼저 할 수 있는 간호중재로 적절한 것은?
① 자연배뇨 유무를 확인한다.
② 하복부를 마사지한다.
③ 옥시토신을 준다.
④ 수분 섭취를 제한한다.
⑤ 양와위를 취한다.

100. 분만 후 5일된 초산부가 "너무 일이 많아서 힘들다"라고 호소했다. 이 산부에게 제공해야 하는 간호중재로 적절한 것은?
① "아기가 잠자는 시간을 이용해서 일을 하시면 효과적이에요."
② "힘드시죠? 주변에 도움을 줄 수 있는 사람이 있는지 함께 생각해보아요."
③ "비정상적입니다. 정신과 상담을 받으세요."
④ "정상적인 일입니다. 누구나 다 경험하는 거예요."
⑤ "엄마라면 아기를 위해서 꾹 참으셔야 합니다."

101. 모유수유 계획이 있는 산모가 유방 동통과 열감을 호소했다. 대상자에게 제공할 간호중재로 알맞지 않은 것은?
① 모유수유를 자주 하도록 권장한다.
② 모유수유 후 남은 모유는 짜내지 않는다.
③ 하루 2번 정도 유방마사지를 한다.
④ 수유 전 따뜻한 물수건으로 온찜질을 한다.
⑤ 자주 모유수유를 시도하도록 격려한다.

102. 조기 산후출혈의 주요원인은?
① 생식기 감염
② 퇴축부전
③ 제왕절개분만
④ 자궁이완
⑤ 태반조각 잔여

103. 다낭성 난소증후군의 특징으로 옳은 것은?
① 무배란
② 무월경
③ 월경통 발열
④ 오심, 구토

104. 30대 골다공증 여성에게 제공할 간호중재로 적절한 것은?
① 칼슘제 섭취
② 고단백식이
③ 저비타민 D 식이
④ 달리기, 테니스 등의 운동 제한
⑤ 에스트로겐 투여요법을 고려

105. 출산 후 휴식을 취하고 있는 최 씨가 갑자기 흉통과 호흡곤란을 호소하였다. 의심해 볼 수 있는 산욕기 합병증은?
① 자궁내막염
② 유방염
③ 폐색전증
④ 신우신염
⑤ 자궁이완

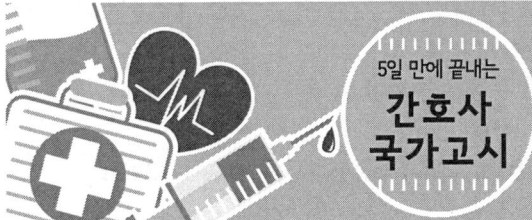

제1회 모의고사 2교시

- 아동간호학
- 지역사회간호학
- 정신간호학

아동간호학

01. 아동과 아동의 가족 권리를 보호하고 지지하며 건강유지를 위해 필요한 정보를 주고 그들의 결정을 지지하도록 요구하는 간호사의 역할은?
① 관리자 ② 돌봄 제공자
③ 협력자 ④ 변화촉진자
⑤ 옹호자

02. 9세 말기 신부전 여아의 죽음에 대한 아동과 가족의 임종간호로 옳은 것은?
① 가족 앞에서 아동의 죽음에 대해 함구한다.
② 아동이 관심을 가질만한 새로운 계획을 세운다.
③ 아동과 가족이 원하는 간호를 사정
④ 모든 환자와 동일한 간호를 제공하여 아동이 죽음을 잊을 수 있도록 한다.
⑤ 끝까지 최선을 다하여 질병 치료에 초점을 맞춰 간호한다.

03. 청소년기의 특징에 대한 설명 중 옳은 것은?
① 신뢰감과 안정감이 형성되는 시기이다.
② 자율성이 발달하여 단체활동에 몰두하는 시기이다.
③ 구체적 조작기에 들어서 논리적 사고가 가능해진다.
④ 심장과 폐의 성장이 급격히 이루어져 피로를 쉽게 느끼지 못한다.
⑤ 기분 변화가 잦은 시기이다.

04. 아동의 사회화 과정에서 부모 역할의 필수적인 요소 중 옳지 않은 것은?
① 훈육 ② 강화
③ 부모의 권위 ④ 일관성 있는 태도
⑤ 행동을 위한 규칙

05. 다음 중 Denver II 선별 검사에서 측정할 수 없는 영역은?
① 개인 – 사회성 영역
② 미세 운동 – 적응 영역
③ 언어 영역
④ 지능 영역
⑤ 전체 운동 영역

06. 학령전기 심리사회적 발달 중 옳지 않은 것은?
① 옳고 그름을 학습하여 양심이 발달하는 시기이다.
② 분노발작이 심해진다.
③ 자기 중심적이다.
④ 무생물을 생명이 있다고 생각한다.
⑤ 동성인 부모에 대한 경쟁심이 생긴다.

07. 3세 아동의 활력징후를 측정하려고 할 때 아동이 "싫어, 안해"하면서 거부하였다. 가장 적절한 간호는?
① 30분 뒤에 다시 시도한다.
② 무시하고 사정한다.
③ 엄마가 앉고 있게 한 뒤 사정한다.
④ 억제대를 착용하게 한 후 사정한다.
⑤ 아동에게 "체온계 먼저 할까, 혈압 먼저 할까?"라고 물어본다.

08. 학령기 아동의 가족관계에 대한 설명 중 가장 적절한 것은?
① 학령기 아동은 이성의 부모에게서 많은 것을 배우고 싶어한다.
② 학령기 아동은 부모 말씀에 잘 복종하고 따른다.

③ 학령기 아동은 자신의 행동을 부모가 제한하지 않으면 불안해진다.
④ 학령기 아동은 가족과의 관계가 밀접하여 모든 놀이가 가정에서 이루어진다.
⑤ 학령기 아동은 형제보다 친구를 더 좋아하기도 한다.

09. 화재가 발생하여 아동이 연기를 흡입하게 되었다. 흡입손상으로 인해 후두부위의 폐쇄가 보일 때 적절한 중재는?
① 수액요법 ② 기관삽관
③ 산소공급 ④ 심폐소생술
⑤ 수분섭취

10. 초등학교 3학년 은성이가 잘못을 하였다. 부모의 훈육 방법으로 적절한 것은?
① 아빠가 무섭게 혼내고 엄마는 지지한다.
② 아동에게 논리적으로 잘못된 점을 설명하여 이해시킨다.
③ 아동의 잘못에 대하여 엄격하게 체벌한다.
④ 시간이 지난 후 잘못에 대하여 지적한다.
⑤ 스스로 생각할 수 있으니 지적하지 않는다.

11. 횡격막 탈장 신생아가 심한 호흡곤란을 호소하였다. 간호사가 실시할 중재로 가장 알맞은 것은?
① 반좌위를 취해준다.
② 심폐소생술을 실시한다.
③ 침범되지 않은 쪽으로 눕혀서 폐의 확장을 촉진한다.
④ 탈장을 교정하기 위한 수술을 준비한다.
⑤ 산소 마스크를 제공한다.

12. 신생아의 빌리루빈 생산과 대사과정에 대한 설명으로 적절한 것이 아닌 것은?
① 적혈구의 수명이 짧아 빌리루빈 생산이 성인의 절반이다.
② 혈색소의 일부인 heme부분이 간접 빌리루빈으로 전환된다.

③ 간접 빌리루빈 간의 효소에 의해 직접 빌리루빈으로 변한다.
④ 직접 빌리루빈이 담도를 통해 장으로 배설된다.
⑤ 배설되지 못한 빌리루빈은 다시 재흡수, 순환하여 피부 공막에 침착되어 황달 증상이 나타남

13. 신생아에게서 나타나는 혈관종(hemangioma)에 대한 설명으로 옳은 것은?
① 자연적으로 없어지므로 걱정할 필요없다.
② 감염의 징후로 항생제를 즉시 투여해야 한다.
③ 지혈을 위해 압박 붕대를 해주어야 한다.
④ 수술하면 교정된다.
⑤ 관선치료가 도움이 된다.

14. 7개월 환아가 뇌척수액이 생성이 흡수보다 많아서 뇌실에 축적되었을 때 나타나는 증상은?
① 안구 돌출
② 전두골 돌출
③ 대천문 함몰
④ 소천문 돌출
⑤ 비루

15. 선천성 심장질환을 가진 아동을 관찰한 결과 입술 주위에 청색증이 나타난 것을 확인하였다. 이 아동에게 취하게 할 수 있는 자세는?
① 앙와위 ② 복위
③ 슬흉위 ④ 반좌위
⑤ 측위

16. 괴사성 장염 환아에게 비위관을 삽입하는 이유는?
① 항생제를 투여하기 위해
② 복부 팽만을 방지하고 압력을 낮추기 위해
③ 우유를 공급하기 위해
④ 수유 전 잔류량을 측정하기 위해
⑤ 혈액을 제거하기 위해

17. 음낭수종에 대한 설명으로 옳은 것은?
① 비교통성 음낭수종은 서혜부 탈장을 동반한다.
② 초막돌기 속에 체액이 모여 있다.
③ 비교통성 음낭수종은 수술 없이는 교정되기 힘들어 반드시 수술을 필요로 한다.
④ 교통성 음낭 수종은 자연 흡수되므로 경과를 두고본다.
⑤ 수분 섭취를 제한한다.

18. 4개월 된 영아가 모유수유를 하고 있으며 대변은 노란색이고 체중은 6kg이다. 영아가 다리를 배에 붙여서 오그리고 자지러지게 울 때 엄마에게 교육해 줄 수 있는 것은?
① 아기를 들어서 팔로 배를 지지하여 지긋이 눌러준다.
② 아기가 통증을 느끼는 것을 예방하기 위해 수유를 최대한 빨리 끝낸다.
③ 신경계 질환이 있을 수 있으므로 내원하게 한다.
④ 시원한 곳에 앙와위로 눕힌다.
⑤ 배에 칼라민 로션을 발라준다.

19. 아토피 피부병이 있는 7개월 아동의 부모에게 간호사가 교육할 수 있는 것으로 옳은 것은?
① 방을 시원하게 해준다.
② 발진 부위에 온습포를 적용한다.
③ 발진 부위를 소독액으로 소독한다.
④ 모직 옷을 입힌다.
⑤ 발진 부위가 감염되지 않게 하이드로콜로이드 드레싱을 한다.

20. 영아가 수유 후 사출성 구토 증세를 보이며, 토하고 나서 배고파하며 계속 모유를 먹으려고 한다. 체중 증가는 없으며 장음이 감소하였다. 내릴 수 있는 진단은?
① 비후성 유문협착증 ② 장폐색
③ 거대결장 ④ 괴사성 장염
⑤ 분리불안

21. 6개월된 영아가 방에서 잘 놀다가 갑자기 '켁켁' 소리를 내며 호흡곤란을 보일 때 대처방법으로 가장 옳은 것은?
① 우유를 마시게 한다.
② Heimlich maneuver를 이용해 이물질을 제거한다.
③ 구토할 수 있도록 알코올을 준다.
④ 흉부에 압박을 가하며 등을 두드려 이물질을 제거한다.
⑤ 병원으로 아이를 데리고 간다.

22. 2세의 창민이는 복통을 호소하고 구토의 증세를 보여 응급실에 도착하여, 장중첩증을 진단받았다. 장 중첩증 환아에게 진단 및 치료의 목적으로 시행하는 것은?
① 복부 X-ray
② 초음파 검사
③ 대장 내시경
④ 바륨관장
⑤ 바륨 연하 검사

23. 생후 5개월된 영아가 귀를 잡아당기면서 긁고 있고 열이 나고 있다. 이 영아에게 예측 가능한 질병에 대한 설명으로 옳지 않은 것은?
① 길고 좁은 유스타키오관이 촉진 요인이다.
② 고열 시 acetaminophen, ibuprofen과 같은 해열제를 사용한다.
③ 아동 초기에 가장 흔히 발생하는 질병이다.
④ 남아의 빈도가 높고, 겨울에 호발한다.
⑤ 상기도 감염, 간접흡연 등이 원인이다.

24. 철분결핍성 빈혈에 대한 설명으로 옳은 것은?
① 4~6세 사이에 빈도가 높다.
② 철분은 비타민 B와 같이 섭취한다.
③ 불안정, 창백, 식욕증가의 증상을 보인다.
④ 미숙아는 2개월 이내에 철분보충을 시작한다.
⑤ 철분 부작용으로 위장관 자극, 혈변을 보인다.

25. 급성 비인두염 환아의 간호중재로 옳은 것은?
   ① 비강 점적제는 금한다.
   ② 옷을 두껍게 입혀 열 손실을 최소화한다.
   ③ 실내 습도를 낮춰준다.
   ④ 비강 폐쇄 시 수유 후 흡연한다.
   ⑤ 수분섭취를 충분히 시킨다.

26. 바이러스 감염으로 세기관지염(bronchiolitis)을 진단받아 입원한 환아가 있다. 가능한 간호중재가 아닌 것은?
   ① 항생제 투여
   ② 기침 유도
   ③ 산소 공급
   ④ 반좌위
   ⑤ 영양 공급

27. 1세 이상 4세 이하 아동의 주요 사망원인은?
   ① 사고 및 중독
   ② 선천성 기형
   ③ 신경계 이상
   ④ 신생물
   ⑤ 호흡기계 질환

28. 뇌성마비 아동의 간호중재로 옳지 않은 것은?
   ① 긍정적인 자아상을 갖도록 돕는다.
   ② 수유를 격려하고 배변훈련을 돕는다.
   ③ 아동에게 무리한 요구를 하지 않는다.
   ④ 근력이 약하므로 운동을 시키지 말고 조용한 환경에서 혼자 놀게 한다.
   ⑤ 가능한 정상적인 학교생활을 할 수 있도록 한다.

29. 특발성 혈소판감소성 자반증 아동의 출혈 예방을 위한 간호중재로 가장 중요한 것은?
   ① 손상을 예방한다.
   ② 호흡기 질환을 예방한다.
   ③ 필요시 진통제를 투여한다.
   ④ 정기적으로 혈소판을 수혈한다.
   ⑤ 딱딱하지 않은 부드러운 음식을 제공한다.

30. 신경아세포종(neuroblastoma) 아동에게서 나타나는 주요 증상은?
   ① 소화불량
   ② 상지부종
   ③ 뇌신경 마비
   ④ 림프선 비대
   ⑤ 복부 덩어리

31. 3세 환아가 고열과 심한 호흡곤란 증상을 보여 급성 후두개염 진단을 받았다. 환아에게 어떤 중재를 가장 먼저 취해야하는가?
   ① 산소 공급
   ② 기관 내 삽관 준비
   ③ 반좌위
   ④ 수액 공급
   ⑤ 아편제 사용

32. MMR백신에 대한 설명으로 옳은 것은?
   ① 최초 접종 시 소아마비 백신과 함께 접종한다.
   ② 1회 접종으로 평생 면역이 가능하다.
   ③ 생후 2개월부터 접종한다.
   ④ 디프테리아, 파상풍, 백일해를 예방하기 위해 접종한다.
   ⑤ 약독화한 생균 백신이다.

33. 아동 신부전증 간호에 포함되는 내용은?
   ① 염분섭취
   ② 수분섭취 권장
   ③ 단백질 공급
   ④ 식이성 칼륨섭취
   ⑤ 감염 예방

34. 가와사키병 간호관리로 적절한 것은?
   ① 방을 환하게 하여 급성기 동안 무서움을 느끼지 않도록 한다.
   ② 음식은 부드러우며 섬유질이 많은 귤 종류의 과일이 좋다.
   ③ 심장 상태의 변화를 계속적으로 사정하고 변화에 빠른 대응을 한다.
   ④ 해열제 및 항염제로 Acetaminophen을 투여한다.
   ⑤ 산소 공급을 우선적으로 시행해야 한다.

35. 야뇨증이 있는 6세 아동의 부모를 위한 교육내용으로 옳은 것은?

① 취침 중 자주 깨워 소변보는 습관을 갖게 한다.
② 비뇨기계 질환이므로 병원에서 치료 받아야 한다.
③ 아동에 대한 지지와 이해가 필요하다.
④ 교정할 수 있도록 잘못된 것을 지적해야 한다.
⑤ 심리적 문제보다는 환경적, 생리적 문제로 발생한다.

지역사회간호학

36. 지역사회간호에서 환자의 의사결정을 돕고, 증상 및 관리에 대한 교육 강연회를 개최, 문헌을 제공하고 입·퇴원에 대한 정보를 제공하는 지역사회간호사의 역할로 옳은 것은?

① 교육자
② 옹호자
③ 직접간호 제공자
④ 변화촉진자
⑤ 건강관리 책임자

37. 대상자 중심의 지역사회간호사의 역할과 기능으로 올바르지 않은 것은?

① 1차 의료제공자로서 대상자와 건강관리 서비스와의 연계를 돕는다.
② 사례관리자로서 결정자에게 대상자의 사례를 제시한다.
③ 직접간호 제공자로서 대상자의 건강 상태를 사정한다.
④ 상담자로서 대상자가 문제해결과정을 알도록 한다.
⑤ 알선자로서 의뢰에 대한 추후관리를 한다.

38. 다음 뉴만의 체계모형이론에 대한 설명으로 옳지 않은 것은?

① 지역사회간호에 가장 유용하게 접목시킬 수 있는 간호이론이다.
② 대상자는 유연방어선과 정상방어선, 저항선으로 둘러싸여 있으며 내부에는 기본 구조로 이루어진 핵심이 있다.
③ 유연방어선이란 스트레스 요인이 정상방어선을 침입하지 못하도록 방지하기 위한 보호 장벽이다.
④ 간호 대상은 개인, 가족, 지역사회이며, 대상자는 환경과 상호작용하지 않는 폐쇄체계에 있다.
⑤ 저항선이란 대상 체계가 스트레스원에 의해 기본 구조가 침투되는 것을 보호하는 내적 요인을 말한다.

39. 지역사회간호학의 궁극적인 목적은 무엇인가?

① 지역사회 구성원의 건강을 최고수준으로 올려놓는다.
② 지역사회의 전염병 유행을 차단한다.
③ 지역사회에서 영향력 있는 주민들의 건강수준을 증진한다.
④ 지역사회 만성질환의 발생률을 낮춘다.
⑤ 지역사회의 적정기능수준을 향상시킨다.

40. 보건소에서 가족간호를 구조 평가, 과정 평가, 결과 평가로 구분하여 평가할 때 구조 평가에 해당하는 내용은?

① 인력확보율, 예산 평가
② 대상가족의 선정과정의 적절성 평가
③ 질병이나 가족 문제별 추후관리 여부
④ 가족문제의 원인의 해결 혹은 감소
⑤ 등록관리 가족 수 평가

41. 지역사회의 건강 상태를 측정하고자 할 때 가장 적합한 지표는?

① 지역주민의 사망률, 흡연율
② 지역주민의 질병이환율
③ 지역의 보건예산 규모
④ 지역시설의 위생, 안전 상태
⑤ 지역사회 주민들의 건강 상태

42. 보건사업 평가활동에 관한 사항이다. 옳지 않은 것은?
① 평가 후 피드백의 시간은 새로운 사업과는 연계되지 않고 구별된다.
② 사업결과는 다양한 경로로 많은 사람들에게 알리고 홍보한다.
③ 사업이 성취한 내용을 평가하고 강조하여 사업에 대한 지속적 관심을 모은다.
④ 보고서를 작성하여 평가에 대한 기록을 남기고 피드백에 이용한다.
⑤ 평가 기준은 평가의 객관성을 높이기 위해 사전에 설정한다.

43. 인구통계에 해당하는 것은?
① 출생통계
② 인구밀도
③ 직종별 통계
④ 연령별 통계
⑤ 결혼상태별 통계

44. 현재 우리나라 보건소의 문제점으로 옳지 않은 것은?
① 지역의 사회적, 지리적 요인을 고려하지 않은 설치
② 보건의료서비스 기능의 포괄성 미흡
③ 보건사업으로의 투자 미비
④ 지역주민의 보건소 이용 저조
⑤ 보건소 조직 명령의 일원화

45. 다음 중 진료비 지불제도에 대한 설명으로 옳은 것은?
① 행위별 수가제는 치료보다는 예방중심의 의료행위로 치우쳐 지속적인 의료비 절감 효과가 있다.
② 포괄수가제는 환자 분류군에 따라 총 보수 단가를 사전 설정하는 방식으로 의료기관의 생산성을 높일 수 있다.
③ 인두제는 과잉진료를 막을 수 있으나 의료서비스량이 최소화되는 경향이 있다.
④ 봉급제는 진료가 형식화될 단점을 지니며 불필요한 경쟁이 발생할 수 있다.
⑤ 행위별 수가제는 행정업무가 간편한 장점을 지닌다.

46. 현재 우리나라에서 시행되고 있는 의료보장 프로그램에 해당하는 것으로 옳게 짝지어진 것은?
① 국민건강보험, 의료보호
② 산업재해, 보상보험, 기초생활보장
③ 노인장기요양보험, 사회복지서비스
④ 의료보호, 생활보호
⑤ 국민건강보험, 사회복지서비스

47. 어떤 읍, 면의 지역사회 주민들이 보건지소를 이용하려면 이동하는 시간이 약 1시간이 소요되는 문제가 있다. 1차 보건의료 접근의 필수요소 중에서 어느 요인이 부족한 것인가?
① 포괄성
② 수용가능성
③ 주민의 참여
④ 접근성
⑤ 지불부담능력

48. 상대가치 수가제에 대한 설명으로 옳지 않은 것은?
① 의료인의 진료행위 난이도에 대한 상대가치를 고려하여 수가를 책정하는 방법이다.
② 산출 방법상의 문제를 교정하기 힘든 단점이 있다.
③ 상대가치 점수는 보건복지부와 건강보험공단이 결정한다.
④ 사후 결정방식이다.
⑤ 상대가치점수에 점수 당 단가인 환산지수를 곱하면 진료수가가 산출된다.

49. 보건의료 전달 체계 구성요소 연결한 것으로 옳은 것은?

① 보건의료자원의 개발 : 의사결정, 실행, 정보차원
② 자원의 조직적 배치
③ 보건의료 제공 : 1차, 2차, 3차 예방
④ 경제적 지원 : 인력, 시설, 독립적 민간부분
⑤ 관리 : 외국의 원조, 정보차원

50. 현대사회에 가정간호사의 필요성이 더 커진 이유로 적합한 것은?

① 질병 중심의 치료
② 만성질환자의 증가
③ 의료기술의 발달
④ 안정된 가족 구조
⑤ 급성 질환의 이환율 증가

51. 감염이나 발병과 관계되는 병원체의 특성 중에서 감염을 성공시키는 데 필요한 최저 병원체 수를 나타내는 것으로 직접 측정이 불가능하여 2차 발병률을 통해 간접적으로 측정해야 하는 것은?

① 독력   ② 항원성
③ 민감성   ④ 병원력
⑤ 감염력

52. 가정방문 시 가정간호사의 안전을 위해 주의할 점으로 옳지 않은 것은?

① 응급상황을 대비하여 가정의 출구를 확인해놓는다.
② 가정에 위협적인 동물이 있을 시 방문대상에서 제외한다.
③ 혼자 사는 남성 약물중독자 집을 방문할 때 남성이 약물에 취해있을 때는 방문을 연기한다.
④ 범죄가 빈번히 일어나는 지역을 방문할 때 그 지역의 이장과 동행할 수 있다.
⑤ 대상자가 간호사에게 금품을 요구하거나 성적인 요구를 할 시 일단 나간다.

53. 70세 노인이 장기요양시설에 입소하려고 할 때 반드시 필요한 것은?

① 건강진단서
② 장애인판정서
③ 노인장기요양등급 판정서
④ 요양시설 신청서
⑤ 건강보험증

54. 다음 중 최근 우리나라의 가족구조와 가족기능의 변화에 대한 설명으로 옳은 것은?

① 경제적 측면에서 일과 가족생활이 분리되어 있지 않다.
② 스트레스 증가와 관련되어 정서적 기능이 강화되고 있다.
③ 성적, 재생산 기능이 강화되어 출산율이 저하되고 있다.
④ 비정형 가족 형태가 출현하고 있다.
⑤ 사회보장적 기능이 강화되었다.

55. 방문간호사가 한 가정을 방문하였는데 할아버지께서 13살 손자와 함께 살고 있었다. 아들 내외는 이혼하여 돌아오지 않고 있는 상황에서 13살 손자는 학교가 마치면 다른 친구들과 어울림 없이 늘 집에 와 집안 살림을 한다고 하였다. 아동의 학업 성취도 또한 낮았다. 이때 간호사가 제공할 수 있는 우선적 간호중재로 가장 올바른 것은?

① 가족이 가지고 있는 문제를 직접 해결해 준다.
② 가족을 도울 수 있는 사회적 자원을 조사하여 연계해 준다.
③ 대상자 가족의 지식수준을 고려하여 간호한다.
④ 가족역할을 재분배하도록 도와준다.
⑤ 대상자 가족을 정서적으로 지지한다.

56. 듀발(Duvall)의 가족발달단계 중 자녀의 출가에 따른 부모의 역할 적응이 이루어지는 시기는?

① 출산기 가족   ② 학령기 가족
③ 진수기 가족   ④ 중년기 가족
⑤ 노년기 가족

57. 가장 다양한 보건교육 요구를 가진 교육 대상은?
① 가정　　② 학교
③ 병원　　④ 교사
⑤ 지역사회

58. 보건교육에 대한 궁극적 목표로서 가장 잘 표현한 것은?
① 보건에 대한 정보나 지식을 전달하는 것이다.
② 얻어진 지식을 비판 없이 실천하도록 하는 것이다.
③ 개인이나 집단의 건강과 관련된 행동의 변화가 나타나도록 계획적인 학습경험을 제공하는 것이다.
④ 보건지식의 전달로 잘못된 습관을 고치는 것이다.
⑤ 질병을 예방하기 위해 사용하는 방법이다.

59. A회사의 영업사원들을 대상으로 절주프로그램을 실시하고 그 효과를 평가하고자 한다. 평가 시기는 프로그램 종료 직후와 3개월 후이다. 평가할 수 있는 내용으로 옳은 것은?
① 음주와 관련된 질환의 이환율 감소
② 대상자의 절주프로그램에 대한 태도, 흥미, 동기
③ 대상자의 음주와 관련된 생각 및 행동 변화
④ 프로그램에 들어간 인적, 물적 자원이 계획되고 실행되고 있는지
⑤ 교육 전 학습이 필요한 선행지식

60. 장루를 가지고 있는 환자 K 씨가 혼자 장루를 교환할 수 있도록 교육하려한다. 행동주의의 학습 원리에 근거한 교육방법은 무엇인가?
① 다른 환자가 장루를 교환하는 것을 관찰한 후 모방하도록 한다.
② K 씨가 장루를 교환하는 것을 지켜보고 feedback을 정확하게 해 준다.
③ K 씨가 혼자 장루를 교환할 수 있도록 멀리서 지켜본다.
④ 혼자 잘 해낼 수 있을 것이라는 기대감을 갖게 한다.
⑤ 장루 교환 과정을 그림과 사진으로 설명한다.

61. 보건교육을 계획할 때 올바른 학습목표를 설정하는 요령으로 알맞은 것은?
① 구체적이고 명료한 행동용어를 사용한다.
② 교육자 위주로 작성한다.
③ 학습목표는 포괄적으로 서술해야 한다.
④ 추상적 행동목표도 포함된다.
⑤ 학습과정을 기술한다.

62. 학교의 건강검사에 관한 내용이다. 옳지 않은 것은?
① 학생의 건강검진에 소요되는 경비는 국민건강보험법의 기준에서 보건복지부장관이 정한 금액을 적용한다.
② 학교의 장은 건강심사에 소요되는 예산을 매년 3월 말까지 수립한다. 이때 구체적인 건강검사 계획을 세울 필요는 없다.
③ 건강검사에 소요되는 경비는 국가 또는 지방자체단체가 부담하며, 학생은 경비를 부담하지 않는다.
④ 초등학교 건강검진은 1, 4학년에 실시하며, 구강검진은 전 학년에서 실시하고 방법과 비용은 교육감이 결정한다.
⑤ 중등학교의 건강검진 대상자는 1학년이다.

63. 학교에서 감염병 환자가 발생한 경우 감염병 감염 아동에게 등교중지조치를 내릴 수 있는 사람은?
① 교육청장
② 학교장
③ 보건교사
④ 보건소장
⑤ 시·군·구청장

64. 환경을 생물학적·물리적·사회경제적 환경으로 나누고, 병원체는 환경의 일부로 간주되며, 숙주인 인간과 환경의 상호작용에 의해 질병이 발생하는 것을 설명하는 모형은?

① 직선 모형　　② 원인망 모형
③ 마름모 모형　④ 수레바퀴 모형
⑤ 역학적 삼각형 모형

65. 다음은 우리나라 학교 보건의 역사에 대한 설명이다. 옳지 않은 것은 무엇인가?

① 한국의 학교 보건은 해방 이전부터 발전되었다.
② 1953년 양호교사가 법제화되었다.
③ 1953년부터 1972년까지 외국의 원조로 학교 급식이 가능했다.
④ 1967년 학교 보건법이 제정되었다.
⑤ 1981년 학교 급식법이 제정되었다.

66. 작업환경의 기본적인 원리에 대한 설명으로 옳지 않은 것은?

① 대치 : 성냥 제조업에서 황린을 적린으로 바꾸는 것 혹은 분무법을 담그는 방법으로 바꾸는 것
② 포위 : 작업장으로 오염물질이 비산되지 않도록 밀폐시키는 방법
③ 회석환기 : 독성이 낮은 유기용제 발생작업장과 밀폐된 공간에 여러 종류의 적은 오염물질이 발생하는 작업장에 효과적
④ 격리, 밀폐 : 작업자와 유해인자 사이에 장벽을 설계하는 방법
⑤ 개인보호조치 : 보호구를 사용하는 방법, 작업자가 가장 먼저 시도할 수 있는 수단

67. 산업장에서 근로자에게 실시하는 일반건강진단에 대한 설명 중 옳은 것은?

① 근로자의 비용부담으로 신규로 채용된 후 배치부서에 배치하기 전에 실시하여야 하는 건강진단이다.
② 생산직 종사자는 1년에 2번 이상 실시한다.
③ 사무직 종사자는 2년에 1번 이상 실시한다.
④ 직업병을 조기에 발견하여 사후관리는 책임이 없다.
⑤ 근로자의 적성에 맞는 작업장에 배치하고자 함이다.

68. 산업장 건강진단의 건강관리 분류 단계 중 D1이 의미하는 것은?

① 건강관리상 의학적 및 직업적 사후관리조치가 불필요
② 직업병 예방을 위해 적절한 의학적 및 직업적 사후관리조치 필요
③ 일반질병 예방을 위해 적절한 의학적 및 직업적 사후관리조치 필요
④ 직업병의 소견이 있어 적절한 의학적 및 직업적 사후관리조치 필요
⑤ 일반질병의 소견이 있어 적절한 의학적 및 직업적 사후관리조치 필요

69. 산업간호사는 어떤 법을 토대로 역할을 수행하는가?

① 의료법
② 산업안전보건법
③ 지역보건법
④ 산업재해보상보험법
⑤ 농어촌 등 보건의료를 위한 특별조치법

70. 우리나라 모자보건사업의 변천과정에 대한 설명이다. 옳지 않은 것은?

① 우리나라 모자보건사업은 1923년에 시작되었다.
② 해방 후 보건소에서 예방접종, 산전, 분만, 사후관리, 가족계획사업이 행해졌다.
③ 1973년 모자보건법이 공포되었다.
④ 1961년에 아동법이 공포되어 아동간호사업이 전개되었다.
⑤ 2000년대 이후 보건소에 모자보건계가 설치되면서 모자보건센터가 보건소와 통합되어 운영되고 있다.

정신간호학

71. 신체와 정신에 관한 설명으로 옳은 것은?
① 신체와 정신은 구분할 수 있다.
② 신체와 정신은 구분할 수 있으며 서로 관련이 있다.
③ 신체적인 문제는 정신에 영향을 미치고, 정신적인 문제는 신체에 영향을 미친다.
④ 신체적 문제와 정신적 문제가 동시에 있을 때 정신적 문제를 먼저 중재한다.
⑤ 신체와 정신은 아무런 관련이 없다.

72. 치료적인 인간관계의 필수 요소 중에서 자신이 직접 경험하지 않고 상대방의 감정을 거의 같은 수준으로 이해하는 것을 무엇이라고 하는가?
① 온정
② 구체성
③ 수용적 존중
④ 공감적 이해
⑤ 일관적 성실성

73. 다음 중 정신질환과 관련된 잘못된 사회적 인식은 무엇인가?
① 정신질환자는 괴상하고 괴이한 사람이다.
② 정신질환은 고칠 수 있는 병이다.
③ 정신질환은 누구에게나 생길 수 있는 발생률 높은 질병이다.
④ 정신질환자에게 투약하는 약물은 중독성이 없다.
⑤ 정신질환자의 치료에는 가족이 함께 참여해야 한다.

74. 분리・개별화 이론을 설명한 사람은?
① 말러
② 피아제
③ 에릭슨
④ 설리반
⑤ 프로이드

75. 파혼 후 자살 시도를 한 적이 있는 여성이 입원 후 "난 괜찮아요. 우울하지 않고 잠도 잘 자요."라고 하였다. 이 여성이 사용하고 있는 방어기전은?
① 반동형성
② 부정
③ 취소
④ 격리
⑤ 전환

76. 다음 중 치료적 대상자-간호사 관계의 형성에 대해 잘 설명된 내용은?
① 간호사는 대상자와 똑같은 감정을 느껴야 한다.
② 대상자에게 치료적 정서 경험으로 학습되는 과정이다.
③ 주된 목적은 대상자의 질병을 지적하는 데 있다.
④ 상호 간 인간관계 형성 능력을 얻지 못한다.
⑤ 간호사는 감정에 솔직해져선 안 된다.

77. 5층 건물에서 자살 시도를 한 30대 남성이 구조되어 신경정신과 병동에 입원하였다. 환자가 "왜 나를 살려준거에요. 죽고 싶어요."라고 호소하였다. 이때 간호사가 할 수 있는 치료적 반응으로 옳은 것은?
① 누구나 그런 감정은 한 번씩 겪기 마련입니다.
② 어떻게 그런 생각을 할 수가 있죠?
③ 저도 그렇게 생각하던 때가 있었어요.
④ 조금만 참으면 다 해결될 것입니다.
⑤ 죽고 싶을만큼 힘든 일이 있었나 보군요.

78. 다음 중 발달위기에 속하는 것은?
① 올해 인문계 고등학교에 들어간 윤 씨는 1학기 중간고사 성적이 급격히 저하되었고 친구들도 자신을 따돌리고 있다는 느낌이 들어서 최근에는 학교에도 잘 가지 않고 있다.
② 정 씨는 결혼 후 남편의 의도와 사업상의

부채로 인하여 잦은 부부싸움을 하던 중 1년만에 이혼하였다.
③ 올해 중학교 2학년인 전 씨는 보습학원에서 만난 남자친구와 사귀던 중 이틀 전에 자신이 원하지 않은 임신을 하게된 사실을 알았다. 전씨는 임신을 계속 유지해야 할지, 유산을 시켜야 할지 고민하고 있다.
④ 김 씨는 올해 28세된 여성으로 직장에서 만난 30세의 남자와 결혼을 사흘 앞두고 있다. 그런데 결혼식 하기가 두려운 생각이 들며 어디로 도망가고 싶은 생각이 든다.
⑤ 박 씨는 올해 군대를 간 아들이 천안함 사고로 인해 사망했다는 소식을 듣고 하루 종일 우울하고 일이 손에 잡히지 않고 있다.

79. 다른 사람이 현재 느끼는 감정과 그 감정의 의미를 정확하게 지각할 수 있는 능력은?
① 진실성
② 존중성
③ 공감성
④ 구체성
⑤ 책임감

80. 위기중재에 있어서 간호사의 역할이 아닌 것은?
① 다양한 문화에 대하여 알아둔다.
② 대상자를 성장 가능한 존재로 받아들인다.
③ 대상자에게 다른 삶의 형태나 가치체계를 강요해서는 안 된다.
④ 자신 있고 적극적인 태도로 대상자의 왜곡을 비판해야 한다.
⑤ 평온한 모습으로 공감을 보여준다.

81. 대상자가 자기 느낌이나 감정의 메시지를 묘사한 후에 간호사가 경험한 유사 경험이나 느낌을 묘사하여 환자로부터 공감을 이끌어 내는 의사소통 방법은?
① 공감
② 동일시
③ 자기 노출
④ 직면
⑤ 내용의 반영

82. 망상을 가진 환자를 중재하는 것으로 옳은 것은?
① 망상에 깔려 있는 감정을 무시한다.
② 망상에 대해서 논리적으로 따지고 이해시킨다.
③ 의심을 제공하여 스스로 현실감을 가지도록 도와준다.
④ 망상의 내용에 대해서 경청하고 수용적인 태도를 취한다.
⑤ 환자에게 매일 망상에 대해서 질문하고 현실감 여부를 확인한다.

83. 조현병의 예후가 좋지 않을 것이라 생각되는 것은?
① 정서장애가 없는 경우
② 여성 환자인 경우
③ 늦게 발병한 경우
④ 스트레스원이 뚜렷하지 않을 경우
⑤ 사회적 지지 체계가 있는 경우

84. 다른 유형들보다 늦은 30대 후반에 발병하는 경우가 많고 비교적 사회에서 교육을 많이 받은 층에 호발하며, 대개 만성적인 경과로 진행된다. 망상이 가장 특징적인 증상이며, 환각이 흔하게 나타나는 조현병의 유형은?
① 혼란형
② 긴장형
③ 편집형
④ 미분류형
⑤ 잔류형

85. 조현병 환자가 복도를 서성거리며 중얼거리고 하나님이 세상을 심판하실 거라고 했다며 이야기한다. 적절한 간호중재는?
① 그 내용에 대해 더 자세히 말해달라고 한다.
② 들리는 소리는 사실이 아니라며 논리적으로 설명한다.
③ 일시적인 증상이므로 무시한다.
④ 간호사에게는 그 소리가 들리지 않는다고 하여 현실감을 제공한다.
⑤ 자극을 줄 수 있으므로 조명을 은은하게 한다.

86. 한 남성이 직장에서 동료에게 무례하게 행동하고 폭언을 일삼다가 병원에 입원하였다. 이 환자는 병동에서도 자신을 우대해주길 원하고, 본인이 하고 싶은 대로 하길 원한다. 이 환자에게 가능한 중재로 올바른 것은?
① 환자의 태도에 대해 무시한다.
② 환자가 그렇게 할 수밖에 없을 것이라고 이해한다.
③ 환자를 방에 감금하도록 한다.
④ 확고하고 일관성 있는 태도를 취한다.
⑤ 환자가 원하는 대로 병동에서 이 환자에게 특권을 준다.

87. 혼자 있기를 좋아하는 대상자의 대인관계를 증진시키기 위한 간호중재 방법으로 적절한 것은?
① 간호사와 대상자 대화 시 다른 대상자를 참여시킨다.
② 병동에서 하는 모든 활동에 참여하도록 강요한다.
③ 그 대상자와만 하루 종일 대화를 나눈다.
④ 혼자서 하는 활동을 할 수 있도록 한다.
⑤ 직접적인 질문을 통해 대상자가 혼자 있으려고 하는 이유를 물어본다.

88. 조증으로 진단받은 환자는 너무 바쁘기 때문에 식사에는 별로 관심이 없고 계속 분주하게 돌아다닌다. 이때 영양공급을 위해 도움이 될 수 있는 간호행위로 가장 적절한 것은?
① 환자가 좋아하는 음식을 주문하도록 허용한다.
② 음식을 아주 예쁘게 포장해서 준다.
③ 별도의 필요한 음식을 제공하기 위해 병동 주방에 들어가는 것을 허용한다.
④ 주머니에 간단한 간식을 넣어주며 다니면서 먹을 수 있도록 한다.
⑤ 병동에서 음식 파티를 열고 환자들과 즐겁게 즐기면서 음식을 먹을 수 있는 환경을 조성한다.

89. 우울환자의 간호로 적절한 것은?
① 화려하고 자극적인 색깔의 옷은 피하도록 한다.
② 묵묵히 환자의 옆에 있어 준다.
③ 무조건적인 동정적 태도, 위로와 관심의 자세를 유지해야 한다.
④ 쉽게 반응이 없어도 환자 옆에서 일반적인 대화를 한다.
⑤ 음식을 먹지 않으면 강제로 위관 영양을 실시한다.

90. "심장이 터질 듯 마구 뛰고, 숨을 제대로 쉴 수 없고 당장 쓰려져 죽을 것 같고 미칠 것 같아 차라리 죽어버리는 게 낫겠어요."라고 호소하는 환자에 대해 우선적으로 실시해야 할 간호는?
① 충족하기 어려운 갈등이나 욕구는 견디며, 불안을 건설적인 다른 활동으로 돌리도록 교육한다.
② 대상자가 천천히 깊은 호흡을 하도록 돕는다.
③ 불안 증상에 선행하는 사건이나 상황을 인식하도록 돕는다.
④ 자해의 위험성을 관찰하면서 환자를 침착하게 안심시킨다.
⑤ 환자의 반복되는 행동을 저지하며 공포 대상에 맞서도록 강요한다.

91. 불안감을 나타내며 가족들과 자신을 감금하였다면서 적대적인 행동을 나타내는 대상자에게 나타날 수 있는 문제는?
① 불균형한 영양섭취
② 사회적 고립
③ 잠재적인 폭력위험성
④ 자아정체감 장애
⑤ 활동지속성 장애

92. 고소공포증 환자의 치료를 위하여 적용할 수 있는 간호중재 중 가장 효과적인 것은?
① 오락요법　　② 통찰치료
③ 지지치료, 가족치료　④ 혐오치료
⑤ 전기 충격

93. 더러움에 대한 두려움이 있어 검은색만 보면 계속하여 손을 씻는 환자에 대한 설명으로 옳은 것은?
① 불안이 해소되면 행동을 중지한다.
② 논리적인 설득으로 행동으로 감소시킬 수 있다.
③ 불안을 해소하기 위한 일시적인 행동이다.
④ 무의식적으로 이루어진다.
⑤ 씻어서 손이 깨끗해지면 더 이상 씻지 않는다.

94. "심장이 뛰지 않아요. 심장 소리가 들리지 않아요."라고 호소하는 환자에 대한 중재로 알맞은 것은?
① 증상에 감정적으로 동조한다.
② 대상자의 말을 무시한다.
③ 모든 것이 괜찮다고 강조하여 말한다.
④ 반복해서 정밀 검사를 시행한다.
⑤ 맥박을 재주고 친절히 정상맥박임을 알려준다.

95. 다음 중 강박성 인격장애의 치료에 대한 설명으로 적절한 것은?
① 강박성 인격장애는 항상 치료의 필요성을 느껴 자발적으로 정신보건센터를 찾는다.
② 과도한 불안 때문에 항불안제를 투여한다.
③ 강박성 인경장애는 다른 인격장애들과 달리 단기간에 치료가 가능하다.
④ 비지시적 정신치료 및 행동요법을 실시한다.
⑤ 강박성 인격장애는 공격행동을 보이므로 일관성 있고 확고한 제한을 실시한다.

96. 편집성 인격장애자의 특징으로 옳은 것은?
① 과도한 경계심과 공격성을 띠며 원한을 오랫동안 가지고 있는다.
② 주의를 끌기 위한 행동이 심하고 사고의 느낌을 과장해서 표현한다.
③ 직계가족 이외에는 가까운 친구나 마음을 털어놓을 만한 친구가 없다.
④ 대인관계와 사회적 상황에 직면하면 모호하고 빈약한 사고과정을 나타낸다.
⑤ 타인의 행동을 계속된 요구나 위협으로 믿고 장기간 지속되는 의심을 한다.

97. 아동기 성 정체감 장애 대상자들의 행동특성으로 옳은 것은?
① 여아의 경우는 서서 소변을 보기도 하나 유방발달이나 월경은 기대하고 선호한다.
② 놀이와 오락은 자신에게 주어진 성에 적합한 놀이와 오락을 즐겨한다.
③ 자신과 반대의 성을 혐오한다.
④ 부모와 다른 성을 동일시하는 과정을 통해 성정체감을 성장, 발달시킨다.
⑤ 자신의 해부학적 성에 대해 불편해진다.

98. 알코올 관련 장애인 Wernicke's – Korsakoff's 증후군을 일으키는 원인과 관련된 물질은?
① 티아민　　② 페닐알라닌
③ 리보플라빈　④ 피리독신
⑤ 알리신

99. 56세 남성이 30년 넘게 매일 3명 이상의 술을 마셔오다 알코올중독현상으로 입원하였다. 금주 후 진전섬망이 나타날 때 간호중재로 옳은 것은?
① 활동요법에 참여시킨다.
② 자조모임에 참여시킨다.
③ 알코올중독에 대해 교육한다.
④ 집으로 보내서 안정감을 느끼도록 한다.
⑤ 환경 자극을 줄여 휴식과 수면을 증가시킨다.

100. 섬망과 치매의 감별진단에서 유의해야 할 사항으로 옳은 것은?
① 치매는 의식의 수준이 저하되어 있다.
② 섬망은 발병이 점진적이다.
③ 치매가 훨씬 감정의 변화가 심하다.
④ 섬망은 치매보다. 수면장애가 심하다.
⑤ 섬망은 장기간 지속된다.

101. 스트레스를 받으면 폭식과 구토를 반복하는 여자 환자에 대한 간호중재로 옳은 것은?
① 신경성 폭식증에 대해 자세히 설명해 준다.
② 1일 1회 체중을 측정한다.
③ 인지적으로 왜곡된 신체상을 교정한다.
④ 식사 시간과 식후에 구토를 막기 위해 환자와 함께 있는다.
⑤ 체형에 대한 걱정 없이 많은 양의 식사를 하게 한다.

102. 수면클리닉에 방문한 김 씨는 신체검사상 아무런 문제가 없었으나 두통, 근육강직, 소화장애, 수면장애를 호소하였다. 이때 김 씨에게 내릴 수 있는 진단은?
① 기면증
② 1차성 불면증
③ 리듬주기성 수면장애
④ 수면발작
⑤ REM 수면행동장애

103. 활동성이 높고 산만한 아동의 부모에게 교육해야 할 내용으로 올바른 것은?
① 사람이 많고 모이는 모임에 데리고 가도록 한다.
② 장식을 이용하여 방을 화려하게 꾸미도록 한다.
③ 항조증약물의 효과가 좋다고 소개한다.
④ 아이를 이해하며 수용할 수 있도록 한다.
⑤ 에너지를 분출할 수 있는 장소를 마련하도록 한다.

104. 행동장애로 진단받은 아동에게서 관찰할 수 있는 행동은?
① 수면을 취하지 않는다.
② 가만히 앉아 있을 수가 없다.
③ 학교에 불을 지른다.
④ 남을 때리지는 않지만 무례하게 군다.
⑤ 계속 손을 씻는다.

105. 청소년기에 나타나는 부적응 문제 중 흔하지 않는 것은?
① 적응장애
② 약물중독
③ 우울과 자살
④ 틱장애
⑤ 식사장애

제1회 모의고사

3교시

- 간호관리학
- 기본간호학
- 보건의약관계법규

간호관리학

01. 기사간호단과 관련된 옳은 것은?
① 여성들로 이루어진 군사간호이다
② 튜톤 기사간호단은 영국 기사간호단이다
③ 성 메리 기사간호단은 행려병자 중에 있는 산모, 아이들을 돌보았다.
④ 중세 후기 간호 사업에 큰 영향을 주지 못했다.
⑤ 성 요한 기사간호단은 나환자를 위해 격리된 병원에서 간호했다.

02. 초기 기독교 시대 간호와 관련된 설명이다. 옳은 것은?
① 흑사병과 천연두와 같은 전염병 간호에 전력을 기울였다.
② 로마는 다른 고대 도시보다 깨끗했고 전염병이 없었다.
③ 수도원을 중심으로 특수층에게만 교육의 기회가 주어져 간호인력이 부족한 상황이었다.
④ 십자군 전쟁으로 인해 간호 사업이 크게 영향을 받았다.
⑤ 건강에 대한 섭생법과 공중보건활동을 전개하였다.

03. 나이팅게일 간호학교의 교육적 특징이 아닌 것은?
① 성 토마스 병원에 간호교육과정을 설치하였다.
② 간호교육은 종교적 배경 하에 실시되었다.
③ 빈민 환자를 위한 지역 간호사 교육을 실시하였다.
④ 병원 간호사를 양성하고 간호 교육자를 훈련하였다.
⑤ 학교운영은 경제적으로 병원에 독립적이었다.

04. 펜위크의 간호사업에 대한 설명 중 옳은 것은 무엇인가?
① 국제 적십자사를 설립하였다.
② 1차 간호혁명을 주도하였다.
③ 간호사 면허 제도를 도입시켰다.
④ 간호 사업은 비종교적이어야 한다고 주장하였다.
⑤ 국회의원을 역임하면서 1947년부터 1953년까지 국제 간호협회 의장을 역임했다.

05. 우리나라 최초의 간호사 양성소와 공헌자의 조합으로 옳은 것은?
① 제중원 – 에비슨
② 제중원 – 로렌스
③ 세브란스병원 – 쉴즈
④ 보구여관 – 에드먼드
⑤ 세브란스병원 – 에드먼드

06. 우리나라 간호교육제도의 변화를 역사적 순으로 나열한 것은?
① 간호부 양성소 – 고등간호학교 – 간호학교 – 간호전문학교
② 간호부 양성소 – 간호고등기술학교 – 고등간호학교 – 간호학교
③ 간호학교 – 고등간호학교 – 간호고등기술학교 – 간호전문대학
④ 간호학교 – 간호고등기술학교 – 간호전문대학 – 간호대학

⑤ 간호고등기술학교 – 고등간호학교 – 간호학교 – 간호전문대학

07. 국민의료법이 1962년에 의료법으로 개정되면서 간호계의 변화된 내용으로 옳은 것은?
① 간호고등기술학교 폐지
② 보건, 마취, 정신 간호사 인정
③ 간호사의 보수교육 명문화
④ 간호원이 명칭이 간호사로 변경
⑤ 간호사 취업동태 신고 의무화

08. 다음의 간호단체 중 간호사업 발전 및 간호정책 구현을 위한 정치활동을 지원하기 위해 1991년에 설립된 조직은 무엇인가?
① 시그마학회
② 의료정보학회
③ 간호행정학회
④ 대한간호협회
⑤ 대한간호정우회

09. 다음 중 간호사의 도덕적 판단이 요구되는 경우는 무엇인가?
① DNR 환자의 심정지 시
② 무의식 환자의 체위 변경 시
③ 낙상위험 환자의 side rail을 올려야 하는 경우
④ 직장 건강검진 결과 감염병을 발견했을 때 회사에 알려야 하는 경우
⑤ 위관 영양이 필요한 환자가 비 위관 삽입을 거부하는 경우

10. 장기이식 과정에서 수혜자 선정 시에 의학적으로 위급한 순서, 혈액형이나 조직 적합성의 정도, 대기기간의 정도 등 다양한 조건을 고려하고 있다. 이러한 수혜자 선정에서 가장 밀접한 관계가 있는 윤리원칙은 무엇인가?
① 자율성의 원칙   ② 악행금지의 원칙
③ 선행의 원칙   ④ 정의의 원칙
⑤ 정직의 원칙

11. 다음 중 건강관리체계 내에서 대상자의 자율성을 보장하기 위한 장치는 무엇인가?
① 정의의 원칙   ② 선행의 원칙
③ 악행금지의 원칙 ④ 사전 동의
⑤ 성실의 원칙

12. 의무론에 대한 설명으로 옳지 않은 것은?
① 일원론적 의무론 : '옳음'이나 '그름'에 관한 모든 판단을 위하여 단 한 개의 유일한 원리가 있다고 주장한다.
② 도덕적 의무론 : 주어진 상황에서 다수의 사람들이 선호하는 것을 최대로 만족시키는 것을 선택해야 한다.
③ 행위의무론 : 직관에 의해 개별 행위에 대하여 판단한다.
④ 규칙의무론 : 도덕적으로 선택하고 판단, 추론함에 있어서 적어도 하나 이상의 규칙이나 원칙에 의거하게 된다.
⑤ 다원론적 의무론 : 하나 이상의 기본 규칙이나 원리를 주장한다.

13. 환자가 수술을 받아야 하는 상황에서 보호자와 환자가 종교적 이유로 수술을 거부하였다. 이에 A 의사는 치료를 하지 않으면 해가 될 수 있는 상황에 대해서 설명했다. B 의사는 동의 없이 수술을 시행하였다. 이 경우 각자가 고려한 윤리 원칙은 무엇인가?
① 악행금지의 원칙 – 선행의 원칙
② 선행의 원칙 – 정의의 원칙
③ 자율성의 원칙 – 선행의 원칙
④ 선행의 원칙 – 악행금지의 원칙
⑤ 자율성의 원칙 – 악행금지의 원칙

14. 간호사는 다른 사람을 존중하고 선을 위해서 진실을 말해야 한다. 이것은 어떤 윤리적 원리에 해당하는가?
① 정직의 규칙   ② 선의의 규칙
③ 성실의 규칙   ④ 자율성의 규칙
⑤ 정의의 원칙

15. 파발코가 말한 전문직 기준에 포함되는 것은?
① 혁신 ② 가치
③ 전문지식 ④ 미래지향성
⑤ 이론과 지적 기술

16. 다음 중 전문직 간호에 포함시켜야 할 요소가 아닌 것은?
① 간호이론이나 연구, 실무를 통해서 간호를 계획하여 시행한 결과를 평가하여야 한다.
② 이론과 연구 및 실무를 통해서 간호의 상호관련성을 수용하여 더욱 확장시키고 유지한다.
③ 전문직은 사회로부터 인정이 중요하므로 국가에서 정해놓은 윤리강령을 준수한다.
④ 이론적 지식, 실무지식 및 연구결과를 학술지나 학회를 통해 발표함으로써 상호이해를 높인다.
⑤ 타 직업과 구분되는 간호의 특수성을 지닌 전문단체를 유지하고 있다.

17. 투약오류를 줄이기 위해 관리자가 통제를 위해 가장 먼저 해야 하는 것은?
① 성과 측정
② 개선 활동
③ 표준과 계획으로부터의 편차 비교
④ 표준 설정
⑤ 이전 투약 오류 통계 파악

18. 간호행정에 이용되는 전신정보체계는?
① 전자의무기록 ② 처방전달시스템
③ 환자분류체계 ④ 인트라넷
⑤ 의료정보체계

19. 병원 간호부에서 기획의 필요성을 제시하였다. 기획의 필요성으로 옳지 않은 것은?
① 목적과 목표를 성공적으로 이끌 수 있다.
② 자원을 효과적으로 사용하도록 유도한다.
③ 위기상황을 대처하도록 도와주고 의사결정의 융통성을 제공한다.
④ 효과적인 통제를 위한 수단이다.
⑤ 의사결정의 가변성을 억제한다.

20. 기획이 지니는 의미로 옳지 않은 것은?
① 특정한 목표를 가지고 목표도달을 위한 프로그램이나 방법을 사전에 상세히 세우는 것이다.
② 결과보다는 활동과정에 초점을 두어 성공 가능성을 높인다.
③ 사정의 연속과정으로 목표를 수립, 수행, 평가 또는 조정하는 계속적인 과정이다.
④ 조직이 미래지향적 목표를 설정하지만 정확한 미래예측이 불가능하므로 조직이 원하는 계획대로 계속 추진할 수는 없다.
⑤ 무엇을, 어떻게, 언제, 누가 할 것인가를 사전에 결정하는 것이다.

21. 환자 분류체계 중 요인평가 방법의 분류기준에 해당하지 않는 것은?
① 특정한 간호요소에 신체적 요구가 기준으로 포함된다.
② 특정한 간호요소에 치료적 요구가 기준으로 포함된다.
③ 특정한 간호요소에 정서적, 교육적 요구가 기준으로 포함된다.
④ 직접간호시간과 상관관계를 보이는 간호의 특정요소를 기준으로 삼는다.
⑤ 전형적인 환자의 특성을 문장형식으로 기술하여 이를 기준삼아 분류한다.

22. 다음 중 조직의 인력관리 내용 중 맞는 것은?
① 직원들의 근무 시간표 작성
② 병원 운영방침에 부합되는 사업을 수행
③ 조직의 관점에서 자금의 조달과 운용을 효율적으로 수행
④ 목표 달성을 위하여 여러 대안의 집합 중 하나의 대안을 선택
⑤ 조직 구성원을 위한 운영 목표를 확인하고 정의

23. 리더십의 행위이론에 관한 설명으로 옳은 것은?
   ① 행위이론은 특정한 사람이 특정한 자질을 갖고 있어서 추종자들에게 존경과 신뢰를 받아 지도자가 된다는 이론이다.
   ② 전제형은 의사결정의 권한을 집단에 위임하는 유형이다.
   ③ 민주형은 전적으로 관여하지 않고 수동적으로 집단 구성원의 자의적 활동을 허용하는 유형이다.
   ④ 전제형은 상명하달의 명령 구조를 갖는다.
   ⑤ 자유방임형은 업무 중심적이며 권위주의적인 유형이다.

24. 목표에 의한 관리의 특성은?
   ① 일반적이고, 과정 지향적 목표를 설정해야 한다.
   ② 주로 장기간에 이루어지는 목표를 달성하는 것이다.
   ③ 변동이 심하고 불확실한 상황에서 적용이 용이하다.
   ④ 합의된 목표를 달성하기 위한 시간, 비용의 제한이 없다.
   ⑤ 분권적 목표관리로 수직적 의사소통체계를 개선하는 데 유리하다.

25. 조직 내에서 기능적 전문가의 영향력이 감소되고 구성원들이 의사소통에 부담감을 느끼며 행정이 지연된다면 어떤 원리가 지나치게 강조되어 나타나는 현상인가?
   ① 조정의 원리 ② 명령통일의 원리
   ③ 계층제의 원리 ④ 통솔범위의 원리
   ⑤ 분업, 전문화의 원리

26. 환자 분류체계의 목적에 대한 설명으로 옳지 않은 것은?
   ① 간호의 질 평가 ② 간호비용 분석
   ③ 간호요구도 증진 ④ 간호수가 차등화
   ⑤ 예산수립

27. 도나베디언의 간호의 질평가 접근법 중 결과적 요소평가에 해당하는 것은 다음 중 무엇인가?
   ① 욕창 발생률 변화
   ② 간호사의 태도
   ③ 간호 부서와 타 부서와의 상호 작용
   ④ 조직의 구조 파악
   ⑤ 간호 인력의 배치

28. 동기부여의 과정이론에 속하는 것은?
   ① 욕구단계이론 ② ERG이론
   ③ 공정성 이론 ④ 2요인이론
   ⑤ 성취동기이론

29. 병원 간호부에서 조직의 변화에 대한 정보를 바탕으로 사업을 추진하려할 때 요구되는 관리자의 역할은?
   ① 조정가 ② 기업가
   ③ 문제 처리자 ④ 자원 분배자
   ⑤ 표준 설정자

30. 일정기간 동안 제공된 의료서비스를 모두 포함하여 전체 액수로 진료비를 지불하는 방법은?
   ① 봉급제 ② 인두제
   ③ 총액계약제 ④ 포괄수가제
   ⑤ 행위별수가제

31. 협상에 대한 설명 중 옳지 않은 것은?
   ① 다양한 대안을 만든다.
   ② 문제와 사람을 분리한다.
   ③ 각자의 입장에 관심을 둔다.
   ④ 객관적 표준에 근거한 결과를 강조한다.
   ⑤ 상호 신뢰적인 분위기를 조성한다.

32. 간호관리자가 정보관리를 효율적으로 하기 위해 갖춰야 할 능력으로 가장 적절하지 않은 것은?
   ① 정보수집 능력 ② 정보저장 능력
   ③ 정보검색 능력 ④ 정보배분 능력
   ⑤ 정보생성 능력

33. 한 간호사가 한 환자를 돌보는 것으로 병원에서 3교대로 8시간씩 환자를 돌보는 것이다. 중환자나 격리된 환자를 간호하는 데 용이하며, 간호학생 교육에 용이한 환자간호 전달체계는 무엇인가?
① 사례방법　　② 모듈방법
③ 사례관리　　④ 기능적 분담방법
⑤ 1차 간호방법

34. 업무에 대한 단조로움과 싫증을 해소하기 위해 직무의 종류와 수를 확대하는 방법은?
① 직무 순환　　② 직무 확대
③ 직무 단순화　　④ 직무 충실화
⑤ 직무 특성화

35. 환자들이 병원에 입원해 있는 동안 발생할 수 있는 안전사고에 대한 내용으로 틀린 것은?
① 몸에 맞지 않는 큰 환의는 안전사고에 원인이 될 수 있다.
② 복도에 흘린 물이나 수액으로 인해 낙상이 발생할 수 있으므로 흘린 즉시 닦도록 한다.
③ 환자가 목욕 중일 때 사생활 보호를 위해 문을 잠글 수 있도록 해준다.
④ 더운물 주머니는 45~50℃로 유지하고 양은 1/2~2/3으로 한다.
⑤ 환자 이송 중에 추락사고가 발생하면 이는 간호사의 책임이다.

기본간호학

36. 입원 이틀째인 환자가 병실이 너무 밝아서 잠들기가 어렵다고 간호사에게 호소했다. 이것은 Maslow의 욕구단계 중 어느 단계인가?
① 생리적 욕구
② 안전에 대한 욕구
③ 소속의 욕구
④ 자아존중감에 대한 욕구
⑤ 자아실현에 대한 욕구

37. 성장발달단계에서 배변훈련을 시도하게 되며, 호기심이 많고 위험에 대한 인식이 낮아 사고의 위험이 높은 단계는?
① 중년기　　② 청소년기
③ 학령전기　　④ 유아기
⑤ 신생아기

38. 위절제술을 받은 환자에게 관련 식이에 대해서 교육하였다. 이 결과를 어디에 기록하여야 하는가?
① 간호력　　② 상례기록지
③ 카덱스　　④ 간호기록지
⑤ 의사처방기록지

39. 와상 환자의 발뒤꿈치에 발적이 나타났을 때, 가장 알맞은 간호 진단은?
① 부동의 관련된 피부손상장애
② 와상과 관련된 기동성 장애
③ 운동부족과 관련된 피부통합성 장애 위험성
④ 침상안정과 관련된 활동지속성 장애
⑤ 와상과 관련된 감염위험성

40. 응급 상황에서 투약 시 의사에게 구두처방을 받으면 어떻게 해야 하는가?
① 투약 후 다시 서면 처방을 받는다.
② 투약 후 간호기록부에 기록하고 완료한다.
③ 투약하지 않고 서면 처방을 요청한다.
④ 투약하지 않고 뒷 번 간호사에게 서면처방 받은 후 투약하라고 인계한다.
⑤ 투약 후 의사에게 보고한다.

41. 혈압측정 시 주의해야 할 사항으로 옳은 것은?
① 혈압측정 시 커프는 팔의 중간지점 둘레보다 20% 넓은 것을 사용한다.
② 평상시 수축기압보다 20~30mmHg 정도 올린다.
③ 수은주의 눈금은 초당 10mmHg 속도로 내린다.

④ 커프를 감은 팔은 심장의 높이보다 높게 유지한다.
⑤ 재측정할 경우 30분 정도 기다렸다가 측정한다.

42. 심장질환을 가진 환자의 맥박을 측정하였을 때 맥박 결손의 징후가 있었다. 정확한 맥박을 확인하기 위해서 어떻게 해야 하는가?
① 한 간호사가 요골맥박을 측정한 뒤 좌측 늑간근에서 맥박을 측정한다.
② 한 명은 심첨맥박, 다른 한 명은 경동맥의 맥박을 측정하여 비교한다.
③ 동시간에 1명은 족배동맥의 맥박을 측정하고, 1명은 요골맥박을 측정한다
④ 동시간에 1명은 좌측 쇄골중앙과 5번째 늑간근이 만나는 곳은 맥박을 측정하고, 1명은 요골맥박을 측정한다.
⑤ 먼저 요골맥박을 측정한 뒤 심첨맥박을 측정하여 비교한다.

43. 맥박측정 부위에 대한 설명으로 옳은 것은?
① 측두맥박 – 어린이 맥박 측정 시 용이하다.
② 상완맥박 – 하지의 순환상태 사정 시 사용한다.
③ 심첨맥박 – shock에 빠질 때 쉽게 측정 가능하다.
④ 슬와맥박 – 상완의 혈압 측정 시 확인한다.
⑤ 요골맥박 – 영아나 유아의 맥박을 측정하는 부위이다.

44. 완전비경구영양의 합병증으로 옳은 것은?
① 패혈증
② 맥박 저하
③ 오심 및 구토
④ 저 암모니아혈증
⑤ 지속적인 저혈당

45. 관장을 하는 방법 중 옳은 것은?
① 직장관을 배꼽 방향으로 삽입한다.
② 슬흉위를 취한다.
③ 관을 넣을 때 숨을 참도록 한다.
④ 항문기준으로 5cm 정도를 삽입한다.
⑤ 환자가 통증을 호소할 경우 직장관을 제거한다.

46. 병원식이에 대한 설명으로 가장 옳은 것은?
① 연식 – 미음, 스프, 우유와 같은 음식으로 위관 영양을 하기에 적당하다.
② 경식 – 연식에서 일반식으로 전환하기 위한 식이로, 위에 부담이 안 가는 음식으로 구성된다.
③ 고단백 식이 – 1일 식이에 100~125g의 단백질이 함유된 것으로 간성뇌병변과 같은 질환에 처방하는 식이다.
④ 맑은 유동식 – 나트륨, 지방, 섬유소 등을 필요에 따라 준비한 식이이다.
⑤ 전 유동식 – 물, 맑은 국물, 맑은 과일주스, 차와 커피 등으로 환자가 쉽게 넘길 수 있는 액체 음식물이다.

47. 비위관을 통한 영양공급 방법으로 가장 옳은 것은?
① 특별한 지시가 없는 한 차가운 온도와 영양액을 공급한다.
② 영양액을 투여할 때는 측위를 취한다.
③ 영양액 주입 전후 물을 제한한다.
④ 주입 후 앙와위를 취하게 하여 천천히 흡수되도록 한다.
⑤ 위 내용물이 비워지기 직전 튜브를 조여 공기가 들어가는 것을 방지한다.

48. 입원환자인 장 씨는 배뇨를 시작할 때 어려움을 느끼며 통증과 타는 듯한 느낌이 있다고 한다. 장씨의 배설문제는?
① 요정체
② 요실금
③ 무뇨증
④ 배뇨곤란
⑤ 다뇨증

49. 다음은 일반뇨 분석 결과를 나타낸 것이다. 정상 범위에 속하는 것은?

① pH 2.0
② 단백질 10mg/100mL
③ 포도당(++)
④ 비중 1.015~1.025
⑤ 케톤(+)

50. 변비가 있을 경우 직장 내부를 자극하여 변이 배출되도록 돕는 약물은?

① 실리움　　② 마그밀
③ 센나　　　④ 돌코락스
⑤ 폴락스

51. 다음 중 열 요법을 적용할 수 있는 부위로 옳은 것은?

① 급성 충수염
② 종양
③ 개방성 창상
④ 금속품이 삽입되어 있는 부분
⑤ 말초 정맥 침윤

52. 다음 중 고칼륨혈증 시 환자에게 시행해야 하는 관장은?

① 글리세린관장　　② 생리식염수관장
③ 수돗물관장　　　④ 인산나트륨관장
⑤ Kayexalate 관장

53. 환자 체위변경에 있어서 일반적인 원리로 가장 옳은 것은?

① 관절은 약간 신전된 상태로 둔다.
② 적어도 3시간마다 한 번씩 체위를 변경한다.
③ 좋은 신체선열을 유지하는 것이 기본이다.
④ 가능한 체위변경 시마다 관절을 움직이지 않도록 한다.
⑤ 관절의 신전은 최대한 오랜 시간 동안 유지하도록 한다.

54. 관절의 자세에 대한 설명이 바르게 연결된 것은?

① 굴곡 – 두 관절 사이의 각도를 증가시키는 것
② 신전 – 두 관절 사이의 각도를 감소시키는 것
③ 내번 – 몸의 중심에서 가까워지는 것
④ 외회전 – 몸의 중심축으로부터 멀리 밖으로 돌리는 것
⑤ 회외 – 발등을 향해 발을 구부리는 것

55. 환자가 소음이 심하여 잠을 제대로 자지 못하겠다고 간호사에게 호소하였다. 이를 해소하기 위한 중재로 적절하지 못한 것은?

① 낮에 가벼운 활동을 격려한다.
② 소음 유발 물질을 제거한다.
③ 환자의 정서적 불안감을 사정한 후 이완요법을 중재한다.
④ 병실환경을 정리하여 쉽게 수면에 취할 수 있도록 한다.
⑤ 공사의 편의를 위해 유동인구가 적은 야간에 복도공사를 한다.

56. 장 수술 후 대장의 자극을 줄이고 대변의 양과 빈도를 감소시키는 식이는?

① 연식　　　　② 유동식
③ 일반 병원식　④ 저 잔여물 식이
⑤ 저 자극성 식이

57. 임종환자에게서 근간정도 상실로 인해 나타나는 신체적 징후로 옳지 않은 것은?

① 턱 늘어짐　　② 삼킴 곤란
③ 대·소변실금　④ 복부팽만
⑤ 청색증

58. 신종플루가 유행할 당시 버스회사에서는 버스의 손잡이와 바를 소독하였다. 이처럼 소독액을 뿌려 감염경로를 차단할 때 어떤 경로를 차단하는 것인가?

① 저장소, 탈출구
② 탈출구, 전파방법
③ 저장소, 전파방법

④ 침입구, 개체의 감수성
⑤ 전파방법, 침입구

59. 장티푸스 환자의 린넨 처리 방법으로 알맞은 것은?
① 소각처리
② 고압증기멸균
③ EO gas 소독
④ 방사선 소독
⑤ 자비 소독

60. 좌약을 삽입할 때 다음 중 알맞은 것은?
① 좌약이 직장 벽에 위치하도록 투여한다.
② 우측위를 취한다.
③ 좌약을 따뜻하게 해서 삽입한다.
④ 숨을 들이쉰 상태에서 멈추게 한다.
⑤ 좌약을 4~5cm 정도 주입한다.

61. 폐렴으로 인해 폐첨부에 분비물이 있는 환자의 체위 배액방법으로 옳은 것은?
① 가슴을 침대에 대고 머리를 굴곡시켜 대퇴가 침대에 수직이 되도록 한다.
② 복위를 취하고 허리 아래에 베개를 대준다.
③ 침상의 발치를 30도 정도 상승시키고 복위를 취한다.
④ 침상 머리 부분을 높여 반좌위를 취한다.
⑤ 좌측위를 취하게 하고 우측 흉부를 베개로 상승시킨다.

62. 위장관 삽입의 목적으로 알맞지 않은 것은?
① 위장의 세포조직을 검사하기 위해
② 가스나 위, 장의 내용물 제거
③ 삼킴 곤란 대상자에게 경구투약 및 영양액 주입하기 위함
④ 진단적 검사를 위한 분비액 채취를 위해
⑤ 장운동 감소의 문제를 해결하기 위해

63. 유치도뇨관 삽입 환자의 소변주머니를 방광위치보다 낮게 유지시키는 이유는?
① 소변의 역류방지
② 도뇨관의 꼬임 방지
③ 연결관의 개방성 유지
④ 도뇨관 풍선의 파열 방지
⑤ 도뇨관과 연결관의 감염 방지

64. 정해진 시간 동안 관장액을 대장 내에 보유하는 관장으로 튜브를 이용하여 직장 내로 수분과 영양분을 투여하려고 할 때 적절한 방법은?
① 수렴관장
② 완화관장
③ 배출관장
④ 정체관장
⑤ 구풍관장

65. 다음 중 VRE 환자의 감염경로를 차단하기 위한 병원의 시행지침은?
① 역격리
② 접촉주의
③ 공기감염주의
④ 비말감염주의
⑤ 혈액/체액주의

보건의약관계법규

66. 다음 중 평생국민건강관리체계에서 관리하는 것이 아닌 것은?
① 산업보건의료
② 정신보건의료
③ 환경보건의료
④ 장애인건강증진
⑤ 노인건강증진

67. 국민건강증진법에 관한 내용이다. 옳은 내용은?
① 담배지정 소매인의 영업소 외부에 광고물을 부착할 수 있다.
② 알코올 10도 이상의 음료는 경고 문구를 표기해야 한다.
③ 19세 미만인 자의 출입이 금지되어 있는 장소에는 담배자동판매기를 설치할 수 있다.
④ 의학 또는 과학적으로 검증되지 아니한 건강비법 또는 심령술의 광고를 할 수 있다.
⑤ 건강비법이나 심령술에 대한 광고는 대통령으로 할 수 있다.

68. 보건소의 설치 규정으로 알맞은 것은?
① 보건소장이 필요하다고 인정할 경우 추가 설치 가능하다.
② 시·군·구별로 지역 설정에 맞게 설치하되 지방자치단체 조례로 정한다.
③ 보건복지부령에 의해 시군구에 1개씩 설치한다.
④ 보건복지부령에 의해 지방자치단체의 조례에 따라 설치한다.
⑤ 대통령령에 의해 지방자체단체의 조례에 따라 설치한다.

69. 지역보건의료계획 시 포함해야 하는 내용으로 옳지 않은 것은?
① 지역보건의료 관련 통계의 수집과 정리
② 보건의료자원의 조달 및 관리
③ 시·군·구의 지역보건의료기관의 설치·운영의 지원에 관한 사항
④ 보건의료에 관련된 장단기 공급대책
⑤ 보건의료의 전달체계

70. 다음 중 구급차를 운용할 수 없는 자는?
① 국가 또는 지방자체단체
② 다른 법령에 의해 구급차를 둘 수 있는 자
③ 의료기관
④ 응급환자이송업의 허가를 받은 자
⑤ 응급환자 이송목적으로 허가를 받은 영리법인

71. 생물 테러 감염병 또는 치명률이 높거나 집단 발생의 우려가 커서 발생 또는 유행 즉시 격리와 같은 높은 수준의 격리가 필요한 감염병은?
① 제1급 감염병
② 제2급 감염병
③ 제3급 감염병
④ 제4급 감염병
⑤ 제5급 감염병

72. 다음 중 2급 감염병에 속하는 것은?
① 콜레라
② 에볼라 바이러스병
③ 마버그열
④ 라싸열
⑤ 신종감염병 증후군

73. 다음 중 병원감염예방을 위한 감염대책위원회를 설치 운영해야 하는 의료기관은?
① 30병상 이상 병원
② 50병상 이상 병원
③ 100병상 이상 병원
④ 150병상 이상 병원
⑤ 300병상 이상 병원

74. 의료기록 보존의무기간이 맞게 연결된 것은?
① 진료기록부 – 5년
② 검사소견기록 – 3년
③ 간호기록부 – 5년
④ 조산기록부 – 2년
⑤ 처방전 – 3년

75. 다음 중 의료기관 및 요양병원 입원대상자로 옳은 것은?
① 전염성질환자
② 노인성질환자
③ 정신질환자
④ 급성질환자
⑤ 산욕부

76. 다음 중 의료인이 면허취소 사유에 해당하지 않는 것은?
① 태아 성감별을 한 경우
② 면허증을 빌려준 경우
③ 면허 조건을 이행하지 않은 경우
④ 자격 정지 처분 기간 중에 의료행위를 한 경우
⑤ 3회 이상 자격 정지 처분을 받은 경우

77. S병원에서 휴업을 하여 환자 진료에 막대한 지장을 초래하고 있을 시 S병원 개설자에게 업무개시 명령을 할 수 있는 자는?

> 가. 시·도지사
> 나. 보건복지부장관
> 다. 시장·군수·구청장
> 라. 의료심사조정위원회의 장

① 가, 나, 다   ② 가, 다
③ 나, 라   ④ 라
⑤ 가, 나, 다, 라

78. 다음 중 검역법에 따라 검역조사를 받아야 하는 운송수단이 아닌 것은?

① 외국으로 나가는 항공기
② 우리나라에서 출발하여 운행 중인 운송수단이 다른 나라에서 사람을 태우고 돌아온 경우
③ 범죄예방, 수사에 관한 업무에 제공된 운송수단으로 국내에서 운행 중인 운송수단에서 물건을 옮겨 실은 사실이 없는 운송수단
④ 군용 운송수단으로 운송수단의 장이 운송수단 안에 검역감염병 환자나 검역감염병 의사환자가 있다는 사실을 통보한 경우
⑤ 군용 운송수단으로 운송수단의 장이 운송수단 안에 감염병 매개체가 있다는 사실을 통보한 경우

79. 다음 중 후천성면역결핍증 정기검진에 관련되어 옳은 것은?

① 감염인의 배우자에게 검진을 실시한다.
② 검진 시 이름·주민등록번호·주소 등을 밝혀야 한다.
③ 정기검진은 성병에 관한 건강진단과 다른 시기에 실시한다.
④ 정기검진은 3개월 간격으로 1년에 4회 실시한다.
⑤ 감염인의 형제에게 검진을 실시한다.

80. 다음 중 부적격혈액이 아닌 것은?

① 심한 혼탁을 보이거나 변색 또는 용혈된 혈액 및 혈액체계
② 채혈과정에서 응고 또는 오염된 혈액 및 혈액제제
③ 혈액용기의 밀봉 또는 표지가 파손된 혈액 및 혈액제제
④ 보존기간이 경과한 혈액
⑤ 간기능검사(ALT 검사) 결과 60U/L인 혈액

81. 다음 중 채혈금지 대상자가 아닌 자는?

① 체중이 남자는 50킬로그램 미만, 여자는 45킬로그램 미만인 자
② 암환자, 만성폐쇄성폐질환 등 호흡기질환자, 간경변 등 간질환자, 심장병환자, 당뇨병환자, 류마티즘 등 자가면역질환자
③ 말라리아 병력자로 치료종료 후 3년이 경과하지 아니한 자
④ 매독 병력자로 치료종료 후 1년이 경과하지 아니한 자
⑤ 체온이 섭씨 37도를 초과하는 자

82. 국민건강보험법에 따라 급여가 제한되는 사유로 옳은 것은?

> 가. 고의로 사고를 발생시킨 경우
> 나. 고의 또는 중대한 과실로 공단이나 요양기관의 지시를 따르지 않은 경우
> 다. 업무상 또는 공무상 질병, 재해로 인하여 다른 법령에 의한 보험급여나 보상을 받는 경우
> 라. 대통령령이 정하는 기간 이상 체납한 직장가입자

① 가, 나, 다   ② 가, 다
③ 나, 라   ④ 라
⑤ 가, 나, 다, 라

83. 요양급여를 실시할 수 없는 요양기관은 무엇인가?

① 사회복지시설에 수용된 자의 진료를 주된 목적으로 개설한 의료기관
② 의료법에 의하여 개설된 의료기관
③ 보건의료법
④ 약사법에 의하여 등록된 약국
⑤ 한국희귀의약품센터

84. 4명 이상의 마약류취급의료업자가 의료에 종사하는 의료기관의 대표자는 그 의료기관에 누구를 두어야 하는가?

① 마약류취급자
② 전문의
③ 마약류관리자
④ 마약류투약자
⑤ 마약류검사자

85. 마약류 저장기준으로 알맞지 않은 것은?

① 업무시간 중 조제대에 향정신성의약품 비치 불가
② 철제 금고에 보관할 것
③ 이중 잠금장치를 할 것
④ 다른 의약품과 구별되는 장소에 둘 것
⑤ 일반인이 쉽게 발견할 수 없는 장소에 설치

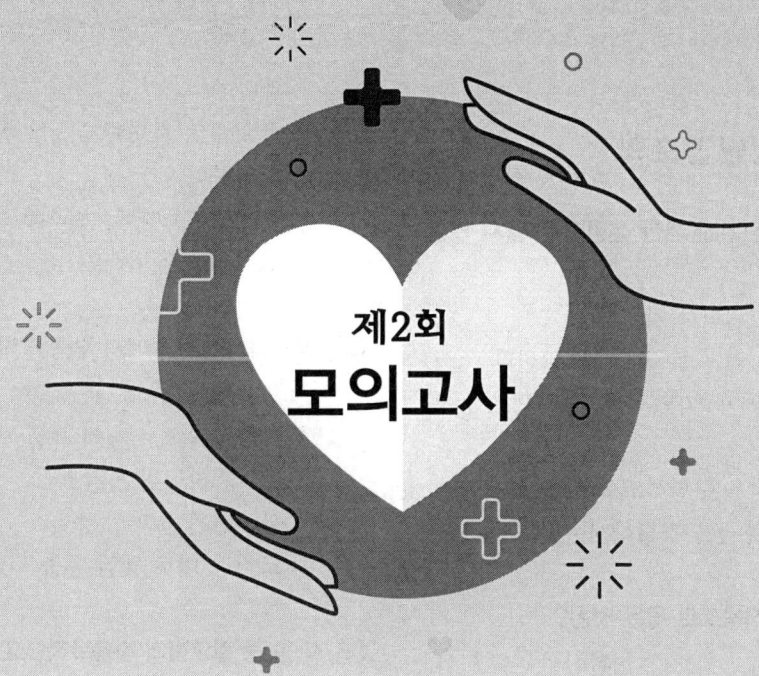

제2회 모의고사

1교시
성인간호학
모성간호학

2교시
아동간호학
지역사회간호학
정신간호학

3교시
간호관리학
기본간호학
보건의약관계법규

성인간호학

01. 다음 중 성인 전기에 대한 설명으로 옳지 않은 것은?
① 친밀성 대고립의 시기이다.
② 부모로부터 점차 독립하기를 원한다.
③ 직업을 가지게 되면서 경제적으로 독립한다.
④ 현실과 환상을 구별하고 현실을 직시한다.
⑤ 빈 둥지 증후군을 경험하게 된다.

02. 안지오텐신의 작용으로 옳은 것은?
① 조혈작용   ② 혈관이완
③ 항응고작용   ④ 심박동수 감소
⑤ 말초혈관 저항 증가

03. 유 씨는 하루에 6회 이상의 설사를 하며 갈증을 호소하였다. 활력징후 측정결과 체온은 38.0℃였고, 혈압은 90/50mmHg이었고, 요비중은 1.040, 혈청 삼투압은 310mOmsm/kg이었다. 이 환자에게 의심되는 전해질 불균형은?
① 고나트륨혈증
② 저나트륨혈증
③ 고칼슘혈증
④ 저칼륨혈증
⑤ 고칼슘혈증

04. 알레르기 치료인 탈감작요법에 대한 설명으로 옳은 것은?
① 항상 같은 부위에 주사한다.
② 알레르기원 추출물을 정맥주사한다.
③ 저감작 상태가 되었을 때 혈청 내 IgE 수치가 상승한다.
④ 계획대로 진행되지 않을 때 처음부터 다시 시작한다.
⑤ 투여 후 소양감, 인후부종, 쇼크 등의 증상이 나타날 수 있다.

05. 염증의 국소반응에서 부종이 나타나는 이유는?
① 림프액이 조직으로 유출
② 지방조직으로 체액 유출
③ 프로스타글란딘 감소
④ 모세혈관 투과성 증가
⑤ 조직강 내로 체액 유출

06. 다음 중 열요법의 적용목적으로 옳지 않은 것은?
① 통증완화   ② 근 경련 완화
③ 관절구축 감소   ④ 혈관수축
⑤ 기능 향상

07. 길에서 갑자기 쓰러진 대상자가 긴장간대발작(대발작) 중일 때 우선적인 중재는?
① 팔을 붙잡아준다.
② 앙와위를 취해준다.
③ 목 주위의 옷을 느슨하게 해준다.
④ 부축하여 병원으로 이송한다.
⑤ 입을 벌려 손수건을 넣어준다.

08. 악성종양의 특징으로 옳은 것은?
① 세포들이 견고하게 붙어있다.
② 확대, 팽창하며 성장한다.
③ 성장속도가 느리다.
④ 거의 재발되지 않는다.
⑤ 핵의 비율이 크다.

09. 수술 중 수술실에서 관리에 대한 설명이다. 옳지 않은 것은?
① 수술물품과 소모품은 적정량으로 준비한다.
② 수술 중 면방포가 젖으면 그 위에 새로운 방포를 여러 장 덧대어 덮는다.
③ 유효날짜가 지나지 않도록 오래된 소모품부터 먼저 쓴다.
④ 수술 온도는 20~23℃ 정도로 유지한다.
⑤ 수술실 바닥은 건식 진공청소기를 사용해 청소한다.

10. 아나필락시 쇼크 환자에게 내릴 수 있는 간호진단으로 가장 적절한 것은?
① 기동성 장애의 위험성
② 신체손상의 위험성
③ 출혈 위험성
④ 비효율적 호흡
⑤ 자가 간호 결핍

11. 곤충에 의한 전신적 알레르기 반응으로 호흡곤란, 발진 등을 보이는 환자에게 가장 우선적으로 해야 하는 간호는 무엇인가?
① 수혈을 한다.
② 기도개방을 유지한다.
③ 에피네프린을 주입한다.
④ 상처 부위를 압박한다.
⑤ 침상 안정을 취하게 한다.

12. 노인환자에게 가장 흔한 사고는 침상에서의 낙상이다. 이를 예방하는 것은?
① 높이 조절이 가능한 침상을 사용한다.
② 가구나 물건들을 많이 배치한다.
③ 억제대를 사용한다.
④ 주간에는 난간을 내려준다.
⑤ 저녁 식사 후에는 일체 수분을 제공하지 않는다.

13. 노화와 가장 관련 있는 질환은?
① 골연화증
② 통풍성 관절염
③ 척추후만증
④ 근시
⑤ 강직성 척추염

14. 폐렴환자에게 가습기를 적용하는 목적으로 알맞은 것은?
① 열을 조절하기 위해서
② 약물을 폐 내로 전달하기 위해서
③ 분비물을 묽게 하기 위해서
④ 중력으로 분비물을 제거하기 위해서
⑤ 감염을 예방하기 위해서

15. 기관지 확장증 환자가 "가래가 많아서 답답해요"라고 호소하고 있다. 다음 중 간호사가 내릴 수 있는 가장 우선적인 간호진단은?
① 과도한 기침과 관련된 출혈위험성
② 호흡곤란과 관련된 감염위험성
③ 다량의 객담과 관련된 자가 간호 결핍
④ 다량의 객담과 관련된 비효율적 호흡양상
⑤ 다량의 객담과 관련된 비효율적 기도 청결

16. 흉관밀봉배액을 하고 있는 환자를 간호할 때 간호사가 즉시 보고해야 하는 것은?
① 밀봉병에 심한 기포가 형성되는 것
② 배액관의 물 파동이 멈추었을 경우
③ 배액량이 100mL/일 이하로 감소했을 때
④ 밀봉병의 유리 대롱에 액체의 파동이 있는 것
⑤ 흡인조절병의 가운데 관이 물에 잠겨 있는 경우

17. 비출혈이 있을 때 간호중재로 옳지 않은 것은?
① 5분간 비중격을 눌러준다.
② 온찜질을 한다.
③ 좌위나 반좌위로 앉아 고개를 앞쪽으로 숙인다.
④ 지혈제를 투여한다.
⑤ 출혈이 멈추지 않을 경우 후비공심지를 삽입한다.

18. 다음은 습성 흉막염 환자의 흉곽천자에 대한 설명이다. 옳지 않은 것은?
① 흉막강 내 액체를 제거하여 호흡부전을 방지하는 것을 목적으로 시행한다.
② 검사 과정은 무균적으로 한다.
③ 천자 시 앉은 자세에서 팔과 어깨를 올린다.
④ 금식이나 진정제 투여는 필요 없다.
⑤ 시술 후 바늘 삽입 부위가 아래로 가는 측위를 취하여 늑막액의 배출을 억제한다.

19. 기관지 천식발작을 예방하기 위한 간호중재로 옳은 것은?
① 우유, 계란 등 단백질 섭취를 권장한다.
② 안정을 위해 주기적으로 진정제를 투여한다.
③ 공기를 건조하고 약간 서늘하게 유지한다.
④ 정서적 긴장과 피로를 줄이거나 피하도록 한다.
⑤ 되도록 환자와 많은 대화를 나눈다.

20. 다음 중 만성 기관지염 환자의 식이로 올바른 것은?
① 가스 형성 음식
② 마른 음식
③ 저칼로리, 고단백
④ 고칼로리, 고단백
⑤ 우유 및 초콜릿 제공

21. 흉부수술 후 간호중재에 대한 설명으로 옳은 것은?
① 캐뉼라로 1L/min 정도의 산소를 사용한다.
② 되도록 침상안정시킨다.
③ 한 모금 정도의 따뜻한 물을 제공하여 기침을 원활하게 한다
④ 수술하지 않은 부위를 아래로 한 체위를 유지한다.
⑤ 전폐절제술 시 남은 폐의 압박 방지를 위하여 완전 측위를 취한다.

22. 환자가 골절이 되었는데 개방성 복합골절이다. 더 진전될 수 있는 합병증은 무엇인가?
① 골다공증   ② 심인성 쇼크
③ 신경성 쇼크   ④ 과민성 쇼크
⑤ 저혈량성 쇼크

23. 동성서맥으로 인해 과도한 피로, 실신 등의 증상을 보이는 환자에게 사용해야 하는 약물은?
① Digoxin
② Atropine
③ Diltiazem
④ Lidocaine
⑤ Magnesium sulfate

24. 심실세동 시에 가장 우선적으로 행해야 할 간호는?
① 심전도를 감시한다.
② 심폐소생술을 실시한다.
③ 주치의를 부른다.
④ 리도카인을 주입한다.
⑤ 심실세동에 대하여 교육한다.

25. 경동맥 마사지와 같은 미주신경 자극 시 발생하는 심전도 파형은?
① 동성빈맥   ② 동성서맥
③ 심방조동   ④ 조기 심방수축
⑤ 심실전도장애

26. 인공 심박동기를 삽입하고 퇴원하는 환자에게 교육해야 하는 내용으로 가장 적절한 것은?
① 과격한 신체 활동은 피하며 4주 후 정상 활동을 할 수 있음을 알린다.
② 딸꾹질이 계속될 때에는 휴식을 취한다.
③ 인공심박동기의 맥박수를 미리 설정하여 매일 비교 체크하도록 한다.
④ 평생 정상적인 활동은 어렵다는 것을 인지한다.
⑤ 전자 렌지와 같은 물건 사용으로 인한 고장 가능성을 교육한다.

27. 심근경색증 환자에게 나타날 수 있는 합병증으로 적절하지 않은 것은?

① 천식 ② 심부전
③ 폐부종 ④ 부정맥
⑤ 폐색전증

28. 정맥류 환자에게 제공할 수 있는 간호중재로 옳지 않은 것은?

① 꼭 끼는 옷은 피한다.
② 탄력스타킹을 착용한다.
③ 다리를 꼬지 않는다.
④ 운동은 금하고 침상 안정한다.
⑤ 자주 다리를 상승시키고 휴식한다.

29. 울혈성 심부전 환자의 식이요법으로 옳지 않은 것은?

① 수분을 제한한다.
② 저염 식이를 제공한다.
③ 단백질을 충분히 제공한다.
④ 저칼로리 식이를 제공한다.
⑤ 알코올과 카페인의 섭취를 금지한다.

30. 확장성 심근증의 병태원리는?

① 심실수축 저하로 울혈성심부전이 나타난다.
② 심실중격이 비대해져서 심장 박출량이 증가한다.
③ 혈류공급 저하로 심근괴사가 발생한다.
④ 심시확장 없이 심실중격과 심실 벽이 불균형적인 상태가 된다.
⑤ 심실 벽이 과도하게 섬유화되어 단단해진다.

31. 심장수술 후 색전을 조기발견하기 위한 간호중재로 가장 적절한 것은?

① 호흡음 사정 ② 혈압측정
③ 통증 사정 ④ 체온측정
⑤ 말초맥박 사정

32. 고혈압 환자의 약물치료 시 교육내용으로 옳지 않은 것은?

① 자세를 변경할 때는 천천히 움직인다.
② 마음대로 약물복용을 중단하지 않는다.
③ 약물 복용 후 2시간 정도는 운동을 가급적 피한다.
④ 약물 투여 시 수분섭취를 제한해야 한다.
⑤ 생활습관 교정 3개월 후 혈압변화 없을 때 약물요법을 적용한다.

33. 악성 빈혈의 원인으로 옳지 않은 것은?

① 위 점막세포의 위축
② 위절제술
③ Vit. B_{12} 섭취 부족
④ 장의 흡수 장애
⑤ 골수 독성물질에 노출

34. 다음 중 용혈성 빈혈에 관한 설명 중 옳은 것은?

① 혈색소 합성 시 철분이 부족하면 생긴다.
② 모든 혈구 생산에 문제가 생긴다.
③ Vit. B_{12}를 주사한다.
④ 황달, 비장비대 등의 증상이 나타난다.
⑤ 철분부족과 관련 없다.

35. 다발성 골수종환자에게 보행을 권장하는 가장 중요한 이유는?

① 혈종칼슘농도 증가 ② 원활한 배뇨
③ 뼈의 골화 증진 ④ 무기폐 예방
⑤ 림프절 전이 방지

36. 골수 이식에 대한 설명으로 옳은 것은?

① 급성기 때에 시도하는 것이 더 효과적이다.
② 이식 전에는 무균실에서 치료하지 않아도 된다.
③ 면역억제제의 사용으로 방문객이 제한될 수 있다.
④ 형제나 자매이면 모두 골수제공이 가능하다.
⑤ 항암제, 방사선 치료보다 효과가 떨어진다.

37. 치질 수술 후 좌욕을 하는 이유로 가장 적절한 것은 무엇인가?

① 배변 촉진
② 감염 예방
③ 수술부위의 협착 예방
④ 삼출물 배액 촉진
⑤ 경련 예방

38. 아프타성 구내염에 대한 설명으로 옳지 않은 것은?

① 주로 여성에게 호발한다.
② 구강점막에 작열감, 가려움증이 생기며 궤양으로 발전할 수 있다.
③ 차거나 뜨거운 음료, 양념이 많은 음식은 피한다.
④ 식기를 통해 감염된다.
⑤ 반흔 없이 자연 치유된다.

39. 위궤양이 있는 환자에게서 오른쪽 어깨통증, 복부강직, 장음소실, 저혈압, 빈맥, 상복부통증, 호흡곤란 등의 증상이 나타났다. 의심되는 합병증은?

① 장폐색 ② 천공
③ 탈수   ④ 고혈당
⑤ 저산소증

40. 다음 중 토혈 환자의 출혈 원인이 아닌 것은?

① 식도정맥류 ② 위암
③ 위염   ④ 위궤양
⑤ 결장염

41. 부분 위절제술을 받은 심 씨는 식사 후 허약감, 심계항진, 발한을 호소하였다. 이 증상을 완화시키기 위한 간호중재 방법으로 적절한 것은?

① 식사 시에 수분섭취를 권장한다.
② 하루 3끼 규칙적으로 섭취하도록 한다.
③ 고단백, 저지방, 고탄수화물 식이를 제공한다.
④ 식사 시 횡와위, 앙와위를 취하게 한다.
⑤ 식후 우측위를 취하게 한다.

42. 궤양성 대장염에 관한 설명으로 옳은 것은?

① 회장의 원위부, 결정에 주로 발생한다.
② 오른쪽 하복부(RLQ)에서 통증이 나타난다.
③ 장 전체에 누공이 생긴다.
④ 증상이 호전되다가 갑작스럽게 악화되는 경향이 있다.
⑤ 부종이 생겨 두껍게 오른 병변이 나타난다.

43. 결장루수술을 받은 환자의 장루간호 중재가 아닌 것은?

① 체온과 비슷한 생리식염수로 세척한다.
② 주머니 입구의 크기는 장루보다 2~3mm 정도 크게 한다.
③ 장운동을 증진시키는 음식을 제한한다.
④ 병원에서 무균적으로 세척한다.
⑤ 주머니의 크기가 1/3~1/2 정도 찼을 때 비운다.

44. A형 간염의 전파를 막기 위한 방법으로 가장 적절한 것은?

① 1회용 바늘과 주사기를 사용한다.
② 문신, 귀뚫기, 침 등을 주의한다.
③ 면도기 같은 물품은 개인물품으로 준비한다.
④ 성적 접촉을 금지한다.
⑤ 대변을 본 후 손을 잘 씻도록 교육한다

45. 담석 쇄석술에 대한 설명으로 옳은 것은?

① 담석이 4개 미만, 5cm 이상일 때 적용가능하다.
② 급성 담낭염, 담도염이 있을 때 시행할 수 있다.
③ 특별한 합병증이 발생하지 않아 안전하다.
④ 시술하는 동안 앙와위로 누워있다.
⑤ 부서진 담석은 소장으로 배출된다.

46. 간생검 대상자에게 제공할 간호중재로 옳은 것은?
① 생검 후 활력징후를 2시간에 한 번씩 측정한다.
② 생검 후 좌측위를 취하게 한다.
③ 경피적 간생검의 경우 국소마취를 한다고 설명한다.
④ 침이 삽입될 때에는 숨을 들이쉰 상태에서 숨을 참도록 한다.
⑤ 출혈이 없으면 움직여도 된다고 교육한다.

47. 총비경구 영양요법을 받고 있는 환자의 수액이 펌프가 잘못 작동되어 짧은 시간에 다량으로 들어가게 되었다. 이때 나타날 수 있는 증상은?
① 경련
② 흉통
③ 핍뇨
④ 저혈당
⑤ 체온저하

48. 두개내압 상승으로 인해 나타나는 신체변화를 바르게 설명한 것은?
① 뇌척수액의 양이 증가한다.
② 뇌의 허혈 상태가 초래되어 혈압이 떨어진다.
③ 맥박이 감소하고 호흡이 빨라진다.
④ 뇌혈액량이 증가한다.
⑤ 동공이 확대되고 대광반사가 소실된다.

49. 편마비로 음식물을 삼키기 어려운 환자에게 제공할 수 있는 간호중재로 적절한 것은?
① 환측 측위로 식사하도록 한다.
② 머리를 약간 뒤로 젖히고 먹는다.
③ 음식물은 손상된 구강 쪽으로 제공한다.
④ 환측의 반대부위로 식사하도록 한다.
⑤ 최대한 작은 조각으로 된 음식을 제공한다.

50. 두개저부골절 시 나타날 수 있는 증상이 아닌 것은?
① 이루
② 혈뇨
③ 비루
④ 유양돌기 점상출혈
⑤ 안구 주위 반상 출혈

51. 내뇌압 상승 환자의 간호중재로 옳은 것은?
① 등척성 운동을 권장한다.
② 침상머리를 낮추고 절대 안정시킨다.
③ 과도환기를 피하고 자주 흡인을 해준다.
④ 기침을 유도하여 긴장을 피하도록 한다.
⑤ 수분을 제한하여 약간의 탈수상태를 유지한다.

52. 뇌농양의 병리적 특성으로 옳지 않은 것은?
① 연막과 지주막의 유착이 생긴다.
② 뇌조직의 울혈이 생긴다.
③ 공동이 형성된다.
④ 뇌척수액 압력이 하강한다.
⑤ 뇌실 안에 삼출물이 축적된다.

53. 근무력증 환자에게 진단목적으로 텐실론을 주사한 후 예상되는 반응은?
① 근력이 증가한다.
② 혈압이 하강한다.
③ 오심, 구토가 심해진다.
④ 증상이 일시적으로 심해진다.
⑤ 구강이 건조해지고 통증이 초래된다.

54. 다음 중 세균성 뇌막염에 대한 설명으로 옳지 않은 것은?
① 지주막과 연막에 호발한다.
② 뇌막자극 증상이 나타난다.
③ 요추천자로 확진할 수 있다.
④ 원인균에 따라 고용량의 항생제를 투여한다.
⑤ Babinski's sigh이 나타난다.

55. 다음 중 골다골증 예방식이가 아닌 것은?
① 멸치, 생선
② 우유, 달걀
③ 두부, 콩
④ 사과, 바나나
⑤ 요구르트, 유제품

56. 외부 고정술을 장치한 환자에 대한 간호중재이다. 옳지 않은 것은?
① 외부 고정기를 꼭 조여 고정기가 헐거워지는 것을 방지한다.
② 약간의 장액성 배액이 나올 경우 다른 처치는 하지 않는다.
③ 핀 부위 가피는 소독된 상태로 제거한다.
④ 관절범위 운동은 가능한 한 빨리 시작된다.
⑤ 고정 부위를 상승시켜 부종을 완화한다.

57. 석고붕대 환자에 대한 간호로 적절한 내용은?
① 석고붕대 적용 부위는 거상시키지 않는다.
② 개방된 부위가 없도록 솜이나 스펀지로 꼼꼼하게 막는다.
③ 처치한 부분에 소양감이 있을 경우 젓가락 등을 이용하여 긁어준다.
④ 부종이 있는 경우에는 끝부분에 얼음주머니를 적용한다.
⑤ 석고붕대가 젖은 경우에는 램프나 건조기를 사용하여 말려준다.

58. 다음은 관절경 검사에 대한 설명이다. 옳은 것은?
① 주로 치료를 위해서 사용된다.
② 금식을 하지 않아도 된다.
③ 반드시 전신마취를 해야 한다.
④ 2~3일 간 환부의 과다한 움직임을 제한한다.
⑤ 순환 촉진을 위하여 환부를 아래로 향하도록 한다.

59. 통풍환자의 치료로 옳지 않은 것은?
① 급성 발작 시 절대안정과 하지의 부목고정
② Colchicine 약물투여
③ 냉요법 시행
④ 곡류, 과일 등 저 퓨린 식이
⑤ 아스피린 복용

60. 대퇴골두 괴사가 잘 일어나는 이유는?
① 구획증후군   ② 피부감염
③ 출혈   ④ 피부조직손상
⑤ 혈액공급저하

61. 최 모 여인은 병원에서 관절 천자 시술을 받기로 했다. 이 시술을 통해서 알 수 없는 것은?
① 관절 내 출혈상태
② 골절 유무
③ 류마티스성 관절염
④ 결정체 유무
⑤ 포도당 수치

62. 36세의 김 씨는 3년 전에 요도염 진단을 받고 최근 배뇨 시 통증, 요도의 소양감 및 분비물을 호소하였다. 이 환자에게 시행할 간호가 아닌 것은?
① 수분섭취 제한
② 배우자와 함께 치료
③ 증상완화까지 성생활 중단
④ 원인균에 따른 항생제 치료
⑤ 성병에 대한 교육 실시 및 주의사항 교육

63. 다음 중 급성신부전의 원인 중 신전성 요인에 속하는 것은?
① 결석   ② 전립샘 비대
③ 세뇨관 괴사   ④ 심한 출혈
⑤ 요도 폐색

64. 급성 사구체신염 대상자에게 제공할 수 있는 간호중재로 옳은 것은?
① 합병증 예방을 위해 급성기 이후에도 안정을 취한다.
② 고단백 식이와 수분섭취를 권장한다.
③ 염분은 제한할 필요가 있다.
④ 자주 도뇨해서 배뇨를 돕는다.
⑤ 가장 중요한 것은 호흡기, 피부질환의 조기 치료를 통한 예방이다.

65. 신부전 환자에 대한 교육내용 중 옳은 것은?
① 감염을 예방한다.
② 칼륨 섭취를 권장한다.
③ 수분 섭취를 권장한다.
④ 저열량 섭취를 권장한다.
⑤ 단백질 섭취를 권장한다.

66. 콩팥세포 암으로 콩팥절제술을 받은 환자에게서 부신기능부전으로 나타날 수 있는 증상으로 가장 옳은 것은?
① 수분과 나트륨이 재 흡수되어 전신적인 부종이 나타난다.
② 포타슘 축적으로 부정맥이 나타난다.
③ 울혈성 심부전으로 호흡곤란이 생긴다.
④ 혈량이 적어지면서 후유증으로 핍뇨가 생긴다.
⑤ 고혈압과 빈맥이 나타난다.

67. 유방암으로 유발절제술을 받은 환자에게 수행해야 할 간호중재로 가장 적절한 것은?
① 탄력붕대를 느슨하게 감아준다.
② 손 운동, 머리 빗기, 로프 돌리기 등의 운동을 교육한다.
③ 수술한 부위는 항상 심장보다 낮게 유지한다.
④ 환부에 얼음주머니를 대어준다.
⑤ 순환 여부를 확인하기 위해 환부 쪽 팔 혈압을 측정한다.

68. Synthyroid를 복용한 후 저혈압, 혼수, 빈맥이 나타났다. 이 환자의 질환은 무엇인가?
① 점액수종 ② 갈색세포종
③ 쿠싱 증후군 ④ 크레틴 병
⑤ 갑상샘 위기

69. 에디슨씨 병(Addison's disease)에 관한 설명으로 옳지 않은 것은?
① 공복 시 저혈당증이 생길 수 있다.
② 수술, 외상 등의 상황에서 에디슨 위기로 진전될 수 있다.
③ 저나트륨혈증이 나타난다.
④ 고혈압, 부종이 생길 수 있다.
⑤ 안드로겐 결핍으로 성욕이 감퇴될 수 있다.

70. 쿠싱 증후군 환자의 간호계획 시 포함할 내용으로 가장 적절한 것은?
① 감염예방 ② 스테로이드 투여
③ 탈수예방 ④ 저혈당예방
⑤ 저혈압예방

모성간호학

71. 오늘날의 모성간호는 가족중심의 간호로 바뀌고 있다. 이로 인해 생긴 변화로 옳지 않은 것은?
① 모유수유의 중요성 부각
② 모아애착을 중시하는 간호
③ 산부의 건강을 위한 최선의 의료
④ 자연분만
⑤ 분만 과정의 가족 참여

72. 가족계획에 대한 설명으로 적절한 것은?
① 부부 중심의 생활을 위해 되도록 자녀 계획을 세우지 않는다.
② 결혼 후 되도록 빨리 아기를 가지는 것이 좋다.
③ 출산 간격은 3~4년이 적당하다.
④ 출산 나이는 중요하지 않다.
⑤ 출산 시기는 결혼 직후가 좋다.

73. 요도와 스킨샘을 촉진하여 사정하는 방법으로 옳은 것은?
① 검지를 질강에, 중지를 항문으로 삽입한 후 아래로 힘을 주라고 한다.
② 검지를 질 내에 4~5cm 넣어 바깥쪽으로 가볍게 누른다.
③ 검지를 질 내로, 엄지를 질 외부에 두고 질 내부 8시, 4시 방향을 촉진한다.

④ 한 손으로 음순을 벌리고 다른 손의 검지와 중지를 질 내에 넣은 후 대상자에게 아래로 힘을 주도록 한다.
⑤ 검지와 중지를 질 내로 넣고 후질벽에 압력을 주어 질 입구를 넓힌다.

74. 음순 후연합부에서 항문까지의 삼각으로 된 근육체로, 항문올림근과 질, 항문, 요도를 둘러싼 근 막으로 구성되어 있는 것은?
① 대음순
② 소음순
③ 바르톨린샘
④ 요도구
⑤ 회음

75. 레오폴드 복부촉진법 4단계에서 알 수 있는 것은?
① 자궁저부를 촉진하여 모양, 크기, 강도 등을 알 수 있다.
② 자궁저부를 촉진하여 태아의 어느 부분이 있는가 알 수 있다.
③ 태아의 등과 등의 반대편이 어디인지를 알 수 있다.
④ 선진부를 촉진하여 태위와 태향을 결정할 수 있다.
⑤ 아두 굴곡 여부를 확인할 수 있다.

76. 임신 초기에 임신을 의심할 수 있는 가정적 징후에 해당되는 것은?
① 태동
② 빈뇨
③ 오심, 구토
④ Braxton Hick's contraction
⑤ 유방의 예민함 증가

77. 임신 37주의 임부가 산부인과에 검진하러 왔다. 태동에 따른 태아심음의 반응을 확인할 수 있는 검사는?
① 자궁 내진
② 태아초음파
③ 무자극 검사
④ 태아 심박 수 모니터
⑤ 양수천자

78. 태아의 안녕 상태를 검사하는 방법들로 알맞게 조합된 것은?
① 단백뇨 검사, 알파 피토프로테인 검사
② 에스트로겐―에스트리올 검사, hCG 검사
③ 알파―피토프로테인 검사, 태반락토젠 검사
④ 단백뇨 검사, 에스트로겐―에스트리올 검사
⑤ 태반락토젠 검사, hCG 검사

79. 산전교육을 통해서 얻을 수 있는 효과로 기대되지 않는 것은?
① 태아와 영아의 안녕 유지 및 증진
② 임부의 안녕 유지 및 자가 간호 증진
③ 부모 마음가짐과 양육기술 발달
④ 모성간호에 대한 전문가 양성
⑤ 부모, 영아 간의 상호작용 증진

80. 가슴앓이(heart burn)를 호소하는 임부에게 제공할 수 있는 간호중재로 가장 적절한 것은?
① 잠자기 전에 따뜻한 음료를 마시게 한다.
② 자세변경 시 천천히 움직이게 한다.
③ 근육마사지를 하고 따뜻하게 해준다.
④ 섬유질이 풍부한 음식을 섭취하게 한다.
⑤ 몸통을 세운 자세를 유지하게 한다.

81. 임신 3개월에 확인할 수 있는 태아의 발달은?
① 피부에 솜털이 생긴다.
② 고환이 음낭으로 내려와 자리를 잡는다.
③ 성감별이 가능해진다.
④ 계면활성제가 생성된다.
⑤ 체중이 현저하게 증가된다.

82. 산모에게 적절한 운동법에 대해서 교육하려고 한다. 교육내용으로 가장 옳은 것은?
① 심박동이 160회/분을 초과하지 않게 한다.
② 격렬한 운동을 30분 이상 하지 않는다.
③ 평소에 하던 운동과 더불어 새로운 운동도 시작한다.

④ 균형잡는 운동이 가장 권장할 만하다.
⑤ Valsalva's maneuver가 적용되는 운동은 하지 않는다.

83. 분만 2기는 불수의적이고 자연적인 노력으로 복압이 증가되며, 이때 산부는 수의적인 힘주기를 해야 한다. 산부가 힘주는 방법으로 옳은 방법은?
① 산부는 6~7초 이상 힘주기를 지속하는 것이 좋다.
② 성문을 닫은 채로 힘주기를 하고 숨을 깊게 내쉰다.
③ 선진부가 회음을 누르기 시작하면 힘주기를 멈추어야 한다.
④ 팔을 위로 뻗어 머리맡의 침대 등을 잡아 힘의 분산을 막고 힘주기에 집중할 수 있도록 한다.
⑤ 힘주기를 하고 싶을 때만 힘주기를 하거나 각 수축기마다 3~5회 정도만 힘주기를 한다.

84. 분만 준비 시 관장을 금기해야 하는 경우는?
① 발로　　② 질 출혈
③ 제왕절개　④ 전치태반
⑤ 횡위

85. 다음 중 진진통에 관한 설명은?
① 경관의 개대와 소실이 동반된다.
② 걸으면 완화된다.
③ 진정제 효과가 좋다.
④ 수축기간은 점점 짧아진다.
⑤ 혈성 이슬이 감소한다.

86. 분만과정에 있는 산부의 질을 검진한 결과 선진부의 지적 부위로 대천문이 촉지되었다 태아의 태세는 무엇이라고 예상되는가?
① 완전 굴곡
② 중등도 굴곡
③ 불완전 굴곡
④ 완전 신전
⑤ 불완전 신전

87. 분만 중 자궁파열이 일어났을 때 가장 적절한 치료는?
① 쇼크 상태를 관찰한다.
② 즉시 분만 유도를 시행한다.
③ 제왕절개를 포함한 자궁절제술을 시행한다.
④ 쉬면서 자궁수축이 돌아오는 것을 기다린다.
⑤ 분만촉진제 주입을 중지하고 상태를 관찰한다.

88. 산모의 소변 배설 및 소변 구성물에 대한 설명이다. 잘못된 것은?
① 산후 1+ 정도의 단백뇨가 나타나는 것은 정상이다.
② 산후 아세톤뇨는 지연분만이나 탈수분만이 있었던 경우 나타날 수 있다.
③ 산후 혈중 뇨질산(BUN)의 증가는 정상이다.
④ 산후 사구체 여과율이 저하되어 소변량이 감소한다.
⑤ 산후 과도한 방광팽창이 지속될 경우 자궁수축을 방해할 수 있다.

89. 산후 풍진 예방접종을 맞는 대상자에게 설명해야 할 것은?
① 풍진 예방접종을 받은 산모는 신생아에게 모유수유를 할 수 없다.
② 풍진항체검사에서 1 : 8 이하이면 풍진항체가 충분하므로 예방접종이 필요 없다.
③ 풍진 예방접종을 하는 이유는 신생아에게 감염 가능성을 없애기 위해서이다.
④ 예방접종 후 3개월 동안 피임하도록 교육한다.
⑤ 풍진 백신은 약독화 생백신이기 때문에 신생아에게 독성을 나타내지 않는다.

90. 유방울혈 시 제공해야하는 간호는?
① 팔을 높게 올린다.
② 수유 전 냉찜질을 한다.
③ 유방마사지를 한다.
④ 수유는 금한다.
⑤ 진통제는 금기한다.

91. 자궁내번증의 유발요인 중 가장 큰 것은?
① 다태임신부의 급속분만
② 선 자세에서 분만을 할 경우
③ 분만 후 아래로 힘을 준 경우
④ 자연적인 내번이 일어난 경우
⑤ 자궁수축이 없을 때 태반의 제대를 잡아당긴 경우

92. 회음절개 시행 후 질 분만을 한 김 씨는 간호사에게 회음절개 부위 통증과 불편감을 호소했다. 김 씨에게 제공할 수 있는 간호중재로 올바른 것은?
① 회음절개 직후 통목욕을 실시한다.
② 38~41°C의 물로 좌욕한다.
③ 분만 후 72시간 동안 얼음찜질 한다.
④ 회음 등을 30cm 떨어진 거리에서 60W로 열을 된다.
⑤ 회음패드를 착용할 때 뒤에서 앞으로 착용한다.

93. 다태임신의 경우 모체와 태아에 발생할 수 있는 문제점은?
① 모체의 혈액량 감소
② 모체의 빈혈
③ 크기가 매우 큰 태반
④ 모체의 양수과소증
⑤ 태아의 과숙

94. 계류유산을 나타내는 증상 및 징후로 가장 적절한 것은?
① 임신반응 검사는 양성으로 나타난다.
② 자궁 경련과 출혈이 심하다.
③ 미약한 태동을 느낄 수 있다.
④ 자궁 경관은 닫혀 있고, 자궁 크기는 감소한다.
⑤ 수태산물이 완전히 배출된다.

95. 다음 중 임신오조증에 대한 옳지 않은 설명은?
① 임신오조증은 20세 이하의 임부, 초임부, 과체중의 임부에게서 더 많이 발생한다.
② 임신초기라도 오심, 구토가 심하면 임신오조증이라 한다.
③ 임신 중의 progesterone 호르몬의 증가에 의해 나타난다.
④ 정서적인 문제가 영향을 미치므로 심리적 지지가 중요하다.
⑤ 탈수, 기아의 징후를 사정하는 것이 중요하다.

96. 당뇨가 태아나 신생아에게 미치는 영향으로 옳은 것은?
① 고혈당증   ② 미숙아
③ 고칼슘혈증   ④ 후천성 기형
⑤ 호흡곤란증

97. 태반유착 시 간호로 적절한 것은?
① 자궁저부 마사지를 시행한다.
② 탯줄을 잡아당겨 태반을 배출한다.
③ 자궁이완이 되도록 Yutopa를 투여한다.
④ 쇼크에 대비하고, 자궁절제술을 위한 준비를 한다.
⑤ 옥시토신을 투여하여 자궁수축을 유발하여 태반을 배출한다.

98. 전OO 부인은 혈압 측정 결과 165/100mmHg로 자간전증을 진단받았다. 전OO 부인에게 황산마그네슘을 투여하기로 하였다면 같이 준비해야 하는 약품은?
① Methergine
② Calcium gluconate
③ 옥시토신

④ N/S
⑤ 이뇨제

99. 고 긴장성 자궁수축 시 해야 할 간호중재로 적절한 것은?
① 진정제 투여
② 산책 장려
③ 옥시토신 정맥투여
④ 수액공급 중단
⑤ 인공파막

100. 태반유착에 대한 설명 중 잘못된 것은?
① 약 15%는 전치태반과 관련되며, 과거 제왕절개술을 한 경우 위험이 증가한다.
② 자궁소파술로 인한 상처, 태반용수 박리의 과다력, 자궁근종 수술 등이 유발요인이다.
③ 태반유착이 있을 때 저혈량성 쇼크를 유발하는 심한 출혈이 발생하므로 신체 상태 및 활력 징후의 세심한 감시가 요구된다.
④ 태반유착이 있는 경우 일반적으로 태아에게도 심각한 영향을 미친다.
⑤ 태반은 태반유착 시에도 임신 중에 정상적으로 기능한다.

101. 폐경기 이후 여성의 에스트로겐 저하로 인해 비뇨생식기계에 흔히 나타나는 질염은?
① 임균성 질염
② 위축성 질염
③ 칸디다성 질염
④ 대장균에 의한 질염
⑤ 트리코모나스 질염

102. 임신 중 산모의 혈당변화로 인해 임신성 당뇨가 잘 발생하게 된다. 임신 기간 중 인슐린 요구량이 증가하는 시기는?
① 임신 1기
② 분만 1기
③ 임신 2기와 3기
④ 분만 2기
⑤ 산욕기

103. 자궁경부암의 확진을 위한 검사방법은?
① 조직 생검
② 세포진 검사
③ 균배양 검사
④ 초음파 검사
⑤ 복강경 검사

104. 임신 시 태반형성에 기여하는 기관 중 모체 측의 기관은?
① 양막
② 번생융모막
③ 활평융모막
④ 기저탈락막
⑤ 피포탈락막

105. 칸디다성 질염의 증상은 다음 중 어느 것인가?
① 후원개에 딸기모양 출혈 반점
② 생선 비린내 나는 질 분비물
③ 백색의 짙고 크림 타입의 냉대하증
④ 성교 후 점적 출혈
⑤ 혈액 섞인 질 분비물

아동간호학

01. 학령기 아동의 특징으로 맞는 것은?
① 자신의 정체성에 대해 고민하는 시기이다.
② 죄를 지었기 때문에 병이 걸린다고 생각한다.
③ 동성의 또래보다는 이성의 또래와 더 어울린다.
④ 뼈의 성장이 빨라 근육의 비율이 줄어들어 배가 나온다.
⑤ 편도선과 아데노이드가 가장 발달한 시기이므로 방어력이 크다.

02. 33개월 아동이 입원 후 불안을 나타낸다. 이 환아에게 해줄 수 있는 중재로 옳은 것은?
① 방안에 의료기구를 모두 치운다.
② 아이에게 수술방법에 대해 자세하게 설명한다.
③ 불안함을 나타내지 않도록 1인실로 옮겨준다.
④ 익숙한 장난감, 담요를 가지고 오게 한다.
⑤ 의료진은 치료를 시행 할 때에만 아동의 병실에 들어간다.

03. 10세 아동의 사회·심리적 발달 특성에 관한 설명으로 가장 적절한 것은?
① 가족과 보내는 시간이 또래와 지내는 시간보다 많다.
② 친구와 부모의 가치가 다를 때는 친구의 가치관을 무조건 따른다.
③ 또래의식이 강하여 소수의 친한 친구하고만 상호작용한다.
④ 육체적으로 공격적이 될 수 있다.
⑤ 학교 공포증이 나타날 수 있다.

04. 아동의 신체적 성장발달 양상에 대한 설명으로 옳은 것은?
① 성장은 상체에서 시작되어 하체로, 신체 외부 쪽에서 중심부로 진행한다.
② 아동의 성장발달은 연속적이며 가역적이다.
③ 신체 각 부위는 동일한 성장속도를 갖는다.
④ 아동의 성장발달 속도는 동일하다.
⑤ 성장발달에는 발달이 촉진될 수 있는 최적의 시기가 있다.

05. 다음 중 9세 된 학령기 아동의 인지발달 특성으로 옳은 것은?
① 자기중심적 사고를 한다.
② 물활론적인 사고를 한다.
③ 형식적·조작적 사고를 한다.
④ 사물과 개념간의 관계를 이해한다.
⑤ 상징적 사고를 한다.

06. 하지 석고붕대를 하고 있는 유아에게 침상에서 게임을 하도록 하였다 이에 대한 목적으로 가장 적절한 것은?
① 신체의 발달
② 자기 통제감의 유지
③ 부모와의 친밀감 유지
④ 치료에의 순응
⑤ 성장 증진

07. 초등학교 4학년 재훈이가 하는 놀이에 대한 설명으로 옳은 것은?
① 상상력이 풍부한 극적인 놀이를 즐긴다.
② 혼자 장난감을 사용한다.
③ 게임에 일정한 규칙을 정하여 경쟁하며 또래와 함께 놀이한다.

④ 다른 친구들의 모습을 관찰한다.
⑤ 한 아동의 행동을 전체가 따라서 하기도 한다.

08. 유아가 자율성을 기르려고 하는 행동으로 맞는 것은 무엇인가?
① 자신의 신체를 탐구한다.
② 치료 시에 부모와 떨어지지 않으려고 하며 부모에게 의존한다.
③ 자신의 물건을 또래 아이들에게 잘 빌려준다.
④ 손가락을 빤다.
⑤ 또래의 아이들을 주도하여 놀이를 한다.

09. 영아에게 이유식을 시작하는 시기로 알맞은 것은?
① 압출반사가 사라지기 전에
② 앉을 수 있을 때
③ 머리를 가눌 수 있을 때
④ 6개월에 가족에게 아무 일이 없을 때
⑤ 첫 치과 방문 후에

10. 청소년기의 영적 발달 특성에 관한 설명으로 적절하지 않은 것은?
① 자신의 종교적 신념에 대해 분석적으로 사고한다.
② 기도가 항상 응답받지는 못한다는 것을 인식한다.
③ 어떤 갈등에 직면할 때 신의 존재를 인정하며 의존한다.
④ 현실에 국한된 구체적 사고능력이 영적개념을 발달시킨다.
⑤ 부모와 자신이 받아들인 종교에 대해 재인식한다.

11. 방금 전에 출생한 신생아를 사정하였다. 호흡이 없음을 발견하였을 때 호흡의 촉진을 위하여 가장 먼저 할 간호중재는?
① 이물질 흡인
② 보조 환기 제공(100% 산소공급)
③ 부드러운 촉각 자극 제공
④ 기도확보
⑤ 처방된 methylxanthines 투여

12. 다음 중 만삭 신생아의 사정에 대한 설명으로 옳은 것은?
① 날카로운 고음의 울음은 정상소견이다.
② 입 주위 청색증은 말단 청색증과 달리 일반적으로 나타날 수 있는 현상이다.
③ 할리퀸 증상은 자율신경계의 부조화로 생기는 것으로 뇌손상을 의심해볼 수 있다.
④ 생후 24시간 이내에 나타나는 황달은 치료가 필요하다.
⑤ 신생아의 관절이 이완되어 있는 것은 정상소견이다.

13. 활로 4징후에서 나타나는 구조적 변화이다. 옳지 않은 것은?
① 우심실 비대　② 대동맥 우위
③ 폐동맥 협착　④ 대혈관 전위
⑤ 심실중격 결손

14. 심실중격 결손 아동의 간호로 옳지 않은 것은?
① 적절히 수분섭취를 유지시킨다.
② 깨끗한 환경을 유지하여 감염을 통제한다.
③ 활력징후와 심첨맥박을 측정한다.
④ 활발한 운동을 격려하여 심박출량을 증가시킨다.
⑤ 울혈성 심부전의 경우 Digoxin을 사용할 수 있다.

15. 다음 중 선천성 만곡족에 대한 설명으로 옳지 않은 것은?
① 가족적 소인이 있다.
② 주로 일측성으로 나타난다.
③ 자궁 내 비정상적인 태아의 위치와 관련 있다.
④ 남아가 여아보다 2배정도 높게 발생한다.
⑤ 치료는 신생아가 걷기 시작한 후 시작한다.

16. 다음 중 선천성 심장질환 아동에게서 나타날 수 있는 증상이 아닌 것은?
① 감염 위험성 증가
② 손가락, 발가락의 곤봉 형태
③ 적혈구 감소증
④ 웅크리고 앉은 자세
⑤ 성장지연

17. 고빌리루빈혈증 환아의 치료를 위한 광선요법 간호로 옳은 것은?
① 노출을 극대화하기 위해 체위를 자주 변경한다.
② 전신에 오일을 발라 피부건조를 예방한다.
③ 시각적 황달 사정은 환아 치료의 중요한 단서가 된다.
④ 수분섭취를 제한한다.
⑤ 빌리루빈이 체외로 배출되면서 단단한 변이 있을 수 있다.

18. 급성 비인두염에 걸린 5세 남아의 간호중재로 가장 적절한 것은?
① 병실의 습도를 낮춰준다.
② 수분공급을 제한한다.
③ 침상 머리 부분을 올려준다.
④ 호흡기계 수술에 대해 교육한다.
⑤ 발열과 통증이 있는 경우 아스피린을 사용한다.

19. 뇌성마비(Cerebral palsy)에 관한 설명이다. 가장 옳은 것은?
① 진행성 장애이다.
② 정상적으로 성장발달을 한다.
③ 고농도 산소공급이 가장 중요한 원인이다.
④ 중추신경계의 손상으로 발생한다.
⑤ 아동기의 두 번째로 흔한 영구적 신체 불구이다.

20. 6개월 된 영아가 심한 구토와 설사로 입원하였다. 관찰할 수 있는 증상은?
① 고음의 날카로운 울음소리
② 차고 건조한 피부
③ 소천문 함몰
④ 튀어나온 눈
⑤ 과다한 눈물 생성

21. 12개월 된 아동에게 철분 결핍성 빈혈이 나타나는 이유는?
① 단기간의 인공수유
② 모체로부터 받은 철분의 고갈
③ 방사선 조사
④ 성장 지연
⑤ Chloramphenicol 복용

22. 영아 무호흡증의 증상과 간호에 대한 설명으로 옳은 것은?
① 약하고 빠른 맥박을 보인다.
② 최소한 10초 동안 호흡이 정지된다.
③ 증상 지속 시 호흡 자극제를 투여하면 효과 있다.
④ 근육 긴장 증가의 증상이 보인다.
⑤ Theophylline 투여 시 무호흡 증상이 악화될 수 있다.

23. 장중첩증에 대한 설명 중 맞는 것은?
① LLQ에서 소시지 모양의 덩어리가 촉진된다.
② 2세 이하의 여아에게서 호발한다..
③ 바륨관장으로 겹친 부위를 펴서 교정한다
④ 구토에 담즙이 섞여 있지 않은 것이 특징이다.
⑤ 복부 촉진 시 하복부가 가득 찬 느낌이 든다.

24. 4세인 지영이는 병원에서 식사를 하고 있었다. 보호자가 잠시 자리를 비웠다 돌아오니 지영이가 켁켁거리고 있었다면 가장 우선적인 간호행위는?
① 증상이 호전될 때까지 등을 두드린다.
② 입을 벌려 이물질이 있는지 확인한다.

③ 고농도의 산소를 공급한다.
④ 기관을 절개하여 기도를 확보한다.
⑤ 아동의 활력징후를 사정한다.

25. 뇌성마비 환아가 주먹을 쥐고 있으며, 전박은 굴곡되어 흉부에 위치해 있다. 다리는 가위 모양으로 신전된 자세를 취하고 있다. 이는 어떤 발작 상태인가?
① 운동이상성 발작
② 운동실조성 발작
③ 강직성 발작
④ 근간대성 발작
⑤ 무긴장성 발작

26. 급성 사구체신염으로 입원한 5세 아동의 간호계획으로 옳지 않은 것은?
① 4시간마다 섭취량과 배설량을 측정한다.
② 매일 체중을 측정하고 복부 둘레를 측정한다.
③ 부종 부위의 피부마찰을 예방하기 위해 자세를 변경한다.
④ 이뇨제 사용 시 고나트륨혈증과 고칼륨혈증 증상을 관찰한다.
⑤ 급성기 시 침상 안정을 하도록 한다.

27. 다음 중 신증후군의 특징적 임상소견이 아닌 것은?
① 단백뇨
② 고지혈증
③ 혈뇨
④ 저알부민혈증
⑤ 전신부종

28. 아동기 골절의 특징으로 옳지 않은 것은?
① 구부러지거나 뒤틀리는 골절이 발생한다.
② 성장판, 골단 부위 손상이 호발한다.
③ 나이가 어릴수록 치유가 빠르다.
④ 골절부위의 부종은 드물고 부종이 있더라도 성인보다 빨리 사라진다.
⑤ 골절 시 골단 분리 후 인대가 파열된다.

29. 상지와 하지 맥박을 비교한 결과 하지맥박이 감소되었을 때 의심되는 질환은?
① 활로 4징후
② 동맥관 개존증
③ 대동맥 협착
④ 대동맥 축착
⑤ 심실중격 결손

30. 파상풍 환아에게 어둡고 조용한 환경을 제공해야하는 이유로 옳은 것은?
① 광선공포증(photophobia) 현상
② 경련발작 자극 저하
③ 충분한 수면
④ 시야 통증 저하
⑤ 근육 통증 저하

31. 무릎이 아프고 잦은 구강출혈 증상을 호소하는 아동에게 할 수 있는 간호중재로 옳지 않은 것은?
① 아동에게 출혈이 처벌의 의미가 아님을 설명해 준다.
② 진통제로 타이레놀을 투여한다.
③ 비경구투약은 피하주사보다 근육주사를 한다.
④ 급성기를 제외하고 적절한 관절운동이 요구된다.
⑤ 아동에게 안전한 물리적 환경이 제공되어야 한다.

32. 천식 아동의 호흡곤란과 관련된 특성으로 잘못된 것은?
① 기도점막에서 점액성 분비물의 과다 생성 및 축적
② 기도의 과민반응으로 발생
③ 기관지 평활근의 연축으로 발생
④ 흡기성 호흡곤란
⑤ 천명음의 청진

33. 가와사키 질환에 대한 설명으로 옳지 않은 것은?
① 남아
② 2세 이상
③ 겨울과 봄
④ 전신성 혈관염
⑤ 혈소판 수 증가

34. 편도선 절제술을 한 아동에게 시행하는 간호중재로 옳은 것은?

① 수술 직후는 반좌위를 취하여 호흡하기 쉽게 해준다.
② 아동에게 빨대를 이용하여 물을 마시게 한다.
③ 수술 후 따뜻한 물주머니를 이용하여 통증을 경감시킨다.
④ 차가운 얼음 목도리를 해준다.
⑤ 머리를 낮추어 질식을 방지해 준다.

35. 당뇨병의 부모를 위한 교육내용으로 옳은 것은?

① 감염 예방을 위한 항생제 요법을 실시한다.
② 운동이나 놀이는 일정한 혈당 유지를 방해하므로 제한한다.
③ 학교 수업 이외의 과외활동은 스트레스의 원인이 되므로 엄격히 통제한다.
④ 저혈당을 예방하기 위해 사탕을 가지고 다니도록 한다.
⑤ 소량씩 자주 식사를 함으로써 칼로리를 분산시켜 고혈당 위험을 없앤다.

지역사회간호학

36. 지역사회 공동체 유형의 하나로 구성원 간에 친밀한 관계를 갖고 상호교류가 빈번하며 농촌에서 자주 나타나는 공동체는?

① 생태학적 문제의 공동체
② 문제해결공동체
③ 대면공동체
④ 소속공동체
⑤ 지정학적 공동체

37. 대상자에게 현재의 기능 및 기능에 대한 변화의 필요성을 인식시키고 바람직한 방향으로 변화하도록 이끄는 지역사회간호사의 역할로 옳은 것은?

① 대변자
② 조정자
③ 협력자
④ 변화촉진자
⑤ 교육자

38. 간호학에서의 건강의 의미로 가장 적절하지 않은 설명은?

① 건강이란 인간구조와 신체 정신적 기능의 적절한 균형을 유지하는 상태이다.
② 기능의 일시적 손상 혹은 영구적 손상 또는 질병이 없는 상태이다.
③ 건강이란 통합된 전인상태에 도달해가는 적응과정이다.
④ 건강하다는 것은 건강잠재력을 실현해가면서 환경에 적응한다는 것이다.
⑤ 임상적 건강보다 기능적 관점에서의 건강이 더 중요하다.

39. 다음은 기획이론에 대한 설명이다. 적절하지 않은 것은?

① 지역사회간호과정의 기초로 궁극적인 목표달성을 위하여 계획해 나가는 과정이다.
② 사업에 추진력을 제공하며 변화를 위한 방안이다.
③ 한정된 자원을 효과적으로 활용하기 위한 방안이다.
④ 연속적인 과정이나 일단 계획이 확정되면 계획의 중도 변경 없이 행하여야 효율적이다.
⑤ 수행이 끝난 후에는 평가 및 재계획의 과정을 거친다.

40. 다음 중 수행계획에 대한 설명으로 옳은 것은?

① 언제 활동을 하는가는 각 업무 활동 단계 내에서 소요되는 시간만을 기록하는 것을 말한다.
② 어디서 활동을 하는가는 장소에 대한 추상적인 기술을 말한다.
③ 누가 활동을 하는가는 어떤 지식과 기술을 갖춘 요원이 일을 할 것인가를 계획하고 업무를 분담하는 것을 말한다.
④ 무엇을 가지고 할 것인가는 업무 활동에

필요한 도구만을 말한다.
⑤ 누가 활동을 하는가는 성취하고자 하는 대상 또는 인구집단을 말한다.

41. 다음 중 지역사회 간호사업 평가 범주에서 결과 평가에 속하는 것은?

① 대상자의 태도 변화, 이환율 등
② 사업내용의 적절성
③ 목표대비 사업의 진행 정도
④ 사업에 투입되는 자원
⑤ 활동의 적합성과 제공된 서비스의 질

42. 만성병이 사람의 내부와 외부의 여러 환경이 서로 얽히고 연결되어 발생됨을 설명하고, 질병이 발생하는 경로를 표현함으로써 질병예방대책 수립에 도움이 되는 질병의 모형은?

① 직선 모형
② 원인망 모형
③ 마름모꼴 모형
④ 수레바퀴 모형
⑤ 역학적 삼각형 모형

43. 지역사회 간호사업의 계획단계에서 목표설정과 관련된 사항으로 옳지 않은 것은?

① 국가 및 지역사회 정책과 관련이 있는가
② 목표를 수량화하여 정확하게 판단할 수 있는가
③ 상하위 목표 간의 일관성이 있는가
④ 지역사회 자원을 동원하여 목표를 실현할 수 있는가
⑤ 목표가 넓은 것을 포괄하고 있으며 추상적인가

44. 다음 중 1차 보건의료에 속하는 것은?

① 응급환자의 신속한 치료
② 정신질환자 지역사회 복귀 교육
③ 전염병 예방접종
④ 화상환자의 재활
⑤ 유방암 조기검진

45. 국민의료비를 줄일 수 있는 방식 중 하나로 진료보수 총액의 계약을 사전에 체결하는 의료비 지불제도가 있다. 이 제도의 장점은 무엇인가?

① 매년 진료비 계약을 둘러싼 교섭이 어렵다.
② 과잉진료에 대한 자율적 억제가 가능하다.
③ 진료가 형식화될 수 있다.
④ 진료의 연속성이 보장된다.
⑤ 환자후송이나 의뢰가 증가한다.

46. 보건진료 전담공무원의 역할로 가장 적절한 것은?

① 전문간호제공자
② 사례관리자
③ 1차 의료제공자
④ 지역의료시설관리자
⑤ 지역사회치료자

47. 다음 중 '농어촌 보건의료를 위한 특별조치법'에 의해 설치된 보건진료소 제도의 시행에 직접적으로 영향을 준 사건은 무엇인가?

① 대한간호협회의 발족
② 미국의 전문간호사제도 도입
③ 미국의 골드마크 보고서
④ 알마아타 선언
⑤ 오타와 헌장 선포

48. 우리나라 국민건강보험에 대한 설명으로 옳지 않은 것은?

① 급여의 대상이 되는 것은 질병, 부상에 대한 예방진단, 치료, 재활과 출산, 사망 및 건강증진이다.
② 건강보험의 보험자는 국민건강보험공단이나 건강보험 사업의 관장은 보건복지부장관이 한다.
③ 피부양자는 직장가입자에 의해 생계를 유지하며, 소득이 없는 자로 직장가입자의 형제, 자매를 포함한다.
④ 요양기관이 요양급여 비용의 청구를 하며 국민건강보험공단에 심사청구를 한다.
⑤ 일상생활의 우연한 질병, 부상, 분만 등으

로 인하여 일시에 국민이 과중한 경제적 부담을 지게 되는 경우 그 부담을 경감시켜 주기 위해 설립되었다.

49. 다음 중 보건의료의 사회경제적 특성을 설명한 것으로 옳은 것은?

① 구매한 개인에게만 서비스의 편익이 제공된다.
② 개인은 자신의 서비스 필요시기를 예측할 수 있다.
③ 서비스에 대한 비용 징수 및 지불형식은 다양하다.
④ 건강관리 서비스는 지불가능한 개인에게만 제공되는 서비스이다.
⑤ 의료 공급의 독점이 발생할 수 없다.

50. 다음 중 가정간호사업에 대한 설명으로 적절하지 않은 것은?

① 급·만성 질환을 가진 환자를 대상으로 한다.
② 사업을 제공하는 장소는 대상자가 거주하는 곳이다.
③ 치료, 지원, 예방적 측면을 포함한다.
④ 종합적인 국민건강관리체계의 한 요소이다.
⑤ 병원 안에서의 생활도 포함된다.

51. 다음 중 지역사회중심 재활간호사업에 참여한 간호사가 가장 중심적으로 수행하여야 할 업무로 가장 적절한 것은 무엇인가?

① 재활기구 및 편의시설 설치 및 자문
② 장애에 대한 평가
③ 재활업무에 지역자원 동원, 협조체계 구축
④ 장애의 진단 및 치료 계획
⑤ 장애를 가진 대상자의 업무를 대신 담당

52. 가족을 사정할 때 가족 구성, 구조 그리고 발달단계를 파악할 수 있는 가족 사정도구는?

① 가계도   ② 외부체계도
③ 사회지지도   ④ 가족연대기
⑤ 가족밀착도

53. 김 간호사가 한 씨 가족을 대상으로 가족치료를 수행하려고 한다. 김 간호사가 접근해야 할 자세로 가장 중요한 것은?

① 정상가족의 기능에 기준을 두고 실시한다.
② 개인의 문제를 가족 전체의 문제로 본다.
③ 문제가 있는 대상자에게 집중적인 간호를 수행한다.
④ 가족간호사가 독자적으로 가족간호를 수행한다.
⑤ 가족의 재정적 자원을 파악한 후 치료를 시작한다.

54. 인간병원소인 보균자 중에서 관리가 가장 어렵고 중요한 대상은?

① 건강보균자
② 만성보균자
③ 회복기보균자
④ 잠복기보균자
⑤ 일시적 보균자

55. 가족간호 관련 이론 중 체계 이론에서 하고 있는 가정으로 옳지 않은 것은?

① 가족체계는 그 부분의 합과 같다.
② 가족체계에는 많은 위계가 있다.
③ 가족체계는 외부 환경과 내부의 스트레스에 반응하여 계속적으로 변화한다.
④ 서로 다른 가족체계에도 구조적인 동질성이 있다.
⑤ 가족체계는 안정된 양상을 유지하기 위해 항상성을 가진다.

56. 비만 아동을 둔 어머니들을 데리고 간호사가 적절한 식사에 대해 교육하려고 한다. 조리대 시설이 있는 보건소에서 가장 효과적인 보건교육법은 무엇인가?

① 강의법   ② 시범
③ 집담회   ④ 토론
⑤ 역할극

57. 보건교육 주제 선정에 있어서 우선순위 결정과 관련된 설명이다. 가장 옳은 것은 무엇인가?

① 건강증진을 도모하는 것이 전염병 예방 문제보다 중요하다.
② 많은 사람에게 영향을 주는 문제가 우선이 되어야 한다.
③ 대상자가 교육에 대한 관심이 없더라도 필요하면 진행한다.
④ 경제적 효율성은 마지막에 고려한다.
⑤ 광범위하여 다양한 내용을 다룰 수 있도록 한다.

58. 고등학교에서 학생들에게 무분별한 음주, 흡연, 약물오남용에 대한 의견을 수렴하고 이에 대한 태도 변화를 유도하려 할 때 효과적인 보건교육 방법은 무엇인가?

① 일대일상담을 한다.
② 캠페인을 한다.
③ 집담회를 개최하고 토의를 한다.
④ 영향력 있는 학생을 이용한다.
⑤ 역할극을 한다.

59. 인지주의 학습 이론의 원리에 대한 설명으로 옳지 않은 것은?

① 정보를 조직화할 때 학습이 증진된다.
② 신기함이나 새로움은 기억에 영향을 준다.
③ 학습자가 자신의 학습과정을 스스로 조절할 때 학습이 증가한다.
④ 새로이 학습한 내용을 다양한 배경에 적용하는 것은 그 학습의 일반화를 도와준다.
⑤ 모방은 하나의 학습방법이다.

60. 다음에 제시된 Bloom의 인지학습영역의 단계 중 가장 높은 단계는?

① 이해
② 종합
③ 적용
④ 분석
⑤ 지식

61. 보건실 물적 자원관리에 대한 설명으로 옳지 않은 것은?

① 보통 교실 1칸으로 하되 학생 수를 감안하여 그 크기를 조정할 수 있으며 18학급 이상인 경우 99㎡ 이상으로 설치해야 한다.
② 교직원들이 이용하기에 편안한 위치와 충분한 면적과 설비를 갖추도록 해야 하며 통풍과 채광을 고려하여 일반적으로 교무실 근처에 위치하도록 한다.
③ 보건실 물품 대장을 목록화 해야 한다.
④ 수도시설, 조명시설, 응급상황에 필요한 연락장비, 약품 및 얼음보관을 위한 냉장고, 드레싱 기구소독을 위한 소독기 등이 갖춰져야 한다.
⑤ 매 분기별 또는 월 1회 정기적으로 물품점검을 한다.

62. 보건교사가 학교환경관리를 위해 수행할 업무로 옳지 않은 것은?

① 저수조의 위생 상태는 3개월에 1회 이상 검사한다.
② 책상면의 조도는 300룩스 이상인지 확인한다.
③ 교실 내 소음기준이 55dB 이하인가 확인한다.
④ 실내 온도는 18~28℃ 사이인가 확인한다.
⑤ 교실의 창문면적은 바닥면적의 20~25%인가 확인한다.

63. 보건교사의 직무에 해당하는 사항으로 옳은 것은?

① 체육과목을 강의한다.
② 학생 및 교직원에 대한 건강진단을 실시한다.
③ 간호사 면허를 가지지 않아도 응급처치를 할 수 있다.
④ 교사의 보건교육에 대한 협조를 구하고 필요시 보건교육을 실시한다.
⑤ 위해한 전염병 발생 시 휴교령을 실시한다.

64. 다음 학교환경위생 정화구역에 대한 설명으로 옳은 것은?
   ① 절대정화구역은 학교 경계선으로부터 200m 이내이다.
   ② 절대정화구역이 중복되었을 경우 학생 수가 많은 학교에서 관리한다.
   ③ 상대정화구역은 학교 출입문으로부터 200m 이내이다.
   ④ 학교환경위생정화구역의 설정은 학교장이 한다.
   ⑤ 정화구역 내의 금지행위 해제 허가는 학교장과 교사들의 협의로 이루어진다.

65. 산업 간호사가 산업장 보건 관리자로서 역할을 수행할 때 올바른 것이 아닌 것은?
   ① 근로자를 위한 보건교육
   ② 근로자 건강관리
   ③ 작업장 순회
   ④ 물질 안전 포스터 게시
   ⑤ 환기시설 점검

66. 콜레라, 폴리오 등의 병원소로부터의 탈출은?
   ① 호흡기
   ② 소화기
   ③ 개방병소
   ④ 비뇨생식기
   ⑤ 기계적 탈출

67. 각 질환과 응급조치가 알맞게 연결된 것은?
   ① 열사병 : 신체 마사지 금지
   ② 열경련 : 생리식염수 1000~2000cc IV주입 또는 경구투여
   ③ 열경련 : 얼음물에 담가 체온을 낮춤
   ④ 열피로 : 항신진대사제 투여
   ⑤ 열피로 : 50% 포도당-생리식염수 용액 주입

68. 산업 간호사가 지난 1년간 이루어졌던 산업 간호사업을 평가하기 위하여 사고발생빈도의 변화를 보고자 할 때 사용 할 수 있는 지표로 가장 적합한 것은?
   ① 도수율
   ② 강도율
   ③ 건수율
   ④ 중독률
   ⑤ 손실작업일수

69. 모자보건의 중요성으로 옳지 않은 것은?
   ① 전체 인구 중 10~15%로 많은 수를 차지한다.
   ② 영유아의 건강은 사회와 국가 발전의 필수요소이다.
   ③ 여성, 어린이는 발달단계상 취약계층이다.
   ④ 적은 비용으로 건강증진에 기여할 수 있으며 예방사업으로 얻는 효과가 크다.
   ⑤ 임산부와 영유아는 질병에 이환되기 쉽다.

70. 다음은 보건과 관련된 지표에 대한 설명이다. 옳지 않은 것은?
   ① 주산기 사망률 :
   $$\frac{\text{임신 28주 이후의 사산}+\text{생후 7일 이내의 사망}}{\text{연간 출생수}} \times 1,000$$
   ② 영아사망률 :
   $$\frac{\text{생후 1년 미만의 사망수}}{\text{연간 출생수}} \times 1,000$$
   ③ 모성사망률 :
   $$\frac{\text{연간 임신, 분만, 산욕의 합병증에 의한 사망수}}{\text{연간 출생수}} \times 1,000$$
   ④ 신생아사망률 :
   $$\frac{\text{생후 28일 이내의 사망수}}{\text{연간 출생수}} \times 1,000$$
   ⑤ 출산율 :
   $$\frac{\text{1년간 총 출생아 수}}{\text{12 55세 가임여성}} \times 1,000$$

정신간호학

71. 사회의 보편적·도덕적 규범을 수용하도록 하는 성격의 부분이며, 옳고 그름을 판단하는 재판관과 같은 역할을 하는 성격의 구조는 무엇인가?
   ① 자아
   ② 이드
   ③ 초자아
   ④ 의식
   ⑤ 전의식

72. 다음 중 대인관계모형의 주요개념에 해당하는 것은?
    ① 꿈해석, 자유연상
    ② 자기 존재에 대한 신성한 인식
    ③ 사회와 환경요인의 영향
    ④ 대인관계의 중요성
    ⑤ 아동 시절의 경험분석

73. 초자아에는 양심과 자아이상의 두 부분으로 되어 있다. 두 부분에 대한 설명으로 옳지 않은 것은?
    ① 초자아가 강하면 반사회적 인격이 될 수 있고, 약하게 되면 지나친 금욕주의자나 수치심이나 초조에 쌓일 수 있다.
    ② 양심은 아동의 언행에 대해서 비난했거나 벌을 주었던 경험과 관계되며 금지했던 어떤 행동이나 생각을 할 때 죄책감을 느낀다.
    ③ 초자아는 부모나 대리모와의 관계에서 형성된다.
    ④ 자아이상은 아동이 부모나 타인으로부터 칭찬을 받았던 경험이 관계되어 자아이상을 따르거나 만족하게 되면 행복감과 자존감을 느낀다.
    ⑤ 초자아는 본능을 조절한다.

74. 다음 중 에릭슨의 발달 이론에 대한 설명은?
    ① 자유연상과 꿈의 해석을 주로 이용한다.
    ② 대인관계를 중심으로 행동이 발생한다고 생각한다.
    ③ 의식구조의 분류를 통해 설명하려고 하였다.
    ④ 인간관에 대한 실존주의 철학에 기본 가정을 통해 대상자를 이해한다.
    ⑤ 정신사회적 측면에서 접근하였다.

75. 문화적 차이가 있는 정신간호 대상자를 간호할 때 간호사가 취해야 할 행동으로 적절한 것은?
    ① 간호사끼리 무리지어 다니면서 그 환자와 거리를 두는 행동
    ② 문화적으로 다른 대상자에게 더욱 관심을 가지는 행동
    ③ 자신의 개인적인 경험에 근거하여 미리 판단하는 행동
    ④ 대상자의 문화적 차이에 대해 수용적 태도를 가지는 행동
    ⑤ 문화적으로 다른 사람은 본래부터 무언가 잘못된 것이 있다고 생각하는 행동

76. 환자가 간호사에게 자신에 대한 이야기를 잘 하던 중 부모님과 관련된 이야기가 나오자 침묵을 하였다. 이때 간호사의 올바른 중재는?
    ① 생각을 정리해보라고 말한다.
    ② 중요한 이야기이므로 계속 물어본다.
    ③ 빨리 다른 소재로 화제를 돌린다.
    ④ 관심 있는 표정으로 바라보며 기다려준다.
    ⑤ 부모님에 초점을 맞춘 대화를 진행한다.

77. 30세의 여성 환자가 불안 증세로 입원하였다. 간호사가 자신을 소개하며 환자에게 다가가자 환자는 "나는 당신이 싫어요. 다른 간호사를 불러 주세요. 당신은 재수 없어요."라고 하였다. 간호사의 가장 치료적인 반응은?
    ① "나는 단지 도움을 주려고 할 뿐이에요. 당신에게서 위험한 물건만 치울게요."
    ② "30분 뒤에 다시 올게요. 그 때 다시 얘기해요."
    ③ "다른 간호사로 바꿔 드릴게요. 그게 서로 좋겠네요."
    ④ 환자의 말과 전이 반응을 수용하며 도전하지 않고 곁에 머물며 돌본다
    ⑤ "우린 지금 금방 만났잖아요. 왜 저를 재수 없다고 생각하세요?"

78. 치료적 관계의 네 번째 단계인 종결기에서 간호사의 역할에 대한 설명으로 옳은 것은?
    ① 종결에 대한 계획은 전 단계인 활동단계에서 수립해야 한다.
    ② 퇴원교육을 위해 평소보다 상호작용시간을 늘린다.

③ 대상자의 부정적 감정에 무관심하게 대해야 한다.
④ 종결에 대한 대상자의 감정을 표현하도록 한다.
⑤ 종결에 대한 간호사 자신의 감정은 표현하지 않는다.

79. 다음 중 정신질환자 가족에게 힘을 북돋아주는 간호중재로서 가장 옳은 것은?
① 지역사회 자원들에 대한 정보를 제공한다.
② 가족의 단점을 중심으로 중재한다.
③ 가족 구성원이 정신질환자임을 인정하지 않도록 한다.
④ 정신질환자 가족의 자조그룹 참여는 가족에게 악영향을 끼친다.
⑤ 정신질환자와 가족은 별개의 존재로 힘들어하지 않게 하도록 한다.

80. 다음 중 치료적 지역사회 이론을 강조한 인물은?
① 크레펠린(E. Kraepelin)
② 페플라우(Hildegard Peplau)
③ 베일리(Harriet Bailey)
④ 피넬(Mllippe Pinel)
⑤ 맥스웰(Maxwell Jones)

81. 위기상담을 하는 간호사의 간호중재 방법으로 옳은 것은?
① 대상자가 해야 할 행동을 선택해 준다.
② 대상자가 적응적 방어기전을 사용하는 경우 사용하지 않도록 중재한다.
③ 현재 문제의 사정이 필수적이므로 시간이 걸리더라도 완벽하게 사정한다.
④ 더 이상의 위기발생을 막기 위해 환자를 가둔다.
⑤ 대상자가 정서적으로 부담을 느끼는 부분에 대해 이야기하도록 한다.

82. 가족상담 중 간호사가 취해야 하는 바람직한 태도는?
① 조금 과도할 정도로 적극적으로 개입한다.
② 치료기간 동안 질문이나 반응을 보이지 않는다.
③ 가족 구성원을 가엾게 여겨야 한다.
④ 가족체계와 구성원의 약점을 발견하여 비판해야 한다.
⑤ 가족 구성원은 스스로 변화될 수 있으므로 그들의 행동을 교정하려고 하지 않는다.

83. 조현병에 대한 설명으로 적절한 것은?
① 뇌의 기질적 이상으로 인해 의식의 혼탁이 있다.
② 스트레스에 대해 뛰어난 적응력을 보인다.
③ 언어, 지각, 기분, 행동 등의 영역에서 복합적으로 장애를 나타낸다.
④ 자아경계의 상실과 현실 검증력에는 이상이 없다.
⑤ 와해된 사고가 나타날 수 있으나 망상이나 환각은 보이지 않는다.

84. 지리멸렬한 사고를 하는 환자와 대화 시 어떠한 방법으로 접근해야 하는가?
① 간호사가 환자에게 필요한 사항에 대해서 명확히 묻고 환자 대답에 대해 명료화 한다.
② 대답을 잘못할 때마다 주제를 신속하게 바꿔준다.
③ 환자가 말을 많이 할 수 있도록 유도한다
④ "어떻게", "왜"라는 용어를 사용한 질문법을 사용한다.
⑤ 환자와 대화 시 가능한 다양한 정보를 제공한다.

85. 조현병으로 입원한 대상자가 주위에 관심이 없고 옆 환자가 자기를 항상 감시한다고 생각하며, 음식에는 독이 있다는 생각에 식사를 거부한다. 가장 우선적인 간호는?
① 간호사가 음식을 직접 먹어 보이며 독이 없음을 증명한다.
② 안정감을 제공하기 위해 조용한 독방을 제공한다.

③ 자신의 문제에 집중하지 않도록 다양한 자극을 준다.
④ 일관성 있는 일과를 유지한다.
⑤ 신뢰감을 형성하며 환자의 감정에 민감하게 반응한다.

86. 조현병 환자에게 '의사소통장애'라는 간호진단이 내려졌다. 다음 중 어떤 행동 특성을 보인다고 할 수 있는가?
① 식사 때마다 손에 숟가락을 쥐어주어야 밥을 먹는다.
② 환의를 제대로 입지 못해 바지를 질질 끌고 다닌다.
③ 간호사가 이야기할 때 아무 말 없이 그녀의 눈을 빤히 쳐다보고 있다.
④ 밥을 먹을 때 긴 머리카락이 입안에 들어가도 걷어내지 않고 있다.
⑤ 옷을 입은 채 서서 소변을 보고 있다.

87. 다음 중 조현병 환자의 양성증상은?
① 무감동, 무쾌감
② 사회적 위축, 우울
③ 지리멸렬, 사고연상 장애
④ 주의력 손상
⑤ 불량한 옷차림

88. 조현병으로 진단받은 25세 남자 환자의 폭력성을 예방하기 위해 사정해야 할 내용으로 옳은 것은?
① 피해망상 ② 환각
③ 정신과 약물복용 ④ 과잉행동
⑤ 우울감

89. 조증 환자의 행동양상에 대한 설명 중 옳지 않은 것은?
① 자아도취나 자기확신이 넘친다.
② 사고연상의 이완이 있다.
③ 바빠지고 주의가 산만해진다.
④ 감정과 선택의 변화가 심하다.
⑤ 과도한 활동으로 피곤함을 호소한다.

90. 과다행동을 나타내는 기분장애 환자 간호로 적합한 것은?
① 환자의 과다행동을 무조건 억제한다.
② 현실에 관심을 갖도록 다양한 자극을 준다.
③ 환자가 시작한 일은 반드시 끝맺도록 설득한다.
④ 환자가 원하는 대로 활동할 수 있도록 지지한다.
⑤ 환자의 과다 에너지를 발산할 수 있는 건설적인 활동을 제공한다.

91. 우울증으로 입원하여 자살의 위험이 있는 환자에 대한 설명으로 옳지 않은 것은?
① 죄책감은 자살시도의 원인이 될 수 있다.
② 자살한다고 말한 사람은 자살하지 않는다.
③ 죽음에 대한 양가감정이 있다.
④ 누구나 상황에 따라 자살을 시도할 수 있다.
⑤ 자살은 도움을 필요로 한다는 메시지이다.

92. 2일 전 자살시도를 하여 입원한 심각한 우울증 환자를 치료하기 위한 약물로 옳은 것은?
① Haloperidol(Haldol)
② Diazepam(Valium)
③ Fluoxetine(Prozac)
④ Olanzapin(Zyprexa)
⑤ Zolpidem(Stilnox)

93. 다음 중 공포장애에 대한 설명으로 적절한 것은?
① 의식에서 지워버릴 수 없는 반복적으로 떠오르는 생각을 말한다.
② 객관적으로 위험하지 않은 사물이나 상황에 계속적으로 두려움을 느낀다.
③ 특정한 대상이 없는 지속적인 근심과 두려움을 보인다.
④ 신체적 징후 또는 감각을 비현실적으로 부정확하게 인식한다.
⑤ 주로 공격성이나 청결에 집착한다.

94. 대상자는 한 달 전 회사에서 해고당한 후 외출할 때마다 사람과 마주치기를 두려워하고 지하철에서 심한 불안감을 느끼다 쓰러진 경험이 있어 집에서만 머무르려고 한다. 이 대상자에게 가장 적합한 간호진단은 무엇인가?

① 사회적 고립
② 자가간호결핍
③ 상호작용 장애
④ 신체적 손상
⑤ 우울감

95. 다음 중 강박장애에 대한 설명으로 옳은 것은?

① 자신의 사고와 행동이 비합리적이라는 것을 인식하지 못한다.
② 강박적 사고나 행동은 자신의 의지로 조절이 가능하다.
③ 내적인 불안요소가 외계의 어떤 대상으로 투사, 전치되어 나타난다.
④ 강박사고가 불안을 증가시키므로 강박행동을 통해 불안을 감소시킨다.
⑤ 강박사고와 행동이 사회적 기능에 장애를 초래하지 않는다.

96. 불안장애자에게서 나타날 수 있는 특징에 대해 설명한 것이다. 옳은 것은?

① 불안은 심리적인 것으로 신체적인 증상으로는 나타나지 않는다.
② 현실을 인식하는 현실 검증력에 손상이 온다.
③ 증상이 없어지면 치료를 중단한다.
④ 집중력 저하, 우울증, 죄의식, 공포 등이 나타난다.
⑤ 치료받지 않아도 자연적으로 없어진다.

97. 전환장애의 관련요인에 대한 설명 중 옳은 것은?

① 특정한 목적이 있으며 인위적으로 일어난다.
② 증상을 나타냄으로써 심리적인 이득을 얻는다.
③ 자신의 증상이 심리적인 원인임을 인식하고 있다.
④ 실제 신체적 질병과 동반된다.
⑤ 신체증상들은 이차적인 이득과 관련이 없다.

98. 반사회적 인격장애 대상자를 위한 치료적 환경 조성을 위해 고려해야 할 사항으로 맞게 조합된 것은?

① 대상자의 일거수일투족을 해석하며 잘못은 설교를 통해 바로잡아 나간다.
② 신뢰할 수 있는 수용적이고 따뜻한 환경을 유지한다.
③ 일관성 있고 확고한 제한을 설정하기보다 유동적이고 변화가능한 제한을 설정한다.
④ 잘못을 해도 갈등해소법이므로 그대로 둔다.
⑤ 관심을 보이지 않으면 그만 둘 것이므로 그냥 둔다.

99. 친구들과 함께 지내고 싶은 욕구는 있으나, 친구들에게 외면당하거나 버려지는 것이 두려워서 대인관계를 피하고 집에서만 지내는 23세 여학생이 있다. 이 여학생에게 의심되는 인격장애는 무엇인가?

① 경계성 인격장애
② 반사회성 인격장애
③ 편집성 인격장애
④ 회피성 인격장애
⑤ 자기애적 인격장애

100. 다음 중 성기능 부전을 설명한 내용으로 적절하지 않은 것은?

① 성적 흥분 장애는 성행위에 대한 예기불안과 강박적인 수행불안이 중요한 원인이 된다.
② 정상적인 성생리의 반응이 억제되어 어떤 형태로든 성행위에 곤란을 느끼는 질환이다.
③ 성 혐오장애는 주로 여성에게 나타나며 성적활동에 대한 공상이나 욕구가 지속

적, 반복적으로 없거나 결여되어 있는 것을 말한다.
④ 성교 동통증은 여성에게 많이 나타나며 주로 심리적 원인에 의해 발생한다.
⑤ 약간의 성적 자극으로도 본인의 의도와 달리 성기 삽입 전이나 직후에 사정하는 것은 조루증이다.

101. 물질의존에 대한 설명으로 올바른 것은?
① 물질사용을 중단하거나 조절하려고 노력하면 언제든지 중단할 수 있다
② 물질사용으로 인해 신체적, 정신적 문제가 생긴다는 것을 전혀 모른다
③ 원래 의도했던 것보다 더 많은 양의 물질을 오랫동안 사용한다
④ 반복적인 물질사용은 법적 문제와 상관없다
⑤ 물질사용으로 인해 사회적, 직업적 역할에 지장을 받거나 취미, 여가활동 등의 시간은 그대로 유지된다

102. 바비튜레이트를 복용 중이던 환자가 갑자기 약물을 중단하였을 때 오는 증상은?
① 혈압 상승　② 빈맥
③ 저칼륨혈증　④ 운동 실조
⑤ 대발작 경련

103. 알코올 의존 환자에 대한 간호중재 내용으로 옳은 것은?
① 환자가 감정을 표현하는 것을 억제하고 스스로 자신의 갈등을 해결하도록 한다.
② 환자의 죄책감을 증가시키도록 한다.
③ 환자가 금주를 할 때 가족이 접근을 자제할 수 있도록 한다.
④ 환자의 알코올 의존에 대해 비판적 태도를 취해 환자가 현실을 인지할 수 있도록 한다.
⑤ 알코올 의존이 하나의 질환임을 이해시킨다.

104. 병원을 자신의 집이라고 하고 간호사를 자신의 조카딸이라고 하는 치매 환자와의 의사소통 시 고려해야 할 사항으로 적절한 것은?
① 환자에게 새로운 흥미를 줄 수 있는 주제로 대화한다.
② 환자와 대화 시 환자가 잘 알고 있는 구체적 사건에 대해 간단하고 직접적으로 대화한다.
③ 대화 시 환자의 이름을 부르되 간호사의 이름 및 시간 · 날짜는 혼돈을 줄 수 있으므로 알려 주지 않는다.
④ 기억력 장애로 자주 잊어버리는 일에 대해서는 큰 신경을 쓰지 않는다.
⑤ 가능하면 여러 명의 간호사가 환자와 상호작용하여 환자에게 새로운 자극을 준다.

105. 노인의 기질적 인지장애 증상으로 옳지 않은 것은?
① 정서장애
② 충동성
③ 감정변화 및 충동성
④ 의식장애
⑤ 명료한 최근 기억

간호관리학

01. 전 세계 사람들의 최고의 건강상태를 추구하는 것을 목표로 하는 기구의 이름은 무엇인가?
① 세계보건기구 ② 국제간호협회
③ 유니세프 ④ 국제연합
⑤ 대한간호협회

02. 엘리자베스 1세 여왕이 시작했던 영국 구빈법은 오늘날 어떤 제도의 시초가 되었는가?
① 의료보호제도 ② 사회보험제도
③ 사회보장제도 ④ 방문간호제도
⑤ 지역의료제도

03. 조선시대 의녀제도에 대한 설명 중 옳지 않은 것은?
① 유교사상에 입각한 남녀분리제도 때문에 도입되었다.
② 조산, 진맥, 침구술 등 전문 직업인으로서의 간호행위를 규명하였다.
③ 태종 때 시행되기 시작하여 세종, 성종 때 정착되었다.
④ 여성 전문 직업인 양성을 위하여 전문교육을 받고 나면, 자유로이 활동할 수 있었다.
⑤ 의녀는 신분과 지위가 미천하였다.

04. 간호의 역사에서 간호의 암흑기에서 현대기로 넘어올 때 중요한 역할을 한 간호단체는?
① 기사간호단
② 자선간호단
③ 성프란시스단
④ 탁발승단
⑤ 터티아리스단

05. 기사 간호단이 행한 일에 속하지 않는 것은?
① 종교 전도와 병자간호
② 나환자 간호
③ 응급환자 이송
④ 전쟁과 환자 간호
⑤ 순례 여행 중인 산모와 아동 간호

06. 초기 기독교 간호의 특징이 아닌 것은 무엇인가?
① 박애정신의 간호
② 가족 외의 간호를 시작
③ 수도원 중심의 간호
④ 차별 없는 간호 제공 시작
⑤ 여집사를 중심으로 한 간호제공

07. 1962년 의료법 개정에서 간호사의 전문성을 높이기 위해 실시한 것은?
① 간호사 면허 국가고시 실시
② 전문간호사제도 실시
③ 간호고등기술학교 폐지
④ 간호전문대학 개설
⑤ 간호사의 보수교육 명문화

08. 수술 후 환자에게 조기이상을 격려했으나 환자가 아프다는 이유로 이를 시행하고 있지 않다. 이때 적용할 수 있는 생명윤리원칙은 무엇인가?
① 자율성 존중의 원칙 VS 악행금지의 원칙
② 자율성 존중의 원칙 VS 선행의 원칙
③ 정의의 원칙 VS 선행의 원칙
④ 악행금지의 원칙 VS 정의의 원칙
⑤ 정의의 원칙 VS 자율성의 원칙

09. 상급간호사가 K간호사에게 1인실 환자를 특별히 잘해주라고 부탁하였다. 이는 무슨 원칙에 위배 되는가?

① 선행의 원칙　② 정의의 원칙
③ 신의의 원칙　④ 자율성의 원칙
⑤ 성실의 원칙

10. 비밀유지 의무와 관계가 가장 깊은 것은?
① 선행의 원칙　② 성실의 원칙
③ 정의의 원칙　④ 신의의 규칙
⑤ 자율성의 원칙

11. 의료인 면허의 목적을 가장 포괄적으로 설명한 것은 무엇인가?
① 의료인으로서 적합한 인성을 갖추었는지 확인하기 위해서이다.
② 면허를 줌으로써 의료인의 과다배출을 방지하기 위해서이다.
③ 전문직으로서의 지식 정도를 정확하게 검증하기 위해서이다.
④ 의료인의 수와 취업현황을 파악하기 위함이다.
⑤ 의료인으로서 최소한의 능력을 국가, 사회가 인정하는 것이다.

12. 구성원이 모여서 대화나 토론 없이 종이에 생각을 적어 제출하고 토론을 거쳐 투표로 의사 결정하는 기법은 무엇인가?
① 델파이 기법
② 브레인스토밍
③ 명목집단기법
④ 전자회의
⑤ 창의적 의사소통

13. 간호사 윤리강령 제정 목적이 아닌 것은 무엇인가?
① 급격한 의료 환경 변화에 대처하기 위해서
② 간호사의 결정에 판단 근거가 되기 위해서
③ 법적 제재를 가하기 위해서
④ 간호의 기본정신을 실천하기 위하여
⑤ 국민의 건강 및 안녕을 증진하기 위하여

14. 제왕절개술에 대한 요양급여와 같이 일정 진단에 대해 정해진 급여를 지불하는 방식은?
① 인두제　② 봉급제
③ 총액수가제　④ 포괄수가제
⑤ 행위별 수가제

15. MBO에 대한 설명 중 맞는 것은 무엇인가?
① 장기적인 목표를 세울 수 있다.
② 목표의 기간을 명시한다.
③ 관리자의 일방적인 통제수단이 된다.
④ 목표는 포괄적이어야 하며 일반적인 언어로 서술된다.
⑤ 상의 하달식의 목표설정 방식을 따른다.

16. 기획의 유형 중에서 "출퇴근 시간을 엄수해야 하며, 근무시간 중에는 반드시 지정된 복장을 입는다"는 것은 어디에 해당하는가?
① 목표　② 절차
③ 규칙　④ 목표
⑤ 계획안

17. 간호사가 전문직으로 갖추어야 할 기준은 무엇인가?
① 기술보다는 체계적 지식을 확립해야 한다.
② 간호사는 교육과 연구 분야보다는 실무 위주의 간호 분야를 더 중요시해야 한다.
③ 간호사는 실험적인 자세를 갖춰 증명되지 않은 새로운 간호를 환자에게 제공해야 한다.
④ 간호사는 자신의 건강보다는 환자의 건강을 우선시해야 한다.
⑤ 단체를 구성해 활발한 활동으로 간호조직 고유의 문화를 형성한다.

18. 신규간호사가 숙련자의 교육을 통해 전문가로 거듭난다는 이론을 주장한 사람은?
① 달톤　② 베너
③ 나이팅게일　④ 쉴즈
⑤ 너팅

19. 관료제 이론을 적용한 간호 관리 개선 방법은?
① 상급자와 하급자가 서로 논의하여 관리 체계를 수정한다.
② 직위별로 업무를 나누어 전문화한다.
③ 비공식 조직을 활용하여 구성원의 단합을 유도한다.
④ 목표관리를 통해 조직원이 달성가능한 적절한 업무량을 제공한다.
⑤ 상급자가 하급자에게 업무를 위임하여 업무의 효율성을 높인다.

20. 조직의 환경과 특성이 업무에 영향을 미친다는 이론은?
① 체계이론　　② 관료제
③ 상황이론　　④ 인간관계이론
⑤ 행동과학론

21. 미 군정기 시기의 우리나라 간호의 변화로 맞는 것은?
① 간호부라는 명칭을 간호원으로 바꾸었다.
② 간호고등기술학교를 설치하였다.
③ 고등학교 졸업자 이상이라는 최저 입학 조건을 폐지하였다.
④ 면허소지자를 재교육하였다.
⑤ 조산사 자격증을 신설하였다.

22. 의무론에 대한 설명으로 옳은 것은?
① 결과적으로 나타난 선의 유무가 윤리행동의 척도이다.
② 신축성 있게 도덕규칙을 적용한다.
③ 도덕규칙 간 상충 시 문제해결이 어렵다.
④ 목적이 수단을 정당화시킨다.
⑤ 최대다수의 최대행복을 강조한다.

23. 협상 중 상대방이 부적절한 행동을 보일 때 취해야 하는 행동으로 옳은 것은?
① 내용보다는 상대방의 태도에 초점을 둔다.
② 경쟁보다는 협력을 촉진한다.
③ 문제보다는 그 행동에 중점을 둔다.
④ 강압적인 방법을 취한다.
⑤ 문제는 다수결의 원칙으로만 해결한다.

24. 조직 내의 직무가 표준화되어 있는 정도를 나타내는 말은 무엇인가?
① 집권화　　② 분업화
③ 공식화　　④ 분권화
⑤ 전문화

25. 다음 설명에 해당하는 조직 형태는?

> • 의사결정자의 독단을 배제할 수 있다.
> • 합리적인 의사결정을 할 수 있다.
> • 전문화의 원리와 명령 통일의 원리 조화로 유연성, 신축성 있다.

① 라인-스태프(line-staff) 조직
② 매트릭스(martix)
③ 관료제
④ 계선조직
⑤ 라인(line) 조직

26. 간호부의 목적 달성을 위해 간호사를 확보하고 개발, 유지하는 기능을 하는 것은?
① 통제　　② 지휘
③ 인사　　④ 조직
⑤ 의사결정

27. 개인이 소유한 성격과 능력에 따라 배치하는 것을 무엇이라고 하는가?
① 분업화 원리　　② 전문화 원리
③ 적재적소의 원리　　④ 명령통일의 원리
⑤ 통솔범위의 원리

28. 팀 간호방법에 대한 설명으로 옳은 것은?
① 기능적으로 일을 분담한다.
② 단편적인 간호를 제공한다.
③ 저임금 보조인력을 활용할 수 있다.
④ 제한된 비용으로 표준화된 간호를 제공한다.
⑤ 팀원 간에 주경로기법을 활용하여 의사소통한다.

29. 의료의 질을 결정하는 요소로 가장 적절하지 않은 것은?
① 가용성 ② 기술수준
③ 접근성 ④ 이용자 만족도
⑤ 융통성

30. 동기부여 이론 중 다음 상황을 설명할 수 있는 이론은 무엇인가?

> 성장욕구와 관계욕구가 만족되지 못하면 근로자는 임금인상과 근무환경 개선을 요구하게 된다. 따라서 성장욕구를 충족시켜야 근로자가 존재욕구에 불만을 느끼지 않는다.

① 동기-위생 이론 ② ERG 이론
③ 성취동기 이론 ④ XY 이론
⑤ 욕구계층 이론

31. 간호사와 2~3명의 간호보조인력이 입원 시부터 퇴원 후까지 간호를 제공하는 간호전달체계는?
① 1차 간호 ② 모듈방법
③ 팀 간호 ④ 사례관리
⑤ 기능적 간호방법

32. 총체적 질 관리에 대한 설명으로 옳은 것은?
① 조직 전체보다는 개인의 관리에 초점을 맞춘다.
② 관리자가 정한 정책으로 통일하여 수용한다.
③ 상의하달식 의견전달 체계를 적용한다.
④ 개별 간호사의 세세한 의견은 반영하지 않는다.
⑤ 구성원이 모두 참여한다.

33. 간호기록의 목적으로 가장 적절한 것은?
① 의사에게 시간에 따른 환자의 상태 변화를 보고하기 위해서이다.
② 환자의 요구 시 추후에 제공하기 위해서이다.
③ 수간호사가 검토하고 간호사의 행위를 수정하기 위해서이다.
④ 환자 상태를 정보자료로 남겨 비용을 최소화시킨다.
⑤ 간호사를 법적으로 보호하기 위해서이다.

34. 간호사가 환자의 안전을 위한 중재로 실시하기에 옳지 않은 것은?
① 거동이 불편한 환자는 이동 시 보조기구를 사용하도록 교육한다.
② 보호자가 환자 옆에 있는 경우는 주의를 기울이지 않아도 된다.
③ 환자에게 화재발생 시 대처방법을 교육한다.
④ 병실 비품과 기구의 고장 여부를 점검한다.
⑤ 수면 시에 사이드레일을 올린다.

35. 한 간호관리자가 학업성적이 뛰어난 학생 간호사를 평가 시 다른 평가 요소에서도 높은 평가를 하는 경우에 해당하는 것은?
① 혼효과
② 집중효과
③ 후광효과
④ 관대화 경향
⑤ 선입견의 착오

기본간호학

36. Freud의 발달단계에 대한 설명으로 적절한 것은?
① 구강기 — 0~1세, 거세불안이 나타나며 적절한 역할을 습득한다.
② 항문기 — 1~3세, 배설물을 참는 것과 배설하는 데에서 기쁨을 느낀다.
③ 남근기 — 3~6세, 지식획득과 활발한 놀이로 사회적 역할을 익히기 시작한다.
④ 잠재기 — 6~12세, 생식기가 즐거움의 대상이 되며 아동은 성별의 차이를 안다.
⑤ 생식기 — 12세~, 이전의 성적 충동과 관심이 감소하며 사춘기가 시작된다.

37. 수술 및 검사를 위하여 입원한 환자에게 앞으로의 수술과 검사에 관한 절차를 자세히 설명해 주는 것은 환자의 어떠한 욕구를 충족시키기 위한 것인가?
① 자아존중의 욕구
② 자아실현의 욕구
③ 안전과 안정의 욕구
④ 생리적 욕구
⑤ 소속과 애정의 욕구

38. 다음 중 자료의 유형 중 객관적 자료에 속하는 것은?
① 대상자만 알고 있는 자료
② 질문을 통해 얻어진 자료
③ 대상자의 경험이나 생각
④ 대상자의 진단·의학적 검사결과
⑤ 보호자를 통해 얻어진 자료

39. 다음 중 간호 목표를 잘 세운 것은 무엇인가?
① 대상자의 24시간 배뇨 측정을 한다.
② 대상자가 혈압약을 거르지 않고 챙겨먹는다.
③ 대상자가 퇴원할 때까지 인슐린 주사 방법을 안다.
④ 대상자가 3월 2일까지 체온을 36.6도 씨로 유지한다.
⑤ 대상자에게 3일 동안 처방된 항생제를 투약한다.

40. 효율적인 의사소통 기술로 옳은 것은?
① 적절하게 침묵을 사용함
② 대상자 요구보다 간호사의 요구를 충족
③ 환자가 이상한 말을 할 때 못 들은 척함
④ 환자가 힘들어하면 "잘 될 거예요."라고 위로함
⑤ 대상자에게 필요하다고 생각되는 의견을 제시함

41. 다음 중 간호수행단계에서 해야 할 활동은?
① 의학적 지시를 수행한다.
② 건강과 관련된 문제를 알아낸다.
③ 간호의 목표를 설정한다.
④ 간호지시를 작성한다.
⑤ 간호전략을 선택한다.

42. 환자의 상박에서 혈압을 측정하였을 때 120/90이었고, 하지에서 혈압을 측정하였을 때 140/90이었다. 이 환자에게 적용해야 하는 간호 중재는?
① 30분 후 재측정한다.
② 좌우측 혈압을 확인한다.
③ 의사에게 알린다.
④ 정상이므로 특별한 중재가 필요치 않다.
⑤ 가벼운 운동 후 재측정한다.

43. 성인의 신체검사 결과 중 비정상 반응을 나타내는 것은?
① 심부건반사(++) ② 구토반사(+)
③ 바빈스키반사(−) ④ 각막반사(−)
⑤ 동공반사(+)

44. 다음 중 COPD 환자에게 주로 이용되며 대상자의 호흡양상에 상관없이 처방된 산소농도를 가장 정확하게 투여할 수 있는 산소공급방법은?
① 단순 마스크   ② 부분 재호흡 마스크
③ 벤츄리 마스크 ④ 비강 캐뉼라
⑤ 기관절개관

45. 기관절개관 흡인 시 적절한 간호중재는?
① 저산소증의 위험이 있으므로 1회 흡인 시간은 30초 정도로 한다.
② 카테터의 굵기는 기관절개관의 안지름 1/2을 넘지 않도록 한다.
③ 최대한 자주 흡인을 시행하여 분비물을 감소시킨다.
④ 영아의 경우 흡인압력은 500~700mmHg가 적절하다.

⑤ 카테터를 삽입할 때부터 흡인을 시작한다.

46. 비위관을 삽입한 환자에게 비위관이 제 위치에 있는 것을 확인하는 방법으로 가장 정확한 것은?
① 비위관이 인두를 통과할 때 기침반사가 없다.
② 비위관을 통해 공기를 주입하며 복부를 청진하였을 때 소리가 들리지 않는다.
③ 비위관을 통해 흡입한 내용물의 pH가 4이다.
④ 비위관 끝을 물에 넣었을 때 공기방울이 나온다.
⑤ 비위관을 통해 물을 20mL 투여하였을 때 청진시 소리가 들리지 않았다.

47. 영양소에 대한 설명이 바르게 연결된 것은?
① 단백질 — 에너지를 제공하고 음식에 맛이 나게 하며 혈액 내에서 지단백 형태로 운반된다.
② 탄수화물 — 인체조직을 생성, 유지, 재생시킨다.
③ 지방 — 칼로리를 제공하여 인체 내 단기 에너지로 사용된다.
④ 무기질 — 필수적이지만 칼로리를 만들지 않는 물질이며 인체의 화학작용을 조절한다.
⑤ 비타민 — 체액을 통해 배설되며 장내 내용물의 부피를 형성한다.

48. 다음 소변 검체물 수집방법에 대한 설명으로 옳지 않은 것은?
① 일반소변 — 아침에 일어나 가장 먼저 배뇨된 소변을 수집한다.
② 중간소변 — 처음에 나온 소변을 버린 후 수집한다.
③ 24시간 소변 — 첫 소변은 버리고 24시간 동안 배설된 소변을 전부 수집한다.
④ 카테터 검체물 — 포트에서 주사기를 이용하여 흡인한다.
⑤ 일반소변 — 요도구와 주변조직을 소독하고 수집한다.

49. 이 씨는 4일간 변을 보지 못했고 평소에 변을 보기가 힘들고 식욕이 없다고 호소했다. 이 씨에게 제공할 수 있는 간호중재로 적절하지 않은 것은?
① 복부를 마사지하거나 복식호흡을 권장한다.
② 규칙적인 운동을 하도록 한다.
③ 규칙적인 배변을 위해 2,000~3,000cc의 수분을 섭취하게 한다.
④ 배변 시 웅크린 자세를 취하게 한다.
⑤ 규칙적으로 하제와 대변완화제를 사용하게 한다.

50. 배변에 대한 설명으로 적절한 것은?
① 직장 내압이 10~20mmHg일 때 변의가 생긴다.
② 항문의 외괄약근은 수의적으로 조절이 가능하다.
③ 배변하는 동안 복벽근은 이완된다.
④ 부교감신경은 연동운동을 느려지게 한다.
⑤ 장기침상환자는 설사의 위험성이 있다.

51. 말초정맥요법 시행 시 환자가 주사부위에 종창 및 냉감을 호소하고 있다. 시행해야 할 중재로 적절한 것은?
① 주사부위를 심장보다 높인다.
② 항생제를 투여한다.
③ 주사부위를 마사지한다.
④ 주사부위에 온찜질을 실시한다.
⑤ 주사부위를 베타딘으로 소독한다.

52. 의식이 없는 상태로 입원 중인 여자 환자에게 회음부 간호를 시행하려고 한다. 회음부 간호의 시행절차로 옳지 않은 것은?
① 환자에게 회음부 간호에 대해 사전 설명한다.
② 체온보다 약간 따뜻한 물을 사용한다.
③ 환자가 측위를 취하게 한다.
④ 회음부를 닦을 때는 요도에서 항문 쪽으로 닦는다.
⑤ 대음순, 소음순, 요도구 순으로 닦는다.

53. 부동환자에게 나타날 수 있는 근골격계 기능의 변화로 옳지 않은 것은?
① 근력의 감소
② 근육량의 상실
③ 뼈의 무기질화 증가
④ 관절 경축
⑤ ROM 감소

54. 다음 중 환자의 대퇴부외전을 방지하기 위하여 사용하는 도구는?
① 발칸틀(Balkan frame)
② 발 지지대(foot board)
③ 대전자 두루마리(trochanter roll)
④ 고무링(rubber ring)
⑤ 크래들(cradle)

55. 침상 안정 중인 와상환자에게 근력을 유지하기 위해 시켜줄 수 있는 운동 방법은?
① 저항 운동
② 등척성 운동
③ 등장성 운동
④ 등역학 운동
⑤ 수동관절범위 운동

56. 병원에서 발생 가능한 안전사고를 예방하기 위한 전략으로 가장 옳은 것은?
① 질식 — 특히 성인을 주의 깊게 관찰해야 하며 베개나 요람 등에 대한 보건교육이 필요하다.
② 화재 — 비상구 위치를 알아두고 정확히 표시한다.
③ 낙상 — 어두운 조명을 사용해 전체적으로 차분한 분위기를 유지한다.
④ 감전 — 전선을 최대한 노출시킨다.
⑤ 중독 — 성인과 노인의 손에 닿지 않는 곳에 약물을 보관한다.

57. 억제대를 사용하는 목적은?
① 지남력 상실 예방
② 의료진의 손상 예방
③ 관절경축, 수축방지
④ 대상자의 심리적 안정
⑤ 검사나 치료의 안전한 수행

58. 말수가 줄어들고 이별의 슬픈 감정을 나타내며 가까운 사람들과 같이 있기만을 원한다. 간호사의 꾸준한 방문을 통해 진심으로 간호해 주는 사람이 있다는 것을 인식시켜 줄 필요가 있는 임종의 단계는?
① 부정
② 분노
③ 협상
④ 우울
⑤ 수용

59. 상처의 종류에 따른 설명이 바르게 연결된 것은?
① 개방성 상처 — 강한 충격, 추락에 의한 것으로 피부표면은 상하지 않은 상처이다.
② 표재성 상처 — 이물질로 신체 조직이 찔린 것으로 진피 및 피하조직까지 손상을 입은 상처이다.
③ 감염된 상처 — 개방된 상처, 외과적 상처에 흔하며 병원체가 존재하지 않는 상태이다.
④ 천공 — 이물질이 내장기관을 뚫고 나가 생긴 상처로 기관까지 손상된 상태이다.
⑤ 찰과상 — 상처 가장자리가 불규칙하게 찢어진 상태이다.

60. 다음 중 욕창발생 위험이 높은 대상자는?
① 고혈압이 있는 환자
② 혈청단백질이 증가되어 있는 환자
③ 무의식환자
④ 환각이 있는 조현병 환자
⑤ 소화장애환자

61. 병원감염을 예방하기 위한 방법으로 옳지 않은 것은?
① 예방적으로 다양한 항생제를 사용한다.
② 간호수행 시 정확한 무균법을 사용한다.
③ 환자와 보호자에게 올바른 손씻기 방법을 교육한다.

④ 소독물품 사용 시 물품의 소독, 멸균상태를 확인한다.
⑤ 대상자가 전염성 질환일 경우 격리시킨다.

62. 가정에서 쉽게 사용가능하며 소독하고자 하는 물품을 물에 넣어 100℃에서 15분 이상 끓이는 소독방법은 무엇인가?
① 자비소독
② 고압증기멸균
③ EO gas
④ 건열멸균법
⑤ 자외선 방사

63. 호스피스의 목적은?
① 호스피스는 삶을 연장시킨다.
② 요구에 따라 삶을 단축시킨다.
③ 환자의 정서적 고통만을 완화시킨다.
④ 죽음을 삶의 한 부분으로 받아들인다.
⑤ 임종 2년 이내의 말기환자를 효율적으로 관리한다.

64. 다음 중 독자적 간호중재에 해당하는 것은?
① 위임
② 마사지
③ 약물관장
④ 재활치료
⑤ 경구투약

65. 대상자에게 체위배액을 시행하는 시기로 옳은 것은?
① 잠자기 전
② 저녁식사 전
③ 아침식사 후
④ 점심식사 후
⑤ 저녁식사 후

보건의약관계법규

66. 보건의료기본법에 따라 보건의료자원의 관리에 있어서 국가와 지방자치단체가 할 일로 알맞은 것은?
① 보건의료자원을 개발, 확보하기 위하여 종합적, 체계적인 시책을 강구하여야 한다.
② 새로운 보건의료기술의 평가 등 필요한 조치를 강구하여야 한다.
③ 최고의 보건의료인력의 양성 및 자질향상을 위하여 교육 등 필요한 시책을 강구하여야 한다.
④ 공공보건의료기관은 민간보건의료 기관의 역할까지 담당하며 협력체계를 마련하여야 한다.
⑤ 기본적인 보건의료 수요를 충족시키기 위하여 필요하면 공공보건의료기관에 드는 비용을 항상 전부 지원할 수 있다.

67. 국민건강증진기금을 사용할 수 없는 사업은?
① 지역사회의 보건문제에 관한 조사·연구
② 보건교육 및 그 자료의 개발
③ 구강건강의 관리
④ 질병의 조기발견을 위한 검진
⑤ 장애인 재활사업

68. 개업의사 A가 K군의 주민을 대상으로 무료건강진단을 하고자 할 때 신고 등에 관한 사항으로 옳은 것은?
① 실시하기 1일 전까지 신고하여야 한다.
② 무료진단이고 침습적 행위를 하지 않을 것이므로 신고할 필요가 없다.
③ 신고는 K군 보건소장에게 한다.
④ 마을회관에서 실시하는 경우에는 신고하지 않아도 된다.
⑤ 관할 보건소장에게 신고할 경우 면허증 원본을 첨부해야 한다.

69. 다음 중 보건지소에 관한 설명이 바른 것은?
① 시장·군수·구청장이 필요하다고 인정하는 경우에 보건지소를 추가 설치할 수 없다.
② 보건지소를 시·군·구마다 1곳씩 설치한다.
③ 여러 개의 보건지소를 통합하여 하나의 통합보건지소를 설치 및 운영할 수 없다.
④ 보건지소에 보건지소장 2인을 둔다.
⑤ 보건지소장은 지방의무직 또는 전문직공무원으로 임용한다.

70. 응급실에 2명의 응급환자가 동시에 이송되어 왔다. 우선적으로 응급처치를 할 사람을 선정하는 기준은?

① 먼저 도착한 순으로 진료한다.
② 간단한 처치를 요하는 사람부터 진료한다.
③ 생존확률이 높은 사람 순으로 진료한다.
④ 환자의 요구가 강한 환자부터 응급의료를 실시한다.
⑤ 의학적 위급도에 따라 진료한다.

71. 유행여부를 조사하기 위하여 표본 감시 활동이 필요한 감염병은?

① 제1급 감염병
② 제2급 감염병
③ 제3급 감염병
④ 제4급 감염병
⑤ 제5급 감염병

72. 다음 중 정기예방접종 대상 감염병에 해당하는 것은?

① A형 간염   ② 인플루엔자
③ 폴리오   ④ C형 간염
⑤ 조류인플루엔자

73. 의료법상 연평균 1일 입원 환자가 150명인 요양병원의 간호사 정원은 몇 명인가?

① 10명   ② 20명
③ 25명   ④ 40명
⑤ 48명

74. 다음 중 의료인의 면허취소 사유에 해당하는 것은?

① 마약 중독자로 진단받은 경우
② 전공의 선발 등 직무와 관련하여 부당하게 금품을 수수하는 행위
③ 태아 성감별을 한 경우
④ 근거가 없는 간호행위를 시행한 경우
⑤ 지나친 진료행위를 하거나 부당하게 많은 진료비를 요구하는 행위

75. 정간호사는 면허증을 빌려준 것이 발견되어 면허가 취소되었다. 면허 취소 후에 언제 다시 재발급 받을 수 있는가?

① 시험에 재응시하여 면허를 교부받는다.
② 다시 발급받을 수 없다.
③ 면허증대여로 인한 면허 취소 후 1년 후에 재발급 받을 수 있다.
④ 면허증대여로 인한 면허 취소 후 취소일로부터 2년 후 재발급 받을 수 있다.
⑤ 국가에서 지정한 기관에서 3년간 수련 후 재발급 받을 수 있다.

76. 다음 '의료법' 내용 중 옳은 것은?

① 의료 업무에 필요한 의료기재는 압류할 수 있다.
② 의료기관에서 발생하는 세탁물은 보건복지부에 신고한 사업체라면 누구나 처리할 수 있다.
③ 의료행위에 필요한 기구 약품, 시설 등의 우선공급 받을 수 있는 권리를 가진다.
④ 응급환자를 다른 의료기관으로 이송 시 시간이 촉박하다면 초진기록을 송부하지 않아도 된다.
⑤ 의사 · 치과의사 또는 한의사는 자신이 진찰하거나 검안한 자에 대한 진단서 · 검안서 또는 증명서 교부를 요구받은 때에는 정당한 사유 없이 거부 가능하다.

77. 다음 중 의료기관을 개설할 수 없는 자는?

① 의사
② 영리법인
③ 한국보훈복지의료공단
④ 국가나 지방자치단체
⑤ 의료법인

78. 다음 중 검역 조치에 대한 설명으로 옳지 않은 것은?

① 검역감염병 병원체에 오염된 것으로 의심되는 곳을 소독하지 않는다.
② 운송수단과 실린 물품 등을 소독하고 쥐,

벌레 등을 없앤다.
③ 검역감염병에 감염되어 죽은 시체를 해부하거나 관계법령에 따라 화장한다.
④ 검역감염병에 감염된 것으로 의심되는 사람을 격리한다.
⑤ 검역감염병의 예방이 필요한 사람에게 예방접종을 한다.

79. 후천성면역결핍증으로 사망한 경우 의사 또는 의료기관에서 신고하는 사항이 아닌 것은?
① 사망자의 성명, 주민등록번호
② 사망 전의 주요 증상
③ 사망 전 감염인을 진단한 의료기관의 명칭
④ 사망 전 감염인을 진단한 의사의 성명
⑤ 사망자 보호자의 주소

80. 헌혈 시 건강진단 내용으로 적절한 것은?

> 가. 채혈금지대상자 여부를 조회한다.
> 나. 체온 및 맥박을 측정한다.
> 다. 적혈구용적률검사를 시행한다.
> 라. 전혈 헌혈의 경우 혈소판 계수검사를 시행한다.

① 가, 나, 다 　② 가, 다
③ 나, 라 　④ 라
⑤ 가, 나, 다, 라

81. 다음 중 특정수혈부작용은 어떠한 경우에 해당하는가?
① 장애인복지법에 의한 장애
② 통원치료를 요하는 부작용
③ 투약을 요하는 부작용
④ 감염되지 않는 질병
⑤ 발열

82. 다음 중 국민건강보험공단의 업무로 옳지 않은 것은?
① 가입자 및 피부양자의 자격관리
② 건강보험에 관한 교육훈련 및 홍보
③ 보험급여비용의 지급
④ 가입자 및 피부양자의 건강의 유지·증진을 위하여 필요한 예방사업
⑤ 요양급여 비용의 적정성 평가

83. 국민건강보험법에 의해 보험급여를 받을 수 있는 사항으로 옳지 않은 것은?
① 입원 　② 간호
③ 이송 　④ 검사
⑤ 건강검진

84. 마약류 중독자의 치료보호에 대한 설명으로 옳은 것은?
① 마약류 사용자에 대하여 치료보호기관에서 치료보호를 받게 할 수 있으며 그 기간은 18개월 이내이다.
② 보건복지부장관 또는 시·도지사는 마약류 중독자를 위한 치료보호기관을 설치, 운영 혹은 지정할 수 있다.
③ 판별검사 혹은 치료보호를 하고자 할 때는 식품의약품안전처장 혹은 시·도지사의 허가만으로 가능하다.
④ 판별검사 및 치료보호, 치료보호심사위원회의 구성·운영·직무 등에 관하여 필요한 사항은 보건복지부령으로 정한다.
⑤ 판별검사 및 치료보호에 관한 사항을 심의하기 위하여 읍, 면 구역에 치료보호심사위원회를 둔다.

85. 다음 중 시·도지사의 허가를 받아야 하는 마약류취급업자는?
① 마약류관리자
② 마약류제조업자
③ 마약류도매업자
④ 마약류수출입업자
⑤ 마약류취급학술연구자

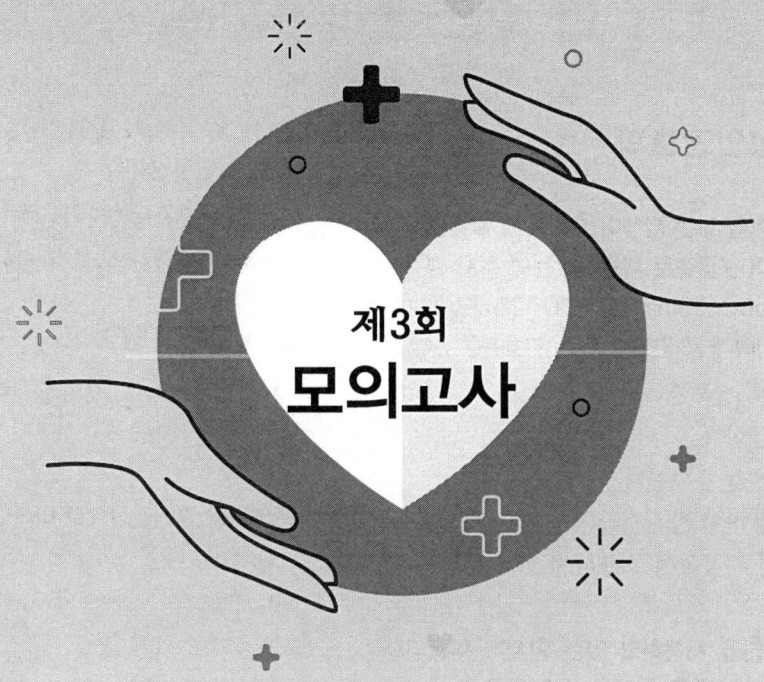

제3회
모의고사

1교시
성인간호학
모성간호학

2교시
아동간호학
지역사회간호학
정신간호학

3교시
간호관리학
기본간호학
보건의약관계법규

성인간호학

01. 간호사 국가시험을 보던 학생이 손가락에 얼얼한 증상을 호소하며 응급실로 내원하였는데 검사 결과 pH 7.55, PaCO$_2$ 19mmHg, HCO$_3$ 25mEq/L 이었다. 이 환자에게 제공할 수 있는 간호는?
① 습한 공기를 제공한다.
② 산소를 공급한다.
③ 중탄산 이온을 투여한다.
④ 기계를 사용하여 환기시킨다.
⑤ 종이봉투를 사용하여 호흡하게 한다.

02. 대퇴골절로 견인을 시행하고 있는 환자가 부동 상태에서도 대퇴사두근 운동을 시행해야 하는 이유는?
① 호흡기계 합병증 예방
② 근위축 방지
③ 피부의 압력 유지
④ 배설기능 촉진
⑤ 관절구축 예방

03. 과민반응의 소인에 대한 설명 중 옳지 않은 것은?
① 알레르기원 농도가 고농도일 때 과민반응이 증가한다.
② 어떤 종류의 hapten은 매우 높은 과민반응을 유발한다.
③ 알레르기원 노출이나 접촉 사이 간격이 길면 반응이 감소한다.
④ 숙주의 방어능력은 가족력과는 무관하며 환경에 영향을 받는다.
⑤ 알레르기원의 침입경로로는 흡입, 주사, 섭취, 직접 접촉 등이 있다.

04. 혈장 내 K$^+$ 수치가 3.0mEq/L 때 취해야 할 간호중재로 맞는 것은?
① 칼륨을 시간당 25mEq/L로 투여
② 사과나 바나나의 섭취 제한
③ 정맥 투입 시 EKG 관찰
④ 교정을 위해 빠른 속도로 K$^+$ 주입
⑤ Kayexalate의 양이온 교환수지를 구강, 직장으로 투여

05. 세포외액량 결핍증상으로 나타날 수 있는 것은?
① 체온 하강
② 하지 부종
③ 계속적인 기침
④ 100회/분 이상의 빈맥
⑤ 체중 증가

06. 1차적으로 박테리아의 파괴와 관련, 체액면역을 담당하며 항원에 노출되면 형질세포와 기억세포로 분화되는 면역세포는?
① B림프구   ② T림프구
③ 세망내피계 ④ 보체
⑤ 대식세포

07. AIDS 환자에게 제공할 수 있는 간호중재로 가장 적절한 것은?
① 생과일섭취를 권장한다.
② 건조한 피부를 로션으로 마사지한다.
③ 저열량, 저단백식을 하루에 6회 이상 제공한다.
④ 1일 6시간 이하의 야간수면을 권장한다.
⑤ 단순 피부접촉으로도 감염 될 가능성이 있음을 교육한다.

08. 방사선 치료를 받는 환자의 피부관리를 위한 간호로 적절한 것은?

① 치료부위는 물로만 가볍게 닦는다.
② 변도 시 선기면노기는 사용하지 않는다.
③ 자주 면도를 하여 털이 자라지 않도록 해야 한다.
④ 치료 부위는 노출시켜 가끔 햇빛을 쬐도록 해야 한다.
⑤ 로션이나 크림을 발라 방사조사 부위의 피부를 보호한다.

09. 수술 후 합병증을 예방하기 위해 병동에서 이루어질 수 있는 간호중재로 옳지 않은 것은?

① 회복실에서 올라왔을 때는 15분 간격으로 호흡 상태를 측정한다.
② 환자의 피부색과 피부온도를 사정한다.
③ 호흡운동과 기침을 격려한다.
④ 수술부위 출혈이나 감염증상을 사정한다.
⑤ 상처열개 시 신속히 부착성 드레싱을 적용한다.

10. 쇼크의 생리적 변화에 대한 설명 중 옳지 않은 것은?

① 심박출량 감소로 맥박이 약하고 빨라진다.
② 쇼크가 진행되면서 산독증이 나타나 호흡수가 증가한다.
③ 피부는 차갑고 끈적끈적하거나 축축하다.
④ 쇼크 후기에 보상기전으로 소변량이 증가한다.
⑤ 불응단계 시 혼수 및 반사 소실이 나타난다.

11. 교통사고를 당한 환자가 숨을 쉬지 않는 것 같다. 이 환자에 대한 우선적인 간호중재로 적절한 것은?

① 상처 부위 확인
② 출혈 정도 사정
③ 하지거상
④ 진통제 투여
⑤ 기도 확보

12. 노화에 의한 신체적 변화에 대한 설명으로 옳은 것은?

① 뇌세포의 파괴로 뇌의 무게가 감소된다.
② 신맛과 쓴맛에 대한 감각이 둔해진다.
③ 말초저항의 감소로 이완기저혈압이 나타난다.
④ 무게중심이 몸통에서 엉덩이로 이동된다.
⑤ 손·발톱이 얇아져 부서지기가 쉽다.

13. 관문통제이론에 대한 설명으로 옳지 않은 것은?

① 섬유 위로 전달된 자극은 수질로 즉시 보내진다.
② 자극은 피질척수전도로를 경유하여 교양질로 들어간다.
③ 자극이 대뇌피질에 도달하도록 조절하는 것은 척수이다.
④ 통증 충격은 통제기전에 의해 전달이 허용되거나 제한된다.
⑤ 관문통제이론은 척수에 있는 교양질에서 통증통로를 허용하거나 억제한다는 이론이다.

14. 과도한 점액으로 호흡이 어려운 폐기종 환자에게 기도개방유지불능이라는 진단을 내리고 간호중재를 했다. 이에 기대되는 결과로 옳은 것은?

① SaO_2의 감소
② 대상자의 활동량 감소
③ 흡기 시간의 증가
④ 수분섭취량 증가
⑤ 비정상적 폐음의 감소

15. 긴장성 기흉 환자의 증상으로 맞는 것은?

① 흉부내압의 감소
② 환측의 흉부운동 증가
③ 침범되지 않은 폐의 환기량 증가
④ 심장정맥혈류량의 증가
⑤ 이환된 부위의 폐 허탈

16. 기관 내 삽관 때문에 기관손상이 예상되는 환자가 있다. 이를 예방하기 위한 간호중재의 내용으로 적합한 것은?
① Cuff의 공기는 항상 채워둔다.
② 흡인 시 압력을 걸고 카테터를 삽입하도록 한다.
③ 장기간 필요한 경우 구강통로를 이용하는 것이 좋다.
④ 환자의 기관보다 큰 관을 사용하도록 한다.
⑤ 인공호흡기의 연결관은 24시간마다 교환한다.

17. 다음은 폐기능 검사에 대한 설명이다. 옳은 것은?
① 비침습적 방법이며 특정 질환의 진단을 위해 단독적으로 사용할 수 있다.
② FEV(노력성 호기량)는 완전 흡기 후 3초가 지나는 동안 힘껏 내쉬는 공기의 양을 측정한 것이다.
③ FEV 1(1초 동안 노력성 호기용적)/FVC(노력성 폐활량) 비율이 50% 이상일 때를 정상으로 본다.
④ FEV(노력성 호기량)는 폐쇄성 폐질환의 판단에 중요한 임상 지표가 된다.
⑤ 공기환기율이 정상인 경우 강제호기 3초 동안 폐활량의 80%를 내쉰다.

18. 과도한 객담분비로 인해 호흡이 힘든 대상자에게 기관흡인을 시행하려고 한다. 수행방법으로 옳은 것은?
① 수행 전 50% 산소로 2회 정도 호흡시킨다.
② 1회 흡인은 15초 정도로 한다.
③ 카테터에 압이 걸린 상태에서 기관에 삽입한다.
④ 흡인 전에 생리식염수를 점적하여 기침자극을 향상시킨다.
⑤ 시간을 정해서 2시간마다 한 번씩 시행한다.

19. 폐결핵 대상자의 약물에 대한 교육이다. 내용으로 맞는 것은?
① 결핵약의 부작용이 나타나면 일단 중단하였다가 다시 복용한다.
② 초기에 최소 4가지 약을 병용한다.
③ 원인균이 여러 가지이기 때문에 여러 가지 약물을 혼합해서 쓴다고 설명한다.
④ 항결핵제를 정확히 복용하여도 전염가능성이 높음을 알린다.
⑤ 공복 시 흡수율이 감소하므로 식사 직후 복용하도록 한다.

20. 폐렴의 병태생리 및 증상에 대한 설명이다. 옳은 것은?
① 기관지 점막의 비후로 화농성 객담과 기침이 증가한다.
② 폐포 모세혈관 투과성 감소로 가스교환 표면적이 감소한다.
③ 과다환기로 흉부 확장이 감소된다.
④ 과다환기로 고탄산혈증이 발생한다.
⑤ 늑막흉막의 염증으로 타진 시 공명음이 들린다.

21. 기관지 천식 발작을 예방하기 위해 교육할 것으로 옳은 것은?
① 정서적 긴장과 피로를 줄이거나 피하도록 한다.
② 발작으로 인하여 피로 호소 시 초콜릿을 권장한다.
③ 우유, 달걀 및 조개류 등의 단백질 섭취를 권장한다.
④ 공기를 건조하게 하고 실내 온도는 약간 서늘하게 한다.
⑤ 심장이나 신장에 금기가 아니면 수분을 1일 2000mL 이하로 제한한다.

22. 폐엽 절제술 후 간호중재로 옳은 것은?
① 90°로 좌우 교대 측위를 취한다.
② 환자를 침상에서 절대 안정시킨다.

③ 환자에게 8~10L/분으로 산소공급을 한다.
④ 습기를 제공한다.
⑤ 의식이 없을 때 상대정맥 완화를 위해 좌위를 취한다.

23. 안정형 협심증의 특징적인 증상으로 옳은 것은?
① 통증이 30분 이상 지속된다.
② 안정 시에도 통증이 지속된다.
③ 운동 시에 통증이 악화된다.
④ NGT에 반응하지 않는.다
⑤ ECG상 ST분절이 상승하는 모양을 보인다.

24. 관상동맥질환을 예방하기 위한 식이로 옳지 않은 것은?
① 저콜레스테롤식이 ② 저지방식이
③ 저단백식이   ④ 저칼로리식이
⑤ 저염식이

25. 다음 심전도에 대한 결과로서 연결이 적절한 것은?
① 심방성 조기수축 - P파 없이 QRS파 출현
② 발작성 심방성 빈맥 - P파 없이 QRS파가 연속적으로 나타남
③ 2도 방실블록 - 정상보다 길어진 P파
④ 심실의 비대 - QRS파의 길이 연장
⑤ 심방세동 - QRS파가 없는 불규칙한 파형 상태

26. 울혈성 심부전 환자에게 라식스 투여로 나타날 수 있는 전해질 불균형으로 가장 옳은 것은?
① 고칼륨혈증
② 저칼륨혈증
③ 고나트륨혈증
④ 저나트륨혈증
⑤ 고마그네슘혈증

27. 심근경색증의 병태생리에 대한 내용이다. 옳은 것은?
① 심내막과 심외막은 크게 영향 받지 않는다.
② 몇 분만에 걸쳐 빠르게 괴사와 경색이 진행된다.
③ 전해질 투과성이 변화되면서 심근 수축력이 증가한다.
④ 35~40분 이상 지속되면 비가역적 손상이 일어날 수 있다.
⑤ 흉통은 20분 이내로 완화되는 증상을 보인다.

28. 동성부정맥에 대한 설명으로 옳은 것은?
① 심방에서 발생하는 부정맥을 의미한다.
② ST 분절의 급격한 상승이 나타난다.
③ 갑상샘 기능항진증에 의해 나타난다.
④ 별다른 임상증상이 나타나지 않는다.
⑤ 호기 시 P-P 간격이 짧아지면서 심박동이 증가한다.

29. 세균성 심내막염의 증상으로 옳지 않은 것은?
① 전신쇠약
② 야간 식은땀
③ 빈맥
④ 체중 증가
⑤ 심잡음

30. 울혈성 심부전의 원인으로 옳지 않은 것은?
① 스트레스
② 고혈압
③ 빈혈
④ 영양 결핍
⑤ 부갑상샘 기능항진증

31. 정맥류에 대한설명으로 옳지 않은 것은 무엇인가?
① 일반적으로 여성이 남성보다 흔하다.
② 가족력과는 관련이 적다.
③ 부종이 있고 오후에 심하다.
④ 서 있을 때 다리의 통증이 증가한다.
⑤ Homans sign이 나타난다.

32. 본태성 고혈압 환자에게 혈압 하강제로 이뇨제를 주는 이유는?

① 심부전을 예방하기 위해
② 심부전 증상을 보상하기 위해
③ 나트륨, 수분을 배출하기 위해
④ 대상부전과 부종을 예방하기 위해
⑤ 혈관수축으로 혈압을 유지하기 위해

33. 악성빈혈의 원인으로 옳지 않은 것은?

① 위 점막세포의 위축
② 위절제술
③ Vit. B_{12} 섭취 부족
④ 장의 흡수 장애
⑤ 골수 독성물질에 노출

34. 호지킨병에 대한 설명으로 옳은 것은?

① 혈장세포가 증가하는 악성증식증이다.
② 림프계에 국한되어 나타나는 질병이다.
③ 40~50대 중년에서 많이 발생한다.
④ 무통성의 림프절 비대가 특징적으로 나타난다.
⑤ 1~2주 내로 림프절이 급속히 비대된다.

35. 무과립세포증에 대한 설명으로 옳은 것은?

① 무과립세포 수가 현저히 증가된 상태를 의미한다.
② 급성이고 치명적인 혈액질환이다.
③ 심한 출혈이 나타나므로 주의가 필요하다.
④ 호염기구 감소가 특징적으로 나타난다.
⑤ 적혈구, 혈소판은 과잉 증식된 상태이다.

36. 특발성 혈소판 감소성 자반증(ITP)에 대한 설명으로 옳지 않은 것은?

① 항혈소판 항체로 인해 혈소판 수명이 짧아지는 질환이다.
② 자가면역질환 중 하나이다.
③ 어린이, 젊은 여성에 흔하다.
④ 응고시간이 단축된다.
⑤ 점상출혈, 반상출혈, 자반증 등의 증상이 나타난다.

37. 직장암 환자의 수술 전 간호 중재로 올바른 것은?

① 수술 24시간 전부터 식이를 조절한다.
② 장운동을 증진시키는 음식을 권장한다.
③ 장내 세균을 없애기 위해 항생제를 복용한다.
④ 관장은 금기한다.
⑤ 장폐색이 있는 경우는 반드시 장세척을 한다.

38. 간경화 환자의 증상으로 옳지 않은 것은 무엇인가?

① 알부민이 지방으로 변환한다.
② 손상된 간세포는 알부민을 합성하지 못한다.
③ A/G의 비율이 저하된다.
④ Globulin이 상승한다.
⑤ 혈청 빌리루빈 수치가 증가한다.

39. 소화성 궤양 환자를 위한 간호중재로 옳은 것은?

① 콜린성 약물을 투여한다.
② 제산제는 식후에 투여한다.
③ 규칙적으로 제산제를 투여한다.
④ 우유를 함유한 음식을 많이 제공한다.
⑤ 악화기에 섬유질이 많은 음식을 제공한다.

40. 식도암의 초기증상으로 옳은 것은?

① 혈액 섞인 위 내용물 역류
② 전신허약감
③ 쉰 목소리
④ 체중감소
⑤ 고형음식의 연하곤란

41. B형 간염환자를 간호할 때 올바른 처치로 가장 알맞은 것은?

① 환자가 남긴 음식과 대변은 소독해서 버린다.
② 수건, 칫솔 등의 공동사용을 제한한다.

③ 환자가 쓴 물품들은 전부 소독해서 재사용한다.
④ 환자의 혈액이 묻은 주사기는 캡을 씌워 안전하게 처리한다.
⑤ 환자 간호 시 항상 장갑, 마스크, 가운을 착용한다.

42. 식도정맥류가 있는 대상자에게 적절한 간호가 아닌 것은?

① 천천히 식사하도록 한다.
② 대변볼 때 힘을 주지 않도록 한다.
③ 지나치게 차갑거나 뜨거운 음식은 삼간다.
④ 역도와 같은 등척성 운동을 격려한다.
⑤ 식도 정맥류 파열 시 vasopressin을 투여한다.

43. 담석증 환자의 통증을 해소하기 위한 간호중재로 옳은 것은?

① 극심한 통증이 올 경우 morphine을 준다.
② 지방의 흡수가 감소하므로 지방 섭취를 증가시킨다.
③ 오심과 구토가 있을 경우 수분 섭취를 격려한다.
④ Nitroglycerine으로 산통을 감소시킨다.
⑤ 수술 후 1년간 저지방식이를 유지한다.

44. 위절제술 환자에게서 급속이동증후군이 생기는 이유는 무엇인가?

① 저단백 식이 섭취
② 고섬유성 식이 섭취
③ 가스 형성 식이 섭취
④ 고용량의 탄수화물 섭취
⑤ 소화가 용이한 음식 섭취

45. 결장경검사를 받는 환자를 위한 간호중재로 적절하지 않은 것은?

① 내시경 삽입 시 검사기구가 차게 느껴질 것이라고 설명한다.
② 검사 전에 하제를 투여하고 청결관장을 시행한다.
③ 출혈이나 설사가 심할 때는 따로 관장을 하지 않는다.
④ 검사 시 우측위를 취해 결장경의 통과가 쉽게 한다.
⑤ 검사 후 출혈 통증, 발열과 같은 천공 증상이 있는지 관찰한다.

46. 위절제술을 시행한 환자가 식후 2시간에 심계항진, 오심, 발한증상을 호소하였다. 이를 예방하기 위한 간호중재로 옳은 것은?

① 식사를 많이 제공한다.
② 식사 후 우측위를 취한다.
③ 음식물과 함께 국물을 자주 먹게 한다.
④ 탄수화물이 많은 식이를 권장한다.
⑤ 고지방 식이를 한다.

47. 김 씨는 상복부의 극심한 통증으로 내원하였다. 통증은 똑바로 누우면 더 심해지고 상체를 구부리거나 무릎을 구부리면 호전되는 양상을 보였다. 환자의 진단검사 결과 아밀라아제와 리파아제가 상승되어 있는 것을 발견할 수 있었다. 가장 의심되는 질환은?

① 담석증
② 간염
③ 급성췌장염
④ 담낭염
⑤ 간경화

48. 결장루 수술을 한 환자에게 제공할 간호중재로 옳은 것은?

① 장 운동을 증진시키는 음식을 권장한다.
② 평생 인공항문 주머니를 부착하고 있어야 한다.
③ 고단백, 고탄수화물, 고칼로리 식이를 섭취하도록 한다.
④ 반고체의 변이 배설됨을 설명한다.
⑤ 주머니가 1/2 이상 찼을 때 비우도록 한다.

49. 중증 근무력증에 대한 설명으로 옳은 것은?
① 원위부부터 온다.
② 후두신경손상으로 호흡기합병증이 있다.
③ 활동적인 일은 오후에 하는 것이 좋다.
④ 가역적인 근무력이 초래된다.
⑤ 진행이 되면 의식변화가 나타난다.

50. 파킨슨병의 약물요법으로 Levodopa를 사용할 때 주의해야 할 점으로 옳지 않은 것은?
① 공복 시에 더 흡수가 잘 된다.
② 단백질 섭취를 피한다.
③ 비타민 B_6 보충제는 금한다.
④ 저체온이 발생하므로 증기욕을 권장한다.
⑤ 직립성 저혈압의 가능성을 알고 주의한다.

51. 뇌혈관 촬영 검사 전에 제공할 수 있는 교육내용으로 적절한 것은?
① 조영제 주입 시 차가운 느낌이 있을 시 좌위를 취한다.
② 검사 3시간 전부터 금식해야 한다.
③ 검사 시 45~60분 정도 머리를 움직이면 안 된다.
④ 검사 후 천자부위에 더운 물주머니를 대고 있어야 한다.
⑤ 검사 후 조영제 배설을 위해 수분 섭취를 제한한다.

52. GCS에 대한 설명으로 옳은 것은?
① 의식수준을 평가하는 객관적인 사정방법이다.
② 눈뜨기 반응, 동공반사, 심부건반사 등을 평가한다.
③ 중증 의식장애보다 경한 의식장애 평가에 유용하다.
④ 총 10점 만점으로 평가한다.
⑤ 5점 이상은 의식수준에 문제가 없음을 의미한다.

53. 다음 중 청각, 평형감각과 관련된 신경은 무엇인가?
① 제2신경
② 제5신경
③ 제7신경
④ 제8신경
⑤ 제9신경

54. 무의식 환자에게 나타날 수 있는 문제와 그에 대한 간호를 연결한 것으로 옳은 것은?
① 욕창 – 수액을 최대한 빨리 주입한다.
② 실금 – 침상머리를 30도 올려준다.
③ 변비 – 위관튜브를 사용하여 음식을 준다.
④ 각막궤양 – 멸균생리식염수로 씻어준다.
⑤ 질식위험성 – air 매트리스를 사용한다.

55. 뇌종양 수술 후 간호중재로 옳지 않은 것은?
① ICP 상승 예방을 위해 침상머리를 5~20° 정도 상승시킨다.
② 경련예방을 위해 phenytoin을 투여한다.
③ 시야결손이 있을 때는 필요한 물품들을 환자의 시야 안에 배치한다.
④ 두통 시 얼음주머니를 사용한다.
⑤ 배액을 위해 수술 부위를 아래로 하여 눕도록 한다.

56. 골연화증 환자의 간호중재로 알맞지 않은 것은?
① 비타민 D를 섭취한다.
② 푹신한 침대를 사용한다.
③ 단단한 코르셋을 사용한다.
④ 칼슘을 섭취한다.
⑤ 휴식을 취한다.

57. 통풍환자의 통증 완화 목적으로 투여되는 약물은?
① 콜히친
② 인데랄
③ 아스피린
④ 알로퓨리놀
⑤ 프로베네시드

58. Buck's traction에 대한 설명으로 옳은 것은?
① 수평견인과 수직견인을 혼합한 형태이다.
② 골반부 골절 수술 후 장기적으로 적용한다.
③ 피부에 플라스틱 물질이나 부착성 테이프를 적용한다.
④ 개방상처가 있는 경우에도 적용이 가능하다.
⑤ 붕대를 2시간마다 풀었다 감으며 CMS를 사정한다.

59. 늑골 골절 시 관찰할 수 있는 증상은?
① 장폐색
② 소화불량
③ 하지 방사통
④ 흡기 시 통증
⑤ 간헐적 파행증

60. 고관절치환술을 받은 대상자에게 제공할 간호중재로 옳은 것은?
① 마취가 깨는 즉시 조기 이상하도록 한다.
② 다리 사이에 베개를 넣지 않도록 한다.
③ 수술 후 고관절은 약간 내전상태로 유지한다.
④ 수술 후 사두근 힘주기 운동을 시작한다.
⑤ 낮은 의자에 앉도록 한다.

61. 석고붕대 후 장기간 부동으로 생길 수 있는 합병증을 최소화하기 위해서 환자에게 교육할 수 있는 내용으로 옳은 것은?
① 칼슘보충제를 섭취하게 한다.
② 손가락, 발가락 운동을 권장한다.
③ 석고붕대 부위를 심장보다 낮게 유지한다.
④ 4시간마다 등장성 운동을 하도록 한다.
⑤ 보행기는 환자의 의존성을 증가시키므로 삼가한다.

62. 요통 예방법으로 옳지 않은 것은?
① 측위로 눕는다.
② 물건을 몸 가까이에서 들어 올린다.
③ 복근 강화를 위해 윌리암 운동을 한다.
④ 물건을 들 경우 허리를 구부리지 말고 무릎을 구부린다.
⑤ 서서 일할 때는 양다리를 나란히 일직선이 되도록 위치한다.

63. 연쇄상구균이 유발시키는 질병이 아닌 것은?
① 급성 사구체 신염
② 폐렴
③ 류마티스열
④ 수막염
⑤ 중증 근무력증

64. 요로결석으로 인한 신산통이 있는 환자에게 제공할 수 있는 통증완화법으로 알맞지 않은 것은?
① 마약성 진통제를 충분히 투여한다
② 온찜질이나 이완요법을 적용한다
③ 비스테로이드성 항염제를 투여할 수 있다
④ 항경련제로 통증을 완화시킬 수 있다
⑤ 진통제 투여보다는 운동을 권장한다

65. 다음은 요실금을 완화하기 위한 재활교육 내용이다. 적절하지 않은 것은?
① 배뇨계획표에 따라 규칙적으로 배뇨한다.
② 실금 정도에 따라서 수분섭취량을 제한한다.
③ 케겔운동을 통해 방광조절 훈련을 한다.
④ 과체중인 경우 체중감량을 권장한다.
⑤ 카페인이 함유된 음료를 제한한다.

66. 지속적인 외래 복막투석을 하는 환자에서 고열, 복통 등의 증상이 나타나고 투석액의 색이 혼탁하였다. 의심해 볼 수 있는 합병증은?
① 탈장
② 복막염
③ 투석불균형증후군
④ 산독증
⑤ 저혈당증

67. 유방절제술을 시행한 환자에게 한쪽 팔을 심장 위로 올리도록 하는 간호를 제공하였다. 이러한 간호를 제공한 이유는 무엇인가?
① 근육 견축을 예방하기 위해
② 림프부종을 예방하기 위해
③ 회복을 위한 근력운동을 위해
④ 혈압상승을 예방하기 위해
⑤ 혈전 생성을 막기 위해

68. 매독에 대한 설명으로 옳지 않은 것은?
① 성교에 의해서 피부나 점막으로 침입한다.
② 태반을 통해 전파되어 선천성 매독을 유발한다.
③ 잠복기는 10~90일, 보통 21일 정도이다.
④ 주로 환자가 사용한 물건을 통해서 전파된다.
⑤ 따뜻하고 습한 환경에서 잘 증식한다.

69. 경요도 전립샘 절제술 후 간호중재로 적절하지 않은 것은?
① 수술 후 2~3일은 침상 안정한다.
② 생리식염수를 이용해 방광세척을 시행한다.
③ T 바인더로 지지해 준다.
④ 6~8주간 무거운 물건 드는 것을 금지한다.
⑤ 섭취량과 배설량을 정확히 사정한다.

70. 쿠싱 증후군을 앓고 있는 환자가 있다. 어떤 호르몬에 의한 것인가?
① 알도스테론   ② 항이뇨호르몬
③ 코르티솔   ④ 염류코르티코이드
⑤ 안드로젠

모성간호학

71. 모성간호를 위한 지식체에 포함해야 할 내용이 아닌 것은?
① 인간 생식과 여성의 특성 및 성욕 변화
② 결혼과 성생활에 대한 이해
③ 시대 변화에 따른 여성 역할 변화
④ 효과적인 가족계획 방안
⑤ 여성운동에 관한 이해와 그 운동에 참여

72. 자궁내막의 주기적 변화를 조절하는 기관은?
① 뇌 수체 후엽   ② 난소
③ 대뇌 피질   ④ 갑상샘
⑤ 부신

73. 성경험 없는 대상자에게 생식기 질 검진 시 해줄 수 있는 간호로 적절한 것은?
① 질경을 시원하게 해준다.
② 반드시 질로 검사해야 함을 말해 준다.
③ 큰 질경 사용할 수 있다고 말해 준다.
④ 검사의 목적과 방법 설명을 생략한다.
⑤ 간호사가 계속 옆에 있어주겠다고 한다.

74. 성 정체감의 의미를 가장 잘 설명한 것은?
① 성교행위를 한다.
② 성적 역할을 인식한다.
③ 자신을 성적 존재로 인식한다.
④ 일차 성징이 나타남을 의미한다.
⑤ 남성과 여성이 동등해지기를 원한다.

75. 치골결합 앞쪽의 치구에서 항문 쪽까지 양측으로 둥글게 뻗어 있는 세로로 된 피부주름으로 치구부위에 치모가 나 있으며 여성생식기를 보호하는 역할을 하는 곳은?
① 음핵   ② 질구
③ 전정   ④ 소음순
⑤ 대음순

76. 피임방법 중 감염, 월경과다 혹은 월경불순의 부작용이 흔히 예상되는 것은?
① 경구 피임약
② 자궁 내 장치
③ 페서리
④ 경관 캡
⑤ 살정제

77. 20주 초음파로 알 수 없는 것은?
   ① 폐성숙 정도
   ② 태아심박동
   ③ 다태임신 확인
   ④ 두위
   ⑤ 태반위치

78. 임신 동안 나타나는 변화로 올바른 것은?
   ① 혈압 감소
   ② 장운동 증가
   ③ 기초대사량이 높아짐
   ④ 백대하 감소
   ⑤ 질 내 영양분(글리코겐) 감소

79. 임신초기에 자궁협부가 부드러워지는 징후는 무엇인가?
   ① Mcdonald's sign
   ② Goodell's sign
   ③ Hegar's sign
   ④ Chadwick's sign
   ⑤ Cullen's sign

80. 임부에게 복대를 권할 수 있는 경우로 적절한 것은 무엇인가?
   ① 배가 쳐져서 걷기 힘들 때
   ② 다리가 부었을 때
   ③ 태동이 느껴질 때
   ④ 복직근이 이개 되었을 때
   ⑤ 질 분비물이 과다할 때

81. 임신 3기 엄마가 느끼는 감정은?
   ① 분만과정에 관심을 가지고, 출산 준비를 한다.
   ② 양가감정이 있다.
   ③ 역할변화에 대한 공포와 환희가 있다.
   ④ 아기를 공상적인 것으로 간주한다.
   ⑤ 태아와 자신을 분리된 개체로 생각한다.

82. 자간전증에서 가장 유의해야 할 것은?
   ① 저혈압
   ② 두통
   ③ 경련
   ④ 단백뇨
   ⑤ 다뇨

83. 임신 시 철 결핍성 빈혈에 대한 내용 중 틀린 것은?
   ① 임신 후기보다 초기에 더 빈혈이 일어날 수 있다.
   ② 철분의 흡수를 촉진하기 위해 녹색 채소류를 함께 섭취하도록 한다.
   ③ 식이요법만으로는 치료할 수 없기 때문에 철분제를 함께 복용해야 한다.
   ④ 혈액량의 상대적인 증가로 인해서 적혈구와 헤모글로빈이 희석되어 빈혈이 나타난다.
   ⑤ 위장장애가 있을 때 식후에 준다.

84. 월경을 두 달 거른 후 갑작스럽게 찌르는 듯한 우측 하복부 통증과 함께 약간의 질 출혈, 창백한 얼굴, 어지럼증이 있어 병원을 방문하였다. 어떤 상태를 의심할 수 있는가?
   ① 자궁 외 임신
   ② 조기파수
   ③ 사산
   ④ 절박유산
   ⑤ 융모양막염

85. 임신 34주의 임부가 통증 없고, 자궁수축 없는 질 출혈을 호소하며 병원을 방문하였다. 출혈의 원인으로 가장 적당한 것은?
   ① 전치태반
   ② 자궁경관무력증
   ③ 자궁내막염
   ④ 절박유산
   ⑤ 태반조기박리

86. 질 분만 시 영향을 미치는 요소로 거리가 먼 것은?
    ① 태아의 운동성   ② 산모의 자세
    ③ 태위, 태향   ④ 태아 수
    ⑤ 자궁수축 강도

87. 자궁수축검사 시 양성반응이 나타날 때 임부와 태아의 상태로 알맞은 것은?
    ① 태반 관류에 문제가 있다.
    ② 정상이다.
    ③ 태아가 수면 상태이다.
    ④ 제대가 탈출 되었다.
    ⑤ 자궁 수축 강도가 약하다.

88. 무자극 검사에서 10분 동안 관찰 시 태아 심음이 기준선보다 15박동(bpm) 이상으로 상승하여 15초 이상 지속하는 것이 2회 이상 나타날 때 적절한 간호는?
    ① 산소를 공급한다.
    ② 정상이다.
    ③ 좌측위를 취하게 한다.
    ④ 의사에게 보고한다.
    ⑤ 자궁 이완제를 투여한다.

89. 분만 전에 관장을 하는 목적으로 옳지 않은 것은?
    ① 직장압박 완화   ② 오염방지
    ③ 산도 확장   ④ 통증완화
    ⑤ 분만 촉진

90. 발로 되었을 때 회음부 열상을 방지하기 위한 방법은?
    ① 빠르게 힘을 준다.
    ② 느린 흉식호흡
    ③ 복식호흡
    ④ 자궁 수축 시 길게 힘을 준다.
    ⑤ 헐떡거리는 흉식호흡(panting breathing)

91. 자궁경부가 2cm 개대된 산모가 수축 시마다 통증을 호소할 때 해줄 수 있는 것은?
    ① 방광팽만 완화
    ② 음부마취
    ③ 경막 외 마취
    ④ 1시간마다 무통주사
    ⑤ 복부경찰법

92. 긴장성 자궁기능부전 시 올바른 중재는?
    ① 진정제 투여
    ② 인공 파막
    ③ 산모 조기이상 격려
    ④ 수액공급제한
    ⑤ 옥시토신 투여

93. 임신 33주인 임부에게 조산위험이 있을 때 할 수 있는 중재가 아닌 것은?
    ① 안정
    ② 자궁수축 감시
    ③ 분만 억제제 투여
    ④ 인공 양막 파막
    ⑤ 적절한 수분공급

94. 임신 중 심맥관계의 변화로 옳은 것은?
    ① 혈액량이 감소하여 빈혈이 나타난다.
    ② 태반 순환을 위한 혈액량 감소로 심장의 부담이 감소한다.
    ③ 혈압은 체위에 따라 다르며 앙와위는 혈압을 높인다.
    ④ 임신이 진행될수록 하지의 정맥압은 낮아진다.
    ⑤ 심박출량이 증가하며 임신 중기 말에 최고로 증가한다.

95. 조기 양막 파열 시 간호로 올바른 것은?
    ① 체온측정
    ② 관장 직후 유도분만
    ③ 양수색 변하지 않아도 유도분만 시도
    ④ 빈번한 질 내진
    ⑤ 생리적 견축륜 관찰

96. 인공파막 하는 이유로 알맞은 것은?
① 분만을 촉진하기 위해
② 아두골반 불균형 시
③ 고긴장성 자궁수축 시
④ 후기감퇴 시
⑤ 생식기 음부포진 감염 시

97. 모성애와 관련된 설명 중 틀린 것은?
① 모성애는 출산 후 1주일 안에 완성된다.
② 적극기에 산모는 아기를 돌보는 기회가 있을 때 열심히 배우려고 노력한다.
③ 분만 직후 특별히 애착형성이 되는 민감한 시기가 있다.
④ 처음에는 손가락 끝으로 아기를 탐색한다.
⑤ 소극기에는 수동적이고 의존적인 경향이 짙다.

98. 출산 후 배뇨를 사정하는 이유로 바르게 묶인 것은?
① 산후감염 예방, 산후출혈 예방
② 자궁압박 완화, 통증완화
③ 방광벽 수축 예방, 통증 완화
④ 산후감염 예방, 통증완화
⑤ 산후출혈 예방, 방광벽 수축 예방

99. 산욕기의 산모가 WBC가 조금 높았을 때 올바른 중재는?
① 체온을 측정한다.
② RBC 검사를 한다.
③ 오로의 양과 색을 확인한다.
④ 정상이다.
⑤ 자궁 수축 정도를 사정한다.

100. 다음은 정상적인 산욕기의 생리현상을 설명한 것이다. 옳은 것은?
① 산욕 초기 주로 고혈압이 온다.
② 산욕 초기에는 일시적 서맥이 온다.
③ 산욕기에는 정상적으로 고열이 반복된다.
④ 분만 첫 2~3일 간에는 설사가 올 수 있다.
⑤ 산욕기 초기에 하루 소변량은 1000mL 이하이다.

101. 출산 후 배란 및 월경 재개에 영향을 미칠 수 있는 요인은?
① 분만횟수 ② 자궁퇴축
③ 모유수유 ④ 산모의 연령
⑤ 산모의 초경연령

102. 수유 중인 산모의 영양관리 방법 중 맞는 것은?
① 하루에 수분 2,000~3,000mL를 섭취하게 한다.
② 비타민제 섭취를 금지한다.
③ 철분은 안 먹어도 된다.
④ 비임신 시와 동일한 열량을 섭취한다.
⑤ 비임신 시와 동일한 양의 단백질을 섭취한다.

103. 출산 2일 지난 산모가 고열이 날 경우 의심할 수 있는 질병은?
① 산후감염 ② 만성고혈압
③ 임신성당뇨 ④ 자궁내번증
⑤ 자궁퇴축부전

104. 임신 중반기 습관적 유산과 조산의 원인은?
① 영양결핍 ② 수정란 이상
③ 고혈압성 질환 ④ 자궁경관무력증
⑤ 자궁의 해부학적 이상

105. 분만 후 3일째 산모의 오로가 냄새 없는 혈성이고, 한 시간에 패드 하나를 적셨다. 이 산모에게 할 우선적인 간호는?
① 정상이다.
② 자궁 수축 양상을 사정한다.
③ 체온을 측정한다.
④ 비타민을 보충한다.
⑤ 처방된 항생제와 진통제를 투여한다.

아동간호학

01. Kohlberg의 도덕 발달 이론에 따른 학령전기에 대한 설명으로 옳은 것은?
① 질병을 죄와 벌의 인과관계라고 생각한다.
② 개인적 가치기준의 의거해 결정한 도덕적 행동을 한다.
③ 다른 사람을 즐겁게 하는 행동이 도덕적 행동이라 생각한다.
④ 사회규율이나 관습에 맞는 행동을 한다.
⑤ 권위적인 인물의 승인을 받고자 노력한다.

02. 배변 훈련 시기에 관한 설명으로 적절한 것은?
① 18~24개월 사이에는 무조건 이루어져야 한다.
② 동생이 태어나면 배변 훈련이 이루어져야 한다.
③ 옷을 입고 벗지 못할 때라도 배변 훈련을 시행할 수 있다.
④ 규칙적으로 배변을 하게 될 때 시행한다.
⑤ 옷에 대소변을 보고도 불편함을 모른다면 빨리 배변 훈련을 시작해야 한다.

03. 다음 중 학령기 아동에 대한 설명으로 옳은 것은?
① 구강기 – 물고, 씹고, 빨고 소리 내는 것에 집중한다.
② 항문기 – 옛 물건에 애착을 보인다.
③ 남근기 – 성에 대한 정체감이 형성된다.
④ 잠복기 – 정상적으로 동성애가 나타날 수 있다.
⑤ 성욕기 – 부모로부터 독립하고자 한다.

04. 유아기에 나타날 수 있는 인지발달 특성은?
① 타인에 대한 관심이 증가한다.
② 직관적 시기에 해당된다.
③ 탐색과 실험을 통한 학습을 한다.
④ 비판의 이유와 행동의 근거를 알기 시작한다.
⑤ 한 번에 하나의 사고를 하는 집중력을 보인다.

05. 생후 10개월 된 영아를 가진 한 어머니가 옆집에 사는 같은 연령의 아기는 지금 걷는데 자기 아기는 걷지 못한다고 걱정할 때, 간호사가 해야 할 적합한 말은?
① 10개월에 걷는 것은 비정상이라고 말한다.
② 약간 발육이 지연되고 있을 뿐 걱정할 일이 아니라고 말한다.
③ 발육이 지연되고 있으니 의사와 상의하도록 충고한다.
④ 각 아기마다 발육에 개인차를 가지고 있고, 보편적으로 대부분의 아기는 12개월에 걷기 시작한다고 말한다.
⑤ 10개월의 아기는 걸을 수 있는데 못 걷는다면 대퇴관절 탈구가 의심된다고 말한다.

06. 첫 치아가 날 무렵의 영아가 수행할 수 있는 운동으로 적절한 것은?
① 혼자서 숟가락이나 우유병을 사용할 수 있다.
② 가구를 붙잡고 일어선다.
③ 두 손과 두 발을 이용하여 기어 다닌다.
④ 아기 걸상에 앉아 매달린 물건을 잡는다.
⑤ 엄지와 검지를 사용하여 물건을 잡을 수 있다.

07. 아동 성장 발달과 관련하여 옳은 것은?
① 성장 발달은 지속적이고 비가역적이며 복합적인 과정이다.
② 일정한 순서가 없어 예측하는 것이 어렵다.
③ 태아는 아래에서 위 방향으로 발달한다.
④ 모든 부위가 같은 속도로 성장한다.
⑤ 다음 단계의 발달은 이전 단계의 성과와 구별되어 이루어진다.

08. 학령전기 아동의 언어 발달의 특성으로 옳은 것은?
① 끝말잇기와 같은 낱말게임을 좋아한다.
② 시계를 읽을 줄 알게 된다.
③ 낄낄대거나 실없이 웃는 등 유머감각이 발달한다.
④ 말더듬이 나타날 수 있다.
⑤ 속담, 비유, 은유를 즐긴다.

09. 질병이나 입원을 잘못한 일에 대한 처벌로 생각할 수 있는 시기는?
① 영아기   ② 유아기
③ 학령전기   ④ 학령기
⑤ 청소년기

10. 아동에게 간호과정을 적용할 때 간호사가 우선 갖추어야 할 것은?
① 비판적 사고
② 개인적 사고
③ 감정적 사고
④ 추상적 사고
⑤ 방관자적 사고

11. 다음 중 두혈종에 대한 설명으로 옳지 않은 것은?
① 봉합선을 통과하지 않는다.
② 두개골막 사이의 혈관파열로 인한 출혈이다.
③ 전두골에 잘 발생한다.
④ 경계가 명확하다.
⑤ 크기의 증가가 있다.

12. 다음 중 팔로 4징후에서 나타나는 구조적 결함인 것은?
① 심방 중격결손
② 대동맥 협착
③ 좌심실 비대
④ 대동맥 우위
⑤ 대혈관 전위

13. 선천성 고관절 이형성증을 가진 환아의 증상으로 옳은 것은?
① Ortolani test, Barlow test에 양성 반응
② 대전자부 함몰
③ 둔부 및 대퇴 주름의 대칭적인 형성
④ Trendelenburg test에 음성반응
⑤ 굴곡 시 제한된 둔부 내전

14. 다음 중 탈수열과 관련된 사항은?
① 대천문이 팽대되어 있다.
② 해열제로 즉시 열을 조절해야 한다.
③ 모유나 조제분유의 섭취만으로 수분공급이 충분하지 못하므로 따로 수분을 공급해야 한다.
④ 피부가 거칠고 칼륨 소실 증상이 나타난다.
⑤ 정상적으로 생후 24시간 이내에 나타나고 소실된다.

15. 기저귀 발진의 예방을 위한 가정 내 수칙으로 알려 줄 것은?
① 흡수성 겔(gel)이 있는 기저귀는 피부를 습하게 하므로 사용하지 않는다.
② 배뇨와 배변 후에 매번 물과 비누로 씻기고 건조시킨다.
③ 피부 건조를 예방하기 위해 발진 부위를 공기 중에 자주 노출시키는 것을 지양한다.
④ 천 기저귀 사용 시 여러 번 헹구어 세제가 남아 있지 않게 한 다음 그늘에서 건조시킨다.
⑤ 모유에서 인공유로 전환할 때 호발하므로 발진 증상을 주의하여 살핀다.

16. 다음 중 구개파열 환아의 교정수술을 위한 최적기를 생후 18개월로 정하는 이유는?

① 언어, 발성 습관이 형성되기 전에 구개의 봉합이 이루어져야 하므로
② 외모에 손상을 주지 않게 하기 위하여
③ 수술 때문에 받는 손상이 가장 적은 시기이므로
④ 봉합을 하지 않으면 음식이 기도로 흡인될 가능성이 있기 때문에
⑤ 왕성한 세포증식으로 회복이 빠르고 반흔이 남지 않는 시기이므로

17. 정상 신생아의 사지 사정 시에 관찰할 수 있는 소견이 아닌 것은?

① 손바닥을 전박 쪽으로 굴곡시켰을 때 전박의 전면과 손바닥 사이의 각도가 0°이다.
② 양쪽 대퇴의 주름이 대칭적이다.
③ 앙와위로 눕혔을 때 다리는 대퇴관절과 무릎에서 굴곡되고 175° 외전이 가능하다.
④ 손바닥의 단일선(simian crease)이 존재한다.
⑤ 팔을 가슴에 닿게 굴곡시킬 수 있다.

18. 미숙아의 주기성 호흡에 관한 설명으로 옳은 것은?

① 무호흡 기간에 심박수, 피부색 변동이 있다.
② 무호흡 기간에 혈중 가스분압의 변화가 동반된다.
③ 미숙아의 5% 이내에서 관찰된다.
④ 폐 확장부전 상태로 즉시 치료가 필요하다.
⑤ 평균 호흡수는 30~40회/분을 유지한다.

19. 구개파열 수술 후 수유 방법으로 옳은 것은?

① 빨대를 이용하여 먹게 한다.
② 단단한 고무젖꼭지로 먹인다.
③ 완치될 때까지 경구식이를 한다.
④ 고무로 된 점적기로 떨어뜨려준다.
⑤ 실밥 뽑을 때까지 위관영양을 한다.

20. 장중첩증 아동에게 치료 목적으로 바륨 관장을 수행하기 전에 부모 교육의 내용으로 옳은 것은?

① 바륨관장을 하기 전에 물을 많이 마신다.
② 바륨관장 수행 전에 항생제 관장을 한다.
③ 바륨관장 수행 후에는 재발이 잘 안 된다.
④ 신경절 부재를 확인하기 위해 직장 조직 검사를 한다.
⑤ 바륨관장을 해도 풀리지 않으면 즉시 수술을 시행한다.

21. 열성경련 아동과 가족을 위한 간호는?

① 보온을 위해 담요를 덮어준다.
② 체온 38°C 이상 시 찬물로 목욕시켜 준다.
③ 발작이 있으면 아동을 꽉 잡아준다.
④ 해열을 위해 acetaminophen을 투약한다.
⑤ 특별한 처치를 하지 않아도 자연치유되므로 부모를 안심시킨다.

22. 다음 중 영아의 탈수 증상으로 들 수 있는 것은?

① 고열, 무뇨, 서맥, 부종
② 피부의 긴장감 저하, 체중 감소, 천문(fontenel)의 팽대
③ 창백증, 눈 주위 부종, 고열, 빈맥(rapid pulse)
④ 천문·눈 주위 함몰, 피부의 긴장감 저하, 핍뇨(oliguria)
⑤ 호흡수 증가, 고열, 천문의 팽대

23. 아토피성 피부염을 가진 아동의 부모를 위한 교육내용으로 적절하지 않은 것은?

① 부드러운 면 제품의 옷을 입히도록 한다.
② 영아가 긁는 것을 예방하기 위해 팔꿈치 억제대를 사용할 수 있다.
③ 습진 부위는 흉터가 남고 감염성이 있으므로 주의해야 함을 알려준다.
④ 유전적 소인이 있음을 알려준다.
⑤ 비누나 파우더 사용은 피하도록 한다.

24. 간질 아동과 가족에게 가장 강조해야 할 간호 내용은?
① 충분한 수면
② 식단에 의한 영양관리
③ 발작 중의 손상 예방
④ 정확한 시간과 식간에 약물투여
⑤ 약물 부작용에 대한 교육

25. 신증후군 아동의 증상과 징후로 옳은 것은?
① 황달
② 고혈압
③ 혈뇨와 전신부종
④ 고빌리루빈뇨로 인한 붉은 소변
⑤ 혈장단백 저하와 콜레스테롤 상승

26. 18개월 된 여아에게 발생하는 요로감염의 가장 흔한 원인은?
① 상기도 감염의 합병증
② 잦은 편도선 감염으로 인한 합병증
③ 멸균하지 않은 기저귀의 사용
④ 대변으로 인한 요도의 오염
⑤ 피부 감염에 속발되는 경우

27. 급성 인두염으로 진단을 받고 입원한 아동에게서 사정할 수 있는 내용이 아닌 것은?
① 고열
② 인두 충혈
③ 식사 거부
④ 변비
⑤ 침 흘림

28. 아동의 청력 이상 시 나타나는 증상이 아닌 것은?
① 낯선 사람과 대화를 잘하지 않는다.
② 말에 대한 반응이 적다.
③ 언어발달이 느리다.
④ 외이도에서 이물질이 발견될 수도 있다.
⑤ 말소리가 작다.

29. 뇌성마비 아동과 가족을 위한 장기적 간호계획으로 적절하지 않은 것은?
① 아동과 가족은 불용(disme)의 영향을 예방하기 위해 활동을 증진한다.
② 아동과 가족은 언어적, 비언어적 의사소통의 기술을 익힌다.
③ 아동의 인지능력/사고과정을 촉진시킨다.
④ 아동은 물리치료를 통하여 정상적인 운동능력을 회복한다.
⑤ 아동을 위해 특별히 고안된 용품 사용을 지도한다.

30. 아기 백일해 기침 발작 시 간호중재로 적절한 것은?
① 이마에 찬 수건을 대어준다.
② 복부지지하면서 옆에서 지켜준다.
③ 건조하고 따뜻한 환경을 만들어 준다.
④ 호흡기 전파의 위험이 있으므로 격리시킨다.
⑤ 활동을 장려한다.

31. 아동 백혈병에 관한 설명으로 바른 것은?
① 혈액 생산조직의 양성 질환이다.
② 백혈병은 미성숙한 백혈구가 급속하게 증가하는 것이다.
③ 아동 백혈병의 가장 흔한 형태는 급성 골수성 백혈병이다.
④ 5~7세 사이의 아동에서 발병률이 높다.
⑤ 소아기 암 중 뇌종양 다음으로 빈도가 높다.

32. 편도선 절제술을 한 5세된 아동이 회복하여 퇴원하려 한다. 아동의 부모에게 다음의 어떤 증상이 있을 때 병원을 방문하도록 교육하여야 하는가?
① 저체온
② 불유쾌한 구강냄새
③ 미열
④ 잦은 연하작용
⑤ 가벼운 이통

33. 급성 사구체신염으로 5세된 환아가 입원하였다. 간호력 중 진단 확인에 유용한 정보가 아닌 것은?

① 안검주위의 부종　② 고혈압
③ 혈뇨　　　　　　④ 당뇨
⑤ 단백뇨

34. 풍진을 예방하기 위해 고려해야 할 내용으로 적절한 것은?

① 풍진의 감염은 공기, 태반감염을 통해 이루어진다.
② 풍진은 임신 5개월 내 감염 시 바이러스가 태반을 통과하여 태아 기형을 유발한다.
③ 풍진에 이환된 동을 임신부와 격리시킬 필요는 없다.
④ 풍진의 예방접종은 12~15개월에 홍역, 볼거리와 함께 투여하며, 4~6세에는 단독으로 추가 접종한다.
⑤ 발진이 상지, 다리에서 얼굴 방향으로 퍼지며, 전 신체에 연속적인 분홍색 발진이 나타난다.

35. 류마티스 관절염 환아의 간호로 옳은 것은?

① 매 시간 혈압을 측정한다.
② 증상완화를 위해 찬물에 담근다.
③ 진통제를 지속적으로 투여한다.
④ 급성 염증이 완화된 후에 정상 관절운동을 시킨다.
⑤ 재활을 위해 달리기를 시킨다.

지역사회간호학

36. 지역사회 간호사업의 목적은?

① 지역사회의 건강문제를 직접 해결해 준다.
② 지역주민의 건강에 영향을 미치는 요인을 규명한다.
③ 지역주민의 건강관리 능력 향상을 도모한다.
④ 전문가적 입장에서 건강의 중요성을 인식시킨다.
⑤ 지역사회 건강유지 능력수준을 파악한다.

37. 지역사회 간호사업과 보건간호사업의 특성에 대한 옳지 않은 설명은?

① 지역사회 간호사업은 개인보다 인구집단에 초점을 둔다.
② 지역사회 간호사업은 개인과 가족까지 초점을 확대한다.
③ 보건간호사업은 공공재원으로만 이루어진다.
④ 역사적으로 지역사회 간호사업이 보건간호사업보다 먼저 행해졌다.
⑤ 지역사회 보건사업은 하의상달식으로 이루어진다.

38. 지역사회의 건강상태를 측정하고자 할 때 가장 정확한 지표는?

① 지역주민의 음주, 흡연율
② 지역시설의 위생, 안전상태
③ 지역의 보건예산 규모
④ 지역주민의 질병 이환율
⑤ 지역사회 정치적 성향

39. 지역사회 자료수집 방법 중 간접적인 방법은?

① 자동차로 지역사회 순회
② 주민을 대상으로 한 설문지 조사
③ 동사무소의 인구 통계율 조사
④ 지역행사 참여
⑤ 지역 주민과의 면담

40. 지역사회 간호문제 중 가장 우선적으로 해결해야 할 문제는 어느 것인가?

① 급성 전염병의 위험성이 있는 문제
② 학령기 아동에게 영향을 미치는 문제
③ 모성건강에 영향을 미치는 문제
④ 영유아 사망에 영향을 미치는 문제
⑤ 유병률이 높은 각종 만성질환

41. 자유방임형 의료체계의 특징으로 옳은 것은?
① 포괄적이고 종합적인 서비스를 받을 수 있다.
② 의료비가 저렴하다.
③ 지역과 계층에 관계없이 균등한 서비스를 받을 수 있다.
④ 의료의 질이 저하된다.
⑤ 국가의 통제가 최소화된 형태이다.

42. 맹장 수술 3일후 퇴원한 환자가 DRG(포괄수가제) 적용을 받았다. 이러한 의료비 지불제도의 특징으로 옳은 것은?
① 고가의 최신장비 서비스를 받을 수 있다.
② 경제적인 서비스를 받을 수 있다.
③ 최상의 간호 서비스를 받을 수 있다.
④ 폭넓은 선택 범위에서 고를 수 있다.
⑤ 행정적으로 복잡하다는 단점이 있다.

43. 지역사회의 모든 개인 및 가족이 쉽게 받아들일 수 있는 방법으로 설계되어 지역주민의 적극적인 참여로 운영되어야 한다는 1차 보건의료의 필수 요소는?
① 가용성
② 접근성
③ 주민의 참여
④ 포괄성
⑤ 상호 협조성

44. 호흡기로부터 탈출하는 병원체가 아닌 것은?
① 감기
② 결핵
③ 뇌염
④ 홍역
⑤ 디프테리아

45. 1차 보건의료제공자인 보건진료 전담공무원 제도의 근거가 되는 법으로 적절한 것은?
① 지역보건법
② 산업보건법
③ 학교보건법
④ 보건소법
⑤ 농어촌 보건의료를 위한 특별조치법

46. 노인의 신체적·정신적 특징으로 옳은 것은?
① 성인보다 정상체온의 범위가 낮다.
② 근육을 많이 사용하는 운동을 즐길 수 있다.
③ 시력과 청력의 변화는 없다.
④ 기억력이 증가된다.
⑤ 간 대사능력이 증가하여 약물의 양을 많이 주어야 한다.

47. 할아버지가 허리를 다치셔서 할머니가 병수발을 하느라 집안일을 전혀 하지 못하는 상황에 놓인 가족이 있다. 간호중재 시 가장 먼저 해주어야 할 것은?
① 재정적인 지원을 해준다.
② 전문요양원
③ 주간보호센터
④ 방문목욕
⑤ 가정봉사원 의뢰

48. 지역사회 정신보건사업의 1차 예방사업으로 가장 적절한 것은?
① 정신질환자를 대상으로 하여 정신보건교육을 한다.
② 직장인 스트레스 대처프로그램을 실시한다.
③ 정신장애자의 재활훈련을 통하여 사회적응을 돕는다.
④ 정신과적 응급진료 또는 응급상담 서비스
⑤ 정신질환 입원병상 운영

49. 노년기 가족의 발달단계 과업으로 옳은 것은?
① 새로운 취미생활 찾기
② 부부역할 재조정
③ 사회적 지위의 상실에 대한 대처
④ 자녀와의 유대관계 유지
⑤ 가정의 전통과 관습의 전승

50. 만성질환 장애자 아버지를 둔 가족이 있다. 어머니가 지난달부터 생계유지를 위해서 식당에서 일을 하기 시작했을 때 가족 내에서 일어날 수 있는 가장 큰 변화는 무엇인가?
① 가족의 건강 신념
② 아버지의 질병 양상
③ 경제적 상황 향상
④ 가족역할 재분배
⑤ 가족의 치료적 기능

51. 가족간호 사정에 관한 내용으로 옳은 것은?
① 문제점이 없는 대상자는 제외한다.
② 가족 구성원 개개인의 특성에 중점을 둔다.
③ 가족 문제점과 함께 강점을 동시에 사정한다.
④ 정보 수집은 가족 구성원을 통해서만 이뤄진다.
⑤ 정상 가족 기능이 사정의 기준이 된다.

52. 가정방문의 장점으로 적절하지 않은 설명은?
① 상황이 비슷한 다른 가족들과의 모임을 갖고 긍정적인 상호작용을 할 수 있게 한다.
② 가족 구성원 개인뿐 아니라 가족 전체를 총체적으로 사정할 수 있다.
③ 가족의 문제점과 장점을 모두 파악할 수 있다.
④ 가족 구성원과의 상호작용을 증진시킬 수 있다.
⑤ 긴장감이 적고 편안한 분위기에서 간호서비스를 제공할 수 있다.

53. 가정간호사가 도입된 배경으로 옳은 것은?
① 급성질환증가
② 질병 중심 치료
③ 고가의 의료장비 사용 증가
④ 입원일수 감소
⑤ 종합병원의 장기 환자 집중

54. 흡연자를 대상으로 금연보건교육을 실시하였다. 교육 직후 효과를 평가하고자 할 때 가장 적절한 것에 해당하는 것은?
① 보건교육에 투입된 자원들을 조사한다.
② 대상자의 신념, 가치관의 변화를 사정한다.
③ 금연 실천율을 조사한다.
④ 흡연으로 인한 이환율을 조사한다.
⑤ 보건교육의 진행 정도가 어느 정도였는지 조사한다.

55. 말라리아, 수면병 등의 전파방법은?
① 증식형   ② 발육형
③ 경란형   ④ 배설형
⑤ 증식발육형

56. 올바른 피임방법에 대해 교육하고자 할 때 정의적(affective) 영역에 해당하는 것은?
① 피임의 목적에 대해 말할 수 있다.
② 피임을 수용한다.
③ 피임방법의 종류에 대해 알고 있다.
④ 피임의 장단점을 비교한다.
⑤ 피임의 구체적인 방법을 설명할 수 있다.

57. 학교보건의 보건교육에서 교육방법 선택 시 고려할 점으로 적절하지 않은 것은?
① 보건교육자의 기호
② 학습의 난이도
③ 대상자의 교육 정도
④ 만드는 데 필요한 노력과 비용
⑤ 보건 교사의 지도 기술

58. 금연프로그램의 도입단계에서 대상자에게 동기 부여를 위해 사용하는 방법으로 가장 적절한 것은?
① 학습 내용 중 중요한 부분을 학습자에게 질문한다.
② 자조모임 및 개별 활동을 수행한다.
③ 행동변화의 구체적인 목표를 설정한다.
④ 폐암 동영상을 보여준다.
⑤ 금연 성공사례를 제시한다.

59. 학습자들이 실제 상황 중의 한 인물로 등장하여 연기를 하면서 실제로 그 상황에 처한 사람들의 입장과 상황을 이해하고 이를 통해 해결 방안을 모색해보는 학교 보건교육방법은?

① 시범
② 역할극
③ 영화
④ 비디오
⑤ 슬라이드

60. 학교보건의 목적 중 건강증진에 대한 설명으로 옳은 것은?

① 전체 학생 중 다수가 갖고 있는 질병을 치료하도록 한다.
② 고위험 집단에 대해서 초점을 두고 관리한다.
③ 비만으로 인한 합병증을 예방하기 위해서 비만관리프로그램을 실행한다.
④ 잘못된 일상생활 습관을 고칠 수 있도록 한다.
⑤ 학습능력을 증진시키기 위한 학습프로그램을 실시한다.

61. 보건교사가 학교 안전 프로그램에 대해 계획할 때 해당하는 사항으로 옳지 않은 것은?

① 안전문제의 위험성에 대해 사정한다.
② 기존의 안전 체계 및 조직도를 확인한다.
③ 학교장에게 안전한 학교시설의 설치를 건의한다.
④ 위험한 시설에 주의표지판을 부착한다.
⑤ 위험 시설의 공학적 개선을 계획·실시한다.

62. 학교에서 세균성 이질 환자가 발생하였을 때 학교장이 취할 조치로 옳은 것은?

① 증상이 없어질 때까지 환아의 등교를 중지시킨다.
② 발생 즉시 환아를 집으로 돌려보낸다.
③ 더 이상의 피해를 막기 위해 휴교조치를 취한다.
④ 관할 보건소장에게 즉시 신고한다.
⑤ 전교생을 대상으로 예방접종을 실시한다.

63. 산업장 간호사의 역할 중 변화촉진자의 역할로 가장 적절한 것은?

① 변화를 위한 동기를 부여한다.
② 보건 교육을 실시한다.
③ 대상자의 건강정보를 수집하고 대상자를 보호한다.
④ 작업 환경 개선 및 유지 관리
⑤ 근로자의 건강검진을 실시한다.

64. 건강진단의 건강관리 분류단계 중 C1이 의미하는 것은?

① 건강관리상 의학적 및 직업적 사후 관리조치가 불필요
② 직업병 예방을 위해 적절한 의학적 및 직업적 사후관리조치 필요
③ 일반질병 예방을 위해 적절한 의학적 및 직업적 사후관리조치 필요
④ 직업병의 소견이 있어 적절한 의학적 및 직업적 사후관리조치 필요
⑤ 일반질병의 소견이 있어 적절한 의학적 및 직업적 사후관리조치 필요

65. 산업장에서 실시하는 일반건강진단에 대한 설명으로 옳은 것은?

① 근로자의 비용부담으로 채용 후 배치부서에 배치하기 전 실시한다.
② 위험요인이 될 수 있는 건강 문제를 조기에 발견하기 위함이다.
③ 직업병을 조기에 발견하여 적절한 사후 관리 또는 치료를 받도록 하기 위함이다.
④ 고용된 모든 근로자에 대하여 3년에 1번, 암검진과 함께 실시한다.
⑤ 근로자의 의학적 적성에 맞는 작업장에 배치하고자 함이다.

66. 산업보건 현장에서 VDT증후군 예방을 위한 보건교육을 실시하고자 한다. 가장 효과적인 교육방법으로 가장 적절한 것은?

① VDT에 대한 집단강연을 실시한다.
② 1:1 개별교육을 실시한다.
③ 책상에 관련 내용 스티커를 부착한다.
④ 작업시간 중 사내방송을 한다.
⑤ 건강 관리실에 리플랫을 비치한다.

67. 산업 간호사가 보호구 착용을 하지 않고, 유기용제에 노출되어 쓰러진 채 의식을 잃은 근로자를 발견하였다. 이에 대한 간호중재로 적절하지 않은 것은?

① 유기용제가 묻은 옷을 벗긴다.
② 옷으로 따뜻하게 감싸고 안정을 취한다.
③ 사용 작업장 밖으로 끌어낸다.
④ 호흡이 멎었을 시 인공호흡을 실시한다.
⑤ 물과 커피를 주어 회복을 돕는다.

68. 0~4세 인구가 50세 이상 인구의 2배가 안 되는 인구구조 유형은?

① 별형
② 호리병형
③ 항아리형
④ 종형
⑤ 피라미드형

69. 전체 학생 수가 120명인 초등학교의 5주간 수두 발생 환자 통계이다. 4주째 수두환자 발생률은?

	1주	2주	3주	4주
발생환자 수	5명	6명	9명	5명

① 1%
② 4.2%
③ 5%
④ 10%
⑤ 20%

70. 최근 들어 십대 임신의 비율이 늘어나고 있다. 이에 대한 적절한 대책은?

> 가. 연령과 특성에 맞는 성교육 프로그램을 개발한다.
> 나. 학교 내 성교육 수업시간을 확보한다.
> 다. 지역사회 내 성상담 센터 이용을 활성화 한다.
> 라. 청소년을 대상으로 실천적 피임교육을 실시한다.

① 가, 나, 다   ② 가, 다
③ 나, 라   ④ 라
⑤ 가, 나, 다, 라

정신간호학

71. 다음 중 정신건강을 사정하는 데 있어 기준이 되는 내용으로 옳지 않은 것은?

① 불행한 가정환경
② 스트레스에 견디고 불안에 대처하는 능력
③ 인간관계 기술
④ 주위를 적절히 파악할 수 있는 능력
⑤ 긍정적 태도

72. Sullivan의 발달 이론에 대한 설명으로 옳은 것은?

① 정상아동의 발달과정을 관찰하여 이론적 근거로 삼았다.
② 인간 불안의 근원은 대인관계 거절에 대한 두려움 때문이다.
③ 생후 3년 동안의 정신적·심리적 과정에 대한 내용이다.
④ 자신의 성장경험을 바탕으로 프로이드 이론을 보충했다.
⑤ 행동은 학습되고 바람직하지 않은 습관이 이상행동으로 변화한다.

73. 다음 중 측두엽과 관련된 기능으로 옳은 것은?

① 시각 기능   ② 성적 행동
③ 언어 이해   ④ 미각정보 해석
⑤ 시각정보 해석

74. 의식에 대한 설명 중 옳지 않은 것은?
① 개인이 인식하며 통제할 수 있는 지적, 정서적 및 인간관계 등의 경험을 말한다.
② 외부현실에 비추어 판단한다.
③ 이차 사고과정에 의하여 논리를 따른다.
④ 대부분의 방어기전은 의식에 속한다.
⑤ 언어나 행동을 통해서 전달되는 개인의 주관적인 현상이다.

75. 5세 남자 아이가 어머니를 소유하고 아버지를 제거하길 원하며 아버지를 두려워할 경우, 이 아이의 행동을 프로이드의 발달이론으로 설명한다면?
① 잠복기 요구를 표현한 것이다.
② 구강기 요구를 표현한 것이다.
③ 일렉트라 콤플렉스를 표현한 것이다.
④ 오이디푸스 콤플렉스를 표현한 것이다.
⑤ 항문기 요구를 표현한 것이다.

76. 파혼 후 자살 시도를 한 적이 있는 여성이 입원 후 "난 괜찮아요. 우울하지 않고 잠도 잘 자요."라고 하였다. 이 여성이 사용하고 있는 방어기전은?
① 반동형성　② 부정
③ 취소　　　④ 격리
⑤ 전환

77. 불안의 특징으로 옳은 것은?
① 불안에는 어떤 특정한 대상이 있다.
② 불안이 높으면 지각 영역이 증가하게 된다.
③ 불안이 하나도 없는 상태는 집중력을 높인다.
④ 매일매일의 생활에서 막연한 긴장을 하게 된다.
⑤ 개인의 객관적인 경험을 통해서 불안을 추정한다.

78. 다음 의사소통 중 치료적 의사소통에 속하는 것은 어느 것인가?
① "그럴 리 없어요. 누구나 다 쓸모 있는 사람이에요."
② "저는 당신이 이렇게 하는 게 좋겠어요."
③ "저도 그렇게 생각해요."
④ "당신은 하신 일에 대해 당황하고 혼란을 느끼셨군요."
⑤ "만약 내가 당신이라면 그렇게 하지 않았을 거예요."

79. 심리적 일치(rapport)에 대한 설명으로 적절하지 않은 것은?
① 두 개인이 신뢰하고 친밀한 관계에서 인간적인 관심을 갖는 것이다.
② 타인의 사고나 태도들을 무조건 받아들이는 것이다.
③ 이타적인 돌봄을 주고받고자 하는 마음상태를 경험하는 것이다.
④ 한 인간으로서 다른 사람에게 경험되고 존재되도록 하는 능력이다.
⑤ 서로 혼합되고 교환된 감정과 태도에 의해 구성된다.

80. 지역사회 정신보건의 발달에 영향을 미친 역사적 사건으로 옳지 않은 것은?
① Adolf Mayer의 '치료적 지역사회' 용어 사용
② Clifford Beers에 의한 정신위생운동
③ 1950년 정온제의 개발
④ P. Pinel, W. Tuke, D. L. Dix 등에 의한 인도주의적 대상자 치료운동
⑤ 인도주의자의 환영을 받은 Beers의 입원 자서전

81. 완전히 통제력이 상실되어서 어떤 지시도 할 수 없고, 오래 지속될 경우 탈진이나 사망을 초래하는 불안의 정도는?
① 공황　　　② 중증 불안
③ 중등도 불안　④ 경미한 불안
⑤ 기질적인 불안

82. 위기 중재자는 위기 상태에 있는 많은 사람들을 동시에 중재해야 하는 경우가 많다. 간호사가 천안함 사고와 같은 재난에 처한 사람들을 상담할 때, 다음 중 어떤 문제를 잘 설명해 주어야 하는가?

① 인재나 자연재난, 전쟁 등은 발달위기임을 알고 그 내용을 잘 인식시킨다.
② 재난 후 보통 6개월 내에 재구성 단계가 이루어지지 않으면 심리적 문제가 증가할 수 있음을 인식하고 대상자에게 잘 설명해 준다.
③ 재난에 처한 사람들은 정서적 반응이 전혀 나타나지 않음을 설명한다.
④ 위기는 수주 혹은 수개월 동안 지속될 수 있음을 노출시키지 않는다.
⑤ 이러한 위기는 모든 사람들에게 반드시 나타남을 설명하여 대상자를 안심시킨다.

83. 가족 부담감에 대한 설명 중 틀린 것은?

① 가족 부담감은 일상적인 가정의 평형 상태를 깨어지게 한다.
② 가족 부담감은 객관적일 수도 있고 주관적일 수도 있다.
③ 가족 부담감은 가족의 정신건강에 영향을 준다.
④ 가족 부담감은 사회적 지지체계와는 관련이 없다.
⑤ 주관적인 부담감은 부담스럽다는 개인적인 느낌이다.

84. 새로운 자극이 들어오는 데도 계속 같은 말을 반복하고 한 개 내지 몇 개의 단어나 문장에서 벗어나지 못하는 경우는?

① 음송증 ② 보속증
③ 지리멸렬 ④ 상동증
⑤ 기행증

85. 다음 중 조현병 환자의 음성증상은?

① 연상의 이완 ② 와해된 언어
③ 사회적 위축 ④ 환각
⑤ 부적절한 정서

86. 항정신병약물을 복용하기 전에 환자의 혈압을 재는 이유는?

① 약물의 순응도를 높이기 위하여
② 기립성 저혈압을 사정하기 위하여
③ 호르몬의 불균형을 초래하기 때문에
④ 대부분의 항정신병약물들이 고혈압을 유발하기 때문에
⑤ 약이 졸음을 유발하기 때문에

87. 조현병으로 입원한 박씨는 "누군가 나보고 '죽어'라고 말하고 있어요.", "내 욕을 하는 소리가 들려요."라고 하며 불안한 모습으로 서 있다. 이 대상자에게 내릴 수 있는 1차적인 간호진단은?

① 사회적 고립 ② 사고내용의 장애
③ 자가간호결핍 ④ 폭력의 위험성
⑤ 감각지각의 변화

88. 조현병 환자를 대할 때 간호사로서 우선적으로 계획해야 하는 것은?

① 피로를 예방하기 위해 자주 쉬도록 한다.
② 조용히 있도록 한다.
③ 거절적인 태도를 취한다.
④ 환자와의 의미 있는 관계를 수립하고 신뢰감을 형성한다.
⑤ 동료집단과 사회적 관계를 맺도록 격려한다.

89. 다음은 양극성 장애에 대한 설명이다. 적절한 것은?

① 조증 삽화가 없으며 거의 매일, 하루 종일 지속되는 우울한 기분이 특징이다.
② 기분이 뚜렷하게 저하될 뿐 대인관계나 사회적, 직접적 기능장애는 없다.
③ 한 번 또는 그 이상의 조증 에피소드가 있고, 주요 우울장애 에피소드가 있다.
④ 주로 사용되는 약물은 MAO억제제와 SSRI이다.
⑤ 애도의 과정을 제대로 경험하지 못한 사람들의 병적 슬픔 반응이다.

90. 52세의 한 환자가 "만사가 싫다. 살기 싫다. 죽고 싶다"는 등의 호소로 우울장애로 진단받고 입원하였다. 이 씨를 위한 간호사의 간호중재 방법으로 적절한 것은?
① 환자가 소유물을 나누어주는 행동은 증상이 악화되고 있는 것으로 이해한다.
② 심한 우울증이 많이 호전될 경우 자살 위험에 대한 중재를 그만둔다.
③ 자주 병실을 방문하고 대답을 하지 않더라도 수시로 말을 건다.
④ 충분히 수면을 취할 수 있도록 조용한 병실을 배정하고 순회를 삼간다.
⑤ 환자가 자살에 대한 이야기를 할 때 피하고 병실에서 안정을 취하도록 한다.

91. 매일 잠도 자지 않고 사업을 구상하는 50대 이 씨가 있다. 월급을 모두 주식에 투자한 후 가정불화로 가족들에 의해 강제 입원하였다. 간호사가 이 씨에게 행할 간호중재로 가장 적절한 것은?
① 성취감을 경험하기 위해 경쟁적인 활동에 참여시킨다.
② 다양한 환경적 자극을 받을 수 있도록 한다.
③ 활동을 격려하고 적절한 신체적 중재를 한다.
④ 파괴적 행위 시 신체적 중재를 가한다.
⑤ 같은 증상의 환자와 어울리게 한다.

92. Lithium에 대한 설명으로 옳은 것은?
① 급성우울증의 초기 치료에 효과가 있으며 항우울제와 병용할 수 있다.
② 치료적 농도는 1.8~2.4mEq/L를 유지해야 한다.
③ 투여 시 수분 섭취를 최소화해야 한다.
④ 부작용으로 혈압이 증가할 수 있어 고혈압 환자에게는 금기이다.
⑤ 갑상샘, 심장, 신장에 영향을 미치기 때문에 사용 전에 미리 이들 기관의 이상 유무를 스크리닝해야 한다.

93. 불안에 대한 설명으로 맞는 것은?
① 공포와 유사한 개념이다.
② 개인의 객관적인 경험이다.
③ 방어기전으로 어느 정도 줄일 수 있다.
④ 정상인 사람은 겪지 않는다.
⑤ 중등도의 불안은 동기 부여를 한다.

94. 20세의 고 씨는 악수를 할 때마다 수없이 손을 닦는 환자이다. 가장 가능성 있는 진단은?
① 신체형장애
② 해리장애
③ 강박장애
④ 공포성 불안장애
⑤ 범불안장애

95. 다음 중 범불안장애의 행동특성과 연관 있는 것은?
① 어떠한 특정한 대상이나 상황에 대한 두려움을 느낀다.
② 예기치 못한 불안과 발작이 반복된다.
③ 피로감과 근육 긴장의 증상이 나타난다.
④ 자신의 의지와 무관하게 반복적인 행위를 한다.
⑤ 객관적으로는 위험한 근원이 아닌 대상이나 상황에 대해 계속적으로 지나친 두려움을 갖는다.

96. 주의집중을 못하고 안절부절 못하며, 심한 심계항진 및 호흡곤란 증세를 보이는 환자의 간호중재로 적절하지 못한 것은?
① 대상자와 조용한 장소에 같이 있으면서 안심시킨다.
② 자신이나 타인에게 해를 끼칠 위험이 있는지 관찰하며 조용한 곳으로 옮긴다.
③ 타 환자들로부터 지지를 받을 수 있도록 여러 사람이 있는 공간으로 옮겨 준다.
④ 처방된 항불안약물을 투약한다.
⑤ 대상자의 주의를 밖으로 돌리고 감정을 이완시킬 수 있도록 활동을 격려한다.

97. 건강염려증 환자의 특성으로 옳은 것은?
① 자신이 심각한 병에 걸렸다는 고정 불변의 집착과 공포를 가진다.
② 자신의 신체에 병적인 관심을 보인다.
③ 지적 능력 손상이 심하다.
④ 심리적으로 불안을 피하려고 한다.
⑤ 신체적 증상이 마음에서 온 것을 알면서도 괴로워한다.

98. 의심이 많은 환자에 대한 설명으로 옳은 것은?
① 타인을 이분법적으로 인식한다.
② 자신을 좋아한다는 확신 없이는 타인과의 관계를 회피한다.
③ 타인과 어울리는 것을 싫어한다.
④ 감정표현이 적고 경계를 한다.
⑤ 타인의 정직성을 확인하기 위해 말을 바꿔 이야기한다.

99. 신체형 장애 환자에 관한 설명 중 옳은 것은?
① 신체증상은 의도적이다.
② 무의식적인 갈등과 상관없다.
③ 상황에 적절하게 대처하는 반응이다.
④ 신체증상들은 이차적인 이득과 관련이 있다.
⑤ 기질적 원인에 의해 신체적인 증상을 호소한다.

100. 해리성 장애를 가지고 있는 대상자 간호의 가장 궁극적인 목표는?
① 왜곡된 사고를 교정하고 현실감을 갖게 하는 것
② 자기 인식을 통해 자기 개념의 변화를 가져오는 것
③ 자신의 잠재력을 깨닫고 최대한으로 자기실현을 하는 것
④ 부적응을 돕기 위해 새로운 대처 기능을 습득하도록 돕는 것
⑤ 안전한 환경에서 신뢰를 형성하여 자아를 재통합하도록 돕는 것

101. 알코올 중독으로 입원한 대상자가 입원한 지 이틀이 지나자 진전섬망을 나타내고 있다. 이때 간호사가 갑작스런 금주로 인한 금단증후군인 진전섬망으로 예측할 수 있는 증상은?
① 체온감소
② 혈압의 저하
③ 주의집중력 증가
④ 정서둔마
⑤ 지남력 상실

102. 암페타민 중독자가 금단증상을 겪고 난 후에도 계속적으로 암페타민 복용을 갈망하고 있다. 이에 대한 간호중재 방안으로 가장 효율적인 방법은?
① 방문객들의 소지품을 모두 조사한다.
② 암페타민을 대체할 다른 약물을 복용하게 한다.
③ 환자의 자살 위험성을 사정한다.
④ 폐쇄 병동에 대상자를 두고 관리한다.
⑤ 약물중독 문제를 극복한 다른 대상자로부터 지지를 받도록 한다.

103. 기질적 인지장애의 일반적 특성으로 옳은 것은?
① 대개 급성형으로 가역적이다.
② 병전 성격과는 관련이 없는 감정변화가 있다.
③ 과잉감각이나 과잉박탈의 영향을 받지 않는다.
④ 뇌에 기질적인 질환이 있다는 것이 병리학적으로 뚜렷이 증명되지는 않는다.
⑤ 성격의 변화로 인한 행동장애가 있다.

104. 치매환자에게 운동요법을 적용하려고 할 때 고려해야 할 사항에 해당하지 않는 것은?
① 발병 전 즐기던 운동을 현재 기능 상태에 따라 조절한다.
② 새로운 운동을 적용해 나갈 때는 단계적으로 서서히 강도를 높여 나간다.

③ 운동을 거부할 때라도 계속하도록 종용해야 한다.
④ 매일 같은 시간대에 일정한 순서대로 시행하는 것이 좋다.
⑤ 남아있는 기능을 최대한 활용하되 환자의 기능수준에 맞춘다.

105. 신경성 식욕부진증인 17세 김양이 조금만 음식을 섭취해도 과도한 운동으로 칼로리를 소비하고 한다. 이때 가장 우선적으로 중재해야 하는 것은?
① 자존감 증진
② 영양 결핍
③ 병식 인식
④ 다양한 신체활동
⑤ 산과적 치료

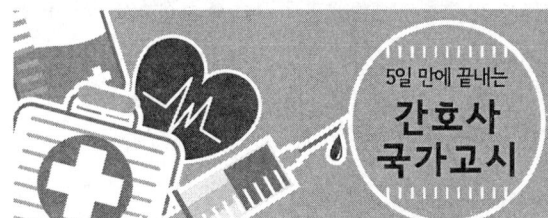

간호관리학

01. 초기 기독교 시대 의료기관인 다이아코니아에 관한 설명으로 옳은 것은?
① 다이아코니아는 나환자 격리 수용시설을 가지고 있었다.
② 제노도키아보다 더 큰 시설을 갖춘 기관이었다.
③ 여집사들이 진료를 하였다.
④ 여행자들의 휴식처 겸 병원으로 사용되었다.
⑤ 오늘날 보건소나 병원 외래 진찰소의 전신이 되었다.

02. 다음 중 중세 시대 인물에 대한 설명으로 옳은 것은?
① 마르셀라 : 수도원의 창시자
② 성 라데군데 : 목욕의 중요성을 인식하게 하였다.
③ 힐데가르데 : 죽은자의 장례업무를 대신해 주었다.
④ 마리 야호다 : 여자 수도원을 소개하였고 나병 치료에 힘썼다.
⑤ 성 빈센트 드 폴 : 병원 개선과 자선 간호를 통해 체계적인 사회개혁을 실시하였다.

03. 중세 후기 간호현상으로 옳은 것은?
① 간호교육은 특수계층에만 주어졌고, 사회현상의 변화에 따른 대상자의 간호요구는 전문화 되었다.
② 오랜 전쟁과 순례여행으로 부상자와 전염병자들을 간호하기 위해 기사간호단이 창설되었다.
③ 터티아리스단은 검은 옷을 입고 나환자 간호에 전념하여 흑간호단이라 불리게 되었다.
④ 종교개혁으로 인해 역사상 간호의 수준이 가장 저하되었다.
⑤ 칼리프가 히포크라테스와 갈렌의 의학을 부활시켜 간호발전의 계기가 되었다.

04. 다음은 미국의 간호지도자에 대한 설명이다. 옳지 않은 것은?
① 마호니 : 최초의 흑인 간호사
② 클라라 바톤 : 미국 적십자 설립
③ 왈드 : 빈민 간호 활동, 미국 보건간호협회 초대 회장
④ 가드너 : 존스 홉킨스 간호학교의 실습 시간 개정
⑤ 롭 : 미국과 캐나다의 간호연맹을 창설하여 초대회장으로 활약

05. 조선시대의 의녀제도와 관계 없는 것은?
① 재생원과 혜민서에서 일했다.
② 지원해서 의녀가 되면 해고되지 않았다.
③ 유교정신이 간호 발달을 저해했다.
④ 사대부 여인들을 진료 받게 하기 위해 시행되었다.
⑤ 태종 6년에 만들어졌다.

06. 독일의 카이세르스베르트에서 전개되었으며 간호의 암흑기에서 현대 간호로 전환시키는 중요한 역할을 담당한 것은?
① 탁발승단
② 종교개혁
③ 기사간호단
④ 신교 여집사단
⑤ 나이팅게일의 헌신

07. 대한간호협회의 주요 활동으로 옳은 것은?
① 대한간호학회에는 성인, 아동, 모성, 정신 등 4개 분야별 학회가 있다.
② 1993년 서울에서 제20차 ICN 총회를 개최하였다.
③ 보건간호사회는 간호사업을 보다 효율적으로 추진하기 위해 간호계를 대변할 수 있는 인물의 정계진출을 목표로 한다.
④ 1965년 35회 총회에서 전국 간호사의 윤리강령이 통과, 발표되었다.
⑤ 대한간호학회는 대한간호협회의 산하단체로 발족하였다.

08. 1973년 의료법 개정 내용으로 옳은 것은?
① 간호 고등기술학교에서 간호사를 양성하기로 결정하였다.
② 간호사 보수교육을 명문화하였다.
③ 정신, 아동, 노인전문 간호사를 인정하였다.
④ 개업의원과 입원환자 30인 미만의 병원에 간호조무사를 채용할 수 있도록 하였다.
⑤ 간호사자격 검정고시제도를 완전 폐지하였다.

09. 다음은 도덕적 개념에 대한 설명이다. 옳지 않은 것은?
① nonmoral은 도덕과 관계가 없는 존재 혹은 가치를 의미할 때 사용한다.
② 어떤 행위가 옳다는 것은 도덕원칙과 규칙에 합당함을 의미하는 것이다.
③ 옳음과 그름은 윤리학에서 사용하는 기본 용어이다.
③ 좋음은 선이고 좋은 것은 선을 가진 것이고 선은 분석 가능한 개념이다.
④ 도덕 대 부도덕, 도덕 대 도덕감 없음 등으로도 표현할 수 있다.
⑤ 어떤 행위가 옳다는 것은 도덕원칙에 합당하다는 것이다.

10. 2013년 제4차 개정된 한국간호사 윤리강령에서 이전의 제3차 개정 윤리강령과 비교하여 변화된 항목은?
① 건강환경 구현
② 개별적 요구존중
③ 평등한 간호제공
④ 정의와 신뢰의 증진
⑤ 생명과학 기술과 존엄성 보호

11. 1973년에 제정된 국제간호사 윤리강령에 따른 간호의 기본 책임이 아닌 것은?
① 건강증진　② 질병예방
③ 질병치료　④ 건강회복
⑤ 고통경감

12. 다음 중 선행의 원칙에 해당하는 설명으로 옳지 않은 것은?
① 타인에게 고통을 덜어주고, 행복을 주기 위해 적극적으로 노력하는 것이다.
② 환자에게 적극적인 선을 실행하기 위해 선행의 원칙을 환자의 자율성보다 앞세우는 경우도 있다.
③ 해로움을 예방한다고 생각되는 행동을 우선으로 해야 한다.
④ 소극적 선행의 의무는 타인에게 해를 입히지 않는 것이다.
⑤ 피해와 이득을 공정하게 분배하는 것이다.

13. 보호자가 경제적 사정으로 중환자실에 수개월 동안 입원중인 환자를 퇴원시키려한다. 이때 간호사가 병원에서 환자를 치료할 책임이 있음을 알리며 다시 한번 생각해보도록 보호자를 설득했다. 이 간호사는 어떤 원리에 근거하여 보호자를 설득한 것인가?
① 자율성의 원칙
② 악행금지의 원칙
③ 선행의 원칙
④ 정직의 규칙
⑤ 성실의 규칙

14. 사전 유서작성은 환자의 어떤 권리를 존중하는 것인가?

① 알 권리
② 치료받을 권리
③ 건강권
④ 사생활 보호의 권리
⑤ 자율성의 권리

15. 간호사가 주의의무를 게을리 하여 문제가 발생하였다. 이로 인해 환자에게 상해를 입혔고 그 인과관계가 인정되었을 경우 이를 무엇이라 하는가?

① 간호사고
② 간호과실
③ 불법행위
④ 책무불이행
⑤ 주의의무태만

16. K 간호사는 나이트 근무 중 fentanyl patch 처방을 주사 처방으로 착각하여 주사제재를 만들어 환자에게 투여하였다. K 간호사가 이행하지 못한 의무는 무엇인가?

① 주의의 의무
② 설명 및 동의의 의무
③ 간호기록부의 기록 및 보존 의무
④ 비밀유지의 의무
⑤ 진료 요청에 응할 의무

17. 사회학자인 Pavalko는 직업이 얼마나 전문직화되었는지를 결정하기 위해 전문직의 8가지 기준을 설정하였다. 다음 중 Pavalko가 제시한 전문직의 기준이 아닌 것은?

① 이론이나 지적기술
② 종교적 원리
③ 직업선택의 동기가 이타적
④ 기본적인 사회가치와의 관련성
⑤ 공동체 의식

18. 다음 중 간호전문직의 평가기준으로 알맞은 것은?

① 간호이론이나 연구, 실무를 통해서 간호를 사정하고 계획하여 시행한 결과를 평가하여야 한다.
② 간호사의 지위향상, 권익옹호 및 정계진출을 위해 정우회가 조직되어야 한다.
③ 정규 간호교육을 마친 후 국가고시를 거쳐 간호사 자격증을 소지한 간호사가 업무를 수행하는지 평가한다.
④ 국가의 보건정책 방향성을 근거로 한 윤리강령이 설정되었는지 확인한다.
⑤ 단기간의 교육으로 수행 가능해야 한다.

19. 우리나라에 간호관리의 중요성과 필요성이 대두된 것은 1970년대 후반부터라고 할 수 있다. 이러한 사회적 요청과 학문적 발전의 배경요인이 아닌 것은?

① 의료 수요의 증가
② 국민의 건강권에 대한 인식 증가
③ 간호의 국제화와 이론적 체계 구축
④ 병원에서 간호관리의 비중증가
⑤ 의료보험의 저수가 정책

20. 간호관리체계 모형에서 투입요소에 해당하는 것은?

① 간호의 질
② 병상가동률
③ 재원일 수
④ 시설 및 장비
⑤ 환자만족

21. 2인 감독자체계로 기능과 생산이라는 이중 구조를 가지는 조직 형태는?

① 매트릭스 조직
② 라인 – 스텝 조직
③ 기능적 조직
④ 프로젝트 팀 조직
⑤ 공유관리 조직

22. 다음은 계획안에 대한 설명이다. 옳은 것은?
① 기획은 계획안의 산물로 계획안보다 하위의 개념이다.
② 계획안은 과정으로 나타나는 동태적 개념이다.
③ 계획안에는 사업의 목적과 목표 내용에 맞는 예상되는 결과를 포함시켜야 한다.
④ 계획안에는 조정 절차가 포함되지 않는다.
⑤ 수단을 구체화해서는 안 된다.

23. 다음 중 기획에 관한 개념으로 옳은 것은?
① 규칙 : 관리를 통해 이루어지는 업무나 서비스의 수준을 정해놓은 것
② 표준 : 특정 활동을 해야 하는가 혹은 하지 말아야 하는가를 결정해 놓은 계획안
③ 정책 : 조직의 철학이 추구하는 것
④ 절차 : 계획안들을 수행하는 데 필요한 규칙과 업무의 세부적 단계
⑤ 규정 : 목표로부터 유도되어 나와 간호관리의 방향을 설정

24. 타인의 영향력을 배제한 의사결정을 할 수 있는 의사결정 방법으로, 설문지를 통해 각자의 전문적인 의견을 제시하고 다른 사람의 의견을 반영하며 설문지 수정 후 이를 이용하여 다시 의견을 제시하는 절차를 반복하여 최종결정을 내리는 의사결정 방법은 무엇인가?
① 유추법　　　　② 브레인스토밍
③ 명목집단법　　④ 델파이법
⑤ 집단노트기법

25. 병원조직이 지니는 인사관리의 중요성에 대한 설명으로 옳지 않은 것은?
① 간호의 표준 설정과 유지를 위한 틀을 갖추어야 한다.
② 전체 운영비 중 인건비가 차지하는 비중이 많다.
③ 다른 조직에 비하여 노동집약적이며 구성원 개개인의 능력이 매우 중요하다.
④ 경쟁력 있는 조직 가치 창출을 위해 핵심적인 능력을 수행할 수 있도록 개발해야 한다.
⑤ 다른 조직에 비해 다양한 직종의 인력으로 구성되어 있다.

26. 간호 조직 내에서 직원의 능력이 부족하고 일에 대한 흥미를 느끼지 못하고 있을 때, 간호관리자에게 필요한 리더십으로 가장 적절한 것은?
① 지시적 리더십　　② 지원적 리더십
③ 참여적 리더십　　④ 위임적 리더십
⑤ 성취지향적 리더십

27. 성공적인 통제를 위한 유의사항으로 가장 적절하지 않은 것은?
① 계획과 실제 결과와의 괴리는 즉각적으로 통제한다.
② 중요문제에 대해서 중점적으로 통제한다.
③ 원인에 중점을 두고 인간적인 상황은 배제한다.
④ 상황변화에 따라 불필요한 통제수단을 과감히 배제한다.
⑤ 예외적인 경우에는 일상적인 업무는 위임하고 예외적인 경우에 관심을 갖는다.

28. 다음의 간호 질 관리평가방법 중 입원 중인 환자에게 간호의 질, 만족도 등을 평가하게 하는 것은?
① 동시평가　　② 소급평가
③ 결과평가　　④ 과정평가
⑤ 구조평가

29. 중간관리자의 역할에 대한 설명으로 옳은 것은?
① 포괄적 목표달성에 초점을 둔다.
② 일선의 간호를 제공한다.
③ 간호단위의 보고를 받는다.
④ 간호부의 목표와 방향을 정한다.
⑤ 근무표를 작성한다.

30. 간호단위에 대한 설명으로 옳지 않은 것은?
① 간호부서는 여러 개의 하위조직인 간호단위로 구성된다.
② 간호직원이 공동으로 간호에 참여하는 조직체로서 운영한다.
③ 최소의 구조적 단위를 의미하므로 직원과 시설을 포함하지 않는 개념이다.
④ 최적의 간호를 수행하기 위해 간호목표를 성취하는 간호관리의 기본단위이다.
⑤ 간호대상자들이 입원하여 간호와 치료를 받을 수 있는 병원의 핵심적 공간이다.

31. 간호사의 직무 스트레스로 옳지 않은 것은?
① 집안 청소 때문에 일하면서도 화가 난다.
② 환자와 대화하기가 힘들다.
③ 약을 보면 손이 떨린다.
④ 환자만 생각하면 스트레스를 받는다.
⑤ 수간호사와 대면하기 싫다.

32. 1차 간호에 대한 설명으로 옳은 것은?
① 1명의 간호사가 환자의 입원부터 퇴원까지 24시간 책임을 진다.
② 1차 간호사가 비번인 경우 간호의 수행이 불가능 하다.
③ 간호관리자는 간호사에게 교육자 역할을 한다.
④ 환자와 관련된 모든 일을 처리해야 하기 때문에 직접 간호 시간이 감소한다.
⑤ 기능적인 업무를 수행한다.

33. 병원감염을 예방하기 위한 방법으로 가장 쉽고 효율적인 것은?
① 손 씻기
② 환자의 격리
③ 감염관리 교육
④ 병원감염 감시활동
⑤ 외과적 무균술 시 활동

34. 투약사고를 예방하기 위한 방법으로 가장 적절하지 않은 것은?
① 약물 투여 시 5right를 정확히 확인하고 투여한다.
② 약품 사용설명서의 주의사항을 잘 이해하고 투여한다.
③ 구두처방을 받았을 경우 투약 후 바로 서면처방을 받는다.
④ 다른 약과 혼합할 경우 혼합할 약명, 용량을 잘 확인한다.
⑤ 투약 후 부작용 여부는 최대한 늦게 확인한다.

35. 물품관리에 대한 내용이다. 옳지 않은 것은?
① 물품의 분류를 정확히 하여 물품의 목록을 작성하는데 크게 소모품, 비품, 세탁물 등으로 나누어 정리한다.
② 물품의 적정 재고수준을 유지하도록 하고 물품 명세서에 적정 재고량, 물품유효기간 등도 명시한다.
③ 대개 비품은 폐기물품과 교환청구를 하며 새 비품을 수령할 때 폐기물품과 교환한다.
④ 물품은 수리해야 할 경우 경제적 타당성보다 수리 가능성을 고려하여 효율성을 높인다.
⑤ 물품 출입의 정확한 기록을 하여 물품의 수요추세를 판단할 수 있게 한다.

기본간호학

36. 인간성장 발달단계의 특징으로 틀릴 것은?
① 신생아기 – 부모와 강한 결속을 형성한다.
② 유아기 – 호기심과 탐구심이 풍부하고 독립적이고 자율적이다.
③ 학령기 – 협동적 태도와 자기 통제력이 발달한다.
④ 중년기 – 위험성 높은 활동을 통해 스트레스를 해소한다.

⑤ 노년기 – 보호와 안전에 대한 요구도가 증가한다.

37. 다음의 각 건강 모델에 대한 설명이 틀린 것은?
① 임상 모델 – 건강은 질병이나 증상 및 징후가 없는 상태를 의미한다.
② 건강, 질병 연속성 모델 – 건강과 질병은 유동적이다.
③ 고도의 안녕 모델 – 개인의 잠재력이 극대화되도록 기능하는 것을 말한다.
④ 병원체, 숙주, 환경 모델 – 건강은 환경에 잘 적응한 행복한 상태를 의미한다.
⑤ 건강신념 모델 – 개인의 건강관련 행위에 있어서 지각을 중요시 한다.

38. 간호목표 진술에 대한 지침으로 옳지 않은 것은?
① 목표는 진단으로부터 도출되어야 한다.
② 목표는 관찰과 측정이 가능해야 한다.
③ 목표가 달성되어야 하는 최종기일을 밝힌다.
④ 목표는 대상자 중심으로 기술되어야 한다.
⑤ 목표는 최종기일을 밝히되 시간의 제한을 두지 않는다.

39. 낙상 예방을 위해 억제대 적용 후 몸부림을 쳐서 양팔에 멍이 든 경우 적절한 간호중재는?
① 억제대를 풀고 침대를 높여준다.
② 찬 음료수를 제공하여 환자를 각성시킨다.
③ 억제대를 풀어주고 환자 곁에 머물며 대화한다.
④ 가족에게 억제대를 풀 수 없는 이유를 설명한다.
⑤ 억제대를 그대로 유지하고 수면제를 먹이고 진정시킨다.

40. 다음 중 호흡을 측정하는 방법으로 옳은 것은?
① 대상자에게 호흡측정에 대해서 설명한 뒤 측정한다.
② 리듬이 규칙적이면 15초간 측정해서 4배를 하고 불규칙적이면 30초간 측정한다.
③ 맥박 측정 후 손을 떼고 호흡을 측정한다.
④ 흡기와 호기를 합하여 1회로 계산한다.
⑤ 대상자의 코나 입에 손을 대고 측정한다.

41. 7번 뇌신경을 사정하기 위한 방법은?
① 양 눈썹을 올려보게 한다.
② 이마, 뺨, 턱의 통각을 검사한다.
③ 안검하수증 및 안구 진탕 유무를 확인한다.
④ 이를 꽉 다물게 하고 측두근과 저작근을 촉진한다.
⑤ 대상자는 위를 보도록 하고 각막에 솜털을 대본다.

42. 도뇨관 삽입을 통한 요로감염 등과 같이 치료적·진단적 과정에서 발생한 감염으로 옳은 것은?
① 내인성 감염 ② 감염성 감염
③ 외인성 감염 ④ 의원성 감염
⑤ 치료적 감염

43. 흉부물리치료에 대한 설명으로 옳은 것은?
① 피부 혈액순환을 촉진시키기 위해서 손을 펴서 흉부를 두드린다.
② 흉골 부위를 리듬감 있게 두드린다.
③ 타진을 제대로 할 경우 텅 빈 듯한 평평 소리가 난다.
④ 환자가 흡기하는 동안 진동을 시행한다.
⑤ 영아나 소아에게는 타진법보다는 진동법을 시행한다.

44. 다음 중 비위관이 올바르게 삽입되었다고 볼 수 있는 것은?
① 주사기로 공기를 주입했을 때 아무런 잡음도 들리지 않는다.
② 튜브 끝부분을 물 컵에 넣었을 때 기포가 발생한다.
③ 주사기로 공기를 주입할 때 트림이 나온다.
④ 주사기로 흡인했을 때 맑은 황갈색 혹은

녹색의 액체가 나온다.
⑤ 흡인된 액체의 산도가 pH 7이다.

45. 수분결핍증을 유발할 수 있는 위험요인은?
① 과도한 수분섭취 ② 식욕증진
③ 변비 ④ 요실금
⑤ 이뇨제 사용

46. 결장루를 가지고 있는 환자에게 결장루 관리법에 대해 교육하려고 한다. 교육내용으로 적절한 것은?
① 치즈, 브로콜리 같은 음식의 섭취를 권장한다.
② 양파, 양배추 같은 음식은 장내가스 형성을 억제한다.
③ 피부보호막은 하루에 한 번 교환하는 것이 좋다.
④ 1L의 시원한 수돗물을 이용하여 장루주머니를 세척한다.
⑤ 주머니는 1/3이나 1/2 정도 찼을 때 비우도록 한다.

47. 배뇨곤란 환자가 배뇨할 수 있도록 도와주는 간호중재로 적절하지 않은 것은?
① 배뇨할 수 있는 적절한 자세를 취해 준다.
② 물 흐르는 소리를 듣게 한다.
③ 회음부를 따뜻하게 해준다.
④ 손으로 방광부위를 부드럽게 압박한다.
⑤ 손을 차가운 물에 담그게 한다.

48. 관장의 종류에 따른 목적으로 바르게 연결된 것은?
① 수렴관장 – 조직을 수축시켜 지혈
② 배출관장 – 구충제거, 영양소 공급
③ 정체관장 – 변비, 분변매복 시
④ 구풍관장 – 장훈련 계획 시
⑤ 영양관장 – 부드럽게 대변 배출

49. 당뇨병 환자의 손·발관리로 옳은 것은?
① 손·발톱을 줄로 갈아 준다.
② 청결을 위해 손·발톱을 짧게 자른다.
③ 발꿈치 각질은 면도기로 다듬는다.
④ 손 거스러미를 정교한 가위로 자른다.
⑤ 손·발톱 영양제를 바른다.

50. 다음 중 열요법이 금기인 대상자가 아닌 것은?
① 외상 직후 개방된 상처가 있는 환자
② 체내 금속 삽입술을 받은 환자
③ 염증성 부종이 있는 환자
④ 감각이 소실된 마비가 있는 환자
⑤ 상처에 삼출물이 있는 환자

51. 다음 중 마사지가 금기인 대상자는?
① 뇌졸중 환자
② 림프부종 있는 환자
③ 혈전성 정맥염 환자
④ 조현병 환자
⑤ 요실금 환자

52. 목발보행에 대한 설명으로 바르게 연결된 것은?
① 4점 보행 – 가장 안전한 보행법으로 두 다리 모두에 체중을 지탱할 수 있는 대상자가 사용한다.
② 3점 보행 – 다리와 둔부의 마비를 가진 대상자가 사용한다.
③ 그네보행 – 한 다리에 체중을 지탱할 수 있는 대상자가 사용한다.
④ 2점 보행 _ 4점 보행보다 느리며 더 많은 균형이 필요하다.
⑤ 계단오르기 – 환측의 다리를 먼저 위쪽 계단에 올린다.

53. 병실 환경개선의 내용 중 옳은 것은?
① 조용한 환경을 위해 환자 보호자 출입, 면회를 제한한다.
② 야간 조명등을 설치하여 바닥이 보이도록 한다.

③ 환기를 목적으로 선풍기를 틀어놓는다.
④ 치료진의 접근이 쉽게 항상 문을 열어둔다.
⑤ 높이가 높은 침상을 사용한다.

54. 억제대를 적용하고 있는 환자에게 제공할 수 있는 간호중재로 적절한 것은?

① 섬망 대상자가 많으므로 억제대 사용목적에 대한 설명은 하지 않도록 한다.
② 최대한 단단하게 침상 난간에 고정한다.
③ 가능한 움직임을 최대화하도록 하며 뼈돌출 부위에는 패드를 댄다.
④ 적어도 8시간마다 한 번씩 억제대를 풀어 피부손상 여부를 관찰한다.
⑤ 환자 및 보호자의 불안함을 없애기 위하여 억제대 사용 목적 설명을 생략한다.

55. 성문제를 가진 대상자와 상담 시 주의사항으로 적절한 것은?

① 폐쇄형 질문으로 시작하여 점진적으로 문제중심적 질문을 한다.
② 간호사는 성에 대하여 편안한 태도를 유지하며 대상자의 성 가치관에 대해 비난하지 않는다.
③ 간호사가 준비한 정보 위주로 교육을 제공한다.
④ 성 상담에 앞서서 적극적인 치료를 시행해 보도록 권한다.
⑤ 개방성을 유지하기 위하여 상담 시 문을 열어놓는다.

56. 출혈이 있으며 삼출물이 많고 사강이 큰 상처를 채우기 위한 패킹용으로 사용하는 드레싱은 무엇인가?

① Hydrocolloid
② 반투과성 필름 드레싱
③ Calcium alginates dressing(Alginates)
④ 폴리우레탄 폼
⑤ Hydrogel dressing

57. 장기간 침상안정을 하고 있는 환자에게 피부손상을 예방하기 위한 간호중재를 하려고 한다. 그 내용으로 적절하지 않은 것은?

① 2시간마다 체위를 변경하고 피부상태를 확인한다.
② 욕창 시작단계인 경우 뼈 돌출부위를 자주 마사지한다.
③ 피부를 깨끗하고 건조한 상태로 유지한다.
④ 단백질이 풍부한 식사를 제공한다.
⑤ 변압침요를 이용하여 체위를 변경한다.

58. 피하조직 손상이나 괴사를 포함한 완전 피부손상과 광범위한 손상이 나타나는 욕창의 단계는?

① 단계 0   ② 단계 1
③ 단계 2   ④ 단계 3
⑤ 단계 4

59. 홍역의 전파방식으로 옳은 것은?

① 공기전파   ② 동물매개전파
③ 접촉전파   ④ 매개전파
⑤ 혈액매개전파

60. 다음 중 건열소독에 적합한 물품은?

① 플라스틱 제품
② 고무제품
③ 종이제품
④ 금속제품
⑤ 열에 민감한 물품

61. 다음 중 회복실 간호사의 역할로 옳지 않은 것은?

① 환자에게 수술이 끝났음을 알려 안정감을 갖게 한다.
② 수술부위 출혈유무, 배액관 상태를 확인한다.
③ 환자의 이름을 불러 의식 상태를 확인한다.
④ 수술 중 사용된 거즈 수와 물품을 체크한다.
⑤ 외과 병실 간호사에게 환자 상태에 대해 인계한다.

62. 둔부 배면 주사 시 가장 근육을 이완시킬 수 있는 자세로 환자에게 취하도록 해야 하는 것은?
① 슬흉위를 취한다.
② 측위를 취한다.
③ 트렌델렌버그 체위를 취한다.
④ 복위를 취한 후 발끝을 내전시킨다.
⑤ 심스체위를 취한 후 발끝을 내전시킨다.

63. 피부통합성 유지를 위한 간호중재는 감염회로 중 무엇을 차단하는 것인가?
① 저장소
② 탈출구
③ 전파방법
④ 개체의 감수성
⑤ 숙주로의 침입구

64. 다음 중 어떤 상황에서 농축적혈구를 수혈해야 하는가?
① 교통사고로 과도한 출혈이 있는 환자
② 화상으로 인한 심각한 탈수가 있는 환자
③ 혈소판 감소증이 있는 환자
④ 선천성 피브리노겐 부족으로 출혈이 있는 환자
⑤ 만성빈혈로 낮은 적혈구 수치를 보이는 환자

65. 체중이 40kg인 환자에게 어떤 약물에 대해서 0.5mg/kg/hr의 처방이 나왔다. 5% 포도당 용액 500mL에 이 약물이 250mg 혼합되어 있을 때 알맞은 주입속도는?
① 20mL/hr
② 40mL/hr
③ 60mL/hr
④ 80mL/hr
⑤ 100mL/hr

보건의약관계법규

66. 보건의료에 관한 국민의 권리에 해당하는 것은?
① 보건의료시책에 관한 내용의 공개를 청구할 권리
② 자신의 치료방법 혹은 치료재료에 대한 선택권을 요구할 권리
③ 자신과 가족의 건강을 보호·증진하기 위하여 노력해야 할 권리
④ 다른사람의 건강을 해치거나 해칠 우려가 있는 행위를 하지 않을 권리
⑤ 보건의료인의 정당한 보건의료서비스와 지도에 협조할 권리

67. 간호사 면허증을 빌려주어 면허 취소가 되었을 경우 재교부 신청이 몇 년 이후에 가능한가?
① 1년
② 2년
③ 3년
④ 4년
⑤ 5년

68. 의료기록 보존의무기간이 맞게 연결된 것은?
① 수술기록부 : 5년
② 처방전 : 3년
③ 진료기록부 : 5년
④ 간호기록부 : 5년
⑤ 방사선기록 : 3년

69. 다음 중 의료기관을 개설할 수 없는 자는?
① 치과의사, 의사
② 한국보훈복지의료공단
③ 의료법인
④ 국가나 지방자치단체
⑤ 특별법에 의한 영리법인

70. 다음 중 의료기관 및 요양병원 입원대상자로 옳은 것은?
① 전염성질환자
② 노인성질환자
③ 정신질환자
④ 급성질환자
⑤ 산욕부

71. 다음 중 의료광고 심의 대상으로 맞는 것은?

| 가. 전단 | 나. 신문 |
| 다. 현수막 | 라. 인터넷 신문 |

① 가, 나, 다
② 가, 다

③ 나, 라
④ 라
⑤ 가, 나, 다, 라

72. 가정간호 시 투약을 할 때 의사의 처방전 유효기간으로 맞는 것은 무엇인가?
① 30일
② 60일
③ 90일
④ 120일
⑤ 150일

73. 다음 중 보건소의 업무로 옳은 것은?
① 향정신성약물의 관리
② 재해의 예방 및 관리
③ 장애인 관리
④ 학교보건 사업
⑤ 만성질환자 재활

74. 보건소의 인력을 효율적으로 활용하기 위해 교류를 시행할 수 있는 자는?
① 보건복지부장관
② 보건소장
③ 시장 · 군수 · 구청장
④ 시 · 도지사
⑤ 행정안전부장관

75. 장기예방접종 대상으로 맞는 것은?
① 세균성이질
② 유행성이하선염
③ 성홍열
④ A형간염
⑤ C형간염

76. 의료진이 감염병 예방법에 의거하여 보건소장에게 즉시 신고하지 않아도 되는 경우는?
① C형간염 진단 시
② 말라리아 환자 진단 시
③ 발진티푸스 환자 진단 시
④ 폴리오 예방접종 후 이상반응 확인 시
⑤ 비브리오패혈증 환자 진단 시

77. 후천성면역결핍증 환자를 발견하였을 때 역학조사를 실시할 수 없는 자는?
① 질병관리청장
② 시 · 도지사
③ 시장
④ 군수 및 구청장
⑤ 보건소장

78. 선박 검역 시 검역대상이 아닌 것은 다음 중 무엇인가?
① 선박에 탑승하고 있는 승무원
② 선박의 승객이 식사하는 식료품
③ 운송수단의 위생상태
④ 운송수단의 검역전상망 시설
⑤ 쥐, 벌레 등의 번식 상태

79. 부산시장이 마약류 중독이 예상되거나 마약류 중독자로 판명된 자에게 취할 수 있는 조치로 옳은 것은?
① 마약류 중독예상자에게 지정 보건소에서 검사를 받도록 한다.
② 부산시에서 지정한 치료보호기관에 치료보호심의위원회를 설치한다.
③ 마약류 중독자를 완치될 때까지 치료보호를 받도록 한다.
④ 마약류 중독 여부를 판별하거나 마약류 중독자로 판명된 자를 치료하기 위한 치료보호기관을 지정한다.
⑤ 마약류 중독자를 치료조치하기 위해 식품의약품안전처장에게 신고한다.

80. 마약류취급자가 그 자격을 상실하였을 때 관할 구청장의 승인을 받아 누구에게 양도하여야 하는가?
① 보건소장
② 마약류취급자
③ 시장 · 군수 · 구청장
④ 식품의약품안전처장
⑤ 시 · 도지사

81. 중앙응급의료센터의 고유 업무는?
   ① 대형 재해 등의 발생 시의 응급의료지원
   ② 응급환자의 진료
   ③ 응급의료종사자의 교육 및 훈련
   ④ 응급의료기관에 대한 평가
   ⑤ 응급의료 정보 제공

82. 건강보험심사평가원의 업무로 맞는 것은 무엇인가?
   ① 건강보험가입자의 자격 평가
   ② 요양급여 비용의 계약
   ③ 요양급여의 적정성에 대한 평가
   ④ 보험급여 비용의 지급
   ⑤ 건강보험에 관한 조사연구

83. 다음 중 보험급여를 할 수 있는 경우는 무엇인가?
   ① 범죄행위에 기인하거나 고의로 사고를 발생시킨 때
   ② 고의로 의료에 관한 지시를 따르지 않은 때
   ③ 공무상 질병, 부상, 재해로 인하여 다른 법령에 의한 보험급여를 받게 되는 경우
   ④ 직장가입자의 피부양자가 요양기관이 아닌 곳에서 출산하게 된 때
   ⑤ 규정에 의한 문서 기타 물건의 재출을 거부한 때

84. 다음 중 시설의 전체를 금연구역으로 설정해야 하는 곳이 아닌 것은?
   ① 학원
   ② 숙박시설
   ③ 어린이집
   ④ 목욕장
   ⑤ 250석 이상의 공연장

85. 다음 중 특정수혈부작용에 해당하지 않는 것은?
   ① 사망
   ② 장애인복지법에 의해 장애자로 판명되는 경우
   ③ 입원치료를 요하는 부작용
   ④ 바이러스 감염에 의한 질병
   ⑤ 약물투여를 요하는 부작용

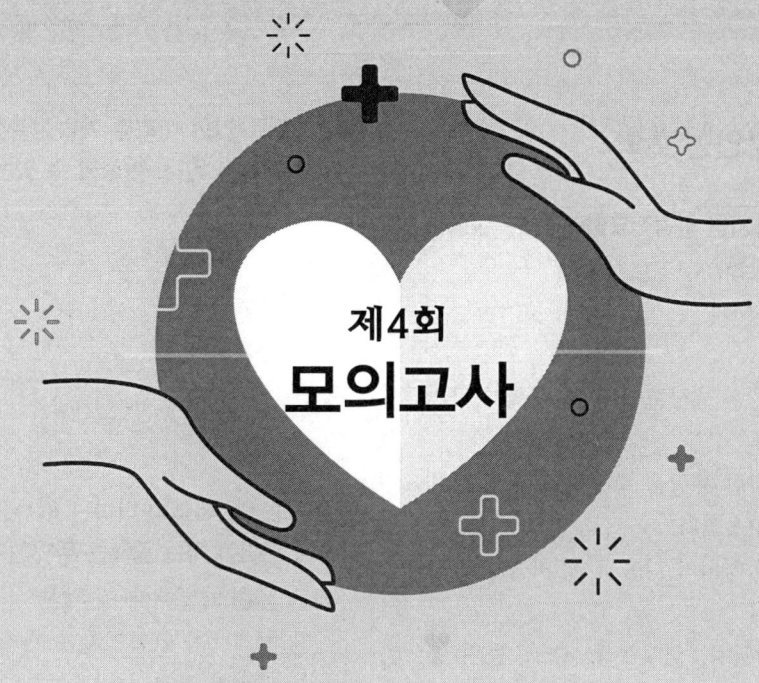

1교시
성인간호학
모성간호학

2교시
아동간호학
지역사회간호학
정신간호학

3교시
간호관리학
기본간호학
보건의약관계법규

성인간호학

01. 다음 중 알레르기원 탈감작요법에 대한 설명으로 맞지 않는 것은?
① 매 주사 시마다 주사 부위를 돌려가면서 한다.
② 주사용 항원은 냉장고에 바로 세워서 보관한다.
③ 항원의 정확한 용량을 측정하기 위해 1mL 주사기를 사용한다.
④ 계획대로 진행되지 않을 시에 처음부터 다시 시작한다.
⑤ 투여 후 소양감, 인후부종, 쇼크 등의 증상이 발생하는지 주의깊게 지켜본다.

02. 중년기에 대한 특성으로 옳은 것은?
① 빈 둥지 증후군을 경험한다.
② 장기간의 교육을 받아 전문직을 가지게 된다.
③ 동년배 집단에 애착을 가진다.
④ 신체 기능의 현저한 변화가 일어난다.
⑤ 삶을 통합하는 시기이다.

03. 외상으로 인하여 상완 동맥이 파열되었을 때 가장 우선적인 중재로 적절한 것은?
① 파열부위를 직접 압박한다.
② 파열부위 주위로 얼음을 대준다.
③ 파열부위 아래를 얇은 끈으로 묶어준다.
④ 파열부위를 심장보다 낮게 한다.
⑤ 파열부위에 항생제를 도포한다.

04. 사고로 인한 대퇴골 개방성골절로 출혈이 발생한 환자가 있다. 발생할 수 있는 쇼크는 어떤 것인가?
① 저혈량 쇼크
② 패혈성 쇼크
③ 심인성 쇼크
④ 신경성 쇼크
⑤ 아나필락틱 쇼크

05. 알레르기 비염이 나타난 환자에게 가장 먼저 취해 주어야 하는 중재는 무엇인가?
① 몸을 따뜻하게 해준다.
② 알레르기 위험인자를 제거한다.
③ 기관지 확장제를 투여한다.
④ 수분공급을 한다.
⑤ 항콜린제제를 투여한다.

06. 에이즈 환자의 감염경로를 파악할 때 사정해야 하는 것으로 가장 적절한 것은?
① 다른 환자와 주사기를 같이 사용한 적이 있는지
② 입 안에 다른 상처가 있었던 적이 있는지
③ 공공 모임에 얼마나 참여하는지
④ 식기를 같이 사용했는지
⑤ 외국 여행을 한 적이 있는지

07. 다음 중 악성종양의 특징으로 알맞은 것은 무엇인가?
① 병변의 경계가 분명하다.
② 증식 속도가 느리다.
③ 주위조직으로의 침윤이 나타난다.
④ 정상 세포의 형태를 보유하고 있어 원래 조직과 비슷하다.
⑤ 수술로 쉽게 제거할 수 있다.

08. 교통사고로 인해 기관지 손상을 입은 환자에게 우선적으로 해주어야 하는 간호는?
① 기도를 확보하고 산소를 공급한다.
② 의식 수준을 사정한다.
③ 흡인 예방을 위해 측위를 취한다.
④ 수액을 공급한다.
⑤ 체온을 측정하여 감염 위험성을 파악한다.

09. 근육 상호간의 협동을 증진시키는 재활운동 계획은?
① 수중운동을 시킨다.
② 단순한 운동을 반복시킨다.
③ 냉찜질 적용 후 운동을 시킨다.
④ 기구를 사용해 저항 운동을 시킨다.
⑤ 여러 명이 어울려 하는 구기운동을 한다.

10. 이뇨제를 사용할 때 발생할 수 있는 저칼륨혈증을 대비해 환자에게 제공할 수 있는 식품은?
① 오렌지, 바나나, 건포도
② 양배추, 우유
③ 시금치, 요구르트
④ 감자, 팥
⑤ 오렌지, 닭고기

11. 저나트륨혈증과 관련 없는 것은?
① 복통, 설사, 혈뇨가 나타날 수 있다.
② 이뇨제를 복용하도록 한다.
③ 저장액으로 위액 세척을 하였을 때 나타날 수 있다.
④ 항이뇨호르몬 부적절 분비증후군 시 나타날 수 있다.
⑤ 장액성 설사를 한다.

12. 대사성 산독증 대상자의 간호사정 중에서 적합하지 것은?
① 혈장 HCO-이 22mEq/L 이하인지 사정한다.
② 중추신경계의 억압으로 인한 증상을 사정한다.
③ 호흡 깊이의 변화, 횟수를 사정한다.
④ 저칼슘혈증 증상을 사정한다.
⑤ 회복기에는 전해질 불균형을 예방하기 위해 특히 K+ 과다상태인지 사정한다.

13. 호흡성 알칼리증의 원인과 관련 있는 것으로 적절한 것은?
① 갑상샘 기능저하증
② 수소이온의 증가
③ 혈청 칼슘의 증가
④ 과도한 기계적인 환기
⑤ 패혈증으로 인한 과다한 대사

14. 다음 중 가장 먼저 인플루엔자 백신을 맞아야 하는 사람은 누구인가?
① 급성중이염 환자   ② 70세 심장질환자
③ 40세 B형 간염환자 ④ 부비동염 환자
⑤ 전염병 질환자

15. 인공호흡기를 적용한 환자가 있다. 환자의 안위를 증진하기 위한 중재로 맞는 것은 무엇인가?
① 가족들의 면회를 금지한다.
② 고농도의 산소를 투여한다.
③ 방을 어둡게 유지한다.
④ 환자가 불편해할 경우 기도삽관을 시행한다.
⑤ 의사소통을 위해 메모장과 펜을 침상에 준비한다.

16. 쉰 목소리, 목의 압통과 답답함 통증을 호소하는 만성 후두염 환자가 있다. 해주어야 할 간호 중재로 옳지 않은 것은 무엇인가?
① 환자에게 목소리를 내지 않고 쉬는 것이 중요하다고 알려준다.
② 후두경 검사를 실시한다.
③ 약물이 함유된 증기를 흡입한다.
④ 기관 절개를 준비한다.
⑤ 후두암 여부를 확인하기 위해 후두경 검사를 실시한다.

17. 기관지 확장증 환자에게 제공해 주어야 할 간호는?
① 앙와위를 취한다.
② 수분 섭취를 권장한다.
③ 건조한 환경을 제공한다.
④ 흉강 내 압력 상승을 예방하기 위해 기침을 제한한다.
⑤ 기관 절개를 준비한다.

18. 흉곽밀봉배액을 실시하는 환자의 밀봉배액이 정상적으로 작동하고 있는 경우는 무엇인가?
① 호기 시 배액병에서 올라오는 물거품이 있다.
② 흡기 시 배액병에서 올라오는 물거품이 있다.
③ 호기 시 물에 잠긴 관 아래로 물이 밀려 올라온다.
④ 흡기 시 물에 잠긴 관 아래로 물이 밀려 내려간다.
⑤ 흡기나 호기와 상관없이 관 아래로 물의 움직임이 없다.

19. 기관지 조영술 후에 행해야 할 간호로 옳지 않은 것은?
① 조영제 배출 촉진 위해 기침과 체위배액법을 시행한다.
② 요오드 조영제에 대한 반응 관찰한다.
③ 인후통, 자극을 완화시키기 위해 따뜻한 물로 가글을 시행한다.
④ 검사 직후 조영제 배출을 촉진하기 위해 물을 많이 마신다.
⑤ 폐렴 예방을 위해 나음, 수포음 등을 관찰한다.

20. 흉곽천자 시 적합한 간호중재는 어느 것인가?
① 검사 후 객담에 피가 섞이는지, 혈액량 부족에 의한 쇼크가 있는지 관찰한다.
② 어깨의 ROM을 회복할 수 있는 가벼운 운동을 하도록 격려한다.
③ 검사 전 금식이나 진정제 투여는 필요 없다.
④ 흉곽천자 이후 침범 받은 쪽으로 돌아누워 삽입 부위가 아래로 내려가도록 한다.
⑤ 30분 이내에 제거되는 늑막액이 1,500mL 이상이 되도록 한다.

21. 수액을 주입받고 있는 중심정맥압 10cm H_2O 인 환자가 있다. 어떤 중재를 해주어야 하는가?
① 수액을 중단한다.
② 현재 속도를 유지하며 수액을 주입한다.
③ 1시간 정도 주의 깊게 살펴본다.
④ 혈관이완제를 투여한다.
⑤ 수액주입을 즉시 중단하고 의사에게 보고한다.

22. 다음 중 Adams-stoke attack이 발생하였을 때 증상으로 알맞은 것은?
① 심실 빈맥   ② 정신적 쇼크
③ 심박출량 감소   ④ 심방 빈맥
⑤ 심한 고혈압

23. 심낭염으로 심장 압전을 호소하고 있는 환자의 특징적 증상으로 옳은 것은?
① 서맥   ② 혈압 상승
③ 심박출량 증가   ④ 중심정맥압 감소
⑤ 기이맥

24. 다음 중 동성빈맥의 설명으로 옳지 않은 것은 무엇인가?
① 동일한 파형과 리듬으로 빈도가 높다.
② QRS군이 정상범위에 있다.
③ 발열, 저산소증 시 발생한다.
④ 100~180회/분
⑤ 교감신경 자극 감소

25. 다음 중 Buerger's disease 환자에게 적용하는 간호중재로 옳지 않은 것은 무엇인가?
① 금연하도록 한다.
② 양말을 신도록 한다.
③ 다리를 올리는 운동을 하도록 한다.
④ 소량의 알코올은 권해도 좋다.
⑤ 보온을 위해 전기패드를 대어준다.

26. 급성심근경색 발생 시 통증의 증상으로 알맞은 것은 무엇인가?

① 안정을 취하면 흉통이 감소한다.
② 30분 이내로 흉통이 사라진다.
③ 니트로글리세린 투여 시 증상이 완화된다.
④ 가장 특징적인 증상은 호흡곤란이다.
⑤ 쥐어짜는 듯한 분쇄형 통증이다.

27. 운동부하 검사 중 갑자기 대상자가 흉통과 호흡곤란을 호소하였다. 즉각적인 중재로 알맞은 것은 무엇인가?

① 검사를 중단한다.
② 찬 탄산음료를 마시게 한다.
③ 아스피린을 먹인다.
④ 진통제를 투약하고 검사를 지속한다.
⑤ 소량의 알코올을 마시게 한다.

28. 니트로글로세린을 복용하는 환자에게 교육할 내용으로 옳은 것은 무엇인가?

① 응급 상황에 즉각 대처하기 위해 약은 투명한 병에 보관한다.
② 투약 후 혀 밑이 얼얼하면 약을 폐기한다.
③ 통증이 완화되지 않을 때는 10분 간격으로 3정 정도를 사용한다.
④ 3번 이상 투여 했을 때도 효과가 없을 경우 의사를 찾아간다.
⑤ 약을 주기적으로 복용한다.

29. 심근경색이 나타난 후 5일이 지난 시점에서 확인 가능한 진단검사 결과는?

① LDH 상승
② ST 분절 상승
③ 트로포닌 상승
④ CK – MB 상승
⑤ 프로스타글란딘 상승

30. Digoxin 투여 중인 환자에게 이뇨제 사용 시 확인해야 할 것으로 가장 옳은 것은 무엇인가?

① 저칼륨혈증 ② 저혈압
③ 고칼슘혈증 ④ 저마그네슘혈증
⑤ 고칼륨혈증

31. 철분 결핍 환자가 철분을 섭취할 때 흡수를 증진하기 위해 함께 먹으면 좋은 영양소는 무엇인가?

① Vit. K   ② 엽산
③ 단백질   ④ Vit. C
⑤ 칼슘

32. 철분제를 복용하는 환자의 교육내용으로 옳은 것은?

① 변비를 유발할 수 있으므로 고섬유식이를 하도록 한다.
② 철분제 흡수를 증진하기 위해 식사 시 함께 복용한다.
③ 복용 후 변 색깔이 흰색으로 변할 수 있다.
④ 액체제제 시 희석시켜 컵으로 복용한다.
⑤ Vit. B와 함께 복용하도록 한다.

33. 악성빈혈 환자의 신경계 증상을 예방하기 위해 투여해야 하는 영양소는 무엇인가?

① Vit. B$_{12}$ ② 철분
③ 엽산   ④ 칼슘
⑤ Vit. C

34. 다음 중 무과립세포증(granulocytopenia)의 임상검사 결과로 가장 적절한 것은 무엇인가?

① 호중구 감소
② 호산구 감소
③ 단핵구 감소
④ 호염기구 감소
⑤ 림프구 감소

35. 다음 중 복막투석을 가능하게 하는 복강의 특성은 무엇인가?

① 반투과성   ② 이중막 구조
③ 인지질막   ④ 삼투압 조절
⑤ 흡착성

36. 간경화 시 복수가 생기는 원인으로 알맞은 것은 무엇인가?

① 알부민 합성 증가
② 교질 삼투압 증가
③ 고알데스테론 혈증
④ 혈장 정수압 감소
⑤ 레닌 – 안지오텐신 시스템 억제

37. 다음 중 식도게실환자는 시행하면 안 되는 검사는 무엇인가?

① 위내시경 검사
② 바륨 검사
③ 흉부 X선 검사
④ 전산화 단층 촬영술
⑤ 자기공명영상 검사

38. 위절제술을 한 환자가 식후에 어지럼증과 발한, 설사, 오심을 호소한다. 이 환자에게 적용하면 안 되는 간호중재는 무엇인가?

① 고탄수화물식이를 제한한다.
② 고지방식이를 제공한다.
③ 수분과 함께 식사한다.
④ 식후 양와위를 취한다.
⑤ 소량식 자주 식사한다.

39. 궤양성 대장염 환자에게 약물 sulfasalazine을 투여 중이다. 이 환자에게 결핍될 수 있는 것은?

① 인   ② 엽산
③ 칼슘   ④ 철분
⑤ 나트륨

40. 다음 중 결장루 간호로 알맞지 않은 것은 무엇인가?

① 1회에 1,000mL 정도의 미지근한 물을 사용한다.
② 복통이 발생하면 즉시 카테터를 제거한다.
③ 용액이 든 병을 개구부에서 45cm 높이에 달아 놓는다.
④ 카테터가 들어가지 않으면 용액을 조금 넣고 회전시켜본다.
⑤ 카테터는 5~10cm 정도 부드럽게 삽입한다.

41. 다음 중 간 생검에 대한 간호로 맞는 것은 무엇인가?

① 간생검 후 우측위를 취한다.
② 검사 시 전신 마취한다.
③ 흡기 시에 생검바늘을 삽입한다.
④ 검사 전 유동 식이를 준다.
⑤ 검사 후 활력징후는 4시간에 한 번씩 측정한다.

42. T-tube 관리 간호로 옳은 것은?

① 식사 전후로 1~2시간 동안 잠그도록 한다.
② 삽관 후 첫날 1,000mL가 배액된다.
③ 샤워보다는 통 목욕을 한다.
④ 삽관 후 초기에 배액양상이 붉은색일 경우 즉시 의사에게 보고한다.
⑤ 배액 bag을 침대 위에 둔다.

43. 아프타성 구내염이 있는 환자가 통증을 호소할 때 해주어야 할 간호중재는?

① 바이러스제제를 투여한다.
② 구강 위생은 식후에만 제공하도록 한다.
③ 통증이 심하더라도 의치를 제거할 필요는 없다.
④ 입안을 가볍게 생리식염수로 함수한다.
⑤ 입안을 붕산수로 함수한다.

44. 복막염시 제공해야 하는 간호가 아닌 것은?

① 즉시 광범위 항생제 치료를 시작한다.
② 농이 아래로 차기 위해서 반좌위 해야 한다.
③ 복강 감압을 위해서 비위관흡 삽입한다.
④ 금식하고 전해질 및 단백질 보충을 위해 정맥 주입한다.
⑤ 휴식 시 앙와위로 눕힌다.

45. Levodopa 사용 시 주의해야 할 점으로 적절한 것은?

① 알코올을 제한한다
② 비타민 B_6와 함께 준다
③ 고단백 식이를 준다
④ 금식 중에는 투약을 중지한다
⑤ 경련을 예방하기 위해 안정제와 함께 준다

46. 다음 중 연하반사와 관련된 신경은 무엇인가?

① 안면신경
② 부신경
③ 활차신경
④ 삼차신경
⑤ 설인신경

47. 척추손상환자의 혈압이 190/100mmHg이고 하지가 창백하고 눈이 충혈되며 박동성 두통과 흐린 시야를 호소할 때 즉시 해주어야 하는 중재는 무엇인가?

① 이뇨제를 투여한다
② 방광 팽만 여부를 사정한다
③ 도뇨관으로 유치 도뇨한다
④ 기도삽관을 한다
⑤ 산소를 공급한다

48. 뇌압상승 환자의 증상으로 알맞은 것은 무엇인가?

① 동공 축소
② 이완기압의 상승
③ 불규칙한 호흡
④ 빈맥
⑤ EEG상의 신경활동의 증가

49. ICP 상승환자에게 해주어야 하는 올바른 간호중재는?

① 침상을 올려준다.
② 안정을 위해 과소 환기시켜 준다.
③ 신진대사 증가를 위해 고온요법을 적용한다.
④ ICP 상승 완화를 위해 스테로이드는 철저히 제한한다.
⑤ 전해질 균형을 위해 저장액을 주입해 준다.

50. 간질 환자가 발작을 일으키고 있을 때 어떤 중재를 해주어야 하는가?

① 입 안에 설압자를 끼워 넣는다.
② 억제대를 적용한다.
③ 정맥주입로를 확보한다.
④ 앙와위를 취하게 한다.
⑤ 목 주변의 옷을 느슨하게 해준다.

51. 환자가 깊은 수면 중에 있고, 강한 통증과 자극을 피하려고 반응하는 의식 수준의 단계는?

① 각성
② 기면
③ 혼미
④ 반혼수
⑤ 혼수

52. 장하지 석고 붕대를 하고 있는 환자가 발가락 통증을 호소하고 굴곡이 안 되어 하지를 상승시켜 주었다. 그 후에 하지에 냉감을 더욱 심하게 호소하고 청색증이 나타날 때 해주어야 하는 간호중재는 무엇인가?

① 노출부위에 온습포를 적용한다.
② 노출부위를 마사지해 준다.
③ 지속적으로 신경혈관계 상태를 사정한다.
④ 하지 상승을 내려준다.
⑤ 의사에게 보고하고 석고붕대 절개를 준비한다.

53. 골다공증 환자인 65세 여성노인이 하기 적합한 운동은 무엇인가?

① 탁구
② 걷기
③ 수영
④ 테니스
⑤ 승마

54. 무릎 골관절염 환자가 퇴원 후 자가 관리에 대해 교육을 받았다. 교육 후 올바른 반응으로 맞는 것은?
① "온돌방에 양반다리를 하고 앉아있어도 되겠군요."
② "수영을 규칙적으로 해도 되겠군요."
③ "통증이 느껴질 때면 스테로이드를 복용해야 하는군요."
④ "최대한 안 걸어 다니는 게 좋은 거군요."
⑤ "아침에 가장 통증이 느껴지겠군요."

55. 골반골절 환자가 지방색전증이 생긴 경우 이 환자에게 발생할 수 있는 가능성이 가장 적은 간호진단은?
① 사고과정장애
② 체온조절장애
③ 조직관류장애
④ 가스교환장애
⑤ 비효율적인 기도 청결

56. 우측 인공고관절 치환술을 받은 환자의 간호로 가장 적절한 것은 무엇인가?
① 복위를 취해 준다.
② 수술한 쪽 다리를 거상시킨다.
③ 수술한 쪽 고관절을 수동적 회전운동을 시켜준다.
④ 우측 다리 외측에 모래주머니를 대준다.
⑤ 다리 사이에 내전방지 베개를 끼워준다.

57. 다음 중 타진을 하면 안 되는 환자는 누구인가?
① 복수가 있는 환자
② 당뇨병 환자
③ B형 간염 환자
④ 하지정맥류 환자
⑤ 다발성 골절환자

58. 평행성 현수대 골격견인 시 간호중재로 알맞은 것은 무엇인가?
① 체위변경 금지
② 핀으로 고정된 부위의 감염 예방
③ 발뒤꿈치에 베개 적용
④ 팔꿈치 압박 증상 관찰
⑤ 발 보온 및 자세 고정을 위해 두꺼운 담요 적용

59. 통풍환자에게 섭취를 제한해야 하는 음식은 무엇인가?
① 과일, 우유
② 양배추, 계란
③ 치즈, 감자, 호두
④ 곡류, 과일
⑤ 정어리, 내장류, 조개

60. 만성신부전 환자 간호로 옳은 것은?
① 나트륨을 1일 10g로 제한한다.
② 칼슘을 제한한다.
③ 비타민 D를 준다.
④ 수분 섭취량을 전날 소변 배설량과 같게 한다.
⑤ 인 섭취를 증가시킨다.

61. 여성대상자가 6시간 이상 소변을 보지 못하고 복부팽만감을 호소하고 있다. 어떤 간호를 가장 우선적으로 해줄 것인가?
① 회음부에 따뜻한 물을 부어준다.
② 유치도뇨관을 연결해 준다.
③ 이뇨제를 투여한다.
④ 손과 발을 찬물에 담가준다.
⑤ 배를 손바닥으로 강하게 눌러준다.

62. 다음 중 급성신부전을 일으키는 원인은 무엇인가?
① 고혈량
② 사고로 인한 과출혈
③ 당뇨병
④ 다낭성 난포증
⑤ 홍반성 낭창

63. 다음 중 혈액투석 시 발생할 수 있는 부작용이 아닌 것은 무엇인가?
① 경련
② 고혈압
③ 두통
④ 뇌부종
⑤ 의식소실

64. 혈액투석 환자의 간호로 옳지 않은 것은?
① 팔베게를 하지 않도록 교육한다.
② 투석 전후 체중을 측정하여 비교한다.

③ 동정맥루 수술 2일 후 공 주무르기 운동을 시작한다.
④ 동정맥루가 있는 팔에서는 혈액채취, 혈압 측정을 금한다.
⑤ 동정맥루 수술 후에는 팔을 심장보다 낮게 하여 혈액순환을 촉진한다.

65. 갑상샘 절제술 후 간호로 옳지 않은 것은?
① 고칼슘혈증 예방
② 24시간 직장 체온 검사
③ 틈틈이 말을 건다.
④ 출혈 증후를 주의하여 관찰한다.
⑤ 적절한 영양 상태를 유지해 주도록 한다.

66. 다음 중 당뇨병으로 인한 눈 합병증의 원인으로 알맞은 것은?
① 모세혈관 손상으로 인한 시력 저하
② 수정체 혼탁으로 인한 시력 저하
③ 초자체 내 염증으로 인한 시력 저하
④ 시신경 손상으로 인한 시력 저하
⑤ 모세혈관 증가로 인한 시력 저하

67. 다음 중 췌장의 B-cell의 기능을 알아보기 위한 검사로 적절한 것은?
① C – peptide   ② 당화혈색소
③ 공복 시 혈당 검사 ④ 경부 당부하 검사
⑤ 식후 2시간 혈당 검사

68. 성인에게서 뇌하수체 기능항진증이 발생하였을 때 나타날 수 있는 질병은?
① 에디슨 병
② 거인증
③ 점액수종
④ 말단비대증
⑤ 당뇨병

69. 뇌하수체 기능저하가 발생한 환자의 원인으로 옳지 않은 것은?
① 심한 출혈   ② 결핵 환자
③ 매독 환자   ④ 분비성 뇌하수체 선종
⑤ 뇌종양으로 방사선 치료를 받은 경우

70. 부갑상샘 기능저하증 환자에게 해주어야 할 중재로 옳은 것은?
① 저칼슘식이를 제공한다.
② calcium gluconate 5%를 근육주사한다.
③ 항상 침상 옆에 응급기도확보세트를 준비해 놓는다.
④ 고인산식이를 제공한다.
⑤ 기관지수축제를 주입한다.

모성간호학

71. 여성건강간호의 목적을 가장 잘 설명한 것은?
① 출산 전·후 관리를 한다.
② 여성생식기의 질병과 초경, 사춘기, 폐경에 관한 지식을 제공한다.
③ 여성의 성 및 생식, 역할과 관련된 문제를 발견하고 관리한다.
④ 여성의 성과 질환에 대해 관리한다.
⑤ 임신부, 신생아 및 그 가족이 임신과 출산으로 인한 새로운 변화에 잘 적응하도록 돕는다.

72. 임신 8주된 초산부의 남편이 부모역할을 받아들이는 데 도움이 되는 간호중재는 무엇인가?
① '나의 아내는 임신을 했고 나는 그 사람의 남편입니다'라고 말하게 한다.
② 부모역할은 어머니가 하는 것으로 충분하다.
③ 아버지 역할은 저절로 습득된다고 알려준다.
④ 아이와의 관계는 아이가 태어난 후에 형성해도 늦지 않다고 알려준다.
⑤ 임신 중 일어나는 임부의 생리적, 정서적 변화는 몰라도 된다.

73. 다음 설명에 해당하는 것을 고르시오.

> · 난소의 난포성장이 활발
> · 기능층이 빠르게 성장
> · 혈관 분포, 내막의 선 증가

① 월경기   ② 분비기
③ 증식기   ④ 폐경기
⑤ 월경전기

74. 태반을 통해 태아에게 산소를 공급하는 것은 무엇인가?

① 제대동맥   ② 자궁동맥
③ 정맥관   ④ 제대정맥
⑤ 자궁정맥

75. 청소년 성상담 시 가장 우선적인 목표는?

① 일상생활에서 성문제를 잘 적응하도록 돕는다.
② 정확한 성 지식과 바람직한 가치관을 교육한다.
③ 청소년이 자발적으로 성 문제를 터득해 나가도록 돕는다.
④ 성과 관련한 발달과업의 문제를 해결하는 데 도움을 준다.
⑤ 청소년의 어려움을 함께 풀어 나가는 데 1차적 초점을 둔다.

76. 경구 피임약을 매일 복용중인 여성이 있다. 복용하는 것을 잊어버려 경구 피임약을 하루 걸렀을 경우 어떻게 해야 하는가?

① 즉시 2정 복용한다.
② 즉시 복용 후, 제시간에 복용한다.
③ 즉시 복용 후, 6시간 후 복용한다.
④ 즉시 복용 후, 12시간 후 복용한다.
⑤ 제시간에 2정 복용한다.

77. 레오폴드 촉진법으로 알 수 있는 것으로 옳지 않은 것은?

① 태아의 체중   ② 태아의 태향
③ 태아의 태위   ④ 선진부의 함입 상태
⑤ 자궁의 모양, 크기

78. 다음 중 임신 동안 과도한 흡연으로 초래될 수 있는 것으로 옳지 않은 것은?

① 태아돌연사망 증후군
② 출생 시 태아의 체중감소
③ 사산
④ 호흡기 질환
⑤ 저혈압

79. 임신 초기 임산부의 생리적 빈혈의 원인은?

① 부적절한 영양섭취
② 혈장량 증가
③ 엽산섭취 부족
④ 응고요인 증가
⑤ Hb의 급속한 파괴

80. 입덧을 호소하는 임부에게 간호사가 할 수 있는 적당한 간호는?

① 공복 시 다량의 물을 마시도록 한다.
② 영양공급을 위해 하루 3번 다량의 음식을 섭취한다.
③ 입덧이 사라질 때까지 금식한다.
④ 음식이 잘 내려가도록 식후에 우측위를 취한다.
⑤ 아침에 서서히 일어나며 소량의 과자를 먹으라고 한다.

81. 임신 말기 태아의 간 속에 저장되기 때문에 산모가 다량 섭취해야 하는 영양소는?

① 단백질   ② 철분
③ 인   ④ 지방
⑤ 칼슘

82. 초임부가 악성 임신오조증일 때의 간호중재 중 우선시되는 것은 무엇인가?

① 고지방식이를 실시한다.
② 탈수, 기아의 징후를 사정한다.
③ 입덧과 처치가 유사하다.

④ 위관영양이나 완전 정맥영양을 즉시 실시한다.
⑤ 태아의 성장발달을 위해 구강섭취를 금지하지 않는다.

83. 임산부가 간호사에게 임신하면 어떤 변화가 일어나는지를 질문하였다 임신 중 임부의 생리적 변화로 옳은 것은?
   ① 임신 전보다 심박출량이 감소한다.
   ② 임신 전보다 갑상샘이 커진다.
   ③ 임신 전보다 횡격막 위치가 하강한다.
   ④ 임신 전보다 응고요인이 감소한다.
   ⑤ 임신 전보다 신장혈류가 감소한다.

84. 임신 초기 발생하는 생리적 빈혈의 원인은 무엇인가?
   ① 실혈에 의한 헤모글로빈 농도 저하
   ② 헤마토크릿 증가에 따른 혈액 순환 장애
   ③ 혈장량 증가에 의한 철분농도의 저하
   ④ 입덧으로 인한 비타민 B_{12} 섭취 부족
   ⑤ 심장 부담의 증가에 따른 전신 순환 부전

85. 임신 7주인 임부가 질 출혈과 찌르는 듯한 복통을 호소하였다. 충수염과 감별진단이 필요한 이것은 무엇인가?
   ① 자궁파열   ② 자궁경관무력증
   ③ 태반조기박리   ④ 난관임신
   ⑤ 전치태반

86. 임신 33주의 임부가 통증 없는 출혈을 호소하며 병원을 방문하였다. 적절한 간호중재는 무엇인가?
   ① 처방된 스테로이드를 투여한다.
   ② 필요시 수혈요법을 위해 정맥 주입선을 유지한다.
   ③ 경관암과의 감별진단을 위해 질 내진을 시행한다.
   ④ 출혈이 심하면 태아의 성숙도에 관계없이 제왕절개술을 즉시 시행한다.
   ⑤ 절대 안정하고 출혈량을 확인한다.

87. 임신 36주된 임부가 산전 간호를 받기 위해 병원에 왔다. 태아의 선진부는 두정위이며 후두가 임부의 골반 오른쪽 앞에 있고 태아의 사지 부분이 임부의 왼쪽 배에서 만져진다. 이때의 태향(Position)은?
   ① LOA
   ② ROA
   ③ LOT
   ④ LOP
   ⑤ ROP

88. 둔위의 준거지표는?
   ① 턱
   ② 견갑골
   ③ 천골
   ④ 엉덩이
   ⑤ 후두부

89. 두정위 분만 시 양수에 태변이 착색되었을 때 태아의 상태는?
   ① 정상
   ② 요로기계 폐쇄
   ③ 태아 사망
   ④ 무뇌증
   ⑤ 저산소증

90. 분만기전은 어떠한 순서를 거치는가?
   ① 진입 → 하강 → 신전 → 내회전 → 굴곡 → 외회전 → 만출
   ② 하강 → 진입 → 굴곡 → 내회전 → 신전 → 외회전 → 만출
   ③ 진입 → 하강 → 신전 → 외회전 → 굴곡 → 내회전 → 만출
   ④ 하강 → 진입-굴곡 → 신전-내회전 → 외회전 → 만출
   ⑤ 진입 → 하강 → 굴곡 → 내회전 → 신전 → 외회전 → 만출

91. 분만 시 10cm으로 개대되었고, 임부가 대변을 누고 싶은 느낌이 들 때, 적절한 간호는?
① 힘주기를 하고 싶을 때만 힘주기를 한다.
② 10초 이상 힘주기를 지속한다.
③ 성문을 닫은 채로 힘주기를 한다.
④ 자궁 이완이 있을 때 힘주기를 한다.
⑤ 각 수축기 6~8회 정도만 힘주기를 한다.

92. 양막파열 후 체온을 자주 측정하는 이유로 옳은 것은?
① 출혈
② 감염
③ 저산소증
④ 자궁파열
⑤ 탈수

93. 다음 중 손으로 측정이 가능한 대각결합선을 나타내는 것은?
① 치골결합 상연에서 천골갑까지의 거리
② 치골결합 하연에서 천골갑까지의 거리
③ 치골결합 내면에서 천골갑까지의 거리
④ 치골결합 상연에서 제5요추극 함볼부까지의 거리
⑤ 치골결합 상연에서 2~3mm 내려간 후면에서 천골갑까지의 거리

94. 중측방 회음절개술의 장점은 무엇인가?
① 치유가 빠르다.
② 통증이 심하지 않다.
③ 혈액손실이 적다.
④ 3도 열상 위험이 적다.
⑤ 신생아가 아주 클 때 적당하다.

95. 분만직후 신생아 간호로 적절한 것은?
① 2개의 정맥과 1개의 동맥이 있는지 관찰한다.
② 제대결찰, 기도유지, 체온 간호 순으로 중재한다.
③ 탯줄 끝을 젖은 거즈로 싸고 공기 중에 노출시킨다.
④ Apgar score가 6점 이상이면 정상이다.
⑤ 구강흡입기로 구강점액, 양수 등을 흡인한다.

96. 산모에게 퇴원교육을 시행하려 한다. 제대관리에 대한 내용으로 적절한 것은?
① 항생제 연고를 바르고 소독거즈로 덮는다.
② 매일 70% 알코올로 닦고 건조시킨다.
③ 저절로 떨어질 때까지 가만히 놔둔다.
④ 탯줄 끝을 젖은 거즈로 감싼다.
⑤ 기저귀는 탯줄을 완전히 덮은 채로 채운다.

97. 출산 후 변화와 간호가 바르게 조립된 것은?
① 출혈 – 물렁물렁한 자궁저부 – 모유수유
② 수유 – 자궁수축 – 오로 감소
③ 맥박 – 저혈량성 쇼크 – 1시간마다 측정
④ 산후통 – 태반조직의 잔류 – 자궁수축제 투여
⑤ 1℃ 정도의 체온 상승–산후 감염 –항생제

98. 모유수유의 태아 측 장점이 아닌 것은?
① 태변배출 용이
② 면역발달 도움
③ 알레르기성 피부염 감소
④ 감염 예방
⑤ 빌리루빈 축적

99. 산후 2~3일 동안 발한이 날 때 체온을 자주 측정해야 하는 이유는?
① 출혈 위험성
② 감염 위험성
③ 자궁 퇴축 부전 사정
④ 통증 사정
⑤ 불안 사정

100. 두정위 분만 시 아두의 선진부가 회음부에 위치했을 때의 분만기전은?
① 하강
② 굴곡
③ 신전
④ 내회전
⑤ 외회전

101. 조기 산후출혈을 일으키는 가장 흔한 원인은 다음 중 무엇인가?
① 자궁 이완   ② 생식기 감염
③ 산도 열상   ④ 제왕절개 분만
⑤ 태반조직 잔여

102. 산모가 요통과 골반중압감을 호소하고 있고, 산모의 자궁저부를 촉진하니 자궁 저부가 물렁하고 부드러웠다. 이때에 적절한 간호중재는?
① 충분한 수분 공급
② 반좌위
③ 자궁절제술 시행
④ 모유수유 권장
⑤ 침상안정

103. 산모는 배변하고 싶은 느낌을 호소하며 몹시 불안정하고 땀을 많이 흘렸다. 자궁수축 빈도는 2~3분이었고, 지속시간은 60~70초였으며 이슬량이 증가되었다. 현재의 산모상태는?
① 산부 탈수
② 분만 2기 임박
③ 태아질식 가능성
④ 과도한 자궁수축
⑤ 폐쇄분만 가능성

104. 폐경기에 발생되는 증상으로 옳은 것은?
① 창백
② 오전 발한
③ 요로 생식기 비대
④ 교원질 증가
⑤ 안절부절 못함

105. 태동에 대한 반응으로 태아심박수가 적절히 증가하는지를 확인하여 태아 건강상태를 확인할 수 있는 검사는?
① 자궁내진   ② 양수천자
③ 무자극검사 ④ 태아초음파
⑤ 태아심박수 모니터

아동간호학

01. 아동간호학의 개념을 옳게 설명하고 있는 것은?
① 아동간호 목적의 주요 개념은 발달이다.
② 아동의 성장과 발달과정 중 발생하는 문제만을 다룬다.
③ 아동의 건강 및 발달상 최대한의 가능성을 성취할 수 있도록 한다.
④ 아동간호의 근본적인 목적은 아동 중심의 간호를 수행하는 것이다.
⑤ 아동간호는 미성숙한 대상자를 간호한다는 특수성 때문에 상담자의 역할이 강조된다.

02. DDST검사에 대한 설명으로 옳지 않은 것은?
① 6세 이전 아동의 발달검사이다.
② 미숙아의 경우 현재 나이에서 재태기간 만큼 빼어 연령선을 교정해야 한다.
③ 지능검사가 아닌 특정 나이의 아동이 무엇을 할 수 있는지 보여주는 검사이다.
④ 아동의 수행을 저해하는 일시적인 요인은 피로, 공포, 부모와 떨어짐, 수행하기 싫음 등이다.
⑤ 판정결과로 확실한 진단적 조치를 할 수 있다.

03. 학대받은 아동과 상담 시 주의할 점은?
① 신고하지 않겠다고 알려준다.
② 부모에 대해 처벌이 가능하다고 알려준다.
③ 아동의 잘못이 아니라고 말한다.
④ 학대의 증거를 확인하기 위해 사적인 질문을 한다.
⑤ 아동의 정신적 회복을 위해 가족은 치료과정에 포함하지 않는다.

04. 6개월 된 아동의 성장 발달 중 가장 먼저 나타나는 것은?
① 기대지 않고 혼자 앉는다.
② 배를 떼고 손과 무릎으로 기어간다.
③ 가구를 잡고 일어난다.
④ 두 손으로 컵을 잡고 마신다.
⑤ 엄지와 검지를 사용하여 물건을 잡는다.

05. 10개월 된 아기가 이유식을 먹지 않을 때 대처 방법은?
① 한 번에 두 가지씩 섞어준다.
② 이유식을 먹기 전 젖이나 우유를 준다.
③ 모유의 양을 줄여 이유식으로 보충한다.
④ 이유식을 혀 뒤로 넣어준다.
⑤ 알레르기 유발 가능성이 적은 계란 흰자를 익혀 준다.

06. 고관절탈구인 신생아의 증상으로 옳은 것은?
① 내전이 제한된다.
② 환측의 주름이 더 적다.
③ 무릎을 세웠을 때 환측의 무릎이 더 높다.
④ 신생아를 안아 올렸을 때 환측다리가 더 길다.
⑤ 오톨라니 검사를 했을 때 뚝하는 느낌이 있다.

07. 아동의 젖병충치가 가장 호발하는 치아는?
① 윗니 앞니
② 윗니 중앙문치
③ 아랫니 중앙문치
④ 윗니 송곳니
⑤ 아랫니 송곳니

08. 수술로 인해 아동에게 나타날 수 있는 행동은?
   ① 애착행동   ② 이식증
   ③ 틱   ④ 역할발달
   ⑤ 퇴행

09. 화상에 있어서 유아의 설명으로 옳지 않은 것은?
   ① 유아에게 가장 흔한 화상의 유형은 뜨거운 물로 인한 것이다.
   ② 유아는 표피층이 얇아 화상의 깊이가 성인보다 더 깊으며 세균침입의 위험성이 높다.
   ③ 혈장손실을 대치하기 위해 수액요법을 수행할 때 유아에게 빈번한 합병증은 폐부종과 울혈성 심부전이다.
   ④ 화상 범위는 성인과 같은 9의 법칙을 적용하여 사정한다.
   ⑤ 연령에 따라 화상면적 산출의 기준을 달리 적용한다.

10. 다음 중 학령기 아동의 발달과업은?
   ① 신뢰감   ② 자율성
   ③ 주도성   ④ 근면성
   ⑤ 정체감

11. 학령기 아동의 행동특성으로 옳지 않은 것은?
   ① 자발적이고 자기주장이 강하다.
   ② 성취 욕망이 강하며 경쟁, 협동 및 규칙을 배운다.
   ③ 학교생활에 적응을 못하면 문제행동을 한다.
   ④ 집단이나 단체에 충성심을 가진다.
   ⑤ 부모 말씀에 잘 복종하고 따른다.

12. 사회적 책임을 수행하는 행동을 요구하며, 가치관을 확립하는 시기는?
   ① 학령전기
   ② 학령기
   ③ 청소년기
   ④ 성인기
   ⑤ 노년기

13. 출생 직후 신생아의 비정상적인 소견은?
   ① 패립종
   ② 대리석양 피부
   ③ 하르레킨 증상
   ④ 우유를 먹일 때 입주위에 생기는 청색증
   ⑤ 생후 2일째 공막의 황달

14. 다음 중 신생아의 간호로 옳지 않은 것은?
   ① 체온조절기능이 미숙하므로 적절한 보온을 제공한다.
   ② 목욕은 수유 직후는 피한다.
   ③ 제대부위의 감염증상을 사정한다.
   ④ 얼굴을 비누로 깨끗하게 닦아준다.
   ⑤ 오일, 로션은 사용하지 않는다.

15. 신생아 제대 간호로 가장 적절한 것은?
   ① 감염예방을 위해 기저귀를 제대 위까지 대어준다.
   ② 건조된 소독 가제로 덮어둔다.
   ③ 오염에 주의하면서 공기에 노출시킨다.
   ④ 70% 알코올로 매일 닦고 노출시킨다.
   ⑤ 항생제를 바르고 소독가제로 덮어둔다.

16. 척수 수막류 환아의 가장 중요한 간호진단은?
   ① 지식 부족
   ② 감염 위험성
   ③ 배뇨기능 장애
   ④ 비효율적인 기도 청결
   ⑤ 신경손상과 관련된 운동장애

17. 고빌리루빈혈증으로 인해 초래될 수 있는 합병증은?
   ① 안구건조증
   ② 장폐색
   ③ 괴사성 장염
   ④ 핵황달
   ⑤ 폐렴

18. 수막척수류 아동의 수술 전 간호 중 가장 중요한 것은?
① 수유 시 자주 트림시킨다.
② 기저귀를 자주 교환해 준다.
③ 낭포 손상을 방지한다.
④ 수동적 관절 운동을 실시한다.
⑤ 둔부와 생식기를 청결하고 건조하게 유지한다.

19. 아구창의 원인에 포함되지 않는 것은?
① Candida albicans 감염
② 분만 시 산도를 통한 감염
③ 고무젖꼭지의 오염
④ 우유 조제실 오염
⑤ 면역 강화 치료

20. 다운 증후군 환아의 뚜렷한 신체적인 특징에 포함되지 않는 것은?
① 목이 짧다.
② 낮은 코
③ 얼굴이 납작하다.
④ 근력이 센 편이다.
⑤ 관절 과운동성

21. 심한 구토로 인하여 유발될 수 있는 증상은?
① 호흡성 산증
② 호흡성 알칼리증
③ 대사성 산증
④ 대사성 알칼리증
⑤ 무호흡

22. 선천성 거대 결장 환아에게서 나타날 수 있는 증상이 아닌 것은?
① 변비
② 리본 모양의 악취 나는 변
③ 태변배출 지연
④ 장음항진
⑤ 담즙성 구토

23. 다음 중 발작 후 응급조치를 취해야 하는 경우는?
① 잠깐 동안의 의식소실
② 발작 후 졸음
③ 몇 초 동안 눈을 깜박거림
④ 발작 후 비대칭적인 동공
⑤ 팔 다리의 간헐적 수축

24. 급성 기관지염의 증상은?
① 흡기 시 특징적인 협착음
② 연하곤란
③ 수일 내 삼출성 기침
④ 고열
⑤ 개 짖는 듯한 기침소리

25. 천식 환아의 병태생리로 옳은 것은?
① 기관지 점막 수축
② 기관지 평활근 수축
③ 기관지강 점액물질 감소
④ 내인성 유발인자에 의한 항원/항체 반응
⑤ 외인성 유발인자가 교감신경 수용체를 자극

26. 다음 중 신증후군 환아의 간호로 옳지 않은 것은?
① 적절한 체액균형을 유지한다.
② 대증요법을 시행한다.
③ 스테로이드 치료 시 감염예방을 주의한다.
④ 부종을 사정하고 피부손상을 방지한다.
⑤ 저열량, 저단백식이를 준다.

27. 뇌성마비(Cerebral palsy)에 관한 설명이다. 옳지 않은 것은?
① 비진행성 장애이다.
② 중추신경계의 손상으로 발생한다.
③ 아동기에 가장 흔한 영구적 신체 불구이다.
④ 저산소증이 가장 중요한 원인이다.
⑤ 신체 문제를 제외하고 정상적으로 성장발달을 한다.

28. 다음 중 백혈병 환아의 치료 부작용으로 옳지 않은 것은?
① 오심　② 구토
③ 손톱착색　④ 탈모
⑤ 구강건조

29. 다음 중 만성 부비동염의 증상은?
① 창백　② 인후통
③ 식욕감퇴　④ 탈모
⑤ 구강호흡

30. 다음 중 류마티스열의 원인으로 옳은 것은?
① 알레르기
② 신체적, 정서적 스트레스
③ 덥고 건조한 기후
④ 페니실린 투약 부작용
⑤ 연쇄상구균성 호흡기감염

31. 결핵 아동의 간호중재로 옳은 것은?
① 침상안정
② 균형 잡힌 영양섭취
③ 단백질 제한 식이
④ 역격리
⑤ 정상적 등교 불가능

32. 선천성 갑상선 기능 저하증 아동을 조기치료하지 않았을 때 가장 큰 문제는?
① 간질　② 청력상실
③ 반사결여　④ 정서 불안정
⑤ 지능발달 지연

33. 청소년들의 본드 및 부탄가스 등 흡입류 약물 사용이 증가하는 이유로 적절한 것은?
① 정서적으로 예민한 시기이므로 약물남용에 대한 취약성이 낮다.
② 싸고 쉽게 구입할 수 있다.
③ 학습과 사고의 능률을 증가시킨다.
④ 청소년 개인의 성격적 특성과 관계없이 또래 집단의 영향을 받는다.
⑤ 심한 약물 의존 상태의 청소년들이 증가하고 있다.

34. 선천적인 심장질환을 앓는 환아에게 나타날 수 있는 증상이 아닌 것은?
① 곤봉지　② 적혈구 감소증
③ 운동 후 호흡곤란　④ 감염의 위험성 증가
⑤ 웅크리고 앉은 자세

35. 다음 중 아동의 림프절에 대한 옳은 설명은?
① 생후 1년경에 성인수준으로 발달한다.
② 정상 아동의 경우 림프절은 크기가 큰 편이다.
③ 정상 아동의 경우 림프절 촉진 시 압통을 느낄 수 있다.
④ 정상 림프절의 경우 움직임 없이 고정되어 있다.
⑤ 촉진 시 따뜻하고 압통이 느껴지는 경우 감염이나 염증을 의미한다.

지역사회간호학

36. 지역사회 간호에 대한 설명으로 옳은 것은?
① 지역사회의 유질환자를 대상으로 한다.
② 정치 및 보건의료 전달체계와는 관련이 없다.
③ 지역사회 간호에서의 건강개념은 기능적인 관점보다 임상적인 관점이다.
④ 지역사회 간호의 목표는 최고수준의 간호 제공이다.
⑤ 지역사회의 간호활동은 전문간호 제공, 보건교육, 보건관리 등이다.

37. 항원을 접종하여 일시적 혹은 영구적으로 면역을 획득하는 방법은?
① 자가면역　② 자연수동면역
③ 자연능동면역　④ 인공수동면역
⑤ 인공능동면역

38. 지역사회 간호과정에 대해 옳게 기술한 것은?
① 지역사회 간호과정은 건강진단을 위한 유일한 방법이다.
② 지역사회 간호문제는 간호과정을 통해 접근할 수 없는 문제이다.
③ 지역사회 간호과정은 순환과정으로 매년 초에만 집행한다.
④ 지역사회 간호과정을 구성하는 사정, 진단, 계획, 평가 각 단계는 실제 기능상 분리될 수 있다.
⑤ 지역사회 간호과정은 지역사회 건강문제를 과학적이고 체계적인 절차와 방법으로 해결하는 과정이다.

39. 지역주민의 건강수준을 가장 구체적으로 파악하는데 적합한 자료는?
① 질병이환 상태
② 연령, 성별분포 분석
③ 직업만족도 측정치
④ 지역주민의 키와 몸무게 측정치
⑤ 지역주민의 결혼 상태

40. 상위목표와 하위목표와의 관계로 가장 옳은 것은?
① 하위목표는 상위목표를 포괄해야 한다.
② 하위목표는 상위목표보다 더 계량화하고 행동용어로 진술해야 한다.
③ 상위목표는 계량화하고, 행동용어로 진술할 필요가 없다.
④ 상위목표는 하위목표보다 더 계량화하고 행동용어로 진술해야 한다.
⑤ 상위목표는 하위목표에 대해 일관성이 있어야 한다.

41. 절지동물 매개 감염병은?
① 성홍열
② 백일해
③ 세균성 이질
④ 쯔쯔가무시
⑤ 렙토스피라

42. 지역사회간호사는 보건관리자로서 지역사회 보건계획을 수립한다. 보건계획을 수립할 때 옳지 않은 것은?
① 계획은 인지된 요구와 관심에 근거, 고안되어야 한다.
② 지역주민이 참여할 수 있는 계획이어야 한다.
③ 현실적인 것보다 이상적인 것을 목표로 하여야 한다.
④ 인적자원 등 유용한 자원과 관련하여 실현 가능하여야 한다.
⑤ 지역사회 대상자들이 수용하는 한 방안이어야 한다.

43. 지역사회 간호사업 평가에 대한 설명 중 틀린 것은?
① 사업평가는 목적을 달성한 정도와 사업과정상 발생한 문제를 확인하며 재계획에 반영하기 위하여 실시한다.
② 사업평가계획은 사업계획 실시에 포함되나 평가수행은 사업종료 후에만 실시가능하다.
③ 사업평가는 자체적으로 이루어질 수 있고 외부 전문인에 의해 이루어질 수도 있다.
④ 사업과정평가는 시기에 따라 진단평가, 형성평가, 총괄평가로 구분할 수 있다.
⑤ 목표량 평가는 계획한 목표량에 도달하지 못했을 때 원인이 무엇인지 확인하는 작업이다.

44. 행위별 수가제의 설명으로 옳지 않은 것은?
① 양질의 의료를 유지할 수 있다.
② 고급 의료 기술 개발에 기여한다.
③ 의사의 진료 재량권이 줄어든다.
④ 불필요한 검사, 처치 등 과잉진료가 이루어질 수 있다.
⑤ 진료비 청구 및 심사에 따라 행정업무가 복잡하다.

45. 다음 중 국민건강보험의 혜택으로 옳은 것은?
① 의료비의 적정 수준을 유지하기 위한 정책이다.
② 법률에 의한 강제 없이 자율 가입한다.
③ 누구나 동일한 보험료를 부담한다.
④ 보험 급여는 차등한 수혜를 원칙으로 한다.
⑤ 갑작스런 질병 발생 시 경제적인 부담을 경감시켜 준다.

46. 보건진료소 도입의 목적으로 알맞은 것은?
① 최상의 질 높은 의료서비스 제공을 위해서
② 농어촌 등 보건의료 취약지역 주민에게 의료서비스를 제공하기 위해서
③ 지역사회 모자보건 건강관리 및 가족계획을 위해서
④ 지역사회 사업계획수립을 하기 위해서
⑤ 지역사회 보건 정보수집을 위해서

47. 지역사회 간호 틀에서 간호행위와 간호목표 간에 상호작용은 무엇을 통해 이루어지는가?
① 간호문제 파악
② 간호방법 및 수단
③ 간호요구 확인
④ 기능연속지표
⑤ 평가 및 재계획

48. 우리나라 지역사회 보건 발전 양상 중 옳지 않은 것은?
① 조선 말기 내무부서에 위생국을 설치, 전염병 예방과 약무사업을 실시했다.
② 1990년대에 들어오면서 의료의 질적 수준과 형평성을 유지하여 국민의 의료권익 보호에 중점을 두고 있다.
③ 공중보건사업의 본격적 시작은 1950년대 중반으로 보건소 조직망을 통해 가족계획, 결핵관리, 전염병 예방사업을 중점적으로 수행했다.
④ 일제 시대에는 경찰행정 내에서 보건정책이 실시되었고 이때 예방접종약의 연구와 선교단체에 의한 결핵과 나병치료가 시작되었다.
⑤ 1980년대 후반에 건강증진개념들이 들어오고 보건진료원 제도를 시작했다.

49. 지역사회 내에서 간호사의 역할 중 관리자에 대해 서술한 것은?
① 계속적인 연구를 통해 지역사회 간호사업에 이바지한다.
② 지역사회 주민의 건강문제에 대해 상담한다.
③ 지역사회의 요소를 기획, 조직, 지휘, 평가의 과정으로 전체적인 조직체계로 연결시킨다.
④ 지역사회 주민의 입장에서 주민들의 권리를 찾을 수 있도록 지지한다.
⑤ 건강문제에 중재가 필요한 사항에 대해 주민들에게 보건교육을 실시한다.

50. 지역사회간호사가 사업평가 시 가장 먼저 할 일은?
① 설정된 목표달성 정도를 확인한다.
② 평가를 위한 정보를 수집한다.
③ 목표도달 여부를 판단하여 원인을 분석한다.
④ 무엇을 평가하며 측정기준이 무엇인가를 확인한다.
⑤ 미래의 사업진행 방향을 결정한다.

51. 학령기 가족의 성장 발달 과업으로 옳지 않을 것은?
① 학업성취의 증진
② 자녀들의 사회화
③ 만족스런 부부관계의 유지
④ 친척에 대한 이해와 관계수립
⑤ 가족 내 규칙과 규범의 확립

52. 지역사회 간호에서 가족을 중요한 대상자로 여기고 있다. 가족의 특성으로 옳지 않은 것은?

① 가족은 집단으로 작용한다.
② 가족의 개념은 시간과 장소에 따라 변한다.
③ 가족은 외부의 동력으로 성장한다.
④ 가족은 지역사회 자원과 상호작용한다.
⑤ 가족은 폐쇄집단이다.

53. 사춘기 자녀가 장기간의 가정간호를 요하는 만성질환에 이환되었다. 재정적 부담 때문에 부모가 취업하게 되었다면 이후 가족이 변화시켜야 하는 기능은?

① 가족의 재정적 자원
② 가족 역할의 배분과 조정
③ 가족의 사회화
④ 가족치료의 활용
⑤ 가족의 정서적지지

54. 지역사회 간호사가 질병관리에 필요한 인력 및 자원을 추정하며 보건사업계획에 활용하고자 한다. 유용한 지표는?

① 발생률
② 이환율
③ 치명률
④ 유병률
⑤ 부양비

55. B지역사회 간호 대상자에게 절주 프로그램을 수행할 때, 첫 번째 단계에서 이루어져야 할 것은 무엇인가?

① 프로그램 내용 및 목표에 맞는 적절한 교육 방법 선정
② 절주 프로그램에 대한 설문조사
③ 대상자 스스로 상황 분석
④ 프로그램 홍보활동
⑤ 프로그램 수행 시 필요한 물품 확보

56. 다음 설명으로 옳은 보건교육 방법은?

> 동일한 주제에 대한 전문적인 지식을 가진 전문가 3~4명의 발표 내용을 중심으로 청중과의 공개토론 형식으로 참여시키는 교육

① 배심토의
② 전화상담
③ 브레인스토밍
④ 면접
⑤ 심포지엄

57. 40대 여성을 대상으로 유방자가검진 교육을 진행하려고 한다. 가장 효율적인 매체는?

① 인쇄물
② 모형
③ 상담
④ 전시
⑤ 비디오

58. P시에서 감염병 환자가 발생했다. 어떤 방법의 보건교육이 가장 적당한가?

① 학교교육
② 가정 방문
③ 대중매체
④ 강연회
⑤ 집단 토론

59. 학교보건법에 나타난 보건교사의 역할로 부적절한 것은?

① 보건교육자료 수집, 관리
② 각종 질환에 대한 예방 처치
③ 신체허약 학생에 대한 보건지도
④ 학교보건 예산 확보
⑤ 보건지도를 위한 학생의 가정 방문

60. 다음 중 학교건강검사 중 신체발달상황검사의 종류에 속하는 것을 옳게 짝지은 것은?

① 키, 체중, 가슴둘레
② 키, 체중, 비만도
③ 키, 체중, 허리둘레
④ 키, 비만도, 허리둘레
⑤ 키, 체중, 앉은 키

61. 학생이 사용하는 의자 규격이 맞게 진술된 것은?
① 의자 좌면의 높이는 하퇴길이
② 의자 전후경은 상퇴길이
③ 의자 좌면의 높이는 하퇴길이에서 5cm를 뺀다.
④ 의자의 전후경은 좌고와 같게
⑤ 의자의 전후경은 상퇴길이에서 5cm를 뺀다.

62. 학교보건실 운영 시 관리사항이 아닌 것은?
① 응급 처치할 물품 확보
② 응급처치 요할 시 비상연락망 비치
③ 외상 시 세척할 수도시설 설치
④ 음용수의 수질을 검사할 장비 구비
⑤ 외상처치약 구비

63. 산업간호사가 하는 일로 옳지 않은 것은?
① 근로자의 건강상담 및 보건교육
② 작업장 내 설비의 점검과 작업방법 개선·지도
③ 사업장 내 근무하면서 근로자의 건강검진 실시
④ 사업장의 응급을 요하는 자에 대한 응급처치
⑤ 보건에 관한 사항 위반한 근로자에 대한 조치 건의

64. 작업장에서 구토, 설사, 착색뇨, 단백뇨와 뼈의 통증을 증상으로 보이는 근로자가 발견되었다. 무엇이 원인으로 나타난 증상인가?
① 납
② 수은
③ 크롬
④ 베릴륨
⑤ 카드뮴 중독

65. 지방조직이나 혈액 중에 용해되었다가 급격히 감압하면 기포가 형성되어 체내 모세혈관을 차단하는 잠함병의 원인이 되는 기체는?
① 질소
② 산소
③ 이산화탄소
④ 일산화탄소
⑤ 수소

66. 산업장에서 폭발사고가 발생하여 근로자가 화상을 입었다. 산업간호사가 관찰해 보니 양쪽 다리에 1~2도 화상을 입은 것으로 판단되었다. 가장 먼저 취해야 할 조치는?
① 흐르는 찬물에 세척하고 즉시 병원으로 옮긴다.
② 바셀린을 바른다.
③ 쇼크 방지조치를 취한다.
④ 체온유지를 위해 덮어준다.
⑤ 즉시 수혈준비를 한다.

67. 우리나라에서 대장암 발생률이 증가하고 있다는 사실의 의미로 가장 적절한 것은?
① 대장암 환자가 많아지고 있다.
② 대장암에 걸릴 확률이 높아지고 있다.
③ 만성퇴행성 질환 환자가 많아지고 있다.
④ 대장암 환자의 증가속도가 빨라지고 있다.
⑤ 대장암 환자의 평균 이환기간이 길어지고 있다.

68. 다음 중 만성질병의 역학적 특성은?
① 발생률과 유병률이 같다.
② 발생률은 높고 유병률은 낮다.
③ 둘 다 높다.
④ 둘 다 낮다.
⑤ 발생률에 비해 유병률이 높다.

69. K보건소에서 업무 표준을 산출하고자 평균 방문간호 시간을 직접 측정하기 위해 2시간 이상을 '상' 1시간 이상 2시간 미만은 '중', 1시간 미만은 '하'로 구분하였을 때 이는 무슨 척도인가?
① 비척도
② 명목척도
③ 서열척도
④ 비율척도
⑤ 등간척도

70. 만성질환의 역학적 특성은?
① 유병률이 낮다.
② 유병률이 높다.
③ 사망률이 높다.
④ 발생률과 유병률이 낮다.
⑤ 발생률과 유병률이 같다.

정신간호학

71. 다음 중 자아의 특징에 해당되는 것은?
① 의식구조 중 가장 많은 부분을 차지하고 있다.
② 개인에게 동기를 유발시킨다.
③ 본능적인 것을 추구한다.
④ 사건의 옳고 그름을 판단하게 한다.
⑤ 논리적이고 현실적인 사고를 한다.

72. 40세 부인이 해외에서 벌어들인 남편의 돈으로 주식투자를 하였다가 실패하였다. 남편의 사업이 망한 뒤 죄책감에 손을 씻는 행위는 어떠한 방어기전인가?
① 투사　　　② 반동형성
③ 퇴행　　　④ 전환
⑤ 취소

73. 다음 중 남근기에 대한 설명으로 옳은 것은?
① 욕구 만족을 지연시킬 수 있는 능력과 자기 통제가 발달된다.
② 거세불안이 있으며 동성 부모를 동일시함으로써 성역할을 습득한다.
③ 성적 사고가 억제되고 동성 또래들과의 관계에 초점을 둔다.
④ 배변 훈련으로 갈등을 경험한다.
⑤ 빨고 깨물고 우는 행동으로 긴장을 완화시킨다.

74. 인격장애에 대한 설명으로 옳은 것은?
① 지능의 결함을 나타낸다.
② 자신이 사회적인 역할을 감당해내지 못하는 것이다.
③ 행동과 정서 및 사고에 있어서 심각한 퇴행을 나타낸다.
④ 환경에 적응하지 못하고 사회적인 책임도 완수하지 못한다.
⑤ 지속적인 행동 양상으로 인한 현실적응과 대인관계에 장애를 초래한다.

75. 치료적 관계의 초기 단계에서 간호사가 할 일로 옳지 않은 것은?
① 간호사 자신의 가치관과 신념을 확인한다.
② 대상자와 관계의 한계를 설정한다.
③ 대상자와 신뢰관계를 형성한다.
④ 종결에 대한 계획을 세운다.
⑤ 대상자의 불안을 감소시킨다.

76. 병동 내 공격적인 태도를 취하는 환자가 있다. 간호사의 태도로 옳은 것은?
① 잘못을 지적해 주고 반성하도록 한다.
② 대상자를 불쌍히 여긴다.
③ 언제 공격적인 태도가 나타날지 모르므로 가능하면 대상자 가까이 있지 않도록 한다.
④ 친절하지만 엄격한 태도를 취한다.
⑤ 바람직하지 못한 미성숙 행동이므로 며칠 동안 특권을 제한한다.

77. 지역사회 정신보건에 영향을 미친 혁신적인 역사적인 사건으로 옳은 것은?
① Adolf Meyer의 입원자서전
② Beers의 정신위생운동
③ Phillipe Pinel의 인도적 환자 해방운동
④ 1970년대 Chlorpromazine 약물 개발
⑤ 설리반의 정신분석학적 치료법 개발

78. 간호사가 강간 피해자에게 우선적으로 행해야 하는 간호로 옳은 것은?
① 환자가 경험한 사고와 관련된 세부사항을 표현하도록 유도한다.

② 강간 피해자와 신뢰를 형성한다.
③ 신체적 손상을 확인하고 산부인과 진료를 의뢰한다.
④ 자실의 위험성과 불안을 사정한다.
⑤ 자조모임에 참여하도록 권장한다.

79. 다음 중 상황위기에 해당하는 것은?
① 결혼
② 자녀의 분가
③ 사춘기
④ 가족 중 뇌졸중 환자 발생
⑤ 자녀의 입학

80. 조현병으로 6개월간 치료를 받고 있는 딸이 있는 어머니가 위기가 나타날 상황을 걱정하고 있다. 적절한 교육내용이 아닌 것은?
① 대상자의 강점과 장점을 개발하도록 한다.
② 위기가 발생하지 않도록 대상자의 스트레스를 관리한다.
③ 증상이 호전되더라도 약물의 용량을 줄이거나 투약을 중단하지 않는다.
④ 더 이상의 위기 발생을 막기 위해 환자를 격리시킨다.
⑤ 냉장고 등 잘 보이는 곳에 병원전화번호를 기록해 두어 위기가 나타났을 경우 바로 도움을 받을 수 있도록 한다.

81. 정신사회적 재활 서비스에 해당하는 것은?
① 개인보다는 집단을 중심으로 한다.
② 정신분석모형을 적용한다.
③ 의학적 건강관리 모델을 강조한다.
④ 직업적·사회적 기술을 향상시킨다.
⑤ 병리학적인 것을 강조한다.

82. 자신의 일부를 다른 사람에게 투사하여 그 사람이 그렇게 행동하는 것처럼 느끼는 것으로 인격장애 환자들이 많이 사용하는 방어기제는?
① 억압
② 분열
③ 퇴행
④ 부정
⑤ 투사적 동일시

83. 환자에게 정신약물치료 시 적절하지 않은 태도는?
① 환자가 약물을 복용하는지 확인한다.
② 환자의 보호자에게 맡기고 온다.
③ 부작용을 주의 깊게 관찰한다.
④ 약물 투여의 5가지 원칙을 지킨다.
⑤ 보호자에게 약물에 대해 설명한다.

84. 조현병 양성 증상에 효과가 있는 약물로 옳은 것은?
① Imipramine
② Benzodiazepine
③ Olanzapine
④ Valproic acid
⑤ Prozac

85. 피해망상과 환청이 심한 환자에게 우선적으로 취해야 할 간호로 옳은 것은?
① 망상과 환청의 강도, 빈도, 시간을 사정한다.
② 망상과 환청에 따른 불안과 두려움을 말로 표현하도록 유도한다.
③ 대인관계 기술을 훈련한다.
④ 현실감각능력을 사정한다.
⑤ 망상과 환청이 대상자에게 주는 의미를 파악한다.

86. 조현병 대상자에게 날씨에 대해 물었더니 "오늘은 노을이 붉네요, 사과는 맛있어요, 그네를 타고 싶어요."라고 말하였다. 이 대상자가 나타내는 증상과 관련이 있는 것은?
① 우회증
② 보속증
③ 말비빔
④ 지리멸렬
⑤ 고우회

87. 망상장애 환자의 특징으로 옳은 것은?
① 신뢰감을 형성하는 것이 가장 중요한 간호과제이다.
② 사고, 언어, 행동 등에 기괴한 증상을 보인다.
③ 혼자서 바쁘게 다니며 의기양양하다.
④ 의심 없이 온순하다.
⑤ 기질적인 뇌손상이 심하다.

88. 행동이론의 관점에서 설명하는 우울증의 원인은?
① 학습된 무력감
② 중요한 대상의 상실경험
③ 인지적 오해
④ 스트레스
⑤ 유전적 요인

89. 약물사용에 강박적 집착, 일단 사용하기 시작하면 조절이 불능, 해로운 결과가 예측됨에도 불구하고 강박적으로 사용하는 것으로 신체적으로 심리적인 의존 상태는?
① 내성
② 물질남용
③ 물질중독
④ 금단증상
⑤ 물질의존

90. 간호사가 자살의 위험이 있는 우울증 환자를 주의 깊게 살펴보고 있는 도중 환자가 간호사에게 "왜 다른 사람은 내버려 두면서 나만 감시하세요?"라고 하였다. 간호사의 적절한 반응으로 옳은 것은?
① "병원에 입원에 있는 동안 피할 수 없는 절차입니다."
② "왜 저희가 감시한다고 생각하는지 말씀해 주시겠어요?"
③ "환자분이 자신을 해하려 하기 때문에 관심 있게 지켜보고 있습니다."
④ "의사가 그렇게 지시했기 때문입니다."
⑤ "의료인들은 당신을 관찰하고 있지 않습니다."

91. 우울증환자의 자가간호결핍 진단을 내릴 수 있는 특징은 어느 것인가?
① 음식을 거부하거나 먹는 것에 흥미가 없다.
② 스스로 열등의식 및 수치감을 느낀다.
③ 3일 동안 세수를 하지 않는다.
④ 평소에 침대 난간이 내려가 있다.
⑤ 시간과 장소에 대한 인식이 없다.

92. 공격적인 태도를 보이고 치료적으로 협조를 안 하며 다른 환자를 괴롭히는 환자에게 적용할 수 있는 활동으로 옳은 것은?
① 모자이크
② 격렬한 신체활동
③ 뜨개질
④ 경쟁적인 운동
⑤ 독서

93. 의심이 심한 환자를 간호할 때 주의해야 하는 것은?
① 치료자로서 단호하고 엄격한 태도를 보인다.
② 친절하면서 대상자를 격려한다.
③ 친근하고 적극적으로 대한다.
④ 명랑하고 쾌활하게 대한다.
⑤ 만지는 것을 조심한다.

94. 히스테리성 인격장애 환자에 대한 설명으로 옳은 것은?
① 괴상하며 마술적 생각을 자주 한다.
② 연극적이고 과장된 행동을 보인다.
③ 세상과 타인에 대한 노골적 적개심을 보인다.
④ 대인관계를 꺼려하여 혼자 보내는 시간이 많다.
⑤ 옷차림이 유행에 상당히 뒤쳐져 있다.

95. 인격장애 환자에 대한 설명으로 옳지 않은 것은?
① 대인관계에 있어 어려움이 많다.
② 초자아의 발달에 이상이 있다.
③ 지능에는 별 이상이 없다.
④ 반사회성 인격장애는 성인기에 두드러진다.
⑤ 환각이나 망상이 나타난다.

96. 최근에 일어난 일을 기억하는 데는 어려움이 없으나, 중요하거나 특별한 어느 시점의 일에 대해서는 생각이 나지 않는 환자가 있다. 이에 대한 가능한 진단은?
① 후진성 기억장애
② 해리성 기억장애
③ 전진성 기억장애
④ 해리성 둔주
⑤ 이인증

97. 평소에 외출을 싫어하는 남자가 회사를 자주 결근하다 1달 전 회사를 그만두고 집에서만 머무르다가 외출하여 지하철역에서 심한 불안감을 느끼고 쓰러졌다. 다음 중 이 사람에게서 볼 수 있는 공포장애의 유형은?

① 고소공포증 ② 사회공포증
③ 광장공포증 ④ 폐쇄공포증
⑤ 강박장애

98. 뇌수술을 받은 김씨는 3일 이후부터 갑자기 헛소리를 하고 가족도 알아보지 못하면서 화를 내고 장소나 시간도 전혀 알지 못하는 등 지남력의 장애를 보인다. 김 씨의 진단은?

① 치매 ② 섬망
③ 건망장애 ④ 사고장애
⑤ 지각장애

99. 신체형 장애 환자에 대한 간호로서 적절한 것은?

① 신체증상에 대한 환자의 표현에 귀 기울인다.
② 신체적 증상을 표현할 때 객관적인 자료를 보여주고 사실이 아님을 설명한다.
③ 기질적 병변이 실제로 존재함을 고려한다.
④ 괜찮을 거라는 말로 우선 환자를 안심시킨다.
⑤ 정확한 신체검사를 수행한 뒤로는 재검사를 하지 않는다.

100. 지하철 성추행범을 붙잡은 경찰관이 간호사에게 자문을 구하였다. 이에 대해 간호사가 해줄 수 있는 조언으로 옳지 않은 것은?

① 공격적인 행동이 심해질 경우 이를 제한해야 한다.
② 성 범죄자에 대한 자신의 느낌과 생각을 인식해야 한다.
③ 필요시 성 전문가에게 의뢰한다.
④ 이 사실을 가족에게는 비밀로 한다.
⑤ 경찰관이 스스로 자신의 성적 가치관에 대해 돌아보도록 한다.

101. 노인성 질환이나 코사코프 질환 등에서 기억을 결합하여 조작하거나 메우는 행동은?

① 해리 ② 우회증
③ 작화증 ④ 신어조작증
⑤ 다면성 인격

102. 우울한 기분이 들던 박 씨가 도취감, 다행감을 주는 약물을 복용하고 난 며칠 후 약한 환각, 시공간 왜곡, 변비, 식욕 증가, 안구 충혈, 구강건조, 심계항진, 혈압상승, 오심, 구토, 발한, 오한의 증상을 보였다. 박 씨가 복용한 약물로 옳은 것은?

① LSD
② 헤로인
③ 코카인
④ 마리화나
⑤ 암페타민

103. 약물중독 입원환자에 대한 간호로 옳지 않은 것은?

① 규칙적으로 1차 간호를 제공한다.
② 약물복용에 대해 부인하면 그대로 수용한다.
③ 중독증상에 대해 알도록 교육한다.
④ 약물중독이 신체에 미치는 영향에 대해 교육한다.
⑤ 약물에서 해독되면 퇴원 후 3차 간호를 받을 것을 말해 준다.

104. 영양부족 진단을 받은 치매노인에게 가장 우선적으로 제공해야 할 간호중재는?

① 매일 아침 체중을 측정한다.
② 식사 시마다 올바른 식이생활을 위해 간섭한다.
③ 고지방 음식을 제공한다.
④ 판단력 향상을 위해 집단 프로그램에 참여시킨다.
⑤ 처방된 약물을 잘 복용하고 있는지 확인한다.

105. 치매로 병원에 입원한 노인이 간호사를 보고 자신의 딸이라고 말한다. 적절한 간호사의 반응은?

① "제 이름도 기억 못 하시네요?"
② "따님이 보고 싶으신가 보군요."
③ "왜 그렇게 생각하세요?"
④ "아니라고 예전에 말씀드렸잖아요.',
⑤ "할아버지, 저는 간호사입니다. 이곳은 병원이에요."

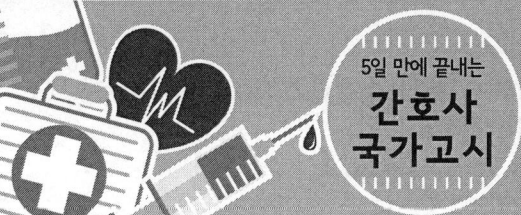

제4회 모의고사
3교시
- 간호관리학
- 기본간호학
- 보건의약관계법규

간호관리학

01. 시대에 따른 간호유형으로 올바른 것은?

① 상고 시대 : 마술적 의학, 경험적 간호
② 초기기독교 시대 : 미신적 의학, 종교적 간호
③ 중세 : 종교적 의학, 자가 간호
④ 근대 : 경험적 의학, 전문적 간호
⑤ 현대 : 전문적 의학, 경험적 간호

02. 근대 중국 간호에 대한 설명으로 옳은 것은?

① 여자간호사가 남자를 간호하였다
② 독일 간호의 영향을 받았다
③ 선교사들에 의해 교육사업 후 선교가 이루어졌다
④ 간호학교 학생의 교육수준이 높았다
⑤ 미국 선교사 게이지가 상해에 간호사 양성소를 설치하였다

03. 수도원이 있었고 왕족이나 귀족 신분의 간호사가 많이 배출된 시기는?

① 고대   ② 초기 기독교
③ 중세기   ④ 근대
⑤ 현대

04. 나이팅게일의 업적으로 옳은 것은?

① 영국간호협회를 조직하였다.
② 사명보다는 직업으로의 간호를 강조하였다.
③ 종교적 배경의 간호교육을 주장하였다.
④ 간호사 면허제도를 주장하였다.
⑤ 재정적으로 분리된 교육기관을 설립하였다.

05. 미국간호사의 간호능력을 향상시키면서 권리를 보장하기 위해 설립한 단체는?

① 미국 – 간호협회   ② 미국 – 간호연맹
③ 국제 – 적십자사   ④ 국제 – 간호협회
⑤ 미국 보건간호사회

06. 일제 강점기 보건간호사업에서 아동복지사업이 이루어지게 된 상황은?

① 공중보건간호의 시작과 함께 시작되었다.
② 1931년 로젠버거와 한신광에 의해 시작되었다.
③ 1923년 서울 어린이 복지회 설치에 영향을 미쳤다.
④ 적십자의 도움을 받아 이루어졌다.
⑤ 보건소법이 제정되어 제도화된 보건사업이 실시되었다.

07. 광복 이후 간호에 대한 설명 옳은 것은?

① 광복직후 중학교 4년 졸업자를 입학 조건으로 통일하였다.
② 1958년 이화여자대학에 4년제 간호학과 설치하였다.
③ 1962년에 교육법 개정에 따라 간호고등기술학교가 폐지되었다.
④ 1973년에 간호학교 졸업자는 간호사의 국가고시 응시자격을 받게 되었다
⑤ 1973년에 간호사 면허소지자에게 1년 조산사 교육을 한다.

08. 한국간호사의 독일취업의 영향으로 옳지 않은 것은?

① 한국간호사의 실력을 알리게 됐다.
② 노동자의 외국 취업의 발판이 되었다.
③ 서독은행에서 차관을 한국정부에 제공했다.
④ 민간외교사절단의 역할을 하였다.
⑤ 간호학생의 수가 줄어들었다.

09. 간호윤리가 강조되는 이유는 무엇인가?
① 대상자의 권위가 낮아졌다.
② 새로운 의료기술이 발달하였다.
③ 간호사에 대한 사회적 인식이 낮다..
④ 간호가 표준화되고 국제화되었다
⑤ 간호의 범위가 축소되었다.

10. 환자 간호 시 간호사가 내릴 수 있는 윤리적 결정으로 가장 알맞은 것은?
① 환자방문객이 환자의 질병에 관련된 사항을 질문할 시에 알 권리를 존중하여 자세히 설명해준다.
② 음식을 거부하는 환자에게 자율성의 원리와 돌봄의 원리를 적용하여 간호를 제공하였다.
③ 인공호흡기 부착을 거부하는 환자에게 선의의 간섭주의를 적용하여 인공호흡기를 계속하여 강제로 부착하였다.
④ 검사결과 결핵으로 진단 시 환자의 비밀유지를 위해 회사에 통보하지 않는다.
⑤ 말기 암 진단 시 환자에게 정신적 충격을 주지 않기 위해 알리지 않는다.

11. 악행금지의 원리에 해당하는 행위는?
① 진실을 말하기
② 대상자의 돌봄과 권리 옹호
③ 연구 대상자에게 설명하기
④ 사전유언제도 작성 권유
⑤ 통증과 고통을 최소화

12. 간호사와 주의의무태만으로 인해 의료소송문제가 생겼을 때 병원에서 지는 법적 책임은?
① 민사책임
② 구상원
③ 형사책임
④ 과실상계책임
⑤ 사용자배상책임

13. 간호 주의의무와 관련된 법적 책임에 해당하지 않는 것은?
① 최고의 간호를 제공하지 않은 경우
② 다른 환자에게 약물을 투여한 경우
③ 온찜질 적용한 환자가 화상을 입은 경우
④ 정맥 주사 후 정맥염이 발생한 경우
⑤ 약의 용량이 정확한지 확인하지 않은 경우

14. 환자에게 치료에 대한 동의를 받을 때 해야 하는 설명으로 올바른 것은?
① 치료 외의 대안을 설명하여야 한다.
② 치료 자체에 대한 설명은 하지 않아도 된다.
③ 수반되는 가능한 위험성에 대한 설명은 최소로 한다.
④ 치료 동의 후에는 취소가 불가함을 설명한다.
⑤ 치료에 동의하지 않을 시에 의료진에게 불이익을 받을 수 있음을 설명한다.

15. A. Flexner의 전문직 기준에 관한 설명으로 옳은 것은?
① 지식과 기술이 단기간의 교육으로 이루어진다.
② 건전한 직업의식을 바탕으로 한다.
③ 자원 봉사적이다.
④ 위험성 있는 직업으로 자타가 인정한다.
⑤ 이기적이며 급여에 대한 집착이 강하다.

16. 간호전문직의 특성을 나타낸 것은?
① 이론개발이 정련화되어 있다.
② 지역사회와의 결속력이 낮다.
③ 실무에서의 자율성이 보장된다.
④ 간호직에 평생 헌신하는 사람이 많다.
⑤ 고도로 개발된 윤리강령을 가지고 있다.

17. 과학적 관리론에 대한 설명으로 옳은 것은 무엇인가?
① 인간주의적 관심

② 비공식적 조직의 활성화
③ 리더십 강화
④ 성과에 따른 보상
⑤ 경영의 과학

18. 간호조직의 관료제적 성격으로 올바른 것은?
① 합법적 권한
② 비공식 조직의 활성화
③ 공평한 대우
④ 의사소통의 기민성
⑤ 전인적 대우

19. 목표관리 이론에서 목표수행에 대한 평가에 대해 옳은 것은?
① 수간호사와 간호사가 공동으로 간호목표를 설정하고 목표달성 정도를 평가한다.
② 간호사가 계획한 내용을 토대로 평가한다.
③ 구성원의 경쟁의식을 초래하여 집단의 결속력을 높인다.
④ 환경변화에 대한 신축성이 있다.
⑤ 노동 생산성은 감소하지만, 조직원의 자아실현을 가능하게 하고, 조직의 효율성을 증가시킨다.

20. 간호철학과 간호과학에 대한 설명으로 옳은 것은?
① 철학은 이론이고, 과학은 임상이다.
② 철학과 과학은 임상에서 충돌하는 경우는 없다.
③ 철학에서 도출한 가설이 검증결과 틀림이 밝혀지면, 그 철학도 틀리다.
④ 철학은 임상에서 필요한 중재와 치료방법을 알려준다.
⑤ 과학은 지식을 추구하고 철학은 그 지식의 옳고 그름을 평가한다.

21. 간호사의 가치관이나 신념의 총체는 무엇인가?
① 규정
② 정책
③ 법령
④ 철학
⑤ 목표

22. 조직의 모든 구성원에 의해 공유되는 사고방식이나 행동방식으로 조직원들에게 공통적으로 영향을 주며 조직 성과와 관련 있는 것은?
① 조직목표
② 조직규칙
③ 공식조직
④ 조직문화
⑤ 조직구성원

23. 간호 관리자가 운영계획 설정 시 이점은?
① 구성원들에게 비전을 제시한다.
② 중, 장기 계획을 세우는 데 유리하다.
③ 급변하는 환경에 대해 문제와 기회를 예측할 수 있다.
④ 구체적이고 측정가능한 목표를 설정할 수 있다.
⑤ 구성원들에게 창의성을 불러일으킨다.

24. 간호부에서 환자만족도를 상승시키기 위해 세운 목표로 가장 적절한 것은?
① 환자만족도가 최고수준에 달하게 한다.
② 전년도에 비해 환자만족도가 상승하도록 한다.
③ 전년도에 비해 10% 상승되도록 하고, 환자의 요구도를 파악한다.
④ 환자만족도가 15% 상승되도록 한다.
⑤ 전년도에 비해 환자만족도가 5% 상승되도록 한다.

25. 집단적 의사결정의 장점으로 올바른 것은?
① 책임소재가 분명하다.
② 집단의 내부 갈등이 생기지 않는다.
③ 최적의 대안으로 결론낼 수 있다.
④ 의사결정의 수용성이 크다.
⑤ 창의적인 의견이 많이 나온다.

26. 통제기능의 궁극적인 목적은?
① 표준개발
② 인력자원개발
③ 조직의 목표달성
④ 조직의 구조적 개발
⑤ 인력자원의 업무수행 능력 개발

27. 간호의 질 관리 접근과 관련된 설명으로 옳은 것은?
① 구조적 요소 평가 : 간호수행과정
② 구조적 요소 평가 : 인력, 자원, 비품 평가
③ 과정적 요소 평가 : 조직구조, 교육 프로그램 평가
④ 과정적 요소 평가 : 환자의 만족도 평가
⑤ 결과적 요소 평가 : 의료제공 행위 평가

28. 간호업무량을 예측할 때 가장 우선적으로 고려할 사항은?
① 환자의 만족도
② 환자의 간호요구도
③ 간호사의 능력 정도
④ 의사의 치료지시 내용
⑤ 간호에 제공되는 물적 자원

29. 외적 보상은?
① 개인의 성장기회 제공
② 의사결정 참여기회 제공
③ 탄력적 근무시간제도 부여
④ 의료지원이나 연금보조 제공
⑤ 책임감 부여의 증가와 흥미 있는 업무 제공

30. 협상에 대한 설명으로 옳은 것은?
① 성공적인 협상을 위해서는 제3자나 중재자가 꼭 있어야 한다.
② 협상의 목표를 이루기 위해 합의가 이뤄질 때까지 협상을 지속한다.
③ 문제에 초점을 맞추지 않고 이익에 초점을 맞추어야 한다.
④ 합의점 발견만을 자신들의 과업으로 받아들이는 것이 중요하다.
⑤ 상호 공동의 목표를 위한 합일점을 이룬다.

31. 팀 간호방법에 대해 옳은 것은?
① 5~6명의 환자를 입원해서 퇴원할 때까지 간호한다.
② 보조인력 활용할 수 있다.
③ 단시간에 많은 업무를 수행 가능하다.
④ 단편적인 간호를 제공한다.
⑤ 기능적으로 일을 분담한다.

32. 병동환경관리로 옳은 것은?
① 오염가능성이 있는 곳보다 깨끗한 곳을 먼저 청소한다.
② 병실의 벽은 어두운 색으로 한다.
③ 습도는 20~30%로 유지한다.
④ 병동의 소음은 50dB으로 유지한다.
⑤ 병실에 직접조명을 설치한다.

33. 간호단위에서 물품 관리에 관련한 사항으로 가장 적절하지 않은 것은?
① 구매 물품을 표준화한다.
② 부족할 때를 대비해 많이 비치해둔다.
③ 물품관리에 대한 직원 교육을 한다.
④ 물품을 항상 같은 자리에 정리 정돈한다.
⑤ 경제적으로 양적인 면과 간호의 질적인 면을 동시에 고려한다.

34. 병동에서 약품관리에 관한 것으로 옳은 것은?
① 유통기한 지난 약품은 즉시 교환한다.
② 투약중지된 약은 환자가 퇴원한 후 반납한다.
③ 남은 마약은 바로 폐기한다.
④ 질병별로 약물을 정리한다.
⑤ 모든 약물은 냉장보관한다.

35. 간호정보체계의 활용을 위해 교육할 때 옳지 않은 것은?
① 간호사의 개인적 특성과 성격특성을 고려하여 교육한다.

② 교육자는 지속적으로 세미나와 학회 등을 참여한다.
③ 최신 정보를 계속적으로 간호사에게 교육한다.
④ 간호정보체계 프로그램을 개발하는 방법을 교육한다.
⑤ 프로그램 교육 위원회를 구성한다.

기본간호학

36. 간호는 소위 '예술'이라는 영역에 포함되는데, 이때 예술적 간호란?
① 등마사지 등과 같은 직접간호 제공
② 숙련되고 창의적인 돌봄 제공
③ 대상자의 문화적 배경을 고려한 돌봄
④ 연구 및 교육
⑤ 고객의 만족과 감동을 위한 간호

37. 자료수집 내용을 분석하여 문제를 확인하는 간호과정의 단계는?
① 간호사정　　② 간호진단
③ 간호계획　　④ 간호중재
⑤ 간호평가

38. 통각검사에 대한 내용으로 옳은 것은?
① 대상자가 눈을 뜬 상태에서 시행한다.
② 대칭이 되는 부위는 한쪽만 검사한다.
③ 바늘 끝을 사용하여 검사한다.
④ 심한 통증의 경우에만 반응하도록 한다.
⑤ 통각이 정상이면 온도감각 검사를 생략할 수 있다.

39. 연하운동이 손상되었을 때 이에 해당하는 신경은?
① 삼차신경　　② 외전신경
③ 부신경　　　④ 활차신경
⑤ 설인신경

40. 진동법에 대한 설명으로 옳은 것은?
① 대상자의 흡기 시에 시행한다.
② 1분에 200번 정도로 시행한다.
③ 진동법 동안 기침을 격려한다.
④ 진동법 후 약물을 투여한다.
⑤ 손바닥을 편평하게 펴서 흉골각부터

41. 비위관 삽입 시 간호에 대한 내용으로 가장 옳은 것은?
① 주사기를 이용하여 내용물을 흡인해본다.
② 삽입 시 체위는 목을 앞으로 젖힌 채 좌위를 취하도록 한다.
③ 튜브 삽입 전 대상자의 코에서 검상돌기까지의 길이를 측정한다.
④ 의식이 없는 환자는 가능하면 앙와위를 취해준다.
⑤ 인두를 지날 때는 고개를 약간 뒤로 들면 삽입이 용이하다.

42. 무의식 환자의 영양액 공급 시 가장 적절한 것은?
① 중력을 이용하여 30cm 위에서 천천히 주입한다.
② 약물은 유동식에 섞어서 준다.
③ 영양액 주입은 무균법을 사용한다.
④ 주입 후 앙와위를 취한다.
⑤ 주사기에 물이 모두 주입되면 튜브를 개방한다.

43. 대상자가 배뇨곤란을 호소할 때 중재로 가장 옳은 것은?
① 수분 섭취를 격려한다.
② 요의를 최대한 참은 후 배뇨하도록 한다.
③ 침상 옆에 휴대용 변기를 두어 병실에서 배뇨하도록 한다.
④ 찬물에 손을 담근다.
⑤ 회음부에 찬물을 부어준다.

44. 유치도뇨 제거하는 방법 중 가장 우선으로 시행해야 하는 것은?
① 카테터를 고정했던 테이프를 제거한다.
② 배설량을 정확히 측정한다.
③ 카테터를 고정하고 있는 풍선의 식염수를 뺀다.
④ 요도부위를 소독한다.
⑤ 카테터를 제거한다.

45. 당뇨환자의 발관리 중재로 적절한 것은?
① 발에 꼭 맞는 신발을 신는다.
② 발톱을 짧게 깎는다.
③ 부종이 있을 때 다리를 거상한다.
④ 사마귀, 물집 등을 즉시 제거한다.
⑤ 통풍이 잘되도록 슬리퍼를 착용한다.

46. 결장루 간호 시 간호중재로 옳은 것은?
① 알칼리비누로 세척한다.
② 주머니와 장루의 구멍 크기를 같게 한다.
③ 세척 후 아무것도 나오지 않으면 복부 마사지를 한다.
④ 피부 청결을 위하여 파우더를 바르지 않는다.
⑤ 누공 주위의 피부를 촉촉하게 유지한다.

47. 체온에 대한 설명으로 옳지 않은 것은?
① 성인에 비해서 노인은 체온이 낮다.
② 기초대사율이 증가하면 체온이 증가한다.
③ 선천성 갑상샘 기능 저하증의 경우 체온이 상승한다.
④ 오전 1시~4시에 체온이 가장 낮다.
⑤ 감염 시 체온이 상승한다.

48. 노인환자에게 온열법 적용 시 우선적 간호는?
① 방수포를 대준다.
② 피부 순환 상태를 확인한다.
③ 온습포의 온도를 측정한다.
④ 반응 및 효과를 관찰한다.
⑤ 타월로 신체를 닦아 습기를 없앤다.

49. 간호사의 체위변경 시 적절한 방법이 아닌 것은?
① 침대를 간호사의 허리 높이 수준으로 한다.
② 간호사는 다리와 팔 근육만을 사용해서 체위를 변경한다.
③ 들어 올릴 때는 무릎을 굽혀서 허리에 무리가 되지 않도록 한다.
④ 보조 인력과 함께 체위변경을 한다.
⑤ 침대에 가능한 가까이 선다.

50. 손바닥을 아래로 하고 전완이 바닥을 보도록 하는 운동은?
① 굴곡   ② 신전
③ 외전   ④ 내전
⑤ 회내

51. 노인의 수면의 변화에 대해서 바르게 설명한 것은?
① 성인에 비해 NREM 4단계 수면이 감소한다.
② 낮잠이 감소하는 경향을 보인다.
③ 밤에 숙면을 취한다.
④ REM 수면이 50% 이상을 차지한다.
⑤ 전체적으로 수면 시간은 감소한다.

52. 다음 중 내과적 무균술이 요구되는 상황은?
① 정맥주사
② 피내주사
③ 직장튜브 삽입
④ 흉곽배액관 교환
⑤ 수술 부위 드레싱 교환

53. 화상환자에게 적용하는 침상의 형태는?
① stryker 침상   ② 크래들 침상
③ 개방 침상   ④ Gatch 침상
⑤ 폐쇄 침상

54. 아동이 머리에 정맥을 투여 받고 있을 때 할 수 있는 적절한 억제대는?
① 팔꿈치 억제대   ② 손 억제대

③ 전신 억제대 ④ 벨트 억제대
⑤ 자켓 억제대

③ 린넨 건조 ④ 홑이불 교환
⑤ 천골 부위 파우더 사용

55. 아동의 억제대 사용 시 유의해야 할 간호사항으로 옳지 않은 것은?
① 억제대 적용 시 부모가 잡아주도록 부탁한다.
② 억제대 적용 후 순환상태를 주기적으로 사정한다.
③ 억제대 사용 시 아동에게 심리적 지지를 제공한다.
④ 억제대 사용 시 간호기록은 반드시 하지 않아도 된다.
⑤ 억제대 사용 시 아동이 안전한 범위에서 움직일 수 있도록 한다.

56. 당뇨병성 케톤산증인 환자가 응급실에 도착한 후 사망하였다. 이때 시행하는 호스피스 간호로 옳은 것은?
① 사후강직을 지연시키기 위해 사지를 마사지한다.
② 평온한 죽음을 맞도록 한다.
③ 생명연장술을 시행한다.
④ 약물을 주입한다.
⑤ 심폐소생술을 한다.

57. 사후처치의 목적으로 옳지 않은 것은?
① 임종 시간 연장
② 대상자의 안정감, 자아신뢰감, 존엄성, 자아가치를 유지할 수 있도록 지지
③ 추후 조직손상을 예방하기 위함
④ 사체를 가능한 한 자연스럽고 편안한 상태에 두기 위함
⑤ 사별가족 간호를 통하여 슬픔, 상실감, 죄의식 등 자신의 감정을 표현할 기회를 제공하기 위함

58. 욕창발생을 예방하기 위해서 응전력에 대한 중재로 옳은 것은?
① 부스러기 제거 ② 반좌위 금지

59. EO gas 소독을 적용하는 것으로 옳지 않은 것은?
① 내시경 기구 ② 플라스틱
③ 종이 ④ 린넨
⑤ 고무

60. 외과적 손씻기의 방법으로 옳은 것은?
① 손을 팔꿈치보다 위로 한다.
② 물은 팔꿈치에서 손으로 향하게 하여 씻는다.
③ 장갑을 착용한다면 손을 씻지 않아도 된다.
④ 먼저 손바닥을 세척액으로 닦는다.
⑤ 10초 정도 흐르는 물에 손을 씻으면 된다.

61. 근육주사의 부작용에 해당하는 것은?
① 조직 괴사
② 혈전성 정맥염
③ 정맥혈관 통증
④ 즉각적 쇼크
⑤ 전신적 감염증상

62. 피부에 넓게 부착하여 약물이 피부 속으로 직접 흡수되도록 하는 약의 형태는?
① 연고
② 패치
③ 교갑
④ 정제
⑤ 찰제

63. 질좌약 삽입 시 간호로 옳은 것은?
① 심스 체위를 취하도록 한다.
② 검사 전 방광을 채우도록 한다.
③ 적어도 10~20분 정도 좌약을 보유하도록 한다.
④ 손은 씻지 않아도 된다.
⑤ 좌약을 따뜻하게 한 후 삽입한다.

64. 다음 중 입원환자의 성적인 측면을 고려한 간호중재로 옳지 않은 것은?
   ① 성 문제를 다룰 때에는 객관적인 사실과 함께 그에 관한 대상자의 감정에 관해서도 이야기하게 한다.
   ② 모든 환자는 사생활을 누릴 권리가 있으므로 성적 정체감을 증진시킬 수 있는 잠옷을 입을 수 있도록 해야 한다.
   ③ 치료나 처치 시 환자의 몸이 불필요하게 노출되지 않도록 하여 환자의 프라이버시를 지켜 준다.
   ④ 의료인은 환자를 돌보아야 하므로 언제든지 병실에 들어갈 수 있도록 문을 열어 놓는다.
   ⑤ 회복기 환자라면 규정에 위배되지 않는 한 원하는 소지품을 가지고 있도록 허용한다.

65. 피하주사의 장점으로 옳은 것은?
   ① 신경과 혈관의 손상이 적음
   ② 조직에 대한 약물 자극이 적음
   ③ 효과가 빨라 응급 시 선택 가능
   ④ 신경의 분포가 많아 통증감소 가능
   ⑤ 뼈가 돌출된 부위를 쉽게 선정 가능

보건의약관계법규

66. 보건지소에 대한 설명 중 가장 타당하지 않은 것은?
   ① 대통령령이 정하는 기준에 따라 당해 지방자치단체의 조례로 정한다.
   ② 읍·면마다 1개소씩으로 한다.
   ③ 보건소가 설치된 읍·면은 보건지소를 설치하지 아니한다.
   ④ 특히 필요하다고 인정하는 경우라도 추가로 설치·운영할 수 없다.
   ⑤ 수개의 보건지소를 통합하여 통합보건지소를 설치·운영할 수 있다.

67. '보건의료기본법'의 목적으로 맞는 것은?
   ① 보건의료에 관한 국민의 권리·의무를 정함
   ② 국민의 책임을 정함
   ③ 보건의료수요와 공급에 관한 추가적인 사항을 규정함
   ④ 국민의 건강증진 사업에 참여함
   ⑤ 국민 최고의 복지수준에 이르게 함

68. 보건의료에 관한 국민의 의무가 아닌 것은?
   ① 관계법령이 정하는 바에 의하여 건강의 보호·증진에 필요한 비용을 부담하여야 한다.
   ② 건강에 유해한 정보를 유포해서는 안 된다.
   ③ 보건의료 서비스에 대하여 거부할 수 있다.
   ④ 타인의 건강을 저해해서는 안 된다.
   ⑤ 보건의료인의 정당한 보건의료서비스에 대하여 협조 한다.

69. '국민건강증진법'의 목적으로 타당하지 않은 것은?
   ① 국민에게 건강에 대한 가치와 책임의식을 함양하도록 함
   ② 건강에 관한 바른 지식을 보급하고자 함
   ③ 건강에 관한 책임은 국가와 지방자치단체에게만 있음을 강조함
   ④ 스스로 건강생활을 실천할 수 있는 여건을 조성함
   ⑤ 궁극적으로는 국민의 건강을 증진함을 목적으로 함

70. 후천성면역결핍증 감염자를 진단한 의사나 의료기관이 즉시 취해야 할 조치는?
   ① 감염자의 동거인, 가족에게 전파방지에 필요한 사항을 준수하도록 지도한다.
   ② 전파경로를 파악하기 위한 역학조사를 실시한다.
   ③ 감염을 방지하기 위한 보호시설에 격리보호 및 치료하게 한다.

④ 즉시 관할 보건소장에게 신고한다.
⑤ 감염자의 세대주에게 필요한 사항을 준수하도록 지시한다.

71. '응급의료에 관한 법률'에 대한 설명으로 바르게 짝지어진 것은?
① 종합병원은 응급실에서 응급환자가 아닌 자가 진료를 요청하였을 경우에는 종합병원의 응급시설이 아닌 의료시설에 진료를 의뢰하거나 다른 의료기관에 이송하게 할 수 없다.
② 응급환자가 2인 이상인 경우에는 연령이 많은 환자부터 진료한다.
③ 치료를 할 수 없다고 판단될 때에는 지체 없이 충분히 치료할 수 있다고 인정되는 기관으로 이송하여야 한다.
④ 응급의료종사자는 업무 중에 응급의료를 요청받거나 응급환자를 발견한 때에는 정당한 사유 없이 이를 기피할 수 있다.
⑤ 진료의뢰·환자이송의 기준 및 절차 등에 관하여 필요한 사항은 보건복지부령으로 정한다.

72. 검역감염병의 격리, 감시에 대해 틀린 것은?
① 검역감염병 환자는 완치될 때까지 격리한다.
② 검역감염병의 의심이 있는 환자는 무조건 120시간 감시한다.
③ 병원체에 감염되었다고 인정되는 환자는 병원체 배출이 안 될 때까지 격리한다.
④ 격리기간 중 피격리자는 타인과 마음대로 접촉할 수 없다.
⑤ 수용장소의 물건을 마음대로 반출입할 수 없다.

73. 채혈이 가능한 경우는?
① 15세의 중학생
② 분만 후 3개월된 여자
③ 말라리아 치유 후 6개월된 자
④ 수혈 후 3개월된 자
⑤ 혈액 100mL당 혈색소량이 13g인 자

74. 마약류취급의료업자가 아닌 자가 마약류를 취급할 수 있는 경우가 아닌 것은?
① 마약류취급의료업자로부터 투약 받아 소지하는 경우
② 마약류취급자를 위하여 마약류를 운반, 보관, 소지하는 경우
③ 공무상 마약류를 압류, 몰수, 관리하는 경우
④ 마약류취급자격상실자가 마약류취급자에게 그 마약류를 인계하기 전까지 소지하는 경우
⑤ 마약류수출입업자로부터 구입 또는 양수하여 소지하는 경우

75. 국민건강보험 급여 정지 사유에 해당하지 않는 것은?
① 국외에 체류하는 경우
② 현역병일 경우
③ 국외에 여행 중인 때
④ 전환복무된 사람
⑤ 교도소에 수용되어 있는 경우

76. 의료인이 될 수 있는 자는?
① 전문의가 의료인으로서 적합하다고 인정하는 우울증 환자
② 정신질환자
③ 마약·대마·향정신성의약품 중독자
④ 피성년후견인
⑤ 피한정후견인

77. 간호사의 법적 업무에 해당하지 않는 것은?
① 보건소장의 보조
② 임산부, 해산부, 산욕부에 대한 보건과 양호지도
③ 상병자나 해산부의 요양을 위한 간호
④ 보건진료 전담공무원으로서의 보건활동
⑤ 결핵관리요원으로서의 보건활동

78. 의료기록 보존기간을 긴 것에서부터 짧은 순서대로 배열한 것은?
① 진단서부본 – 처방전 – 수술기록
② 진단서부본 – 수술기록 – 처방전
③ 수술기록 – 처방전 – 진단서부본
④ 수술기록 – 진단서부본 – 처방전
⑤ 처방전 – 수술기록 – 진단서부본

79. 300병상을 초과하는 종합병원에 설치해야 할 필수과목으로 조립된 것은?
① 영상의학과, 진단검사의학과, 내과
② 진단방사선과, 내과, 결핵과
③ 산부인과, 내과, 흉부외과
④ 소아청소년과, 치과, 간호과
⑤ 산부인과, 일반외과, 신경정신과

80. 다음 '의료법' 내용 중 틀린 것은?
① 의료 업무에 필요한 의료기재는 압류하지 못한다
② 의료행위에 필요한 기구 약품, 시설 등의 우선공급 받을 수 있는 권리를 가진다
③ 의료인의 의료행위는 의료법, 다른 법령을 제외하고는 누구든지 간섭할 수 없다
④ 의료기관에서 발생하는 세탁물은 누구나 처리할 수 있다
⑤ 응급환자를 다른 의료기관으로 이송 시 반드시 초진기록을 송부하여야 한다

81. 입원환자 40명, 외래환자 180명인 종합병원의 간호사 정원은 몇 명이어야 하는가?
① 8명
② 15명
③ 22명
④ 28명
⑤ 30명

82. '감염병의 예방 및 관리에 관한 법률'의 목적은 감염병의 ( )와 ( )를 방지하여 국민보건을 향상·증진시킴을 목적으로 한다. (   )안에 들어갈 말로 알맞은 것은?
① 전염, 만연   ② 발생, 만연
③ 역학, 만연   ④ 발생, 유행
⑤ 예방, 전염

83. 다음 중 2급 감염병에 속하지 않는 것은?
① 홍역   ② 결핵
③ 수두   ④ E형 간염
⑤ B형 간염

84. 강제처분할 수 있는 감염병은?
① 홍역
② 폐흡충증
③ 장흡충증
④ 수족구병
⑤ 임질

85. 보건소 관장업무 중 옳지 않은 것은?
① 가정·사회복지시설 등을 방문하여 행하는 보건의료사업의 질병관리에 관한 사항
② 의료기사, 의무기록사 및 안경사에 대한 지도 등에 관한 사항
③ 보건에 관한 실험 또는 검사에 관한 사항
④ 장애인 재활사업
⑤ 학교보건 사업

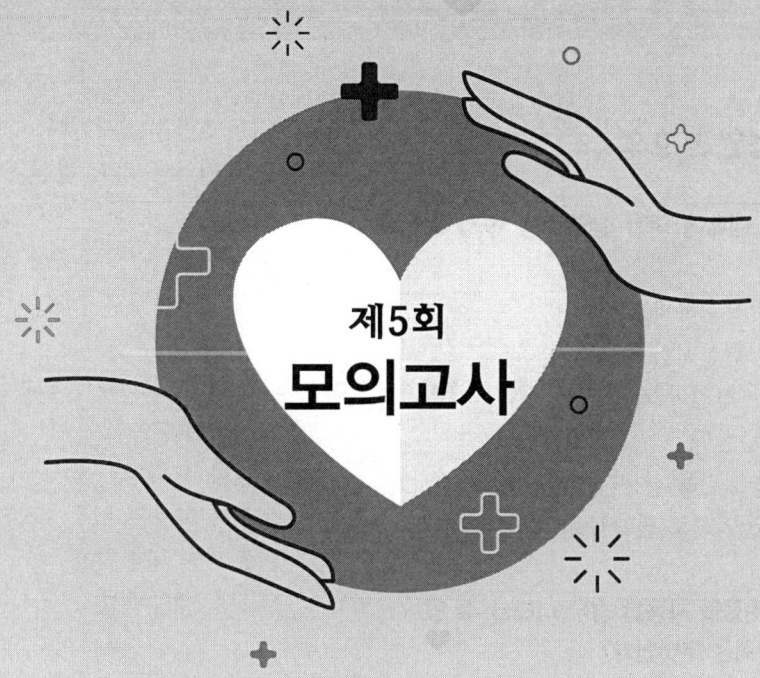

1교시
성인간호학
모성간호학

2교시
아동간호학
지역사회간호학
정신간호학

3교시
간호관리학
기본간호학
보건의약관계법규

성인간호학

01. 청년기 심리적 상태에 대한 설명이다. 옳지 않은 것은?
① 부모로부터 독립하려고 한다.
② 객관적이고 현실적인 사고를 한다.
③ 책임감 있는 성인이 되기 위해 직업선택을 위한 준비를 한다.
④ 친구들과 친밀감을 갖는다.
⑤ 사회적 지위 확보로 만족감을 느낀다.

02. 위 세척 시 수돗물을 사용할 경우 나타날 수 있는 전해질 불균형은 무엇인가?
① 저칼륨 대사성 산증
② 고칼륨 대사성 산증
③ 고나트륨 대사성 알칼리증
④ 저나트륨 대사성 산증
⑤ 저나트륨 대사성 알칼리증

03. 동맥혈 가스분석의 결과가 아래와 같다. 현재 대상자의 산-염기의 균형 상태는 어떠한가?

```
HCO₃ - 15.0mEq/L
H₂CO 1.2mEq/L, PaCO₂ 40.0mmHg
HCO₃ : H₂CO₃ = 125 : 1
pH 7.2
```

① 대사성 산증　② 대사성 알칼리증
③ 호흡성 산증　④ 호흡성 알칼리증
⑤ 정상상태

04. 30대 중반의 여성이 과도한 호흡과 수족근 경련이 나타나 고호흡 징후를 보이고 있다. 알맞은 간호중재는?
① 사지근육에 마사지를 해서 호흡을 증진시킨다.
② 산소 요법을 실시한다.
③ 신체 자극을 주어 관심을 다른 곳으로 돌린다.
④ 종이봉투로 내쉰 호흡을 들이마시게 한다.
⑤ 시간이 지나면 호전될 거라고 말해 준다.

05. 다음 중 자가 알르레기원으로 조합된 것은?
① 음식물이나 약품
② 먼지나 꽃가루
③ 비누나 화장품
④ 이물혈청, 박테리아
⑤ 열, 냉, 태양광선

06. HIV 감염 환자의 간호중재로 옳지 않은 것은?
① 성관계를 가질 때 콘돔을 사용하도록 교육한다.
② 감염의 위험이 있을 수 있기 때문에 질병에 걸린 사람과의 접촉을 피한다.
③ 장관염이 있는 경우에 구강섭취를 제한하도록 하여야 한다.
④ 피부 통합성을 증진시키기 위해서 건조한 피부에 로션을 바르도록 한다.
⑤ 저열량, 고단백 식이를 자주 제공한다.

07. 물을 이용한 손 위생에 대한 설명으로 옳은 것은?
① 사용한 고형비누는 건조시켜야 한다.
② 손씻기의 소요시간은 약 3분 정도이다.
③ 뜨거운 물을 사용하여 오염물을 닦는다.
④ 모든 시술 및 처치 전후에는 물을 이용하여 손을 닦아야 한다.
⑤ 오염이 심한 경우에는 물로 손씻기 후 알코올젤을 이용하여 이중 손씻기를 한다.

08. 유방에서 덩어리가 만져졌을 때 악성인지 구별하는 확실한 준거는?
① 통증의 정도
② 좌우 유방의 크기
③ 덩어리의 움직임 상태
④ 겨드랑이 림프절의 침범
⑤ 덩어리의 성장속도 변화

09. 다음 중 암의 위험신호로 보기 어려운 것은?
① 소화불량 및 연하곤란
② 배변 및 배뇨습관의 변화
③ 유방 및 다른 부위의 몽우리
④ 잘 아물지 않는 상처
⑤ 유방이나 기타 다른 조직의 반흔

10. 수술 후 반드시 기침을 권장·장려하는 환자는?
① 뇌 수술 환자   ② 척추 수술 환자
③ 눈 수술 환자   ④ 흉곽 수술 환자
⑤ 탈장 수술 환자

11. 수술 후 병실에 돌아온 환자에게 가장 먼저 해야 할 간호중재는?
① 필요한 기구를 준비한다.
② 활력징후를 측정하여 상태를 확인한다.
③ 통증을 호소하기 전에 미리 진통제를 투여한다.
④ 환자에게 아무런 이상이 없다며 안심시킨다.
⑤ 마취에서 깨어나기 전에 진정제를 투여하며 지나친 행동을 예방한다.

12. 수술 후에 흔히 생기는 합병증인 정맥혈전증을 예방하기 위한 간호가 아닌 것은?
① 조기 이상을 격려한다.
② 다리 운동을 시킨다.
③ 무릎 아래에 담요 받침(blanket roll)을 대어준다.
④ 수분섭취를 장려하여 탈수를 예방한다.
⑤ 탄력 양말을 신거나 탄력 붕대를 감는다.

13. 약물 중독으로 응급실에 온 김 씨를 처치하는 중 갑자기 혈압이 60/40이었다. 이때 간호사가 우선적으로 해야 할 일은?
① 대·소변 체크   ② 하지 거상
③ 의사에게 보고   ④ 고농도의 산소 투여
⑤ 따뜻한 물 제공

14. 외상환자의 광범위한 조직 손상을 예방하는 방법으로 틀린 것은?
① 손상부위에 영양과 산소가 충분히 활용되도록 휴식한다.
② 손상부위가 재감염 되거나 더 손상되지 않도록 한다.
③ 온열법을 적용하여 출혈을 예방한다.
④ 자신의 불안감을 표현할 수 있도록 한다.
⑤ 합병증을 관찰하여 조기 예방한다.

15. 피부에 화학적 약물 화상을 입었을 때 가장 먼저 하는 것은?
① 물로 씻는다.   ② 식초를 바른다.
③ 붕산수를 바른다.   ④ 바셀린을 바른다.
⑤ 수분공급을 한다.

16. 노인들의 약물 부작용을 증가시키는 생리적 원인이 아닌 것은?
① 신기능 저하   ② 체지방 저하
③ 체액 감소   ④ 위산 증가
⑤ 사구체 여과율 감소

17. 양로원에서 생활하는 노인을 간호할 때 간호사가 고려할 사항 중 옳은 것은?
① 조용한 환경을 위해 저층보다 고층에서 생활하도록 한다.
② 열량의 소모를 방지하기 위해 바퀴의자를 제공한다.
③ 동년배 집단과의 관계 형성을 위해 사회봉사를 장려한다.
④ 혼자 즐길 수 있도록 개인 텔레비전을 마련해 준다.
⑤ 골절 위험이 있으므로 운동을 제한한다.

18. 재활환자에게서 근력증진을 최대로 하기 위해 시행하는 운동으로 가장 적합한 것은?

① 능동적 운동　② 수동적 운동
③ 굴곡운동　　④ 신전운동
⑤ 저항운동

19. 목발 보행을 위해 어깨와 상지근육을 강화하기 위한 운동으로 알맞은 것은?

① 수동적 관절 운동
② 역기 들기
③ 평행대 운동
④ 윗몸일으키기
⑤ 등장성운동

20. 기관지 조영술 후 대상자에게 물을 줄 수 있는 시기로 옳은 것은?

① 가스 배출 후에 준다.
② 원할 때 언제든지 준다.
③ 검사 1시간 후에 준다.
④ 심한 인후통을 호소할 때 준다.
⑤ 구개반사(gag reflex)가 돌아온 후 준다.

21. 비강캐뉼라로 산소를 분당 5L를 주려고 한다. FiO₂는?

① 14%　② 24%
③ 28%　④ 40%
⑤ 44%

22. 인공호흡기계를 이용하는데 호기 말에 높은 압력을 주어 FRC를 높이고 폐포의 허탈을 막는 것은?

① 흡기율　　　② 흡기산소농도
③ PEEP　　　 ④ 한숨
⑤ I : E ratio

23. 비출혈 시 응급처치로 옳지 않은 것은?

① 두 손으로 코의 연골부위를 누른다.
② 좌위를 취하여 고개를 숙인다.
③ 냉찜질을 한다.
④ 다량의 지혈제를 투여한다.
⑤ 환자를 진정시킨다.

24. 급성 기흉으로 내원한 환자의 증상과 변화로 맞지 않는 것은?

① 통증　　　② 종격동 변위
③ 호흡곤란　④ 술통형흉곽
⑤ 청색증

25. 경추 부위 척수 손상으로 호흡곤란, 불안, 청색증 등의 증상을 보이는 50세 한 씨의 급성 호흡부전을 위한 간호관리 내용이다. 옳지 않은 것은?

① 진정제를 준다.
② 흡인을 시행한다.
③ 동맥혈 가스분석치를 관찰한다.
④ 호흡 완화를 위해 흉부를 관찰한다.
⑤ 지속적으로 의식 상태를 관찰한다.

26. 호흡곤란이 심한 환자 간호 시 유의할 점으로 맞게 조합된 것은?

① 기도개방을 유지하기 위해 입술을 크게 벌려 숨을 내뱉도록 한다.
② 객담을 묽게 하기 위해 빨대를 이용하여 수분섭취를 권장한다.
③ 폐 염증치료 효과를 정확히 파악하기 위해 체온을 구강으로 측정한다.
④ 기도를 유지를 위해 객담배출을 삼가한다.
⑤ 죽을지 모른다는 공포가 있으므로 믿음직스런 태도를 제공하여 불안과 공포를 완화시킨다.

27. 심폐소생술을 시작한 환자에게 산독증을 방지하기 위하여 응급으로 투여하는 약물은?

① Lidocaine
② Epinephrine
③ Digitalis
④ Bivon
⑤ Atropine

28. 두 명의 구조자가 심폐소생술을 실시할 때 어떻게 인공호흡을 하는 것이 가장 효율적인가?
    ① 2회 심장 압박 후 1회 인공호흡을 실시한다.
    ② 15회 심장 압박 후 3회 인공호흡을 한다.
    ③ 30회 심장 압박 후 2회 인공호흡을 실시한다.
    ④ 20회 심장 압박하는 동안 2회 인공호흡을 실시한다.
    ⑤ 10회 심장 압박하는 동안 1회 인공호흡을 실시한다.

29. 심근경색증의 기왕력이 있던 50대 남자가 갑자기 가슴을 움켜잡으며 쓰러졌다. 가장 우선적으로 취해줄 행동은?
    ① 혈전용해제를 투여한다.
    ② 정맥으로 수액을 공급한다.
    ③ 머리를 낮춘 체위를 취한다.
    ④ 모르핀을 투여하여 통증을 완화시킨다.
    ⑤ 머리를 올리고 목 주위의 꽉 조여진 옷을 풀어준다.

30. 급성 심근경색증 대상자 간호이다. 옳지 않은 것은?
    ① 절대 안정과 정서적 지지
    ② 통증 완화를 위한 morphine 근육주사
    ③ 배변 시 힘을 주지 않도록 하고 변비 예방
    ④ 유동식을 소량씩 나누어 하루 5~6회 제공
    ⑤ 지속적인 심장 모니터링으로 심근의 이상 상태 발견

31. 심낭염 시 사정 사항으로 옳지 않은 것은?
    ① 심장 압전
    ② 심박출량 감소
    ③ 심낭 삼출액 증가
    ④ 청진 시 전흉부 심낭 마찰음
    ⑤ 혈압, 체온 상승 및 맥박수 감소

32. 심장관류를 증가시키는 약물로 묶은 것끼리 몰은 것은?
    ① 니트로글리세린, 항혈소판제제
    ② Digitalis, 항혈소판제제
    ③ Digitalis, 혈전용해제
    ④ 니트로글리세린, Digoxin
    ⑤ 항혈소판제제, Digoxin

33. 심박출량 결정 시 가장 중요하게 영향을 끼치는 것은?
    ① 심장 수축력, 첨판 능력
    ② 정맥 귀환량, 첨판 능력
    ③ 심박수, 심장내 잔여 혈량
    ④ 심장 수축력, 심박수
    ⑤ 심장 수축력, 혈압

34. 심부전환자에게 라식스(Lasix) 투여 시 부족할 수 있는 전해질은?
    ① 칼슘
    ② 포타슘
    ③ 마그네슘
    ④ 나트륨
    ⑤ 인

35. 울혈성 심부전 환자에게 조직의 산소 요구량을 줄여 심장 부담을 덜어주기 위해 제공되는 간호중재는?
    ① 강심제 투여
    ② 이뇨제 투여
    ③ 산소공급
    ④ 안정
    ⑤ 수분제한

36. 심부정맥혈전증의 위험요인에 해당하는 것은?
    ① 부정맥
    ② 저체온
    ③ 골다공증
    ④ 마른 체형
    ⑤ 장거리 여행

37. 간헐성 파행증에 대한 설명으로 옳지 않은 것은?
① 순환 부전으로 운동 시 장딴지 통증이 증가한다.
② 조직에 젖산이 축적되어 장딴지에 통증이 있다.
③ 국소 허혈 시 통증이 증가한다.
④ 안정 시 통증이 완화되고 운동 시 통증이 증가한다.
⑤ 찬물로 찜질하면 통증이 경감된다.

38. Homans' sign 양성 반응을 나타내는 질환은?
① 레이노이드 질환 ② 버거씨병
③ 혈전성 정맥염   ④ 폐색전증
⑤ 정맥류

39. 정맥류 수술 후 1~2일째 되는 환자의 간호로 옳지 않은 것은?
① 침상 운동을 권한다.
② 수술 부위를 탄력 붕대로 감는다.
③ 수술 부위에 뜨거운 물주머니를 대어준다.
④ 수술 부위를 심장보다 높게 올린다.
⑤ 수술 부위의 출혈 및 감염 유무를 관찰한다.

40. 빈혈의 간호중재의 목적 중 가장 옳은 것은 무엇인가?
① 통증을 경감시킨다.
② 순환 산소량을 증가시킨다.
③ 안정시킨다.
④ 혈액을 보충한다.
⑤ 환자를 보온시킨다.

41. 백혈병 대상자에게 코, 입술, 잇몸의 출혈이 올바른 것은 무엇인가?
① 혈중 칼륨 감소
② 저프로트롬빈혈증
③ 혈중 비타민 K 감소
④ 혈중 섬유소원 감소
⑤ 혈중 혈소판 수 감소

42. 백혈병에 대한 설명으로 옳지 않은 것은?
① 통증이 있을 때는 아스피린을 투여한다.
② 백혈구는 증가, 적혈구와 혈소판은 감소한다.
③ 폐렴, 패혈증, 구강 내 점막감염, 인후감염에 노출되기 쉽다.
④ 백혈병 확인 유형 진단을 위해 골수흡인검사, 골수 생검을 시행한다.
⑤ 백혈구는 한 종류가 골수에 비정상적으로 증식하고 축적되는 악성질환이다.

43. 식도열공 탈장 대상자를 위한 간호중재이다. 옳은 것은?
① 흡연을 권장한다.
② 식후 측위를 취한다.
③ 식사는 소량씩 자주 한다.
④ 식후 편안한 자세로 눕힌다.
⑤ 수면 시 가급적 왼쪽으로 눕힌다.

44. 소화성 궤양 대상자에 대한 설명이다. 옳지 않은 것은?
① 위산중화를 위해 규칙적으로 제산제, 저자극성 식품을 투여한다.
② 과도한 위산분비를 억제하기 위해 금연한다.
③ 콜린성 약물은 위액 분비 억제에 효과적이다.
④ 천공 및 심한 야간성 통증이 없으면 입원시키지 않아도 된다.
⑤ 규칙적으로 식사를 하도록 한다.

45. 의사가 비위관을 삽입하고 있는 환자에게 40mL의 생리식염수로 4시간마다 비위관을 세척하라고 지시했다. 간호사가 세척 시 생리식염수를 주입한 후 빼려고 하는데 나오지 않을 때 가장 적절한 조치는?
① N/S를 5~10mL 다시 주입해 본다.
② 흡인기에 비위관을 연결하여 압력을 높게 하여 흡인한다.
③ 환자의 체위를 변경한다.
④ 비위관을 바꾼다.
⑤ 주사기로 주입한 만큼 빼낸다.

46. 위절제술을 받은 환자가 식후 30분이 안 되어 빈맥, 심계항진, 발한, 어지러움을 호소할 때 간호중재는?
① 좌측위를 취해 준다.
② 복위를 취해 준다.
③ 위관 영양을 한다.
④ 수분을 제공한다.
⑤ 고탄수화물 식이를 제공한다.

47. 강씨는 간경변의 재확인을 위해 간생검을 하려 한다. 교육 내용으로 옳은 것은?
① 바늘삽입 시 호흡을 멈춘다.
② 간생검 후 좌측위를 취한다.
③ 간생검과 동시에 수혈을 한다.
④ 간생검 시 전신 마취를 할 것이다.
⑤ 간생검 후 출혈이 없으면 바로 움직일 수 있다.

48. 43세의 문 씨는 간경변으로 오랫동안 앓았으며, 최근 문맥성 고혈압을 진단받았다. 문 씨가 보이는 증상으로 옳지 않은 것은?
① 비장이 수축되어 촉지가 불가능하다.
② 내치질이 심하다.
③ 제와부 주위에 caput Medusae 증상이 있다.
④ 복수가 찬다.
⑤ 측부 순환이 발생한다.

49. 담관 폐쇄 환자에게서 관찰되는 증상은?
① 호흡곤란 ② 좌측 늑골하부 통증
③ 비뇨기계 감염 ④ 응고시간의 지연
⑤ McBurney's point 압통

50. 폐쇄성 황달 환자가 회백색 대변을 보는 이유는?
① 장속으로 담즙이 배출되지 않아 지방대사가 어려우므로
② 지방 소화 장애로 Vit K의 흡수가 저하되므로
③ 채소와 육류의 섭취가 줄어들어서
④ 소화장애로 음식물 섭취가 줄어들어서
⑤ 혈액 속의 bilirubin 수치가 저하되므로

51. 크론병에 비타민 B_{12}를 경구투여하지 않는 이유는?
① 맛이 없어서
② 식도에서 흡수되므로
③ 연동운동이 안 되므로
④ 장내 흡수가 안 되므로
⑤ 침과 섞이면 효력이 저하되므로

52. 다음은 치질에 관한 사항이다. 옳은 것은?
① 치질은 세균이 원인이 된다.
② 치질 수술 후 7일 이후에 배변하도록 한다.
③ 치질 수술 후 1주일간은 계속 관장하도록 한다.
④ 치질 대상자는 흔히 변비 및 통증을 호소한다.
⑤ 저섬유질 식이 및 8~10컵/일의 수분섭취를 한다.

53. 구개반사가 소실되었다. 어느 뇌신경의 손상인가?
① 미주, 설하 신경 ② 설인, 미주 신경
③ 설하, 부 신경 ④ 부, 안면 신경
⑤ 안면, 삼차 신경

54. 뇌내압 상승 대상자의 간호중재로 옳은 것은?
① 저장성 용액 ② 수분제한
③ 등장성 용액 ④ 고온요법 실시
⑤ 과소 환기

55. 무의식 환자가 각막 반사가 소실되어 각막염, 각막궤양을 보일 때 눈 간호로 옳은 것은?
① 항생제 연고 사용
② 10분마다 인공눈물 점적
③ 더운 물찜질, 봉산수 사용
④ 감기지 않은 눈 거즈로 보호
⑤ 순환을 위한 지속적인 마사지

56. 두개수술 후 환자 간호로 옳지 않은 것은?
① 기침을 제한한다.
② 기도를 유지한다.
③ 경련을 예방하기 위해 항경련제를 투여한다.
④ 뇌의 대사가 활발해지도록 더운물 찜질을 한다.
⑤ 의식이 돌아온 후에 머리를 15~20° 상승한다.

57. 다발성 경화증 환자에게 최적의 건강상태 유지를 위해 실시하는 간호방법 중 옳지 않은 것은?
① 방광 감염을 예방한다.
② 항상 적당한 운동을 실시한다.
③ 고섬유질, 고단백 식이를 제공한다.
④ 곡류, 신선한 과일, 채소 등 영양 식이를 섭취한다.
⑤ 피로 예방을 위해 활동을 억제하여 침상안정을 도모한다.

58. 28세 이 씨는 교통사고로 척수 T₉~10 부분의 신경 손상을 입었다. 이를 통해 예측할 수 있는 문제가 알맞은 것은?
① 호흡마비   ② 방광기능
③ 상지 부위 욕창   ④ 언어 장애
⑤ 상지 감각 장애

59. 대퇴골절로 견인치료를 받던 대상자가 종아리 통증이 시작되어 둔부까지 퍼지는 통증을 호소한다면 무엇을 의심할 수 있는가?
① 무혈성 괴저   ② 지방 색전
③ 혈전성 정맥염   ④ 출혈성 shock
⑤ 고관절 탈구

60. 노인 환자 Colles 골절 시 적용하는 석고붕대로 옳은 것은?
① 단상지 석고 붕대   ② 정상지 석고 붕대
③ 러셀 견인   ④ 벅스 견인
⑤ 상박 현수 석고 붕대

61. 등척성 운동에 대한 설명으로 옳지 않은 것은?
① 근육의 힘과 양을 유지하기 위해 필요하다.
② 대퇴사두근과 둔부근 힘주기 등이 있다.
③ 관절은 움직이지 않는 운동이다.
④ 근섬유의 길이가 증가한다.
⑤ 근육 허약증, 불용성 위축을 예방한다.

62. 골관절염 대상자가 아침이면 손이 아프고 붓는다고 한다. 간호중재로 옳은 것은?
① 10분간 등장성 운동을 한다.
② 두 손을 마주 잡고 마사지한다.
③ 모든 손가락 근육을 신전시킨다.
④ 더운물에 푹 담근 후 조금씩 움직인다.
⑤ 관절 운동을 한 후 진통연고를 바른다.

63. 관절염 대상자가 골관절염과 류마티스 관절염의 차이에 대해서 질문하였다. 그 차이에 대해 간호사가 해줄 수 있는 설명으로 옳은 것은?
① 류마티스 관절염은 통증이 일정 부위에 국한된다.
② 골관절염은 활액막 염증으로 시작된다.
③ 류마티스 관절염 대상자는 통증 때문에 평상시에 움직이지 말아야 한다.
④ 골관절염은 휴식 시 악화되기 때문에 지속적 운동이 필요하다.
⑤ 골관절염과 류마티스 관절염 모두 진행되면서 뼈에 변성을 초래한다.

64. 인공관절 전환술 후 퇴원한 대상자에게 교육해야 하는 내용으로 적절한 것은?
① 대퇴관절의 유연성 위해 회전 운동을 한다.
② 누울 때 다리를 교차하도록 한다.
③ 낮고 안락한 의자를 사용한다.
④ 다리 사이에 베개를 넣고 잔다.
⑤ 손잡이가 짧은 것을 이용하여 물건을 집는다.

65. 정상소변을 바르게 설명한 것은?
① 1회 소변 배설량이 약 1,500mL이다.

② 색은 미색에서 호박색으로 투명하다.
③ 당과 단백이 다소 검출된다.
④ 세균이 다소 검출된다.
⑤ 적혈구 및 원주체가 다소 검출된다.

66. 요로감염 대상자에게 다량의 수분섭취와 소변을 자주 보도록 권장하는 이유로 옳지 않은 것은?
① 방광에 있는 소변을 외부로 배설시킨다.
② 혈뇨나 단백뇨를 조기 발견하기 위함이다.
③ 소변 정체로 인한 세균의 증식을 예방한다.
④ 방광의 압력을 낮추어 소변의 역류를 방지한다.
⑤ 방광의 과도신장으로 인한 조직의 국소빈혈을 방지한다.

67. 신절제술을 받은 환자의 활력징후를 주의 깊게 관찰하는 이유는?
① 출혈   ② 의식회복 파악
③ 심기능 손상 방지 ④ 호흡기계 합병증
⑤ 발열

68. 급성신부전의 원인 중 신전성 원인에 해당하는 것은?
① 결석   ② 화상
③ 방광암   ④ 요도협착
⑤ 급성사구체신염

69. 53세 곽 씨는 유방암 절제술을 받았다. 수술 후 간호사가 곽 씨에게 수행해야 할 간호 및 교육 내용으로 옳지 않은 것은?
① 수술한 쪽으로 혈압 측정, 정맥 주입을 하지 않는다.
② 수술한 팔을 심장보다 높여준다.
③ 손 운동, 머리 빗기, 로프 돌리기 등의 운동을 시행한다.
④ 수술부위 근력 유지를 위해 주기적으로 긴장운동을 시행한다.
⑤ 면도 대신 제모제를 이용한다.

70. 양성전립샘 비대증의 경과로 나타날 수 있는 증상 및 합병증이 아닌 것은?
① 야간 빈뇨   ② 요관 확장증
③ 잠복성 요독증   ④ 요로감염
⑤ 광 위축

모성간호학

71. 불임여성의 경관점액 검사 시 측정하지 않는 것은?
① 견사성
② 점액의 냄새
③ 점액의 양
④ 세포 수
⑤ 점성도

72. 자궁경부암과 육안으로 잘 구분되지 않는 질환은?
① 질염
② 자궁근종
③ 자궁내막염
④ 경부 미란
⑤ 경부 열상

73. 케겔운동 시 강화할 수 있는 근육은?
① 대퇴직근
② 요도괄약근
③ 구해면체근
④ 장골근
⑤ 대요근

74. 배란억제 피임법으로 옳은 것은?
① 경관캡
② 피하이식법
③ 다이아프램
④ 기초체온법
⑤ 월경주기법

75. 오로양상으로 알맞은 것은?
① 백색오로가 10일까지 나온다.
② 초산부가 경산부보다 오로의 양이 더 많다.
③ 제왕절개 시 자연분만보다 오로의 양이 더 많다.
④ 적색오로에는 탈락막, 혈액, 영양막이 포함되어 있다.
⑤ 갈색오로는 크림색이고 백혈구 유기체 등이 포함되어 있다.

76. 심장병 임부를 간호할 때 가장 조심해야 할 시기는 중 언제인가?
① 임신 1기   ② 임신 2기
③ 임신3기   ④ 분만 1기
⑤ 분만 후 24시간 이내

77. 다산으로 자궁근육의 탄력성이 저하되었거나 자궁수축 반흔, 자궁수축제 과량 사용 등으로 자궁의 근육이 찢어지는 경우가 있다. 이러한 자궁파열이 예상되는 상황에서 주의 깊게 관찰하여야 하는 증상은?
① 복부강직   ② 저혈압
③ 빈맥   ④ 빈 호흡
⑤ 심한 태동

78. 정상적으로 자궁퇴축이 되고 있는 20대 산모에게 제공하여야 할 간호중재는?
① 1시간 간격으로 배뇨를 하게 한다.
② 정상적이므로 특별한 처치가 필요없다.
③ 정상 식이를 도모한다.
④ 자궁저부의 위치와 산후통의 강도를 사정한다.
⑤ 자궁저부 마사지와 옥시토신을 투여한다.

79. 임신 초기에 있는 경산부가 포상기태를 발견하였을 때 시행해야 할 간호중재는?
① 소파술 후 옥시토신 투여
② 포상기태 제거한 후 항암요법
③ 복부 X-ray 촬영
④ IUD로 피임한다.
⑤ 자궁절제술을 실시한다.

80. 태아의 피부를 보호하는 기능을 수행하는 것은?
① 솜털   ② 태지
③ 양수   ④ 손톱, 발톱
⑤ 머리카락

81. 쌍둥이를 분만하고, 1회 유산경험이 있는 현재 임신 12주인 산모의 산과력은?
① gravida 3, para 1
② gravida 3, para 2
③ gravida 3, para 3
④ gravida 2, para 1
⑤ gravida 2, para 2

82. 인대에 관한 설명 중 맞는 것은?
① 광인대 – 자궁전굴유지
② 기인대, 자궁천골인대 – 자궁 탈수방지
③ 광인대 – 자궁탈수방지
④ 원인대 – 자궁체부부터 자궁경부까지 원인대가 둥글게 감싸고 있다.
⑤ 원인대 – 자궁 경관 바로 위의 후표면에 부착되어 있다.

83. 자연피임법인 기초체온법에 대한 설명으로 맞은 것은?
① 배란기 때 체온이 상승하는 것은 에스트로겐의 영향 때문이다.
② 체온이 상승하였을 때 성관계를 금하는 방법이다.
③ 음식, 운동, 감정변화 등 체온을 변경시킬 만한 조건이 없을 때에 측정한 체온을 기초체온이 한다.
④ 배란 전에 체온은 올라가고 배란 시에는 체온이 하강한다.
⑤ 월경주기 중 배란기를 정확하게 예측해내는 방법이다.

84. 자궁내강 착상 시 수정란의 발달단계는?
   ① 난포기   ② 상실배
   ③ 황체기   ④ 배아기
   ⑤ 배포기

85. 출산을 2번 한 환자의 경관이 8cm 개대되었을 때 간호중재는?
   ① 자궁 수축을 확인한다.
   ② 태아 심음을 체크한다.
   ③ 자궁 수축도를 사정한다.
   ④ 분만실로 옮긴다.
   ⑤ 좌측위를 취해 준다.

86. 임신성 고혈압 임부의 경련 시 적절한 간호중재는?
   ① 기도개방성 유지를 위해 즉시 삽관
   ② 경련 시 황산마그네슘을 투여함
   ③ 대정맥 압박 감소를 위해 좌측위 취해줌
   ④ 자궁수축제를 투여하여 유도분만을 시행함
   ⑤ 신체손상을 예방하기 위해 억제대를 사용함

87. 양측난관절제술과 관련있는 설명으로 적절한 것은?
   ① 월경이 가능하다.
   ② 배란이 되기 때문에 자연임신이 가능하다.
   ③ 월경과 배란 모두 나타나지 않는다.
   ④ 여성호르몬이 분비되지 않기 때문에 여성으로서의 매력이 감소한다.
   ⑤ 성욕이 감소하고 성기능이 억제된다.

88. 레오폴드 촉진법에서 태아의 등과 손발을 촉진할 수 있는 단계는?
   ① 1단계   ② 2단계
   ③ 3단계   ④ 4단계
   ⑤ 5단계

89. 태아심박동수에서 2번의 후기 감퇴가 있을 경우 적절한 간호중재는?
   ① 제왕절개준비
   ② 의사를 부른다.
   ③ 임부를 좌측위를 취해 주고 산소를 공급한다.
   ④ 의사에게 태아심음을 보고한다.
   ⑤ 임부에게 산소를 공급한다.

90. 분만이 임박했다는 증거로 볼 수 있는 것은?
   ① 다리의 동통   ② 가진통
   ③ 경관 경화   ④ 체중 증가
   ⑤ 질 분비물 감소

91. 자궁퇴축부전 산모에게서 관찰되는 증상은?
   ① 요통 및 골반의 중압감
   ② 자궁크기 감소
   ③ 소량의 출혈
   ④ 자궁저부 촉진 시 단단함
   ⑤ 서맥

92. 인공파막 할 수 있는 경우는?
   ① 완전전치태반
   ② 음부포진
   ③ +3 태아하강
   ④ 제대탈출
   ⑤ 둔위

93. 자궁근종이 잘 나타나는 경우는?
   ① 페미돔
   ② 살정제
   ③ 피하이식법
   ④ 자궁 내 장치
   ⑤ 에스트로겐 경구피임약

94. 임신 포기 임부의 2사 중 혈청검사로 진단할 수 있으며, 진단되었을 경우 조기치료가 가능한 질병은?
   ① 매독   ② 에이즈
   ③ 풍진   ④ 임질
   ⑤ 한센 병

95. 폐경 후 자연적으로 증상이 사라질 수 있는 질환은?
① 난관염　② 자궁근종
③ 자궁경관암　④ 자궁내막암
⑤ 노인성 질염

96. 산후출혈을 유발하는 위험요인이 아닌 것으로 가장 올바른 것은?
① 태반 조직의 잔류　② 자궁이완
③ 자궁퇴축부전　④ 분만 후 방광팽만
⑤ 자궁수축

97. 분만 중 자궁수축에 대한 설명으로 옳은 것은?
① 자궁수축으로 인해 병리적 견축륜이 발생한다.
② 자궁수축은 동통과 불편감을 유발한다.
③ 기간은 점차 짧아지고 간격은 점차 길어진다.
④ 자궁상부의 수축이 하부의 수축보다 약하다.
⑤ 자궁의 하부에서 수축이 시작된다.

98. 마지막 월경일이 2007년 3월 27일에서 3월 31일까지였던 여성의 분만예정일은?
① 2008년 12월 15일
② 2008년 12월 19일
③ 2008년 1월 3일
④ 2008년 1월 7일
⑤ 2008년 1월 15일

99. 임신 시 식이요법으로 올바른 것은?
① 저체중 신생아는 사망률이 높기 때문에 임신 중 적절한 체중 증가가 필요하다.
② 염분섭취를 제한한다.
③ 정상 식이에 추가하여 하루 500~700mg의 칼슘을 더 섭취한다.
④ 태아의 주요기관이 형성되는 9주 이내에만 충분한 칼슘을 섭취하면 된다.
⑤ 엽산은 비임부와 같은 양을 섭취한다.

100. 분만 1기 중 잠재기에 있는 산모의 상태로 옳은 것은?
① 규칙적인 리듬의 자궁수축이 있다.
② 수의적인 힘이 증가하고 과다호흡을 한다.
③ 진통을 참을 수 있을까 염려하고 관심을 분만에 집중한다.
④ "수술해주세요"라고 요구한다.
⑤ 분만진통을 잘 참는다.

101. 35주인 산모의 복부를 촉진하는 중 산모가 식은땀을 흘리고 오심, 구토가 있으며 혈압이 떨어졌다. 이때의 간호중재는?
① 쇼크에 대비해 정맥로를 확보한다.
② 물을 먹인다.
③ 좌측위를 취한다.
④ 4시간마다 혈압을 측정한다.
⑤ 정상반응이니 계속 검진한다.

102. 자궁경관이 7cm 개대된 산모가 더 이상 통증을 참지 못하겠다고 할 때 불편감 완화를 위한 간호 중재로 어떤 호흡법을 하는 것이 도움이 되는가?
① 빠른 복식호흡과 흉식호흡의 교대
② 깊고 느린 흉식호흡
③ 깊고 느린 복식호흡
④ 빠른 흉식호흡
⑤ 빠르고 얕은 복식호흡

103. 난관의 개폐 여부를 알아보기 위해 불임여성에게 rubin test를 실시한 결과 임신이 가능함을 알 수 있었다. 이렇게 결론을 내릴 수 있는 이유는 어떤 증상 때문인가?
① 복통
② 두통
③ 현기증
④ 견갑통
⑤ 오심, 구토

104. 방광-질 누공의 설명으로 맞는 것은?
    ① 불면증을 유발할 수도 있다.
    ② 근치자궁절제술 후 자주 나타난다.
    ③ 진단은 반좌위 상태에서 쉽게 가능하다.
    ④ 성기 누공은 최근 많이 발생한다.
    ⑤ 누공은 저절로 폐쇄되지 않으므로 무조건 수술하여야 한다.

105. 산후 3일째 산모가 아기를 안으려 하지 않는다. 적절한 간호중재는?
    ① 산모의 정상적인 반응이니 아이를 찾을 때까지 가만히 놔둔다.
    ② 아이와 엄마를 같이 있게 해준다.
    ③ 편안한 자세로 아기를 안게 하고 같이 있는 시간을 갖게 한다.
    ④ 아기를 격리시키고 산모에게 영양과 휴식을 제공한다.
    ⑤ 산모에게 마땅히 가져야 할 모성의 태도에 대해 교육한다.

제5회 모의고사
2교시

· 아동간호학
· 지역사회간호학
· 정신간호학

아동간호학

01. 아동 환자를 간호할 때 윤리적 딜레마를 일으킬 수 있는 가장 흔한 이유와 관련된 것은?
① 무해성의 원리   ② 정의의 원리
③ 선행의 원리   ④ 선의의 간섭주의
⑤ 자율성의 원리

02. 다음 중 학대받는 아동을 위한 간호중재로 옳지 않은 것은?
① 부모에 대한 처벌보다는 따뜻한 분위기로 치료를 도모한다.
② 부모의 충동 조절과 대안적인 계획을 세우도록 돕는다.
③ 지역사회의 지지자원을 활용한다.
④ 아동 스스로 보호하는 것이 어려우므로 부모 교육에 초점을 맞춘다.
⑤ 신체적인 간호와 더불어 아동의 발달적인 요구를 채워준다.

03. 다음 중 아동의 훈육에 대한 상담을 할 때 간호사가 부모에게 설명한 내용으로 적절하지 않은 것은?
① 때로는 육체적 처벌이 효과적일 수 있다.
② 훈육을 통해 아동은 행동의 범주를 습득하게 된다.
③ 아동의 발달수준에 맞추는 적절성이 중요하다.
④ 같은 행동에 대해 일관성 있는 방법으로 대응한다는 것을 아동이 알게 한다.
⑤ 훈육 시 타인 앞에서 수치심을 느끼지 않도록 사생활을 보장하는 것도 중요하다.

04. 아동의 생물학적 성장발달의 원리로 옳은 것은?
① 말초 부분에서 중심부로 발달한다.
② 발달은 개인차가 있어 예측할 수 없다.
③ 다리 쪽에서 머리 쪽 방향으로 성장한다.
④ 성장은 신체 부분의 크기와 기술의 증가이다.
⑤ 신체 각 부위는 나름대로의 성장속도가 있다.

05. 신체적, 인격적으로 급성장이 일어나는 시기는?
① 영아기
② 유아가
③ 학령전기
④ 학령기
⑤ 청소년기

06. 다음 중 아동의 흉부 신체검진 시 정상인 것은?
① 영아기 원통형 흉곽에서 점차 전후경이 커지는 양상을 보인다.
② 타진 시 우측 제5늑간강 아래 부위에서 고창음이 들린다.
③ 심장이 있는 부위에서도 공명음이 나야 정상이다.
④ 흉벽의 운동은 율동적이고 비대칭적으로 나타난다.
⑤ 폐엽 전반에 공명음이 들린다.

07. 처벌과 복종에 의해 도덕성이 발달되는 수준은?
① 원칙적 수준
② 인습적 수준
③ 자율적 수준
④ 후인습적 수준
⑤ 전인습적 수준

08. 출생 후 1시간이 지난 신생아를 사정한 결과, 정상적인 소견은 무엇인가?

① 호흡이 규칙적이며 22회/분이다.
② 공막에 황달이 나타난다.
③ 체온은 섭씨 38.5℃이다.
④ 말단 부위에 청색증이 나타난다.
⑤ 맥박이 불규칙하며, 115회/분이다.

09. 신생아의 청력에 대한 설명으로 적절하지 않은 것은?

① 생후 1주일까지는 청력이 예민하지 않다.
② 저주파음은 활동과 울음을 저하시킨다.
③ 큰소리에 놀라는 반응을 보인다.
④ 고주파음에 더 민감하게 반응한다.
⑤ 사람 목소리에 민감한 반응을 보인다.

10. 심방중격결손 환아의 간호로 적절하지 않은 것은?

① 무균술을 사용하여 감염의 위험성 줄인다.
② 구멍이 큰 젖꼭지를 사용하여 산소요구량을 낮춘다.
③ 피부색이나 체온, 입술 눈 주위의 색을 주의 깊게 살펴본다.
④ 난원공 개존의 경우 특별한 치료를 필요로 하지 않는다.
⑤ 활동량을 점차 증가시키도록 한다.

11. 신생아에게 정상적으로 생리적 황달이 나타날 수 있다. 그 원인으로 적절하지 않은 것은?

① 간의 미성숙으로 인한 효소의 활성 부족
② 모유수유
③ 성인보다 짧은 적혈구의 수명
④ 높은 적혈구 수치
⑤ 호르몬 불균형

12. 토순 수술 후 환아 간호로 옳은 것은?

① 설압자를 사용하여 봉합선의 상태를 사정한다.
② 억제대를 사용하지 않는다.
③ 빠는 욕구를 충족시켜주기 위해 노리개 젖꼭지를 사용한다.
④ 매 수유 후 입을 물로 깨끗이 씻는다.
⑤ 매 수유 후 봉합 상처를 알코올로 닦는다.

13. 뇌수종으로 입원해 있는 영아의 뇌압 상승을 의심하게 하는 증상이 아닌 것은?

① 소리를 지르며 운다.
② 대천문이 폐쇄되었다.
③ 불안정한 모습을 보이며 수유한다.
④ 두위가 증가하였다.
⑤ 두피 정맥이 확대되었다.

14. 선천성 고관절 이형성증을 가진 환아의 증상으로 옳지 않은 것은?

① Ortolani test, Barlow test에 양성 반응
② 아동을 눕히고 무릎을 세우면 무릎의 높이가 다름
③ Allis sign
④ 환측 다리의 내전이 불가능
⑤ 둔부 주름의 비대칭

15. 미숙아가 감염에 취약한 이유로 옳지 않은 것은?

① 세포방어기전의 미숙으로 감염에 대한 감수성이 높다.
② 글로블린 합성 및 항체 형성이 제대로 이루어지지 않았다.
③ 모체로부터 받은 호르몬이 부족하기 때문이다.
④ 피부나 점막이 연약하여 쉽게 손상받는다.
⑤ 재태기간 말기에 모체로부터 받는 면역물질인 IgG가 부족하기 때문이다.

16. 갈락토오스혈증에 대한 설명으로 옳은 것은?

① 후천성 탄수화물 대사장애
② 머리카락과 피부색이 열어지는 증상
③ 유제품 제한 식이로 치료
④ 성인이 될 때까지 수정된 처방을 유지
⑤ 전이효소의 과잉으로 갈락토스의 축적

17. 영아기 아동의 사회성 발달에 대한 설명으로 옳지 않은 것은?

① 신뢰감이 형성되는 시기이다.
② 아동에게는 주 양육자가 영향력 있는 사람이 된다.
③ 배냇짓(사회적 미소)을 보이는 시기이다.
④ 3개월에 낯가림이 나타난다.
⑤ 6~8개월에 낯가림이 절정에 달한다.

18. 황달을 보이는 신생아에 광선요법을 적용 중일 때 간호로 옳은 것은?

① 금식시킨다.
② 안대를 착용한다.
③ 모유수유를 중지시킨다.
④ 피부에 오일을 발라준다.
⑤ 체위변경을 하지 않는다.

19. 다음 중 두혈종에 대한 설명으로 옳은 것은?

① 분만 시 압력으로 인한 두개 선진부 연조직의 부종을 말한다.
② 크기가 증가하지는 않는다.
③ 경계를 넘어 봉합선을 넘어서까지 퍼진다.
④ 골막과 두피 사이의 공간에 많은 양의 출혈이 있다.
⑤ 자연 치유되므로 치료가 필요 없다.

20. 영아기에 중이염이 자주 발생하는 것과 관련된 이관(eustachian tube)의 해부학적 특징을 바르게 설명한 것은?

① 길고 넓다
② 길고 좁고 곧다
③ 짧고 좁다
④ 짧고 넓고 곧다
⑤ 짧고 좁고 곧다

21. 3개월된 영아의 어머니가 아기가 하루에도 몇 번씩 다리를 배에 붙여서 오그리고 자지러지게 운다며 걱정을 한다. 어머니에게 할 수 있는 설명으로 적절한 것은?

① 외출은 아기의 스트레스를 증가시키므로 삼간다.
② 수유는 한 번에 충분히 하는 것이 좋다.
③ 아기의 몸을 아래로 하여 복부를 부드럽게 압박해 준다.
④ 복부를 마사지할 경우 아기가 아파하므로 마사지하지 않는다.
⑤ 엄마와의 애착 형성의 부진이 원인이므로 아기를 계속 안고 달래주어야 한다.

22. 심한 습진이 있는 7개월 된 아동의 피부간호를 위한 방법으로 옳은 것은?

① 피부 자극을 피하기 위해 면으로 된 옷은 피한다.
② 자주 비누로 전신 목욕을 시킨다.
③ 손을 옷소매 속에 넣어 안전핀으로 소매를 고정시키거나 장갑을 씌운다.
④ 목욕 후 파우더를 발라준다.
⑤ 물티슈로 피부를 닦아주어 자극원을 제거한다.

23. 서혜부 탈장 시 나타나는 징후는?

① 탈장된 낭이 비어 있어도 서혜부에 통증이 있다.
② 서혜관 내에 덩어리가 있어 울면 심하게 운다.
③ 탈장부위에 부드러운 압박을 가해도 크기의 변화는 없다.
④ 울거나 웃을 때 서해관 속에 복강 내용물이 돌출된다.
⑤ 영아의 요도 입구에 대변 찌꺼기가 발견된다.

24. 영아 돌연사 증후군의 원인으로 옳지 않은 것은?

① 산모의 흡연 및 약물경험이 영향을 준다.
② 출생 시 Apgar score가 낮을수록 발생률이 높다.
③ 복위로 재우는 수면습관이 영향을 준다.
④ 형제 순위 높은 아이에서 발생률이 높다.
⑤ 저체중 출생아에서 발생률이 높다.

25. 유아기의 심리사회적 발달 특성을 설명한 것으로 옳지 않은 것은?
① 의심과 부끄러움을 극복하고 자율감을 배운다.
② 분리불안이 사라진다.
③ '안 돼', '내가 할거야'라는 말의 사용이 빈번하다.
④ 분노발작을 통해 자신의 독립을 주장하기도 한다.
⑤ 질병을 잘못한 일에 대한 벌로 여긴다.

26. 유아기의 구강관리와 관련된 교육내용으로 적절한 것은?
① 유아기에 젖병 충치가 발생할 수 있다.
② 유치가 나기 시작하면 치과를 방문하여 치아 상태를 점검한다.
③ 양치 시에는 크고 거친 칫솔을 사용한다.
④ 컵보다는 젖병이 유아의 치아에 좋다.
⑤ 유치가 나기 시작할 때부터 양치질을 해준다.

27. 급성 후두 기관지염을 진단받은 아동의 임상적 특징으로 옳지 않은 것은?
① 개 짖는 듯한 소리의 기침이 특징적이다.
② 상기도 감염과 동반된다.
③ 세균독성은 없다.
④ 호흡곤란을 보이고 심하면 호흡성 산증이 발생한다.
⑤ 호기 시 특징적 협착음이 들린다.

28. 납중독에 대한 설명으로 옳지 않은 것은?
① 이식증이 있는 경우 발생할 확률이 높다.
② 아동은 납독성에 대한 민감성은 크나 흡수능력은 떨어진다.
③ 입에 손을 넣는 행동 때문에 납중독의 위험성이 크다.
④ 납중독의 초기 증상으로 행동과다, 주의산만, 공격성 등의 증상이 나타난다.
⑤ 납중독으로 인한 가장 심각한 문제는 중추신경계의 손상이다.

29. 산통 아동의 간호중재로 옳은 것은?
① 앙와위 취하기
② 트림 시 자주 두드리기
③ 체위변경 자주 하지 않기
④ 수유 후 5분간 앉혀 놓기
⑤ 복부를 부드럽게 압력 주기

30. 신경아세포종에 대한 설명으로 바른 것은?
① 발견하기 쉽고 전이가 느리다.
② 여아와 흑인에서 더 발생률이 높다.
③ 신경관 세포가 있는 어떤 부위에서도 발생 가능하다.
④ 뼈에 전이되어도 통증이 느껴지지 않는다.
⑤ 5세 이상의 아동에게서 호발한다.

31. 학령전기 아동의 놀이 특성으로 옳은 것은?
① 공동의 목표를 정하여 규칙 있는 놀이를 한다.
② 이야기 및 TV 쇼를 통해 여러 가지 행동들을 시도하거나 재연한다.
③ 또래와 함께 있는 것을 좋아하나 각자 따로 논다.
④ 모방적이고 상상력이 풍부한 연합놀이 등의 극적놀이를 한다.
⑤ 게임, 퍼즐, 낱말게임 등을 즐긴다.

32. 편도선 수술 후 간호 내용 중 옳지 않은 것은?
① 출혈의 유무를 관찰한다.
② 맥박, 혈압을 측정한다.
③ 처방 하에 진통제를 투여한다.
④ 인후통 완화를 위해 차가운 우유를 제공한다.
⑤ 수술부위에 얼음 목도리를 해준다.

33. 특발성 혈소판 감소성 자반증을 진단할 때 확인할 수 있는 것은?
① 백혈구 수 감소 ② 응고시간 지연
③ 출혈시간 지연 ④ aPTT 지연
⑤ 프로트롬빈 시간 지연

34. 유행성 이하선염의 특징이다. 옳지 않은 것은?
① 감염자의 타액이 감염원이다.
② 직접 접촉, 비말 접촉으로 감염된다.
③ 예방접종으로 예방할 수 있다.
④ 급성기에 일측 혹은 양측 귀밑샘에 압통이 있다.
⑤ 전염력은 종창이 나타나기 전까지 가장 강하다.

35. 저혈당 증상이 나타나는 상황이 아닌 것은?
① 급성 호흡기 감염
② 과량의 인슐린 투여
③ 평소보다 적은 양의 식사
④ 과도한 신체활동
⑤ 자신이 피로하다고 느낄 때

지역사회간호학

36. 진수기에 이루어야 할 과업은?
① 수입 감소에 적응
② 자녀의 독립
③ 건강문제에 대한 대처
④ 자녀의 사회활동
⑤ 친척과의 관계형성

37. 가족 질병연관을 알기 위해 사용하는 가족 사정 모델은?
① 가계도   ② 외부체계도
③ 사회적 지지도   ④ 연대기
⑤ 가족 밀착도

38. 가족의 기능과 그에 대한 설명으로 옳은 것은?
① 애정 및 성기능: 자녀의 출산과 교육
② 경제적 기능: 생산과 소비, 경제적 협동, 노동력 제공, 경제 질서 유지
③ 사회화 기능: 신체 정신적 보호와 지지 및 건강관리
④ 정서적 안정 및 휴식기능: 문화의 전달 및 사회화 교육
⑤ 생식기능: 성적 요구의 충족

39. 두 집단을 비교할 때 지역의 특수성이나 인구구성이 현저히 다를 때 발생할 수 있는 오차를 없애고 편견 없이 비교할 수 있는 것은?
① 조사망률   ② 비례사망률
③ 특수사망률   ④ 표준화사망률
⑤ 원인별 사망률

40. 보건교육 시 폐암 사진을 보여주면서 동기유발을 시도하는 단계는?
① 도약단계   ② 도입단계
③ 전개단계   ④ 종결단계
⑤ 평가단계

41. 40대 남성을 대상으로 비만, 스트레스 관리 등으로 보건소에서 운동 프로그램을 시행하려고 할 때 기초사정해야 하는 사항으로 적절하지 않은 것은?
① 과거력   ② 식습관력
③ 약물복용 여부   ④ 심전도 검사
⑤ 가족력

42. 2005년 뉴올리언즈 주에 태풍이 일어나서 많은 사람들이 사망하고 폭동을 일으켰는데 이는 뉴만의 건강관리 체계 이론 중 어떤 방어선을 붕괴시켰나?
① 1차 방어선   ② 저항선
③ 유연방어선   ④ 정상방어선 파괴
⑤ 기본구조의 파괴

43. 국민의 건강수준과 질병양상 변화에 따른 지역사회 건강증진 사업의 필요성으로 가장 적절한 것은?
① 대중교통 이용률의 50배 증가
② 모성 사망률의 감소
③ 평균수명 연장으로 높은 건강수명의 연장

④ 질병유발요인의 일원화
⑤ 국민의료비의 증가

44. 학습자 준비도를 알 수 있는 시험은?
① 형성평가 ② 진단평가
③ 종합평가 ④ 절대평가
⑤ 상대평가

45. p시와 s시 사이에 터널 공사로 인한 소음으로 문제를 겪고 있을 때 소음 해결을 위해 모인 것은 어떤 공동체인가?
① 지정학적 공동체
② 소속 공동체
③ 문제해결 공동체
④ 대면 공동체
⑤ 생태생물학적 공동체

46. 만성 퇴행성 질환 예방에 관한 1차 의료인 것은?
① 보건소에서 아이들을 대상으로 한 당뇨 캠프
② 성인 남성들을 대상으로 한 금연 교육
③ 관절염환자 자가 교육
④ 고혈압 환자 조기 진단 및 치료
⑤ 결핵 환자 재발 방지 교육

47. 섬유직조 사업장 300명 대상으로 진폐증 예방 교육을 하려고 하는데 작업장 내 소음이 90dB이고 3교대 근무 작업장에서의 효율적인 홍보 방법은?
① 작업시간에 사내 방송
② 면대면 개별 보건교육
③ 사보
④ 건강관리실 리플렛 비치
⑤ 집단강연

48. 산업장에서 페인트를 분무하는 공정에서 흡착 방식으로 변경하였을 때 사용한 원칙은?
① 격리 ② 대치
③ 청결 ④ 분리
⑤ 단축

49. 환경영향평가제도란 무엇인가?
① 건설 후 환경에 대한 평가를 하여 건설이 환경에 미치는 영향에 대해 평가하여 더 이상의 오염을 방지한다.
② 건설 후 관경에 대해 평가한 후 환경오염에 대한 책임을 묻기 위한 제도이다.
③ 건설계획 전 환경에 대한 평가를 함으로써 계속적인 건설을 하면서 환경오염을 예방하기 위하여 시행한다.
④ 건설 계획 전 환경에 대해 평가하여 부적절 하면 즉시 건설을 취소시킨다.
⑤ 건설하면서 도중에 그 건설이 환경에 끼치는 영향에 대해 평가한다.

50. 보건교사의 업무로 가장 적절한 것은?
① 학교 예산 수립
② 건강 관찰
③ 건강 진단 실시
④ 학습 지도를 위한 가정방문
⑤ 학교 시설 보완

51. 기존 자료나 수집한 자료를 분석하여 문제의 인적 특성, 장소, 시간 등을 변수로 질병 발생의 분포와 양을 조사하는 방법으로 어떤 현상에 대한 역하적 해석을 붙임으로써 질병발생양상을 논리적으로 설명하기 위한 역학연구방법은?
① 기술역학
② 단면 연구
③ 코호트 연구
④ 생태학적 연구
⑤ 환자 대조군 연구

52. 산업장 건강관리 시 소음 있는 작업장에 대해 사정할 때 적합하지 않은 것은?
① 소음의 크기 ② 소음 폭로 시간
③ 난청 유병률 ④ 환기 상태
⑤ 보호구 착용률

53. 행위별 수가제의 설명으로 맞는 것은?
 ① 환자의 종류당 총 보수단가를 설정하여 보상하는 방식
 ② 등록된 환자 또는 주민 수에 따라 일정액을 보상하는 방식
 ③ 지불자 측과 진료자 측이 진료보수 총액의 계약을 사전에 체결하는 방식
 ④ 제공된 의료 서비스의 단위당 가격에 서비스량을 곱한 만큼 보상하는 방식
 ⑤ 제공된 서비스의 양이나 사람 수에 관계없이 일정 기간에 따라 보상하는 방식

54. 산욕부 가정방문 시 아기가 고열로 울고 있다. 대처방법은?
 ① 산욕부 교육을 실시한 후 아이를 사정한다.
 ② 산욕부에게 아이를 데리고 병원으로 가도록 한다.
 ③ 아이의 열에 대해 사정하고 간호를 적용한 뒤 산욕부를 교육한다.
 ④ 산욕부를 교육한 후 아이에게 해열제를 투여한다.
 ⑤ 아이에게 해열제를 투여한 후 산욕부를 교육한다.

55. 학교보건 교사가 학생, 교직원 건강 사정 시 참고할 수 있는 것으로 적절하지 않은 것은?
 ① 장기 결석 아동 상담 기록
 ② 전년도 보건 계획
 ③ 보건실 이용 실태
 ④ 출석부
 ⑤ 교무실 물품관리대장

56. 학교에서의 정기검사 내용이다. 해당하지 않는 것은?
 ① 건강 조사
 ② 건강 검진
 ③ 신체발달상황 검사
 ④ 적성 검사
 ⑤ 신체능력 검사

57. 새 검사법에서 타당도에 대한 설명으로 옳은 것은?
 ① 확진된 환자 중 검사법에 음성 반응이 민감도이다.
 ② 확진된 환자 중 검사법에 양성 반응이 특이도이다.
 ③ 확진된 환자 중 검사법에 양성 반응이 양성 예측도이다.
 ④ 새 검사법에 의한 양성 반응자 중 실제 환자의 비율이 양성 예측도이다.
 ⑤ 새 검사법에 의한 양성 반응자 중 실제 환자 비율이 민감도이다.

58. 가정간호사가 할 수 있는 업무 범위에 해당하지 않는 것은?
 ① 건강관리에 관한 다른 보건의료기관으로의 의뢰
 ② 응급처치에 대한 교육
 ③ 검체 보존
 ④ 처방에 의한 투약과 주사
 ⑤ 상담

59. 지역사회 건강진단을 위한 자료수집 방법으로 가장 추천할 만한 방법은?
 ① 시간이 걸리더라도 모든 주민을 하나하나 면담하여 가장 정확한 자료를 수집한다.
 ② 지역사회의 지도자 의견을 따른다.
 ③ 지역의 보건의료기관을 방문하여 실태 조사를 실시한다.
 ④ 설문지 조사를 이용한다.
 ⑤ 기존자료의 수집과 함께 지역사회가 갖고 있는 정보를 직접 수집한다.

60. 지역사회 간호사의 역할 가운데 조정자의 역할은?
 ① 대상자의 입장에서 문제해결을 하려고 하는 역할
 ② 대상자에게 필요한 보건정보를 제공하는 역할

③ 대상자의 문제해결을 위해 보건의료 요원 간 협력적 활동을 조절하는 역할
④ 대상자의 행동이 바람직한 방향으로의 변화를 촉진하는 역할
⑤ 개인, 가족, 지역사회를 대상으로 보건교육을 실시하는 역할

61. 13개월된 아이와 어머니가 함께 보건소를 처음 방문했을 때 가장 먼저 해야 하는 것은?
① 등록 및 차트 작성
② 구강교육
③ 예방접종
④ 모자 보건 및 가족계획 방법 교육
⑤ 지역 이용 가능 시설 소개

62. 보건교육 시 제대로 진행되고 있는지 평가하는 것은?
① 사업 성취도에 대한 평가
② 투입된 노력에 대한 평가
③ 사업의 진행 정도에 대한 평가
④ 사업의 적합성에 대한 평가
⑤ 사업의 효율성에 대한 평가

63. 지불자 측과 진료자 측이 진료보수 총액을 미리 교섭하여 계약을 하고, 그 총액 범위 내에서 진료를 하는 의료지불제도의 형태는?
① 총괄계약제
② 인두제
③ 행위별수가제
④ 포괄수가제
⑤ 봉급제

64. 공기의 자정작용이 아닌 것은?
① 흡수작용
② 살균작용
③ 희석작용
④ 산화작용
⑤ 교환작용

65. 지역사회간호사로 처음 와서 지역사회 계획을 세울 때 고려해야 할 사항으로 가장 적절하지 않은 것은?
① 지역 주민의 사회 경제적 활동
② 지역 주민의 정치적 활동
③ 지역 주민의 종교, 가치, 관습
④ 지역 주민의 인구 현황
⑤ 지역 주민의 개인 및 환경 위생

66. 지역 보건의료계획에 포함되는 내용이 아닌 것은?
① 보건의료의 전달 체계
② 보건의료 수요의 측정
③ 보건의료 자원의 조달
④ 보건의료의 결과 및 평가
⑤ 보건의료에 관한 장단기 공급대책

67. 보건진료소를 중심으로 통합보건의료를 하는 목적으로 가장 적절한 것은?
① 보건의료전문성을 강화하기 위해서
② 부족한 보건의료자원을 해결하기 위해서
③ 포괄적인 가족 중심 의료를 제공하기 위해서
④ 3차 의료보건을 강화시키기 위해서
⑤ 질병치료사업을 증진시키기 위해서

68. 국가의 급성 감염병 관리에서 가장 중요시되는 전파양상은?
① 다발성
② 토착성
③ 유행성
④ 산발성
⑤ 범유행성

69. 초등학교 저학년 학생에게 1차 보건예방측면 교육 시 보건교육 영역에 가장 적당한 것은?
① 흡연·음주에 대한 교육
② 약물남용에 대한 교육
③ 안전생활에 관한 교육
④ 응급처치에 관한 교육
⑤ 성 교육

70. 우리나라에서 시행중인 치매노인 관련 사업이 아닌 것은?
    ① 치매 상담 센터
    ② 치매 조기 검진 사업
    ③ 치매 환자 가정 방문
    ④ 요양 병원 안내
    ⑤ 치매 노인 고용 지원 사업

정신간호학

71. 다음 중 초자아에 대해 옳은 것은?
    ① 방어기전 사용
    ② 부모나 또래의 동일시로 나타남
    ③ 초기 생존 시 필요한 만큼 존재
    ④ 본능적인 부분
    ⑤ 현실검증

72. 다음의 설명 중 프로이드의 의식수준인 의식, 전의식, 무의식 모두로 구성되어 있는 것은 무엇인가?
    ① 자존감, 자아
    ② 본능, 초자아
    ③ 자아, 초자아
    ④ 본능, 자아
    ⑤ 본능, 자존감

73. 다음 중 성숙된 방어기전으로 적절한 것은?
    ① 과다보상   ② 합리화
    ③ 동일시   ④ 승화
    ⑤ 행동화

74. 구강기 성격에 해당하는 것은?
    ① 융통성이 없고 자기중심적이다.
    ② 의존적이며 수동적이다.
    ③ 의존적이고 욕심이 많다.
    ④ 강박적이고 모범적이다.
    ⑤ 인색하고 완벽주의이다.

75. 학령기 발달과제는?
    ① 신뢰감   ② 자율감
    ③ 솔선감   ④ 근면감
    ⑤ 정체감

76. 간호사 – 환자 관계 종결 단계에서 간호사가 가장 중요하게 고려해야 할 것은?
    ① 종결에 대한 반응인식
    ② 이별과 관련된 상호감정 극복
    ③ 치료의 진전 목표달성 재조사
    ④ 거절, 상실, 분노 등과 관련된 감정조사
    ⑤ 퇴원 후 관계지속을 위해 연락처 알려줌

77. 대상자 – 간호사 관계 중 활동단계에서 이루어지는 것이 아닌 것은?
    ① 특수요법사용 및 문제해결 기술을 사용한다.
    ② 행동양식을 규명하고 조사한다.
    ③ 계속적인 문제의 사정 및 조사평가를 한다.
    ④ 갈등을 해소할 수 있도록 적극 돕는다.
    ⑤ 간호사와 환자의 역할의 한계를 설정한다.

78. 위기 상담하는 간호사가 갖추어야 할 기술은?
    ① 위기가 해결된 후 추후관리에 대해 고려한다.
    ② 대상자가 자신의 감정을 표현하는 것은 위험하다.
    ③ 대상자의 말을 주의 깊고 비판적으로 경청한다.
    ④ 대상자가 해야 할 행동을 간호사가 선택해준다.
    ⑤ 현재 문제의 사정이 필수적이므로 시간이 걸리더라도 완벽하게 사정할 수 있어야 한다.

79. 신경성 식욕부진증 환자의 특징을 설명한 것은?
    ① 음식을 조절하지 못하고 폭식을 한다.
    ② 폭식으로 인한 과체중이 되지는 않는다.
    ③ 폭식을 하고 하제를 먹거나 구토를 한다.

④ 체중에 민감하여 전혀 식사를 하지 않으려고 한다.
⑤ 폭식행동을 수치스러워 하며 가족들에게 말하지 않는다.

80. 위가 없어져서 밥을 못 먹는 망상을 보이며 인격의 황폐화가 가장 심한 조현병의 유형은 어느 것인가?
① 혼란형　② 잔류형
③ 편집형　④ 긴장형
⑤ 비분리형

81. Phenothiazine 계열 약물을 복용하고 있는 사람에게서 갑자기 얼굴 근육 강직이 일어났다. 이때 간호사가 해야 할 간호중재는?
① 늦기 전에 응급치료를 한다.
② 곧 나을 것이라고 무시하며 다른 치료에 몰두한다.
③ 일시적인 증상이므로 안심시킨다.
④ 증상을 지적하면 불안이 증가하므로 관심을 두지 않는다.
⑤ 약물 부작용임을 알고 의사에게 알린다.

82. 방에서 나오지 않고 주위에 관심이 없으며 단편적이고 괴이한 말을 하여 입원한 여고생을 위한 초기 간호중재로 적절한 것은?
① 억지로라도 또래 환자들과 어울리게 한다.
② 집이나 가족, 학교 및 친구들과의 관계를 통해 신뢰감을 갖게 한다.
③ 일관성과 안정성을 유지한 관계를 통해 신뢰감을 갖게 한다.
④ 병원에 대해 안정감을 가지도록 병실에서만 지내게 한다.
⑤ 활발하게 많은 환자들과 어울릴 수 있도록 집단치료에 참여시킨다.

83. 사고 지각장애가 있는 환자에 대한 효율적인 환경으로 옳은 것은?
① 병동의 모든 활동에 참여시키는 활동을 제공한다.
② 전환활동은 어려울수록 좋다.
③ 안전한 환경에서 혼자 있게 해주는 환경을 제공한다.
④ 안정감을 증신시키기 위하여 환자의 환경을 제한한다.
⑤ 독서를 하도록 한다.

84. 망상 환자의 간호중재로 옳은 것은?
① 이론적으로 설득한다.
② 망상에 깔려 있는 감정에 반응한다.
③ 충분한 반증을 제공한다.
④ 정당한 상실처럼 대한다.
⑤ 잘못된 생각임을 설명한다.

85. 망상환자 간호로 맞는 것은?
① 망상 내용에 대하여 물어본다.
② 현실에 초점을 두어 주의 전환을 이끈다.
③ 환자 행동을 무시한다.
④ 병에 집중한다.
⑤ 이론적으로 설득한다.

86. 의심이 심한 환자를 간호할 때 주의해야 하는 것은?
① 치료자로서 단호하고 엄격한 태도를 보인다.
② 친절하면서 대상자를 격려한다.
③ 친근하고 적극적으로 대한다.
④ 명랑하고 쾌활하게 대한다.
⑤ 만지는 것을 조심한다.

87. 관계망상 환자 간호중재 시 옳은 것은?
① 다른 환자와 이야기할 때 낮은 목소리로 작게 말한다.
② 관계 사고 시 현실과 무관함을 지적한다.
③ 환자의 생각을 글로 쓰게 하고 가끔씩 확인하도록 한다.
④ 환자에게 귓속말로 말을 전달한다.
⑤ 친근함을 위해 신체접촉을 자주한다.

88. 조현병 치료 후 김 씨는 매월 50만 원을 형제들에게 받아 생활하는데 월초에 돈을 다써버리고 곤란을 겪는다. 이 대상자에게 할 수 있는 훈련으로 적합한 것은?

① 기능훈련
② 직업훈련
③ 일상생활 기술훈련
④ 여가활동 기술훈련
⑤ 대인관계 기술훈련

89. 다른 알코올 중독자를 보면서 자신은 그들과 다르다고 계속 주장하면서 자신이 알코올 중독자임을 거부하는 것은 어떤 방어기제를 사용하는 것인가?

① 부정   ② 투사
③ 전치   ④ 함입
⑤ 동일시

90. "나는 저 사람들을 증오해요"라고 말하는 환자에게 해줄 수 있는 가장 적절한 말은?

① "저 사람들을 왜 증오하시나요?"
② "저 사람들은 나쁜 사람들이 아닙니다. 미워하지 마세요."
③ "시간이 지나면 다 좋아질 것입니다."
④ "저 사람들을 증오하신다구요? 마음이 불편하시군요."
⑤ "그런 것 같아요."

91. 음식을 거부하는 환자의 간호중재로 적합한 것은?

① 음식 먹을 것을 지시한다.
② 비위관 영양을 실시한다.
③ 음식을 먹을 만한 충분한 자격이 있는 사람임을 말한다.
④ 좋아하는 음식을 앞에 두고 소량씩 먹도록 한다.
⑤ 의사에게 보고하고 지시를 받는다.

92. 조증환자에게 간호사가 취할 태도는?

① 환자를 격리하고 무시해 버린다.
② 무관심하게 대한다.
③ 환자가 하고 싶은 대로 내버려둔다.
④ 환자의 태도를 비판한다.
⑤ 확고하고 따뜻하게 일관된 태도를 보인다.

93. 양극성장애 환자가 병실 내에서 다른 환자에게 폭력적인 행동을 보일 때 간호사는 어떤 중재가 필요한가?

① 질병으로 인한 증상이므로 무시한다.
② 다른 환자들을 괴롭히고 있음을 알리고 환자를 방에 감금한다.
③ 환자의 행동을 제한하고 일관성 있는 태도로 접근한다.
④ 엄한 태도로 병실 내 활동계획을 알리고 함께 참여한다.
⑤ 사용하고 있는 약물을 중단한다.

94. 불안의 생리적 반응으로 옳지 않은 것은?

① 심계항진
② 설사나 변비
③ 근육 긴장
④ 식욕부진
⑤ 반사작용의 감소

95. 어떤 특정 대상이나 상황에 대해 사실무근한 두려움을 느끼는 병리적 감정은 어느 것인가?

① 공포감   ② 망상
③ 강박감   ④ 공황상태
⑤ 초조상태

96. 자신의 손수건을 수차례 빨고 난 후에도 아직도 세균이 많다고 생각하며 손수건을 계속 빠는 행동을 보이는 것은?

① 자폐증   ② 신체화장애
③ 조현병   ④ 강박장애
⑤ 인격장애

97. 의존성 약물을 스스로 주입하는 사람들의 저변에 깔려 있는 가장 흔한 이유는?
① 사회 집단에 끼어들고 싶은 마음에서
② 육체적인 고통과 불편을 완화하기 위해
③ 문제를 회피하고 긴장에서 벗어나기 위해
④ 운동기술을 증진시켜 보려는 시도 때문에
⑤ 약물의 효과적인 전율 등을 경험하기 위하여

98. 공포장애 환자에게 적절한 간호중재로 옳지 않은 것은?
① 점차적 노출   ② 긍정적 재강화
③ 대처기전 교육   ④ 부드러운 음성
⑤ 권위적 태도

99. 건강염려증의 간호중재로 옳은 것은?
① 대상자의 감정을 수용한다.
② 대상자가 호소하는 신체증상을 무시한다.
③ 증상에 대해 물어본다.
④ 괜찮을 거라며 상투적으로 안심시킨다.
⑤ 아무런 이상이 없음을 강조해서 말한다.

100. 자기애적 인격장애는 자신의 재능이나 성취감이 과대하게 작용하고, 사소한 일에도 쉽게 분노나 모욕감을 느끼며 주로 합리화 방어기전을 사용한다. 이에 대한 정신 역동으로 가장 적합하지 않은 것은?
① 무한적이고 비현실적인 욕구로 가득 차 있음
② 자기중심적
③ 스스로 열등의식 및 수치감 느낌
④ 상대방에 대한 무관심
⑤ 존경과 관심의 대상이 되고자 노력

101. 아동을 성폭행하고 병동에 입원한 38세 남자 환자가 있다. 김간호사는 이 환자를 대하기가 마음이 불편하여 수간호사에게 상담하였다. 수간호사가 해줄 수 있는 말은?
① 담당병실을 바꿔준다.
② 수간호사가 교육해 준다.
③ 자신의 성지식과 가치관을 재정립하고 수용하도록 한다.
④ 나쁜 사람이므로 벌주도록 한다.
⑤ 내색하지 말고 간호하라고 말한다.

102. 코르사코프 증후군(Korsakov's syndrome)의 원인으로 옳은 것은?
① 단백질 부족   ② 지방 과다
③ 뇌세포 파괴   ④ 무기질 결핍
⑤ 비타민 결핍

103. 청소년의 물질남용 중 흡입제 사용이 가장 빈번한 이유는?
① 쉽게 구할 수 있고 싸서
② 금단 증상이 없어서
③ 환각이 보여서
④ 해악에 대한 인식도가 낮아서
⑤ 사회적 학습에 의해

104. 치매노인의 증상으로 적절하지 않은 것은?
① 지남력장애
② 기억력장애, 지능장애
③ 실어증, 실인증
④ 최근 기억은 명료함
⑤ 판단력 저하

105. 사회적인 공감과 책임감이 부족하기 때문에 치료의 어려움이 많고 극도로 자기중심적인 인격장애는?
① 편집성 인격장애
② 회피성 인격장애
③ 강박성 인격장애
④ 반사회적 인격장애
⑤ 자기애적 인격장애

간호관리학

01. 로마 귀부인으로 초기 기독교 시대 간호 사업에 헌신적으로 기여한 인물은 누구인가?
① 파비올라 ② 아그네스
③ 푀베 ④ 프리드너 목사
⑤ 힐데가르데

02. 고대에 42권으로 된 파피루스에 오늘날에도 참고가 되는 많은 치료법과 처방들이 남아있으며, 역사상 처음으로 신부의사가 나타났던 나라는?
① 인도 ② 그리스
③ 이집트 ④ 팔레스타인
⑤ 바빌로니아

03. 종교 개혁이 간호에 끼친 영향은 무엇인가?
① 신교도들의 병원운영에 대한 계획에 관심이 높아졌다.
② 교회가 경영하던 병원의료와 구호사업이 활성화되었다.
③ 간호종교단의 역할을 교육받지 않고 돈을 벌기 위해 고용된 사람들이 대신하였다.
④ 수녀 간호요원들이 독립적으로 병원을 설립하여 간호를 제공하였다.
⑤ 자선단체들의 병원에 대한 기부가 증가하였다.

04. "간호는 질병을 보는 것이 아니라 환자 그 자체를 보는 것이다"라고 말한 인물은 누구인가?
① 펜위크 ② 브라운
③ 나이팅게일 ④ 쉐핑
⑤ 쉘즈

05. 미국의 간호발전의 방향을 제시하는 '미래의 간호'라는 보고서를 작성한 인물은 누구인가?
① 나이팅게일
② 브라운
③ 왓슨
④ 심슨
⑤ ANA

06. 국제간호협회(ICN)를 창립한 인물은 누구인가?
① 펜위크 ② 너팅
③ 구드리치 ④ 쉐핑
⑤ 클라라바튼

07. 선교간호사들이 초기 한국 간호에 미친 영향은 무엇인가?
① 간호사업 육성과 더불어 초기 여성의 사회참여를 가능하게 하였다.
② 의사의 보조역할로서의 간호를 중시하였다.
③ 전통적인 간호교육의 기초를 마련하였다.
④ 간호사업의 목적달성을 바탕으로 내용과 체제가 확립되었다.
⑤ 최고수준의 간호를 제공할 수 있는 간호직 등장의 계기가 되었다.

08. 광복 이후 미군정기 중에 간호 사업국에서 수행한 임무로 옳은 것은?
① 간호사업의 인력을 대폭 감소시켰다.
② 서울의 행정기구 내에만 보건간호사를 배치하였다.
③ 면허소지자의 과도한 재교육을 감소시켰다.
④ 간호학교의 입학과 교육연한을 다양화하였다.
⑤ 간호사업위원회를 구성하였다.

09. 다음은 1980년 농어촌 보건의료를 위한 특별조치법 공포에 따른 간호동향을 제시한 것이다. 옳은 것은?
① 보건간호사 자격인정의 제도화
② 농어촌 지역의 조산사에 의한 조산원 개설
③ 간호사가 보건진료원의 명칭으로 1차 보건 의료담당
④ 보건 간호계와 조산 간호계 설치와 전문 간호사의 증원
⑤ 산업재해로부터 근로자들을 보호, 건강유지증진에 기여

10. 우리나라 윤리강령 채택의 궁극적인 목적은?
① 간호사업 홍보와 보수교육
② 직업발전, 직업알선
③ 국민건강, 간호사업발전
④ 분야별 간호사 정의 기준
⑤ 간호법규, 교육기준제공

11. 환자에게 건설적이고 긍정적인 영향을 줄 수 있으며 간호윤리의 도덕적 기초가 되는 것은 무엇인가?
① 선행 ② 정의
③ 자율성 ④ 돌봄
⑤ 성실

12. 환자의 약혼자와 친분이 있는 간호사가 약혼자에게 환자관련정보를 알려주었다. 간호사가 위반한 원칙은 무엇인가?
① 사전동의의 원리 ② 비밀유지의 원리
③ 성실의 원리 ④ 악행금지의 원리
⑤ 의무론

13. 간호의 본질은 돕는 행동이며 이는 반드시 대상자와 간호사 간의 역동적인 관계에 의해 이루어진다. 이러한 행동이 일어나기 위해 가장 먼저 수행되어야 하는 것은?
① 대상자와 간호사 사이의 불신
② 대상자와 간호사 사이의 전인격적 만남
③ 대상자와 간호사 간의 동일한 지적 수준
④ 대상자와 간호사 간의 공감대 형성
⑤ 간호사가 대상자를 동정하는 마음

14. 공리 이론의 설명으로 옳은 것은?
① 과정이 우선이므로 신축성 있게 도덕 규칙을 적용한다.
② 경우에 따라 개인의 권리가 무시될 수 있으며 정의를 고려하지 않을 수 있다.
③ 일반인이 통상적으로 생각하는 도덕규칙을 적용한다.
④ 도덕적으로 옳은 행위를 수행하고 도덕 규칙을 적용해야 한다.
⑤ 언제, 어디서나 적용할 수 있는 절대적인 도덕규칙이 있다.

15. 의식이 있는 환자의 자살이 속하는 유형으로 가장 옳은 것은?
① 소극적 안락사 ② 수동적 안락사
③ 무의식적 안락사 ④ 간접적 안락사
⑤ 자의적 안락사

16. 의사가 구두 처방을 하였다. 이에 대한 간호사의 가장 바람직한 행동은 다음 중 어느 것인가?
① 수간호사에게 보고하였다.
② 투약을 실시한 후 간호기록을 하였다.
③ 투약을 실시한 후에 서면 처방을 받았다.
④ 기록 처방이 아니어서 처방을 실시하지 않았다.
⑤ 기록 처방 후 투약하라고 인계하고 근무를 마쳤다.

17. 간호사는 약물 투여 시 과민반응의 소인을 알기 위해 문진을 해야 할 의무가 있다. 문진 시에 고려해야 할 사항 중 가장 우선되어야 할 것은?
① 환자의 과거력 ② 환자의 교육 정도
③ 환자의 성격 ④ 환자의 경제상태
⑤ 환자의 체중

18. 전문직의 특성으로 옳은 것은?
 ① 타학문에 의존적인 지식을 바탕으로 한다.
 ② 장기간의 엄격한 교육을 거친다.
 ③ 사회봉사보다 자신의 관심사 위주이다.
 ④ 자율성은 있으나 책임은 없다.
 ⑤ 사회적으로 인정을 받지 않아도 된다.

19. 간호전문직 성장을 위해 임상적 결정을 내릴 때 연구결과를 바탕으로 간호를 수행하고 환자의 선호도까지 고려하는 방법은?
 ① 팀 간호 ② 1차 간호
 ③ 사례관리 ④ 비판적 사고
 ⑤ 근거중심간호

20. 목표관리이론(MBO)의 가장 중요한 핵심은 무엇인가?
 ① 상황변수 ② 목표설정
 ③ 권한설정 ④ 위임
 ⑤ 자아실현

21. 맥그리거의 Y이론에 따라 부하직원을 관리하는 방법은 무엇인가?
 ① 조직목표를 강조한다.
 ② 구성원들의 아이디어는 거의 받아들이지 않는다.
 ③ 조직구성원을 통제하고 감시한다.
 ④ 당근과 채찍이 필요하다.
 ⑤ 조직구성원에게 내부 동기 부여를 한다.

22. 변화관리 측면에서 볼 때 간호단위 관리자에게 필요한 행동역학이다. 옳은 것은?
 ① 조직 내 규정을 강조하는 자
 ② 비공식적 조직행동을 충분히 파악하는 자
 ③ 전적으로 본인이 책임지는 자
 ④ 변화를 지양하고 원칙을 고수하는 자
 ⑤ 협력보다는 주도하려고 하는 자

23. 비분리성에 대한 마케팅 전략으로 적절치 않은 것은?
 ① 세심한 고객관리
 ② 여러 지역에 서비스망 구축
 ③ 서비스 제공자의 자동화 강화
 ④ 조직 구성원의 선발과 훈련 강조
 ⑤ 수요와 공급 간의 조화와 균형 유지

24. 어느 조직에서 부하직원이 라인-스텝 모두에게 명령을 받을 수 있도록 구조화하였다면 이때 위배되는 조직의 기본원리는 무엇인가?
 ① 명령통일의 원리
 ② 통솔 범위의 원리
 ③ 계층제의 원리
 ④ 분업의 원리
 ⑤ 조정의 원리

25. 불확실한 환경 아래 기능과 생산의 이중 권한을 가질 수 있는 조직은 무엇인가?
 ① 프로젝트조직
 ② 서비스조직
 ③ 계선 – 막료조직
 ④ 행렬조직
 ⑤ 공유조직

26. 다음 중 리더십 특성이론에 대한 설명으로 틀린 것은?
 ① 대부분의 사람들이 위대해질 수 있는 특성을 가지고 태어난다.
 ② 리더십은 타고나는 것으로서 개발되는 것이 아니다.
 ③ 특정한 자질을 가지고 있어서 추종자들로부터 존경과 신뢰를 받을 수 있다.
 ④ 하급자의 영향과 환경적 영향 및 상황적 요인들은 리더십에 작용하지 않는다.
 ⑤ 리더의 특성으로는 결단력, 지식, 언어 유창력, 자기 확신, 설득력, 책임감 등이 있다.

27. 동기부여 이론 중 Herzberg의 2요인론(two-factor theory)에 대한 설명이다. 가장 적절하지 않은 것은?

① 2요인이란 동기부여 요인과 위생 요인을 말한다.
② 만족 요인은 동기부여 요인으로서 부족하더라도 불만족은 주지 않는다.
③ 위생 요인이 만족되면 더 이상 노력하지 않는다.
④ 급여, 복지 등은 동기요인으로 작용한다.
⑤ 위생 요인은 직무 불만을 예방하는 기본 기능이다.

28. 통제기능의 주요 내용으로 옳지 않은 것은?

① 업무측정
② 업무의 설계
③ 업무의 결과 해석
④ 실천규정의 표준화
⑤ 적절한 평가기준 설정

29. 환자간호의 질적 보장을 위한 평가기준 중 간호부서는 법적으로 자격을 갖춘 간호사에 의해 지휘감독을 받아야 한다. 이는 어느 평가를 의미하는가?

① 구조적 평가
② 과정적 평가
③ 결과적 평가
④ 소급평가
⑤ 동시평가

30. 간호단위에 관한 바른 설명은?

① 두 사람의 중간관리자에 의해 효율적으로 관리된다.
② 입원실(병동)에만 적용되는 용어이다.
③ 간호부서는 여러 개의 하위조직인 간호단위로 구성된다.
④ 간호단위는 치료만을 위한 공간이다.
⑤ 시설을 포함하지 않는 최소의 구조적 단위이다.

31. 다음 중 직접간호 활동은?

① 간호기록 작성
② 투약준비
③ 인수인계
④ 당뇨병환자 교육
⑤ 집담회

32. 간호사의 시간관리 활동 중 긴급하지 않지만 중요한 일은?

① 간호기록 정리
② 보호자 질문 응답
③ 병동순회도중 발견한 환자 문제
④ 다른 보건의료직과 원활한 관계 조성
⑤ 환자의 상태변화에 대한 인계

33. 신규 간호사 집단이 간호부와 협상을 원할 때 간호부의 태도로 옳은 것은?

① 신규 간호사이므로 협상 요구를 무시해도 된다.
② 협상 요구를 서면으로만 받아 간호부가 결정한다.
③ 협상 요구를 근무평가와 관련지어 점수화시킨다.
④ 협상전략을 세우고 공식적으로 협상한다.
⑤ 신규 간호사이므로 해고하여 관리한다.

34. 한 병동에 신규 간호사 3명이 입사하여 교육을 받는 동안 나머지 간호사들이 짧은 시간에 많은 환자를 돌봐야 한다. 이때 적절한 간호전달체계는 무엇인가?

① 개별 간호
② 팀 간호
③ 기능적 간호
④ 1차 간호
⑤ 사례관리

35. 의료서비스는 환자가 필요할 때 쉽게 이용할 수 있어야 한다. 의미하는 것은 무엇인가?

① 가용성
② 효과성
③ 근접성
④ 효율성
⑤ 접근성

기본간호학

36. 다음 중 각 부분의 합보다 더 큰 통합된 전체로서 기능하는 간호의 특성은 무엇인가?
① 연속성　② 총체성
③ 전문성　④ 예술성
⑤ 과학성

37. 다음의 간호사정 자료 중 주관적인 자료는?
① 홍조　② 발진
③ 통증　④ 안면부종
⑤ 활력징후

38. 다음 중 간호과정에 관한 설명으로 옳은 것은?
① 계획적이고 조직적이며 체계적이다.
② 대상자는 수동적으로 참여한다.
③ 과정지향적이며 우선순위가 있다.
④ 간호과정의 사정, 진단, 중재, 평가는 각각 독립적이다.
⑤ 대상자 문제 중심이 아닌 간호사의 입장을 고려한다.

39. 다음 중 자료의 유형 중 주관적 자료에 속하는 것은?
① 기관지 협착음
② 체온
③ 발진
④ 통증
⑤ 혈압

40. 교통사고로 척수가 손상되어 응급실에 내원한 환자가 있다. 키가 160cm이며 몸무게가 80kg으로 간호사가 체위변경과 피부순환을 확인하였다. 이 환자의 간호진단으로 적절한 것은?
① 교통사고와 관련된 혈액순환장애 위험성
② 부동과 관련된 피부손상 위험성
③ 척수손상과 관련된 운동지속성 장애
④ 부동과 관련된 감염 위험성
⑤ 교통사고와 관련된 수분 전해질 장애

41. 다음 중 호기 시 좁은 기도 안으로 나는 높은 음을 무엇이라 하는가?
① 수포음　② 염발음
③ 천명음　④ 고장음
⑤ 기관지 폐포음

42. 다음 중 타진에 관한 올바른 설명은?
① 깊이 압력을 준 후 손끝을 떼지 않고 서서히 압력을 감소시킨다.
② 손을 컵 모양으로 해서 흉부를 두드린다.
③ 위에서 아래쪽으로 타진해가면서 양쪽 소리를 비교한다.
④ 유방이나 뼈 돌출 부위는 타진하지 않는다.
⑤ 두 손을 포개어 피부에서 4cm 깊이로 누른다.

43. 다음 중 운동선수 활력징후의 특징으로 옳은 것은?
① 서맥
② 빈맥
③ 저혈압
④ 고혈압
⑤ 고체온

44. 혈압측정 후 반복측정 시 30초 정도 기다렸다 하는 이유는 무엇인가?
① 결손맥이 생기기 때문에
② 정맥 울혈을 완화시키기 위해
③ 정맥 환류량을 증가시키기 위해
④ 맥압을 감소시키기 위해
⑤ 혈액 점도가 증가하기 때문에

45. 다음 중 TPN 영양에 관한 설명 중 옳은 것은?
① 식사 후 TPN관을 열어 놓는다.
② 혈액 검사 시 TPN관에서 채취한다.
③ TPN관은 72시간마다 교환한다.
④ 용액은 점진적으로 증가시킨다.
⑤ 튜브 위치를 확인하기 위해 혈관 조영술을 실시한다.

46. 비위관의 길이를 측정 시 옳은 것은?
    ① 코 - 귓불 - 검상돌기
    ② 코 - 검상돌기
    ③ 입 - 검상돌기
    ④ 귓불 - 왼쪽 상복부
    ⑤ 코 - 왼쪽 상복부

47. 다음 중 배뇨곤란을 겪고 있는 환자에게 소변을 잘 보게 하기 위한 간호로 올바른 것은?
    ① 요의가 느껴지면 최대한 참았다가 소변을 보도록 한다.
    ② 대퇴안쪽을 주물러 준다.
    ③ 수분 섭취를 하루 1,000mL 미만으로 제한한다.
    ④ 유치도뇨를 시행한다.
    ⑤ 가능한 침상 위에서 소변을 볼 수 있도록 도와준다.

48. 다음 중 개인위생 간호에 관한 설명으로 옳은 것은?
    ① 무의식 환자의 경우 의식이 돌아올 때까지 구강 간호를 제공하지 않는다.
    ② 세발 시 손가락 밑 부분으로 두피 마사지를 한다.
    ③ 목욕 시 침대 난간은 내려놓는다.
    ④ 손과 발톱은 곡선으로 깎는다.
    ⑤ 급성 염증이 있는 환자는 등마사지를 통해 통증을 감소시킨다.

49. 다음 중 열 손실의 기전으로 옳은 것은?
    ① 피부혈관 수축   ② 기모근 수축
    ③ 발한   ④ 대사활동 증가
    ⑤ 떨림

50. 하지 석고붕대를 하고 있는 환자가 목발을 이용한 보행연습을 하려고 한다. 보행 전 어깨와 상박의 근육 운동으로 적절한 것은?
    ① 공 쥐었다 폈다 하기
    ② 팔 뻗기 운동
    ③ 팔 굽혀펴기
    ④ 윗몸 일으키기
    ⑤ 평행신전운동

51. 간호사가 물체를 들어올릴 때 다리의 근육을 사용하는 것은 어떤 원리인가?
    ① 기저면이 넓을수록 안정성이 높아진다.
    ② 굴리는 것은 들어올리는 것보다 적은 힘이 든다.
    ③ 강한 근육군을 사용할수록 근력은 크고 근육의 피로와 손상을 막음
    ④ 무게중심이 낮을수록 안정성이 높아진다.
    ⑤ 중력선이 기저면을 지나면 물체는 평형을 유지한다.

52. 통증의 최초 발생지점과 떨어진 부위에서 지각되는 것으로 내장질환의 경우에 신체의 일정한 피부 부위에 투사되어 느껴지는 통증은?
    ① 방사통
    ② 연관통
    ③ 환상통
    ④ 작열통
    ⑤ 표재성 통증

53. 대상자가 사용 중이거나 곧 入居할 침상으로 침상에 들어가기 편리하도록 위 침구를 걷어놓은 태의 침상은 무엇인가?
    ① 빈 침상(closed bed)
    ② 개방 침상(open bed)
    ③ 든 침상(occupied bed)
    ④ 수술 후 침상(post operative bed)
    ⑤ 이피가 침상(cradle bed)

54. 체온 저하에 영향을 미치는 요인은?
    ① 배란기
    ② 수면 시
    ③ 신체적 스트레스
    ④ 연령이 낮을 때
    ⑤ 하루 중 이른 오후

55. 간호사가 환자의 신체검진을 하던 중 coccyx부위에 2, 3차 욕창을 발견하였다. 간호사가 선택한 드레싱으로 가장 옳은 것은?

① 거즈 드레싱
② 투명 드레싱
③ Calcium algiante 드레싱
④ 보호 드레싱
⑤ Hydrogel 드레싱

56. 다음 중 피부소독, 체온계 및 기구소독에 사용되는 것은?

① 70% 알코올
② 포비돈(povidone iodine)
③ 30% 알코올
④ 과산화수소
⑤ 생리식염수

57. 다음 중 배둔 부위에 주사를 잘못 놓았을 때 손상 가능한 신경은?

① 대퇴신경
② 경골신경
③ 좌골신경
④ 요골신경
⑤ 척골신경

58. Warfarin 주사 시 1mL가 80유닛이다. 16 유닛을 주사하려 할 때 몇 mL를 주사하여야 하는가?

① 0.1mL ② 0.2mL
③ 0.3mL ④ 0.4mL
⑤ 0.5mL

59. 다음 중 수액주입 속도에 영향을 주는 요인이 아닌 것은?

① 환자의 체온
② 주사바늘의 굵기
③ 수액의 높이
④ 수액의 점도
⑤ 자세

60. 제5뇌신경에 대한 신체검진방법으로 옳은 것은?

① 뺨을 부풀려보도록 한다.
② 웃는 표정을 짓도록 지시한다.
③ 눈썹을 올렸다 내려보도록 한다.
④ 어금니를 꽉 깨물어보도록 한다.
⑤ 눈동자를 외측으로 돌리도록 한다.

61. 배변을 촉진하기 위한 방법으로 식후에 배변을 실시하도록 환자를 교육하는 이론적 근거는?

① 위-대장반사
② 복벽의 이완
③ 내항문괄약근의 이완
④ 외항문괄약근의 이완
⑤ 직장 벽의 이완

62. 다음 중 경구 투약에 관한 설명으로 옳은 것은?

① 약은 대상자 부재 시 침상에 두고 나온다.
② 대상자가 금식인 경우 약만 먹게 한다.
③ 대상자가 약을 꺼리면 작게 잘라서 여러번 복용하게 한다.
④ 철분제제는 식사 중이나 직후에 복용한다.
⑤ 주스나 커피와 함께 먹으면 쉽게 복용가능하다.

63. 다음 중 외과적 무균법에 관한 설명으로 옳은 것은?

① 손은 허리 아래 자기 시야 안과 밖에 둔다.
② 손을 위로 하여 물이 팔꿈치로 떨어지도록 한다.
③ 뚜껑을 들 때는 안쪽을 위로 향하게 든다.
④ 방포는 자신에게 가까운 쪽부터 깐다.
⑤ 뚜껑을 놓을 때에는 안쪽을 아래로 향하게 놓는다.

64. 다음 중 간호수행 단계가 아닌 것은?

① 수행된 간호기록
② 대상자와의 의사소통
③ 간호지시 작성
④ 간호에 대한 환자의 반응확인
⑤ 간호사의 지식과 숙련된 간호술

65. 호흡을 측정하는 방법으로 옳은 것은?
① 대상자에게 호흡측정에 대해 설명한 후 시작한다.
② 호흡 양상이 규칙적이년 15초 동안 측성한 후 4를 곱하고 불규칙적이면 30초간 측정한다.
③ 요골맥박을 측정한 후 손을 떼고 호흡을 측정한다.
④ 흡기와 호기를 합하여 1회 호흡으로 계산한다.
⑤ 호흡의 사정은 접촉을 통한 타진으로 사정한다.

보건의약관계법규

66. 마약류취급의료업자가 될 수 있는 자로 맞는 것은?
① 의사
② 간호사
③ 조산사
④ 물리치료사
⑤ 보건소장

67. 마약류취급자가 아닌 사람이 마약을 소지할 수 있는 경우로 옳지 않은 것은?
① 마약류취급자를 위하여 마약을 운반, 보관, 소지, 관리하는 경우
② 공무상 마약을 압류, 수거 또는 몰수하여 관리하는 경우
③ 마약류취급자격상실자 등이 마약류취급자에게 그 마약류를 인계하기 전까지 소지하는 경우
④ 마약류취급의료업자로부터 투약 받아 소지하는 경우
⑤ 마약류수출입업자에게 구입하여 소지하는 경우

68. 병원급 의료기관의 요건을 갖춘 보건소를 무엇이라고 하는가?
① 의료원
② 보건의료원
③ 보건소
④ 보건진료소
⑤ 국·공립병원

69. 의료기관이 아닌 자가 지역주민 다수를 대상으로 지역주민의 건강에 영향을 미치는 행위를 하고자 하는 경우 관할 보건소장에게 신고를 한 후 하여야 하는 행위는?
① 사회봉사
② 순회진료
③ 보건교육
④ 건강상담
⑤ 연구사업

70. 검역감염병 중 콜레라 환자의 격리기간은 언제까지인가?
① 병원체를 배출하지 아니할 때까지
② 치료개시 후 120시간까지
③ 감염력이 없어질 때까지
④ 감염병의 증상이 소멸한 때
⑤ 병원체 검사결과 그 결과가 2회 이상 음성일 때까지

71. 시장·군수·구청장이 보건소장에게 위임해서 할 수 있는 건강증진사업은?
① 영양관리
② 질병치료
③ 질병진단
④ 투약
⑤ 환자이송

72. 진료 중이던 환자가 진단서를 발급받고자 하나 진찰한 의사가 부재중일 때 어떻게 해야 하는가?
① 담당의사가 돌아올 때까지 기다린다.
② 같은 의료기관에 종사하는 다른 의사가 진료기록부에 의해 교부한다.
③ 최종 진료 시부터 48시간 이내로는 진단서를 받을 수 있다.
④ 같은 병원 다른 의사에게 다시 진단을 받아 발급받는다.
⑤ 같은 의료기관에 종사하는 다른 의사 2명이 합의하면 진단서를 받을 수 있다.

73. 의료인은 응급환자에 대하여 당해 의료기관의 능력으로는 적정한 응급의료를 행할 수 없다고 판단되는 때의 조치로 옳은 것은?

① 다른 의료기관으로 이송하면서 이용한 타 의료기관 구급차의 비용을 청구하였다.
② 환자를 이송하면서 응급의료정보센터를 통하여 이송 받을 의료기관의 수용 가능여부를 확인하고 이송하였다.
③ 인공호흡기가 필요한 응급환자를 평소 인공호흡기가 많이 비치된 다른 병원으로 가도록 설득하였다.
④ 응급환자를 이송하면서 응급환자 진료의뢰서만 송부하고 의무기록은 송부하지 않았다.
⑤ 응급환자의 안전한 이송과 인계를 위하여 환자를 처음 진료한 응급실 의사가 탑승하였다.

74. 후천성면역결핍증에 관한 검진을 받아야 하는 사람은?

① 국제 항해하는 선박의 승무원
② 해외에서 입국한 국내 단기체류자
③ 후천성면역결핍증 감염자의 동거가족
④ 후천성면역결핍증 감염자의 배우자
⑤ 보건소장이 필요하다고 인정하는 사람

75. 혈액원이 헌혈자에 대하여 채혈 전에 실시하는 건강진단 내용으로 옳지 않은 것은?

① 체중 ② 혈압
③ 빈혈검사 ④ 체온 및 맥박
⑤ 신장

76. 의료법에서 명시한 간호사의 임무로 맞는 것은?

① 진료 담당
② 구강보건지도
③ 상병자 및 해산부의 요양을 위한 간호
④ 임부를 위한 간호
⑤ 장애인 재활지도

77. 의료법에 명시한 의료기관 인증의 기준으로 맞지 않는 것은?

① 신의료기술의 안정성
② 환자의 권리와 안전
③ 의료기관의 의료서비스 질 향상 활동
④ 의료기관의 조직·인력관리 및 운영
⑤ 환자 만족도

78. 의료인이 의료기관 외에서 의료업을 할 수 있는 경우는?

> 가. 가정간호를 행하는 경우
> 나. 환자가 요청하는 경우
> 다. 환자 보호자가 요청하는 경우
> 라. 응급환자를 진료하는 경우

① 가, 나, 다
② 가, 다
③ 나, 라
④ 라
⑤ 가, 나, 다, 라

79. 다음 중 의료인 면허취소의 사유에 해당하는 것은?

① 면허증을 대여해 준 경우
② 진단서를 허위 작성한 경우
③ 의료기관의 개설자가 될 수 없는 자에게 고용되어 진료한 경우
④ 진료비를 과다청구한 경우
⑤ 의료인에게 면허받은 사항 외의 의료행위를 하게 한 경우

80. 보건의료서비스에 관한 자기결정권에 해당하는 것은?

① 의학적 연구대상 여부
② 보건의료정책
③ 국민건강보험
④ 비용부담
⑤ 정당한 보건의료서비스에 협조

81. 감염병환자 발생 시 의사 또는 한의사가 관할 보건소장에게 즉시 신고해야 할 감염병으로 옳지 않은 것은?
   ① 콜레라   ② 단저
   ③ 황열   ④ 홍역
   ⑤ 회충증

82. 국가가 시행하는 정기예방접종으로 맞는 것은?
   ① 성병   ② 한센 병
   ③ 수두   ④ 세균성 이질
   ⑤ A형 감염

83. 환자나 보호자 동의하에 환자의 기록을 열람할 수 있는 사람은?
   ① 환자의 자녀
   ② 환자의 동생
   ③ 환자의 세대주
   ④ 환자의 배우자의 동생
   ⑤ 환자의 동거인

84. 다음 중 요양기관의 요양급여에 해당하지 않는 것은?
   ① 간호   ② 재활
   ③ 예방   ④ 이송
   ⑤ 진단

85. 국민건강보험법 적용 대상자인 것은?
   ① 의료급여법에 따른 의료급여를 받고 있는 자
   ② 국가유공자
   ③ 직장가입자
   ④ 수급권자
   ⑤ 유공자 등 의료보호대상자

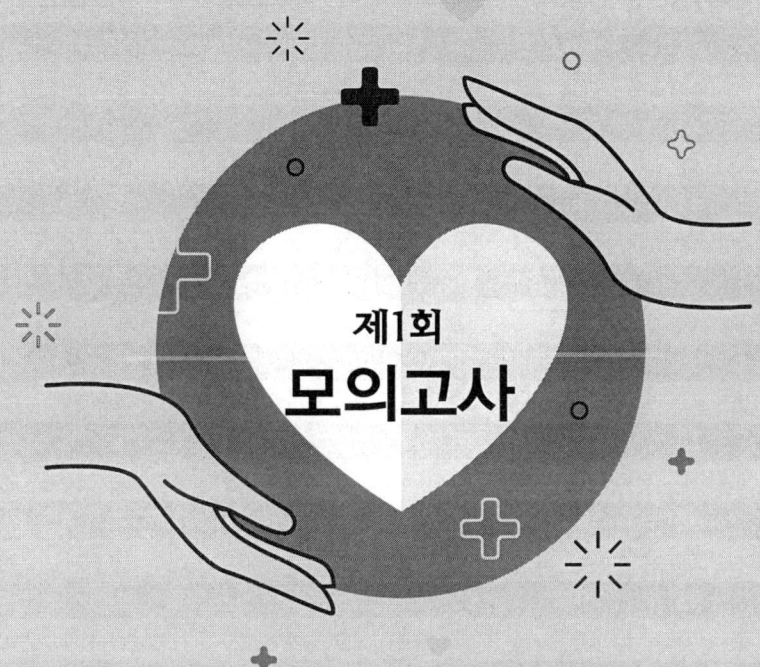

정답 및 해설

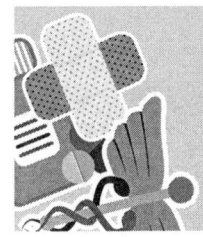
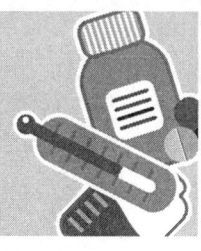

제1회 모의고사
1교시
· 성인간호학
· 모성간호학

1.	2.	3.	4.	5.	6.	7.	8.	9.	10.
④	④	②	③	⑤	⑤	④	①	③	①
11.	12.	13.	14.	15.	16.	17.	18.	19.	20.
③	③	⑤	③	③	⑤	③	④	①	①
21.	22.	23.	24.	25.	26.	27.	28.	29.	30.
①	④	①	①	①	⑤	⑤	②	③	⑤
31.	32.	33.	34.	35.	36.	37.	38.	39.	40.
①	③	②	③	②	②	①	①	④	④
41.	42.	43.	44.	45.	46.	47.	48.	49.	50.
②	③	①	④	④	④	②	③	⑤	③
51.	52.	53.	54.	55.	56.	57.	58.	59.	60.
⑤	⑤	②	⑤	③	①	①	①	③	④
61.	62.	63.	64.	65.	66.	67.	68.	69.	70.
②	②	③	④	③	⑤	③	③	③	①
71.	72.	73.	74.	75.	76.	77.	78.	79.	80.
①	④	①	⑤	①	①	⑤	④	④	⑤
81.	82.	83.	84.	85.	86.	87.	88.	89.	90.
④	③	⑤	③	②	②	①	②	④	③
91.	92.	93.	94.	95.	96.	97.	98.	99.	100.
④	①	⑤	④	⑤	③	④	①	①	②
101.	102.	103.	104.	105.					
②	④	①	①	③					

성인간호학

01. 저칼륨혈증 간호
정맥투입 시에는 심전도 모니터를 관찰해야 한다.

02. 고나트륨혈증
- 혈장 나트륨 145mEq/L 이상
- 혈장 삼투압 〉 295mOsm/kg
- 증상: 갈증, 발열, 체온 상승, 구토, 설사, 오심, 기면, 혼수 등

03. 호흡성 산증의 ABGA 결과
- pH: 7.35 이하
- $PaCO_2$: 45mmHg 이상
- HCO_3^- : 22~26mEq/L(정상 범위)

04. 면역
- 비 특이적 면역: 태어날 때부터 지니게 되는 방어기전이며, 백혈구의 식작용이 대표적이다.
- 항체에 의한 면역은 체액성 면역으로 특이적 면역이다.

05. HIV
전파경로: 성적 접촉, 혈액 및 혈액제제, 모체로부터의 전파 또한 감염된 감염자의 검체를 통하여 주사바늘을 다루는 사람이 주사바늘에 의하여 감염될 수 있다.

06. 후천적 특이면역
- 자연 능동면역(질병을 앓고 난 후), 인공 능동면역(예방접종), 자연 수동면역(모체로부터), 인공

수동면역(면역글로불린 주사)
• A형 간염항체는 모체로부터 획득되는 면역이 아니고, 김 씨는 예방접종을 맞은 경험도 없으므로 자연 능동면역에 해당한다.

07. 항암 방사선 치료
치료 부위는 건조하게 유지하되 연고, 파우더, 로션 등은 방사선 치료사에 의한 처방 없이 사용하지 않는다.

08. 약물 부작용
• 진정제 : 호흡 저하, 심박 수 감소, 혈압 저하
• 마약성 진통제 : 구역질, 구토, 졸음, 변비, 호흡 곤란, 중추신경억제작용
• 신경 안정제 : 약물 종류에 따라 조금씩 다르나, 공통적으로 중추신경억제작용

09. ③ 정맥혈전증을 예방하기 위해서는 다리 운동, 낮은 용량의 헤파린 주사, 탄력스타킹 착용, 조기 이상, 수분섭취 권장 등을 시행할 수 있다.

10. 면역

	자연 면역	인공 면역
능동 면역	질병을 앓고 난 후 획득	예방접종
수동 면역	태아가 모체에서 받은 면역	인체 감마글로불린의 주사

11. 화상의 생리적 변화
• 심혈관계 : 부정맥, 저혈량성 쇼크
• 호흡기계 : 저산소증, 상기도 손상, 후두개 이하의 흡입 손상, 호흡운동 손상
• 폐부종
• 신장·요로계 : 핍뇨(무뇨), 저혈량으로 인한 급성신부전
• 위장관계 : 컬링 궤양(Curling's ulcer) 혹은 스트레스 궤양
• 마비성 장폐색증

12. 노년기
① 성인전기   ② 성인전기
④ 중년기   ⑤ 중년기

13. 목발 보행
목발은 손목과 손바닥으로 체중을 지탱한다. 액와에 체중부하를 금하는데 이는 목발마비(crutch palsy)를 예방하기 위함이다.

14. 편도선 절제술 후 간호
• 따뜻한 식염수로 가글한다.
• 출혈 모니터 : 자주 삼키는 행동, 빈맥, 불안
• 안위 도모 : 가습기 적용, 목에 ice collar 적용
• 수술 초기 차가운 물과 부드러운 음식 제공(예 얼음조각, 프루츠 젤리), 빨대사용 금지, 유제품은 제한한다.
• 수술 후 즉시 기침으로 객담을 배출하지 않도록 한다.
• 수술 후 1~2주 동안 기침, 코 세게 풀기, 격렬한 운동, 무거운 짐 드는 것은 피한다.

15. 폐쇄성 호흡기 질환의 폐 기능 검사 결과
• 감소 : 폐활량, 노력 호기량, 최대 의식 환기량
• 증가 : 잔기량, 호기 시간, 기능적 잔기량

16. ⑤ 비출혈의 유발요인
비심지의 제거, 건조한 공기, 상악안면의 강타, 코를 후비는 것, 국소적 감염, 부비동이나 코의 종양, 고혈압, 동맥경화증, 백혈병, 백혈구 감소증, 항응고제 투여, 유전성 출혈성 모세혈관 확장증

17. 폐렴
가스교환증진과 기도개방 유지가 우선적으로 행해져야 하므로 반좌위를 취해준다.

18. 기관지 확장증
객담의 양이 증가하는 것은 증상이 악화되고 있다는 sign일 수 있으므로 환자에게 객담 양의 증가를 관찰하도록 한다.

19. 기관지 조영술 검사과정
• 목과 코에 국소마취제를 스프레이 한 다음 대상자를 앙와위로 눕힌다.
• 대상자에게 마취제를 삼키지 않도록 한다.
• 기관에 카테터나 기관지경을 삽입하고 마취제를 인두, 후두 및 기관지 부위에 투여한다.
• 카테터나 기관지경을 통하여 요오드 조영제를 투여한다.
• 관찰할 기관지 내부에 조영제가 골고루 퍼지도록 대상자에게 여러 가지 자세를 취하게 한다.

20. ① 폐렴환자의 간호
기도를 청결히 하고 객담을 제거하기 위하여 수분섭취를 권장하고 체위배액을 하루 3~4회 실시하며, 필요시 기관지 확장제(교감신경 효능제)를 분무한다. 급성기에는 활동이 피로를 가중하므로 휴식을 취하도록 한다. 고칼로리, 고단백 식이를 제공하고 반좌위 및 체위배액을 시행한다.

21. 폐암
폐암은 진단이 어렵고 폐암의 종류 중 가장 흔하게 발생하는 선암(32%)과 편평상피세포암(29%)의 경우 초기에 원격전이가 일어나는 경우가 흔하다.

22. 인공호흡기
① 조절된 강제환기 : 환자의 호흡을 강제로 조절
② 보조 조절호흡 : 환자의 노력성 흡기를 인식하여 흡기를 시작하고, 정해진 인공호흡기의 1회 호흡량이 강제적으로 전달되는 방식
③ 간헐적 강제환기 : 자발적인 자연호흡을 하고 있는 환자에게 기계에 설정해놓은 호흡수만큼 강제적으로 기계적 환기 적용
⑤ 호기말 양압 : 환자의 기도 내에 호기 말에 짧은 시간 동안 일정한 양압을 가하여 폐를 확장

23. 호흡곤란 환자 간호
반좌위 : 똑바로 앉아서 다리를 아래로 내리는 자세 (폐 확장이 용이함)

24. 관상동맥질환의 원인
조절 불가능한 위험 요인
- 유전적 소인 : 가족력
- 연령 : 40대 이상
- 성별
  - 남성이 여성보다 4배 이상
  - 경구피임약 복용 여성
  - 폐경이 빠른 여성
- 인종 : 흑인

25. 심전도
심방 탈분극에 따른 심박동 횟수를 말하는 것으로 60~100회/min이다.

26. 울혈성 심부전
신장은 인체에서 가장 많은 혈류량을 필요로 하는 장기 중에 하나이므로 심장의 관류저하는 신장 기능에 문제를 일으킬 수 있으므로 이에 대한 검사가 필요하다.

27. Digitalis 투여 시 간호
- Digitalis 독성 증상을 사정한다(오심, 구토, 시야 흐림, 졸림, 부정맥, 서맥 등).
- 투여 전 1분 동안 심첨맥박을 측정한다(빠르거나 60회 이하일 경우 의사에게 보고).
- 적합한 치료용량에서 매일 유지용량으로 투여한다.
- 맥박수를 매일 관찰하도록 교육한다(서맥주의).

28. 협심증
① 경미한 통증은 협심증의 대표적 증상으로 치료나 약물의 중재가 필요하다.
③ 고지질 식이는 죽상경화증의 원인이 되어 혈관계 문제를 일으키는 기질적 협착의 가장 중요한 원인이다.
④ 쉽게 흥분하지 않도록 한다.
⑤ 규칙적인 운동은 관상 순환을 증진시킨다.

29. 대동맥류
③ 대동맥류는 보통 50세 이상에게 흔하고 남자가 여자보다 2배 정도 많다.

30. 레이노드병
손과 발의 작은 동맥을 침범하는 간헐적 혈관 경련 수축성 질환이다.
⑤ 전신질환이기보다는 주로 상지, 손가락 끝과 중수수지 관절에 많이 침범한다.

31. 비후성 심근증
- 심실 확장 없이 심실중격과 심실벽의 불균형적인 비후 상태
- 건강한 젊은 사람에게 가장 일반적인 급성 심장사 요인
- 증상 : 증상이 없거나 운동 시 호흡곤란, 피로, 협심증, 실신, 좌심실 이완기압 상승

32. 고혈압 비약물요법
운동(걷기, 조깅, 수영 등의 유산소 운동) : 1회 30분 이상, 주 5회 이상, 중간 강도의 운동

33. 심방 조동
- 심방수축이 250~360회/min (더 많은 P파)
- 기저선 위에 톱니바퀴 모양의 파형 형성
- AV node는 모든 심방흥분이 심실로 전도되는 것을 막고 심실은 규칙적인 박동으로 반응
  → 심방수축 〉 심실수축
  - 심실 수축을 의미하는 맥박수는 정상일 수 있다. QRS군은 정상이다.

34. 심폐소생술
심폐소생술 시 한 명일 경우와 두 명일 경우, 모두 심장압박 대 인공호흡은 30 : 2이다.

35. 만성 림프구성 백혈병
① 성숙형의 비 기능적 림프구의 증식
③ WBC 〉 100,000/μl
④ 35세 이상의 성인, 노인에게 흔하다.
⑤ 림프구 증가증이 나타난다.

36. 정맥류 간호
- 수술 후 간호 : 다리압박(24~72시간 탄력붕대 사용), 다리 운동(24시간 후 기동 가능), 탄력스타킹 착용(2~3주)
- 예방 : 탄력스타킹 착용, 장기간 앉아있거나 서 있지 않도록 자주 다리를 상승시키고 휴식, 이상적 체중 유지

37. 호중구 감소증
백혈병 등의 혈액질환 환자에 있어서 호중구가 감소(500~1,000μl 이하)될 수 있는데, 이로 인해 감염률이 증가하여 작열감, 빈뇨, 두통, 식욕부진, 호흡곤란, 기침, 패혈증 등의 증상이 나타날 수 있다.

38.
① 아구창(칸디다성 구내염)에 걸리면 입안에 융기되고 설태가 낀 하얀 반점이 나타나며, 이 반점은 쉽게 제거할 수 있으며 제거할 때 피가 나기도 한다.

39. B형 간염 간호
- B형 간염은 모유, 타액, 정액, 질 분비물 등 혈액이나 체액을 통해 직·간접 접촉에 의하므로 이것을 차단해야 한다.
- 세심한 개인위생과 손 세척에 대한 중요성을 강화해야 하며 특별히 격리시키지는 않는다.

40. 위식도 역류질환 환자 간호
① 취침 2~3시간 전 금식
② 빨대는 공기를 삼키게 하므로 사용을 금한다.
③ 저지방, 고섬유 식이 섭취
⑤ 항콜린계 약물 금지 : LES 압력을 감소시키기 때문이다.

41. 상부위장관 조영술 간호
- 검사 전
  - 8시간 NPO
  - 전날 저녁 하제 투여
  - 전날 자정부터 금연(∵ 흡연 시 위 운동 항진시킴)
- 검사 후
  - 하제 투여, 청결 관장 실시(∵ 바륨 매복 예방 위해)
  - 대변이 바륨 때문에 흰색일 수 있는데 이런 현상은 72시간 내에 정상으로 들어온다
  - 수분 섭취 증가

42. 총비경구 영양요법의 합병증
발한, 청색증, 혼미, 패혈증, 공기색전, 고혈당증, 반동저혈당증, 흉통, 어지럼증 등

43. 간염환자 식이요법
- 저지방, 고탄수화물, 적정 단백식이를 자주 소량씩 섭취, 염분 제한, 간성 뇌병변이 나타나지 않는다면 정상 단백식이
- 영양이 많은 아침식사 제공(식욕부진이 낮에 더 심해짐)
- 소량씩 자주 섭취(식욕부진, 오심으로 많이 먹기가 힘듦)

44. 급성 췌장염
급성 췌장염의 증상으로 허리로 방사되는 상복부의 극심한 통증, 위장운동 감소, 화학적 복막염으로 메스꺼움, 구토, 미열, 빈맥, 저혈압, 홍반성 피부결절 등이 나타난다.

45. 복막염
복막염은 초기에 복부팽만과 마비성 장폐색이 나타나게 된다. 이로 인해 장음이 소실되고 수분이동, 탈수, 대사성 산증이 나타나므로 수분 및 전해질 공급을 해주어야 한다.

46. 장루 식이
- 장 운동을 증진시키는 고섬유 식이는 제한하며 장 운동을 지연시키는 음식은 권장하는데, 가능하면 정상 식이를 할 수 있도록 식이를 조절한다.
- 결장 제거로 인하여 수분과 전해질 흡수가 방해될 수 있으므로 칼륨이 풍부한 식이와 하루에 1,200~1,500mL 이상 수분섭취를 격려한다.
- 가스 생성 음식, 냄새나게 하는 음식 제한(계란, 생선류, 양파, 탄산음료, 채소류)

47. 담낭염 증상
담관 폐쇄 시 산통, 오른쪽 어깨와 견갑골로 방사, 오심, 구토, 소화불량, Murphy 증후, 가벼운 발열, 약간의 백혈구 증가, 지방내구성 지방 변

48.
③ 식도 정맥류의 파열을 예방하기 위해서는 복강이나 흉강 내의 압력을 증가시키는 긴장성을 피하고 거친 음식이나 자극적인 음식은 피한다.

49. 요추천자 간호
① 조영제는 사용되지 않는다.
② 금속을 제거할 필요는 없다.
③ 바늘이 삽입되는 시술이므로 통증이 수반되고 이를 알려준다.
④ 검사 후 척수성 두통 감소를 위해 6~24시간 동안 침상에 반듯한 자세로 누워 있게 한다(머리를 들지 않도록 한다).

50. 무의식 환자 피부간호
무의식 환자에게 억제대 사용은 신중히 사용하여 침대 낙상을 예방한다. 매우 불안정한 상태의 환자에게 억제대를 사용할 경우 신체에 손상을 입힐 수 있고 두개내압 상승을 유발시킬 수 있다.

51. 척수손상
⑤ 흉추손상은 몸통을 포함한 그 이하의 근육기능이 상실된다.

52. 운동 능력 신경학적 사정
신경학적 사정 중 운동 강도는 의식이 있는 환자에게 간호사가 자신의 손을 꼭 잡아보도록 하여 검사를 한다. 만약 무의식 환자이거나 비협조적인 환자일 경우 자발적인 움직임을 관찰하여 사정한다. 움직임이 없을 경우 통증에 따른 움직임으로 사정한다.

53. 간질환자 간호
② 발작 동안 억제대로 묶지 말고 답답한 옷을 풀어준다.
④ 흡인을 막기 위해 측위를 취한다.
⑤ 발작 동안 어떠한 물건도 입에 넣어서는 안 된다.

54. 의식수준
① 각성(명료) : 정상적인 상태로 시각, 청각, 기타 감각에 대한 자극에 적절한 반응을 즉시 보여주는 상태
② 기면 : 졸음이 오는 상태로 자극에 대한 반응이 느리고 불완전
③ 혼미 : 계속적이고 강한 자극을 주면 반응
④ 반혼수 : 고통스러운 자극을 주었을 때 어느 정도 피하려는 반응
⑤ 혼수 : 모든 자극에 반응이 없고 뇌의 연수는 기능을 유지하고 있으며 빛에 대한 동공반사도 존재

55. 고관절 치환술 후 간호
- 관절 굴곡은 6~7일에는 60° 정도, 2~4개월에는 90° 정도로 제한한다.
- 주치의의 처방 없이 수술부위가 있는 측위로 눕지 않도록 한다.
- 낮은 의자에 앉거나 다리를 꼬고 앉지 않는다.
- 통 목욕, 자동차 운전은 4~6주간 피한다.
- 발에 감각이 없는 환자는 달리기와 조깅은 피한다.
- 내전 예방을 위해 다리 사이에 베개를 놓고 잔다.

56. 근력사정
- 0(Zero) : 근수축력 볼 수 없고 만질 수 없다.
- 1(Trace) : 수축은 가능하지만 능동적 관절운동 볼 수 없다.
- 2(Poor) : 중력이 제거된 상태에서 능동적 정상 관절운동
- 3(Fair) : 중력에 대항하여 능동적 관절운동
- 4(Good) : 중력과 약간의 저항에 대항하여 능동적 관절운동
- 5(Normal) : 중력과 충분한 저항에 정상적으로 완전한 능동적 관절운동

57. 하지절단 대상자 간호
- 관절구축 예방을 위해
  - 수술 후 48시간 이후는 수술 부위 거상 금지
  - 고관절 내전 상태로 휴식

- 복위 : 3~4회/일
- 조기 운동 : 수술 후 1~2일부터
• 관절 구축을 유발하는 자세
  - 둔부나, 슬부 아래에 베개를 놓는 것
  - 절단부를 내려놓은 채 휠체어에 앉는 것
  - 척추를 구부리는 것
  - 무릎이나 둔부를 굴곡시킨 채 놓는 것
  - 대퇴 사이에 베개를 놓는 것
  - 목발 손잡이 위에 절단부를 놓는 것
  - 침대에 절단부를 걸쳐 놓는 것
  - 절단부를 외전시키는 것

58. 골다공증 약물치료
• 구강으로 소량의 에스트로겐 투여 : 골밀도 감소, 골파괴 저하
• Alendronate(Fosamax) : hiphosphonates로 골파괴 억제
• Calcitonin : 골파괴 억제
• Estrogen(Daginyl) : 구강으로 소량 투여 → 골밀도 감소, 골파괴 저하
• Raloxifene(evista) : 골다공증 치료 및 예방
① Allopurinol(Lopurin) : 통풍, 고요산혈증 치료제

59. 슬관절 치환술 간호
① 처음에는 목발이나 보행기를 이용해서 운동하게 한다.
② 통증을 저하시키기 위해 얼음을 자주 적용하도록 처방할 수 있다.
④ 수술받은 부위는 베개 위에 올린다. 그러나 무릎을 굴곡시키지 않도록 주의하여 베개를 놓아야 한다.
⑤ 수술 후 약 3~5일째에 하루에 3~4회씩 능동적 굴곡운동을 시작한다.

60. ④ 초기에는 전신증상으로 발열, 피로, 허약감, 식욕부진, 체중감소가 오며, 손의 근위지관절, 중수지관절, 발의 종족지관절에 침범하여 발적, 열감, 강직, 부종, 촉진 시 압통을 보인다. 기상 후 30분~1시간 이상 조조강직을 보인다. 체중부하가 많이 되는 관절에 발생하며 Herberden 결절을 형성하는 것은 골관절염이다.

61. 류마티스 관절염 간호
류마티스 관절염 환자에게 흔히 일어나는 조조강직을 완화시키기 위해서는 아침에 일어나서 더운물 목욕을 하는 것이 좋다.

62. 염좌 간호
• 첫 24~48시간 동안 냉 적용 : 출혈, 종창, 통증 감소
• 1냉찜질 시기 지난 후 간헐적 열 적용 : 혈액순환, 치유 증진
• 탄력붕대 적용 : 종창 최소화, 부동, 8시간마다 풀었다 감음
• 심한 경우 석고붕대, 부목적용

63. 전신 홍반성 낭창 증상
• 관절부위 열, 부종, 압통, 얼굴에 나비 모양 발진 (햇볕에 노출되었을 때 뚜렷함)
• 혈뇨, 단백뇨, 소변량 감소

64. 급성 거부반응
① 급성 거부반응 시 BUN, Cr 수치가 증가된다.
② 이식술을 받은 후 2~6주 내에 나타난다.
③ 신 이식 직후 소변의 형성으로 수술의 성공여부를 판단한다.
⑤ 초급성 거부반응의 치료에 관한 설명이다.

65. 복막염
• 복막 투석의 합병증
• 초기증상 : 혼탁하거나 불투명한 삼출액
• 유출액 배양검사, 민감도 검사 시행

66. 배뇨양상
• 핍뇨(oliguria) : 100~400mL/24시간 이하, 30mL/hr 이하
• 무뇨(anuria) : 100mL 이하/24시간
• 다뇨(polyuria) : 3,000mL/24시간
• 단백뇨, 혈뇨는 비정상 소견
• 소변의 정상 비중 : 1,010~1,030mL

67. ③ 급성신우신염의 증상은 발열, 오한, 옆구리 통증, 오심, 구토, 늑골 척주각의 통증두통, 전신 쇠약감 등이다. 백혈구 증가, 세균뇨, 농뇨 등을 보이며 빈뇨, 긴박뇨, 배뇨곤란을 보인다. 만성 신우신염의 증상은 심한 세균뇨, 후기에는 고혈압 등이 나타난다.

68. 유방암 초기 증상
④ 정상적인 유륜에 관한 설명이다.

69. 정관절제술 후 간호
정관시술을 받았다고 해도 남성호르몬의 분비 기능은 정상적으로 작용하며 남성의 2차 성징, 성욕, 성감에도 아무런 변함이 없을 뿐 아니라 성교 시에 정액도 제대로 배설된다.

70. 당뇨병 진단검사
- 당화혈색소 : 약 2~3개월 동안 평균 혈당치를 반영하는 지표로서 당뇨병 환자의 혈당 조절 정도를 나타낸다.
- 경구 당부하검사 : 혈당이 정상으로 돌아오는 데 걸리는 시간 확인
- C-peptide : 췌장의 β-세포의 인슐린 분비량 반영, 인슐린을 투여 중이거나 인슐린 항체가 있을 때에도 인슐린 분비능력을 정확히 반영

모성간호학

71. 바르톨린샘(Bartholin's gland)
질 바로 밑에 위치한 2개의 분비기관으로서 성적 자극 시 다량의 점액물질을 배출하여 질 주위를 촉촉하고 윤활하게 하여 임균의 좋은 은신처가 되며, 임질에 감염된 여성은 바르톨린샘이 화농의 원인이 되어 감염 시 샘 전체가 고름으로 인해 부풀게 된다.

72. 성 상담자의 유의사항
성 상담자는 흔히 비판적 감정, 양가감정, 구원감정, 주관적 느낌과 같은 심리상태에 당면할 수 있으므로 유의해야 한다.
④ 대상자의 성 문제를 직접 해결해 주려는 것은 상담자가 내담자보다 문제를 더 효과적으로 이해하고 해결할 수 있다는 구원감정을 기반으로 하는 것이다.

73. 질 분비물
- 질 분비물이 있을 시기에는 질 분비물의 색깔과 냄새 배출이 시작된 시기를 사정하여 감염과 관련이 있는지 확인한다.
- 꽉 끼는 스타킹은 국소적으로 온도와 습도를 올려 병원균이 살기에 적절한 배지가 된다.

74. 자궁의 구조
① 자궁의 외형 : 매우 쭈글쭈글하고, 서양배(pear shape) 모양이며 크기가 다양
② 자궁의 모양 : 전경전굴
③ 자궁내막의 두께 : 월경주기에 따라서 1~5mm의 두께로 차이가 있음
④ 자궁의 체부는 주로 종행근이나 사위근, 자궁의 경부는 주로 윤상근
⑤ 자궁내막은 임신과 월경기에도 그대로 유지된 재생층(기저층)인 원주상피조직과 월경이나 분만 시 탈락하는 기능층(중간층, 조밀층)인 결합조직으로 이루어짐

75. 옥시토신 투여 시 주의사항
- 옥시토신으로 인해 비정상적으로 자궁 수축이 일어나는지를 관찰해야 함
- 자궁과다수축 징후 사정 : 전두부 통증, 수분중독과 동반된 고혈압, 경련, 짧은 나음 → 90초 이상 자궁수축이 지속 시 주입속도 감소 또는 중단

76. 월경 시 통증
- 자궁내막에서 분비되는 프로스타글란딘에 의한 자궁근의 과도한 자궁 수축
- 월경 전이나 월경 중의 자궁협부의 긴장도가 증가
- 자궁내막 동맥의 경련
- 체중 감소, 당뇨, 만성질환, 과로, 정신적 긴장 등의 체질적 허약
- 정신적 불안증 혹은 신경증적 소질을 가진 정신적 인자

77. 임부의 심리적 적응(임신 2기)
- 태아를 자신과 분리된 독립된 개체로 생각 → 모아관계의 시초
- 아기의 실제 인정(예 태동)
- 태교 시작
- 내성적이고 조용한 시기
- ①, ③ 임신 3기
- ②, ④ 임신 1기

78. 전치태반의 간호중재
- 보존적 관리 : 임부는 침상안정, 최대한 임신유지
- 내진금지, 초음파로 전치태반 확인

79. 예방접종
- 금지 : MMR-풍진(Rubella), 볼거리(Mumps), 홍역(Measles) → 생균
- 기능 : 파상풍(tetanus), 디프테리아(diphtheria), 콜레라(cholera), 결핵(Thc) → 사균

80. 경련
경련은 저산소증, 탈수증, 저나트륨혈증, 저칼륨혈증, 저마그네슘혈증, 저칼슘혈증으로 인해 발생한다.

81. 태반조기박리
- 태아 측 : 주산기사망률 15~30%, 저산소증, 재태 기간보다 작은 아기(SGA), 분만 중 외상의 위험 증가
- 모체 측 : 출혈성 쇼크, 파종성 혈액응고장애(DIC), 신부전증

82. 불완전유산
불완전유산은 임신 10주 이전의 유산으로서 태아와 태반이 모두 같이 배출되는 경우가 많지만 그 이후에는 각각 배출되어 태반이 자궁강 내에 남아있음. 임신 유지 불가능함

83. 임신성 당뇨
태반락토젠(human placenta lactogen), 성장호르몬(somato-tropin) : 인슐린 저항성 초래 → insulin 분비 증가 요구 → 요구량에 미치지 못하면 임신성 당뇨병 초래

84. 양수천자 : 폐 성숙도 검사
임신 9개월에 폐 성숙을 확인하는 검사로서 L/S 비율이 2 : 1이면 폐가 성숙했다는 것을 알 수 있다.

85. 입덧(morning sickness)
- 입덧 : 임신 4~6주에 시작, 12주에 증상 사라짐
- 입덧의 원인
  - hCG 호르몬 변화
  - 정서적으로 임신에 대한 양가감정

86. 자궁저부의 높이와 무게
- 분만 직후 : 제와부에서 2cm 아래
- 1시간 후 : 제와부로 상승하여 12시간쯤 유지
- 1주 후 : 치골 결합과 제와부 중간 부분
- 9일 후 : 복부에서 촉지 불가능
- 분만 24시간부터 하루에 1~2cm 하강
- 분만 6주 후 자궁 퇴축 종결 : 가중의 무게가 50~60g
- 산후 10일~3주부터 백색 오로가 나옴

87. 자궁경관 무력증
- 경관의 구조적·기능적 기능장애로 자궁 수축없이 저절로 이완되어 유산을 초래하는 것
- 유산에 대한 경험으로 불안함, 이에 대한 심리적 지지 필요

88. 양막 파열 확인
- 양막 파열 시 양수가 지속적 혹은 간헐적으로 흐름 → 양수 색깔과 특성, 파막 시간 확인
- 양막 파열 검사
- Nitrazine test
- 후원질개 검사 → 태변, 태아 기름유출 검사
- 양치 검사

89. 경한 자간전증
- 혈압 : 140/90mmHg 이상, 평소 혈압의 30/15mmHg 이상 증가
- 소변 : 단백뇨(초기에 거의 나타나지 않거나 소량)
- 부종 : 전신부종은 약간, 손가락·인검부종, 지압흔(pitting edema)
- 기타 증상 : 심한 체중 증가
- ①, ②, ③ 중증 자간전증의 증상

90. 임신 2기 불편감에 대한 간호 중재
관절통, 요통, 골반 중압감 : 임부용 거들, 좋은 자세, 국소적 열요법, 등 문질러주기, 골반 흔들기 운동, 낮은 굽 신발과 딱딱한 매트리스

91. ④ 양막파열 시 가장 먼저 태아 심음을 측정하여 태아 건강 상태를 살핀다.

92. 양수 태변 착색
- 전체 분만의 10% 이상, 5%의 신생아에서 태변 흡입 증후군
- 양수 내 태변이 착색된 경우 태아의 산증, 태아 심음 이상이 빈번하게 발생
- 태아의 재태 연령이 증가할수록 태변 착색이 증가
- 감염이나 저산소증 같은 태아나 모체의 스트레스 요인 또한 태변 착색을 증가

93. 급속분만
- 분만이 급속도로 진행되어 3시간 이내에 끝나는 경우
- 태아 측 위험 : 저산소증, 경막하출혈, 뇌 외상
- 산모 측 위험 : 산도 열상, 산후출혈, 태반 조기박리, 자궁파열, 양수색전
- ⑤ 두혈종은 지연분만 시에 종종 나타나는 태아 측 합병증

94. ④ 마약성 진통제인 데메롤은 잠재기 때 투여하면 분만지연 발생, 분만 직전 투여 시에는 태아호흡중추 억압증상이 나타날 수 있으므로 활동기 중 투여를 원칙으로 한다.

95. ⑤ 제대탈출 시 제대가 마르지 않도록 탈출된 제대를 멸균생리식염수 거즈로 덮어주고 골반위를 취한다.

96. 자궁근종은 에스트로겐에 의존하여 성장하므로 폐경 후 자연적으로 소멸된다. 그러나 폐경 후 근종이 사라지지 않거나 근종의 크기가 임신 12주 이상의 자궁 크기와 같아지는 경우는 수술을 적용한다.

97. 유도분만 적응/금기증
- 적응증 : 임신성 고혈압, 자궁 내 태아사망, 모체의 상태가 태아 건강 위협, 과속 분만, 활동기 분만 지연, 조기양막파수
- 금기증
  - 산도 기형, 아두골반 불균형, 태위이상(횡위, 둔위)
  - 저체중아, 미숙아, 태아질식
  - 과거 자궁반흔 및 자궁 손상 : 제왕절개수술, 자궁수술 경험
  - 자궁의 과다신전 : 다태임신, 양수과다증
  - 자궁 수축자극 검사상 비정상 소견이 있을 때
  - 태반이상 : 전치태반, 태반조기박리
  - 질 산도의 헤르페스 감염
  - 고령, 다산부(4회 이상)

98. 자궁내막암 위험요인
에스트로겐 분비 증가로 인한 자궁내막 증식, 미산부, 무배란성 월경에 의한 불임증이나 월경장애, 비만여성, 유방암 또는 자궁암의 기왕력, 장기간 에스트로겐에 의한 자극(예 경구 피임약 복용)

99. 배뇨간호
- 산후 첫 자연배뇨 확인의 목적 : 산후감염 예방, 산후출혈 예방, 방광기능 및 손상 확인, 자궁압박 완화
- 분만 후 8시간 이내 자연배뇨 확인 간호중재
- 분만 후 6~8시간 이내 자가배뇨 실시
- 방광 팽창 정도 자주 관찰(산후 2시간마다 확인), 프라이버시를 제공, 침대에 변기 제공, 흐르는 물소리나 물에 손가락을 담그는 것, 회음부에 따뜻한 물을 흘려주는 것으로 배뇨를 자극

100. 산후 우울
- 대부분의 산모가 겪는 일시적 정상적 우울
- 산욕 초기에 일시적으로 나타남
- 피로, 호르몬 변화
- 정상적인 현상임을 알려줌
- 자존감 증진
  - 개별 간호 제공
  - 스스로 결정할 기회제공
- 안내, 지지, 이해를 도움

101. 유방 간호
유즙분비가 왕성해지면서 유방이 팽만되고 단단해지며 젖샘엽과 젖샘관을 압박하려 통증을 격게된다. 이를 위해 2~3시간 간격으로 자주 수유하고 하루에 2번(식후 1시간 약 5~10분 정도) 유방마사지를 하며, 유즙이 배출되도록 짜내야 한다. 수유 전 온찜질, 수유 후 냉찜질을 하는 것이 좋다

102. 조기 산후출혈 원인
- 자궁이완(자궁무력증)
- 열상 : 회음부, 질, 경관
- 태반조직 잔여
- 자궁내번증, DIC
- 분만 3기의 잘못된 관리
- 과도한 마취나 진통
- 지연분만
②, ③, ④, ⑤는 후기 산후출혈 원인

103. 다낭성 난소증후군의 증상
- 만성 무배란의 증상 : 무배란성 월경이 규칙적으로 나타날 수 있음
- 불규칙적인 출혈 양상을 보이는 기능성 자궁출혈

- 임신을 시도하는 여성의 경우에는 불임을 호소하기도 함
- 임상적 고안드로겐혈증의 증상 : 다모증, 여드름, 탈모증
- 비만 : 환자의 약 50%, 높게는 70% 정도의 여성이 비만에 해당함

104. 골다공증 영양섭취
- 식물성 에스트로겐이 들어있는 식품 섭취 : 대두, 석류 등
- 칼슘섭취 : 우유, 치즈, 멸치, 녹색야채, 해조류
- 비타민, 미네랄 섭취
- 지방 섭취 제한, 과도한 단백질 섭취 제한

105. 폐색전증
임신 중 혈액응고의 문제와 혈액정체의 문제로 인해 형성된 혈괴들이 혈액을 따라 폐순환계 내에 머무르므로 폐색전증이 발생할 수 있다. 폐색전증의 증상으로는 호흡곤란(호흡수 18회 이상), 빈맥, 흉통, 천진 시 수포음과 마찰음, 불안감 등이 있다.

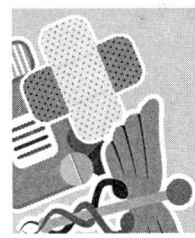
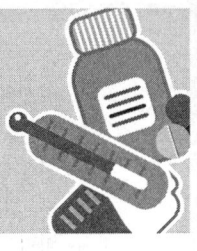

제1회 모의고사 2교시

- 아동간호학
- 지역사회간호학
- 정신간호학

1.	2.	3.	4.	5.	6.	7.	8.	9.	10.
⑤	③	⑤	③	④	②	⑤	⑤	②	②
11.	12.	13.	14.	15.	16.	17.	18.	19.	20.
①	①	①	②	③	②	②	①	①	①
21.	22.	23.	24.	25.	26.	27.	28.	29.	30.
④	④	①	④	⑤	①	①	④	①	⑤
31.	32.	33.	34.	35.	36.	37.	38.	39.	40.
②	⑤	⑤	③	③	②	②	④	⑤	①
41.	42.	43.	44.	45.	46.	47.	48.	49.	50.
②	①	①	⑤	③	①	④	③	③	②
51.	52.	53.	54.	55.	56.	57.	58.	59.	60.
⑤	②	③	④	②					
61.	62.	63.	64.	65.	66.	67.	68.	69.	70.
①	②	②	④	①	⑤	③	④	②	⑤
71.	72.	73.	74.	75.	76.	77.	78.	79.	80.
③	④	①	①	②	②	⑤	③	③	④
81.	82.	83.	84.	85.	86.	87.	88.	89.	90.
③	④	④	③	④	④	①	④	④	④
91.	92.	93.	94.	95.	96.	97.	98.	99.	100.
③	③	③	⑤	④	⑤	⑤	①	⑤	④
101.	102.	103.	104.	105.					
③	②	⑤	③	④					

아동간호학

01. 아동 간호사의 역할
- 양육자 : 간호과정에 근거한 아동과 가족의 직접 간호수행
- 옹호자 : 정보 제공, 자율적 의사결정을 유도하고 지지, 취약계층을 옹호
- 교육자 : 아동과 가족을 교육
- 지도자 및 관리자 : 직원과 아동을 관리, 지도자적 역할이 요구됨
- 연구자 : 과학적인 연구와 연구의 타당성 검토, 평가
- 윤리적 의사결정자 : 아동과 가족이 최적의 의사결정을 할 수 있도록 도울 수 있음

02. 아동의 임종간호
- 아동의 욕구를 충족시키기 위해 감정을 자제하고 있는 부모를 지지
- 가족이 가능한 한 아동의 가까이에 있도록 권장
- 가족은 죽음에 대한 질문에 아동에게 정직하게 답하도록 권장
- 가족과 아동이 슬픈 순간을 함께 공유하도록 권장
- 아동에게 통증과 증상관리와 관련된 간호 제공

03. 청소년기
- 자아정체감의 발달
  - Erikson 자아정체감 vs 역할 혼돈 : 자아정체감 형성이 청소년기의 중심과제
  - 기분 변화(mood swing) 잦은 시기
- 인지발달

- Piaget 구체적 조작기에서 형식적으로 조작기로 발전하는 과정
- 추상적 사고가 가능
- 신체 발달
  - 빠른 성장의 시기. 사춘기에 접어듦
  - 여드름이 나기 시작함
  - 키와 몸무게의 급격한 성장
  - 쉽게 피로를 느낌(심장과 폐의 성장속도가 키나 몸무게의 성장보다 느리기 때문)

04. ③ 아동의 사회화 과정에서 부모 역할행위로 규칙, 일관성, 강화, 역할모델, 훈육 등이 필요하다.

05. Denver 발달 선별 검사(DDST)
- 검사 영역 : 4가지 주요 범주
  - 개인-사회성(personal-social)
  - 미세 운동-적응(fine motor-adaptive)
  - 언어(language)
  - 전체 운동(gross motor)

06. 학령전기 심리사회적 발달
② 분노발작은 유아기(1~3세)에 자신의 독립성을 주장하는 수단임

07. 유아기의 거부증
- 유아의 거부증은 분리된 존재로서의 정체감을 형성하기 시작하는 표현이며, 제안에 동의하면서도 표면적으로는 "싫어!", "안 해요" 등의 부정적인 표현을 사용함
- 대처방안 : 이에 어머니는 "싫어"라고 대답할 질문을 하지 않는 것이 좋으며, 피곤하고 배고플 때에는 과제를 주지 않도록 해야 함 → 무조건적인 명령이 아니라 아동이 선택할 수 있는 질문을 하는 것이 좋음

08. 학령기 아동의 가족과의 관계
- 사랑하는 가족관계 안에서 안정된 기반을 가짐으로써 자신에 대한 신뢰와 성숙을 이루게 됨
- 부모와 동료의 가치체계가 다를 경우 가족의 가치 체계가 우세하게 작용함
- 아동은 가족활동보다 또래 집단의 활동을 더 선호하지만 부모는 여전히 아동의 성격형성의 행동기준과 가치체계 확립에 있어 1차적 영향을 미침

09. 연기흡입
- 화염이 있거나 밀폐된 공간에서 화재가 발생했을 경우 흡입손상의 가능성이 있음
- 일산화탄소 중독 시 고압 산소요법 시행
- 연기흡입 초기에 호흡곤란이 나타날 수 있으며, 후두부위 폐쇄 시 기관 삽관함

10. 학령기 아동의 훈육
학령기는 Piaget의 인지발달에 따르면 구체적 조작기(7~11세)로 논리적 조작이 가능하여 초기에는 귀납적 사고를 하고 후기에는 연역적 사고가 가능함. 또한 상황을 통해 생각할 수 있으며, 결과를 예측할 수 있음. 학령기 아동에게는 이러한 인지발달에 맞추어 논리적 설명을 통한 잘못의 이해가 중요함
①, ③ 아동의 훈육에 있어서 통제와 엄격성은 중요하지 않으며, 일관성과 적절성이 가장 중요함
④ 훈육은 잘못된 행동을 한 즉시 시행해야함
⑤ 훈육은 아동을 보호하고 사회적으로 용납할 수 있는 행동을 가르치기 위해 필요함

11. 횡격막 탈장의 간호중재
- 반좌위를 취해주어 중력에 의해 탈장된 장기가 아래로 내려갈 수 있도록 함
- 자주 트림시키며 원하지 않을 경우 억지로 먹이지 않도록 함
- 침범된 쪽으로 눕혀 침범 받지 않은 쪽의 폐 확장을 도모함

12. 빌리루빈 대사
정상 신생아는 순환하는 적혈구 농도가 높고 적혈구의 수명이 70~90일로서 성인에 비해 짧으므로 빌리루빈 생산이 성인보다 평균 2배 정도 많음
- 간접 빌리루빈을 직접 빌리루빈으로 전환시키는 데에는 간의 효소(glucuronyl transferase)가 필요함
- 정상적으로 직접 빌리루빈은 담도, 장관을 통해 소변, 대변으로 배설됨

13. 혈관종
모세혈관의 이완으로 딸기송이처럼 피부 표면에 솟아있으며, 생후 1년까지 커지고 7~10년이면 소실됨

14. 수두증 환아의 증상
- 영아기 수두증 환아는 두 개봉합이 폐쇄되기 이전

단계이므로 두위 증가가 가장 특징적인 증상임
- 뇌압이 증가하여 나타나는 증상들이 동반됨
- 비정상적인 머리 크기, 대천문 확대, 두피 정맥 확대, 봉합문 분리, 함몰된 눈
- 성장지연, 불안, 무기력, 의식상태 변화, 정서 무반응, 고음의 날카로운 울음, 수유 곤란, 두통, 구토, 사시 등

15. 슬흉위
슬흉위는 좌골의 대퇴정맥으로 폐쇄시켜 정맥환류를 감소시킴. 정맥환류가 감소되면 우측 심장의 부담이 줄어들어 주요 장기의 산소포화도 증진에 도움이 되며, 대동맥의 혈관저항을 높여주어 우 → 좌 단락을 감소시킴

16. 괴사성 장염의 치료
- 진단 후 금식 실시
- 비위관을 흡인하여 복부위 압력 감소시킴
- 수액요법
- 항생제 투여
- 비경구적 영양공급
- 8~12시간마다 계속적인 방사선 검사

17. 음낭수종
- 비교통성 음낭수종 : 출생 시 발견되며 복강과 연결되지 않은 생리적 음낭수종으로 점차 흡수되어 영아기 6~9개월 경 자연 소실되므로 특별한 처치는 필요하지 않음
- 교통성 음낭수종 : 출생 몇 주 후 처음 나타나며 초막돌기가 음낭과 복강을 연결해 주어 탈장이 올 수 있으므로 수술로 교정해야 함

18. 산통(colic)의 정의 및 중재
- 정의 : 영아가 다리를 배에 붙여서 오그리고 자지러지게 우는 발작성 복통 또는 경련
- 중재
  - 더운 바닥에 복위로 눕힘(장 내용물의 통과가 용이하도록)
  - 복부 마사지와 잦은 체위 변경
  - 부드럽고 신축성 있는 담요로 영아를 단단히 싸기
  - 영아의 몸을 아래로 향하도록 하고, 부모의 팔에 영아를 안고 복부를 부드럽게 압박하면서 걷도록 교육

19. 영아-아토피성 피부염 간호
- 구진성 수포가 많을 때는 수용성 전분과 중조로 목욕
- 뜨거운 물은 소양증을 증가시키므로 미지근한 물 사용
- 알레르기 유발식이 제한 : 고탄수화물 식이, 고지방식이 제한
- 서늘한 환경 제공
- 부드러운 면 제품 착용
- 양모 의류나 털이 있는 동물 피하기(특히 아토피가 있는 영아의 장난감으로는 털이 있는 장난감은 적합하지 않음)

20. 선천성 비후성 유문협착증의 증상
- 수유 직후 담즙 섞이지 않은 투사성 구토(소화되지 않음)
- 수유 동안 좌측에서 우측으로 연동 운동 발생
- 수유 후에도 배고픔 호소하며 보챔

21. 영아 이물질 흡인
- 영아는 손에 잡히는 대로 입으로 가져가거나, 삼키려 하므로 이물질 흡인 유발 가능성 높음. 질식 증상이 보이면 1세 이하 아동은 흉부에 압박을 가하며 등을 두드려 이물질을 제거함
- 방바닥에서 놀고 있던 영아는 장난감, 동전 같은 작은 물체를 흡인하여 청색증을 보이기 때문에 흉부압박의 중재가 필요함

22. 장중첩증 치료
- 바륨관장(Barium enema)과 함께 수용성 정복
- 장 폐색이 2일 이상 지속될 시 : 수술(resection & anastomosis)

23. 중이염
중이염의 촉진 요인 : 영아는 유스타키오관이 비교적 짧고 넓으며, 수평면에 위치하고 관을 둘러싼 연골이 미발달되어 보다 쉽게 팽창되고 부적절하게 열리므로 역류의 가능성이 높다.

24. ④ 철분결핍성 빈혈 아동은 6개월에서 3세 사이, 청소년기, 미숙아, 생리 기간에 발생 빈도가 높고 임상증상은 불안정, 식욕부진, 피부와 점막의 창백이 나타나고 장기간 빈혈 시 성장지연, 운동지속성 장애, 두뇌 손상 등이 나타난다. 철분 복용 시 부작용으로는 위장관 자극, 구토, 설사, 변비, 식욕부진 등이 있다.

25. **급성 비인두염의 간호**
    - 발열감소
      - 옷을 얇게 입히도록 함
      - 해열제 투여
    - 호흡곤란예방
      - 비강 폐쇄 시 수유 전에 흡인
      - 심한 기침 시 진해제 투여
      - 충분한 수분섭취, 실내 습도를 높임으로써 분비물을 묽게 하여 배출을 용이하도록 함
      - 비강 점막의 부종 감소시키기 위해 비강 점적제를 투여함

26. **세기관지염 치료**
    바이러스 감염으로 인한 질병으로 항생제가 아닌 항바이러스제를 투여하는 것이 바람직하다.

27. **사고예방**
    사고는 1~15세 사망의 주요 원인임

28. **뇌성마비 아동의 간호중재**
    - 가족의 정서를 지지하여 아동학대 예방
    - 영양 증진, 긍정적 자아성 도모
    - 수유 격려, 배변 훈련 도움
    - 연령과 능력의 범위에서 일상생활활동 수행 격려
    - 운동 및 감각 기능 향상을 위한 활동 적극 참여
    - 뇌성마비 아동을 보조하기 위해 특별히 고안된 용품의 사용을 지도
    - 아동의 능력의 범위 내에서 아동에게 불리한 요구를 하지 않음
    - 음식물 섭취를 보조

29. ① 특발성 혈소판감소성 자반증 아동의 출혈을 예방하기 위해서는 손상을 예방해야 한다.

30. **신경아세포종**
    신경아세포종의 주증상은 종양의 위치에 따라 달라지는데 주로 복부 덩어리, 고열, 안절부절 그리고 전이에 따른 전위부 및 주변 압박 증상이 나타난다.

31. 후두개염은 갑작스런 기도폐쇄로 인한 응급상황을 유발 할 수 있으므로 기관 내 삽관을 준비해야한다.

32. **MMR**
    - MMR(홍역 생균, 이하선염(=볼거리=귀밑샘염), 풍진 바이러스)
    - MMR 접종 시기는 12~15개월이다(단독으로 기본접종을 함). 이후 4~6세에 추가 접종을 받는다 (소아마비 백신과 함께)

33. **신부전증**
    신부전증은 질소혈증, 산증, 전해질 이상(고칼륨혈증, 저나트륨□증, 고인산혈증, 저칼슘증)과 연관된 빈뇨 혹은 무뇨증의 증상을 나타냄. 따라서 단백질 섭취를 제한하여 BUN의 증가를 방지하고, 수분과 염분 섭취를 제한하며 감염의 위험성을 감소시켜야 함

34. **가와사키병의 간호**
    - 발열감소를 위해 아스피린이 투여되며 방은 어둡게 하여 수면을 증가시키고 음식은 부드러우며 섬유질이 적은 소량으로 자주 제공해주고 귤 종류의 과일은 피하는 것이 좋다.
    - 심혈관의 손상예방, 피부통합성 증진, 발열과 불편감소, 영양상태 유지, 공포와 불안의 감소, 가정에서의 건강유지

35. **야뇨증**
    간호와 치료에는 아동에 대한 지지와 이해 필요, 아동의 자존심이 다치지 않도록 부모 교육, 저녁 식사 후 수분섭취 제한, 잠자는 도중 배뇨시키는 방법, 취침 전 소변보는 습관, 항콜린성약물, 방광 훈련 등이 포함됨
    ④ 잘못을 꾸짖을 경우, 정서적으로 긴장되어 오히려 야뇨증이 더욱 악화될 수 있음

지역사회간호학

36. **지역사회간호사의 역할 : 옹호자**
    정보제공 및 의사결정을 돕는 것은 대상자의 편에 서서 활동하는 것으로, 옹호자의 역할로 볼 수 있다. 교육 강연회는 정보제공의 하나로써 이 항목만으로 교육자라고 볼 수는 없다.

37. **지역사회간호사 : 사례관리자**
    - 사례관리의 요구를 확인
    - 대상자 건강요구의 사정과 확인

- 요구에 합당한 간호계획
- 다른 사람이 수행한 간호감독
- 간호결과 평가

38. 체계모형이론
④ 뉴만의 이론에서 간호 대상자는 개인에 국한되지 않고 가족, 집단, 지역사회를 모두 포함한다. 또한 대상자는 환경과 상호 작용을 하는 열린 체계에 있다.

39. 지역사회간호학의 목적
지역사회간호 대상자들의 건강을 그들 스스로 적정기능수준으로 향상(건강증진)할 수 있도록 하는 것이다.

40. 구조평가
사업에 투입되는 자원의 적절성을 평가하는 것으로, 사업인력의 양적 충분성과 사업 수행에 필요한 전문성의 확보, 시설 및 장비의 적절성, 사업정보의 적절성에 대한 평가가 그 예이다.

41. 지역사회 건강특성
- 생존 통계 : 성별, 연령별, 원인별 사망률, 영유아 사망률 등
- 질병이환 상태 : 급성질환 발생률, 전염병 유무, 만성질환 유병 발생률, 잠재적인 건강문제를 가진 사람 수, 풍토병 등
- 건강 행위(건강 행태) : 식습관, 음주, 흡연, 운동, 질병 치료, 예방 행위, 건강검진율, 의료기관 이용률, 건강보험 형태

42. 지역사회 보건사업 평가
- 평가는 일의 양 혹은 가치를 측정하여 어떠한 기준에 따라 성취한 것을 비교하는 것으로, 사업에 관한 의사결정을 지원하기 위해 체계적으로 정보를 수집, 분석, 보고하는 과정이다.
- 평가의 목적 : 목적 달성의 정도를 알기 위해, 사업의 효과나 효율을 판정하기 위해, 개선 방안을 찾기 위해, 사업 책임을 명확히 하기 위해, 보건사업에 대한 새로운 지식을 획득하기 위함이다.
- 평가 절차 : 평가 내용 및 기준 설정 → 평가 자료 수집 → 비교 → 가치 판단 → 재계획
① 재계획의 시간을 가지고, 새로운 사업을 계획한다.

43.
① 출생통계 외의 ②③④⑤는 인구정태통계에 속한다.

44. 보건소의 현황 및 문제점
⑤ 우리나라의 보건소 조직은 보건복지부와 행정안전부의 두 부서에서 감독을 받는 이원적 구조이다.

45. 진료비 지불제도
- 행위별 수가제 : 환자 진료의 재량권이 크다. 의료인의 자율성 보장으로 양질의 의료 유지, 첨단 과학기술을 응용한 고급의료기술 개발에 기여한다. 그러나 과잉진료, 의료비 상승, 치료 중심, 행정업무가 복잡하다는 단점이 있다.
- 봉급제 : 제공된 서비스나 제공받는 사람의 수에 상관없이 일정기간에 따라 보상받으므로 진료의 형식화, 관료화가 우려 된다. 불필요한 경쟁은 봉급제에 해당하지 않는다.
- 포괄수가제 : 경제전 진료를 할 수 있고 행정업무가 간편한 반면 서비스의 최소화 경향으로 의료의 질적 저하가 초래된다.
- ③ 인두제 : 치료보다는 예방에 중점을 둔다. 행정관리가 간편하고 의료남용을 줄일 수 있다. 의료의 지역화를 촉진할 수 있으나 업무량에 비해 보수가 불공평하며, 고도의 전문의에게 적용이 곤란하고, 과소 진료가 우려된다는 등의 단점이 있다.

46. 우리나라의 의료보장 프로그램
우리나라의 의료보장 프로그램에 사회보험형은 국민건강보험, 산업재해보상보험, 노인장기요양보험이 있고, 공공부조형으로 의료보호가 있다. 생활보호는 소득보장 형태이다.

47. 1차 보건의료 접근의 필수요소
- 접근성(Accessible)
- 수용가능성(Acceptable)
- 주민의 참여(Available)
- 지불부담 능력(Affordable)

48. 상대가치 수가제
- 상대가치 수가제는 의료행위의 가치를 요양급여에 소요되는 시가논력 등 업무량, 인력·시설·장비 등 자원의 양과 요양급여의 위험도를 고려하여 산정한 요양급여의 가치를 각 항목 간에 상대적 점수로 나타낸 것을 말한다.
- 요양급여비용은 보건복지부장관이 정하여 고시한 상대가치점수에 건강보험공단 이사장과 의약

계 대표와의 계약으로 정해지며 여기에 단위점수당 단가(환산자수)를 곱하여 산출한다. 상대가치 점수가 높으면 수가가 높아진다.
④ 사전결정방식에는 봉급제, 인두제, 포괄수가제 등이 있다.

49. 보건의료 전달 체계 구성요소
① 보건의료자원 개발 : 인력, 시설, 장비 및 물자, 지식
② 자원의 조직적 배치 : 국가보건의료당국, 비정부기관, 독립적 민간부분
③ 보건의료제공 : 1차, 2차, 3차 예방
④ 경제적 지원 : 공공재원, 고용주, 외국의 원조
⑤ 관리 : 의사결정, 기획, 실행, 감시 및 평가, 정보지원

50. 가정간호사의 필요성
- 질병양상의 변화 : 만성 퇴행성 질환 증가, 장기 입원환자 증가
- 인구 구조의 변화 : 노인 인구의 증가
- 의료비 절감 및 의료 기관의 효율적 이용의 필요성
- 가족 구조의 변화로 인한 가족의 기능 약화
- 자기 관리에 대한 책임 증가, 국민 의료비 부담 증가
- 보건 의료 전달체계의 역의뢰 미흡

51.
⑤ 병원체가 숙주에 침입하여 감염을 일으킬 수 있는 병원체의 최소량의 수를 감염력이라고 하며, 콜레라나 홍역은 결핵에 비해 감염력이 높다.

52. 가정방문 시 주의사항
② 방문할 가정에서 가축을 기르고 있는 경우 위험 여부를 확인하고 들어간다.

53. 장기요양시설 입소
시설에 입소 시 노인장기요양등급 판정서가 필요하다.

54. 우리나라 가족 구조와 기능의 변화
① 경제적인 측면에서 일과 가족생활이 분리되어 있다.
② 스트레스 증가가 있으나 정서적 기능이 강화되지 못했다.
③ 성적, 재생산 기능이 약화되어 출산율이 저하되고 있다.
⑤ 핵가족화로 사회보장적 기능이 약화되었다.

55. 취약 가족
- 기능적으로 취약한 가족은 저소득 가족, 취업모 가족, 모성 및 말기질환자 가족이다.
- 편부모 가족은 구조적으로 취약하며, 미혼모 가족은 발달단계적으로 취약하다. 학대부모 가족은 가족 내 상호 작용이 취약한 가족이다.
- 사례에서 대상자 가족이 당면한 문제 중 가장 큰 것은 13살 학령기 아동이 집안의 살림을 맡고 있고 이에 따라 학업에 지장을 받아 학업 성취도도 떨어지고 또래 아이들과 어울릴 수 없는 문제들이 다양하게 나타나고 있다는 점이다. 따라서 이를 적절히 중개해 줄 방문 도우미 또는 방과 후 활동과 같은 사회지지체계가 필요하며 조정자로서 간호중재를 수행해야 한다.

56. 가족의 발달단계(Duvall 8단계)와 발달과업
진수기 가족 : 첫 자녀 결혼에서 막내 자녀 결혼까지의 시기
- 부부관계의 재조정
- 늙어 가는 부모 부양
- 자녀의 출가에 따른 부모의 역할 적응
- 성인이 된 자녀와 자녀의 배우자와의 관계 확립, 재배열

57.
지역사회는 모든 연령층이 모여 있는 곳이므로 다양한 보건교육 요구를 가지고 있다.

58. 보건교육의 정의
- 건강에 관련된 지식, 태도, 행위의 변화가 일어나도록 계획적인 학습 경험을 제공하는 것
- 보건교육의 궁극적 목표인 건강문제를 예방하고, 건강을 증진시키기 위해 대상자가 자신이 행동이 건강한 삶을 선택하며, 보건서비스를 적절히 이용하도록 돕기 위해 계획한 교수·학습과정을 적용하는 것

59. 보건교육의 평가
① 태도의 변화가 질환과 연결되기까지 시간이 필요하므로 더 시간이 지난 후에 평가해야 한다.
②, ⑤ 프로그램 이전에 평가할 내용이다.
④ 과정평가에 대한 설명이다.

60. 행동주의의 학습원리
- 반복은 학습을 증진시킴
- 새로운 자료를 간격을 두고 제시함으로써 학습을 도움
- 정확하고 즉각적인 회환은 학습을 양상시킴
- 각성은 주의집중에 영향을 줌
- 학습자의 행동결과에 상응하는 적절한 보상을 주면서 연습을 충분히 하도록 함
- 긍정적인 보상을 시간적 간격을 두고 적절하게 제공

61. ① 보건교육을 계획할 때는 구체적이고 명료한 행동용어를 사용한다.

62. 건강검사
② 학교장은 건강검사를 원활하게 실시하기 위하여 건강검사에 필요한 소요예산을 포함한 구체적인 건강검사 실시계획을 매년 3월 말까지 수립하여야 한다.

63. 감염병 발생 시 조치
감염병에 감염되었거나, 의심되거나, 감염될 우려가 있는 학생 및 교직원의 등교중지는 학교보건법에 명시된 교육 관리자의 책무 중 학교장의 책무에 해당한다.

64. ④ 수레바퀴 모형은 생태계를 하나의 동심원으로 표시하여 수레바퀴 중심은 유전적 소인을 가진 숙주가 있고, 그 숙주를 둘러싸고 있는 복합적인 환경의 영향이 질병의 원인으로 작용한다고 본다.

65. 학교 보건의 역사
① 한국의 학교 보건은 해방 이후에 본격적으로 발전되었다. 1949년 교육법으로부터 비롯하여 학교 보건을 위한 법제가 마련되었다.

66. 직업환경 관리 원칙
⑤ 보호구를 착용하는 것은 가장 마지막으로 시도하는 수단이다.

67. ① 일반건강진단은 상시근로자 5인 이상 업체 사업주의 비용부담으로 고용된 모든 근로자에 대하여 일정한 주기로 실시하는 건강진단이다.
② 생산직 종사자는 1년에 1번 이상 건강진단을 실시한다.
④ 직업병을 조기에 발견하여 적절한 사후관리 또는 치료를 신속히 받도록 하는 것은 채용 시 건강진단이다.
⑤ 채용 시 건강진단이다.

68. 건강관리 분류단계
D1은 직업병 유소견자로 직업병의 소견이 있어 적절한 의학적 및 직업적 사후관리조치가 필요하다는 것을 의미한다.

69. ② 산업간호사는 산업안전보건법을 토대로 역할을 수행한다.

70. 모자보건사업의 변천과정
⑤ 1963년 보건사회부 조직을 개편하여 모자보건과로 명칭을 변경하고, 과내에 모자보건계와 가족계획계를 두었다. 모자보건센터는 1985년에 설치되었다.

정신간호학

71. 신체와 정신의 한계
③ 신체와 정신은 구분할 수 없으며, 신체적 문제와 정신적 문제가 동시에 있을 때에는 우선순위가 높은 것부터 중재한다.

72. ④ 자신이 직접 경험하지 않고 상대방의 감정을 거의 같은 수준으로 이해하는 것을 공감적 이해라고 한다.

73. 정신질환에 대해 잘못 인식되고 있는 사회적 통념의 정정
- 정신질환은 누구라도 앓을 수 있는 비교적 흔한 병이다.
- 조현병은 유전적인 경향은 있으나 유전은 아니다.
- 조현병에 걸리는 사람들은 체질적으로 스트레스에 취약하며 스트레스를 잘 극복해 내지 못하는 경우가 많다.
- 정신병과 빈곤 간에는 아무런 상관관계가 없다.
- 정신병은 충분히 치료될 수 있는 병이다. 단지 다른 병에 비해 치료기간이 평균적으로 길뿐이다.
- 대부분의 환자는 병을 앓는 동안에도 자신의 평소 성격을 그대로 지니고 있다. 단지 이해하기 힘

든 이상한 생각이나 감정을 갖고 있거나 외부자극을 특별하게 해석하고 느낄 뿐이다.
- 정신질환자들은 불안하고 위축되어 있으며, 수동적이고 소심하기 때문에 위험하고 공격적인 행동을 보이는 경우는 오히려 드물다.
- 항정신병 약물은 중독성이 전혀 없는 안전한 약이다.

74. 분리·개별화 이론
분리·개별화 이론 혹은 대상관계 이론이라고 한다. 마가렛 말러(Margaret Mahler, 1897~1985년)라는 미국의 소아 정신분석의사가 임상경험과 관찰을 근거로 한 연구에 의해 발표된 이론이다. 인간의 최초 애정의 대상인 어머니에게서 나오는 심리과정을 말하고 있다.

75. 부정
현실에서 야기되는 고통 또는 불안으로부터 탈출하기 위해 무의식적으로 부정하는 과정이다. 가장 미성숙한 방어, 정신병적 방어로 현실을 부인하거나 현저하게 왜곡하는 형태인 자기애적 방어에 속한다.

76. 치료적 관계
- 치료적 관계란 상호 학습경험과 성장의 경험이 되며, 대상자에게 교정적인 정서경험이 된다.
- 공감하기 위해서 대상자와 똑같은 감정을 느낄 필요는 없으며, 바람직하지도 않다.
- 대상자를 있는 그대로 받아들이며, 역할모델, 공감능력을 증진시키기 위해 먼저 자신의 감정에 솔직해야 한다.
- 치료적 관계의 목적은 대상자의 인격 성장에 있으며, 상호간 인간관계 형성 능력이 얻어진다.

77. 치료적 의사소통
치료적 의사소통으로 반영(reflection)의 기술이 있는데, 반영에는 내용반영과 감정반영의 두 가지가 있다. 사례에서 환자는 자신의 분노의 감정을 표현하고 있는데, 간호사는 대상자의 표현을 간략한 언어로 반복 또는 바꾸어 말하면서 대상자의 감정을 분명히 하고, 숨겨진 의미를 찾고 감정 수용 및 인정할 수 있도록 도움을 준다.

78. 위기의 종류
- 성숙위기(발달위기): 삶의 주기에서 점차로 일어나는 예상 가능한 삶의 사건
- 상황 위기: 예상치 못한 사건이 개인의 생리적, 사회적, 심리적 통합을 위협할 때 발생
- 사회적 위기: 우발적이고 흔하지 않고 다양한 상실이나 광범위한 환경적 변화를 포함하는 예상치 못한 위기

①②③은 상황위기
⑤는 사회적 위기에 해당된다.

79. ③ 공감은 간호사가 직접 경험하지 않고 대상자의 감정을 거의 같은 수준으로 이해하는 것으로, 대상자가 간호사를 더욱 신뢰하고 자신에 대해서 깊은 성찰과 자기노출을 하게 된다.

80. 위기중재와 역할
- 대상자에 대한 신체적, 정신적, 문화적, 사회적, 영적 이해가 필요하다.
- 문제해결에 적극적으로 참여하도록 한다.
- 대상자가 위기상황을 분석하고 감정을 표현하도록 돕는다.
- 대상자를 성장 가능한 존재로 인식한다.
- 필요에 따라 지시적인 역할도 해야 되지만 대상자를 비판하지 않는다.
- 대상자의 감정표현에 적절한 공감과 평온한 모습을 보여준다.

81. ③ 대상자의 비슷한 경험이나 감정을 표현하여 공감을 이끌어내는 것은 자기 노출 방법이다.

82. ④ 망상이 있는 환자와 망상에 대해서 논리적으로 따지고 이해를 시키려 하면 거부감을 가지게 되고, 환자와 신뢰관계가 깨지면서 치료적인 관계를 형성하기 힘들다. 망상에 깔려 있는 감정을 이해하고 반응하는 것이 중요하다. 망상에 대해서 매일 사정하는 것은 환자의 증상을 강화시킬 수 있다.

83. 조현병의 예후가 좋지 않은 경우
낮은 병전 사회적·성적·직업적 기능, 점진적 발병, 위축과 격리행동 증상, 미분화형이나 혼란형, 재발 횟수 많고, 지지 체계가 없는 경우

84. 조현병의 유형
- 혼란형은 인격의 황폐화와 퇴행이 가장 심하고,

망상·환청·지리멸렬한 사고를 보인다. Silly smile이 많고 감정의 둔마가 있다. 병전 적응력이 낮고 예후도 좋지 않은 것으로 알려져 있다.
- 긴장형은 대개 정신적 외상 후 급성으로 발병하는데, 약물로 조기 치료가 쉽고 예후도 좋다.
- 편집형은 다른 유형보다 늦은 30대 후반에 발병하여 교육 수준이 높은 층에서 호발한다. 망상이 체계화되어 긴장하고 의심이 많다.
- 미분류형은 증상이 복합되어 어떤 전형적인 임상 유형으로 진단내리기 어려운 경우이다.
- 잔류형은 조현병을 앓은 경험이 있지만 망상, 환각, 와해된 언어나 행동 같은 양성증상을 나타내지 않으며, 두 가지 외상의 약화된 양성증상이나 음성증상이 지속되는 경우이다.

85. 환각 간호
간호사는 대상자가 주장하는 환각을 듣거나 보이지 않았다는 것을 대상자에게 분명히 이야기 한다. 하지만 환자가 느낄 불안이나 공포와 같은 감정은 공감하고 표현할 것을 유도한다.

86. 폭력환자 간호
사회에서 용납될 수 없는 행동에 대해 일관성 있고 확고한 제한을 설정해야 하며, 감금이나 환자를 무시하는 행위는 간호에 적합하지 않다.

87. 위축환자 간호
- 많은 인내가 요구된다.
- 대상자의 관심을 파악하고 흥미와 참여를 자극하기 위하여 정보를 이용한다.
- 간호사는 자기 자신에 대해 말함으로써 침묵하려는 것을 피한다.
- 개방적인 질문을 하고 대상자에게 반응할 수 있는 기회를 주기 위해 잠시 멈춘다,

88. 조증환자 간호
- 행동과다가 심한 환자는 너무 바빠서 식사를 조금밖에 먹지 못하므로 주머니에 간단한 간식을 넣어주어 다니면서 먹을 수 있도록 한다.
- 간호사가 식사할 것을 권해야 하며 숟가락으로 떠먹여 주어야 할 경우도 있다.
- 탈수를 예방하기 위해 수분섭취를 충분히 시키고 주스 등을 자주 마시도록 한다.
- 조용한 장소에서 식사하도록 한다.

- 식당에서 소란을 피웠을 때 다음 식사 정도는 자기 방에서 혼자 먹게 한다.

89. 우울환자 간호
- 옷은 화려하고 자극적인 색깔을 권장
- 온화하고 안정된 태도
- 조용하고 쾌활한 태도, 지나친 낙천성이나 명랑성은 피한다.
- 환자를 이해하는 태도
- 쉽게 반응이 없더라도 환자 옆에서 일반적인 대화를 한다.
- 빨리 결정하도록 재촉하지 않는다.
- 제시간에 참여하도록 돕지만 늦어도 그대로 수용한다.
- 참석을 억지로 강요하지 않는다.
- 지나친 동정적인 태도나 위로와 관심의 말은 오히려 환자의 죄의식을 증가시킬 수 있으므로 하지 않는다.
- 위관 영양은 최후의 방법이다.

90. 불안장애 간호
극도의 불안 상태에서는 자해나 타해의 위험이 있으므로 환자를 안심시키면서 지지하는 간호가 우선적이다.

91. 적대적인 행동을 나타내는 불안환자는 부적응적 이상행동으로 폭력위험성이 잠재되어 있다.

92. 공포증 치료
- 약물 : SSRIs, Benzodiazepines, BusSpar, β-blocker 등
- 행동치료 : 체계적 둔감법, 심상법, 노출을 통한 둔감법
- 최면치료, 지지치료, 가족치료

93. 강박장애
강박장애 환자들은 강박적 행동을 통해 불안을 완화시킨다. 환자는 병식이 있고 강박행위를 중지시키려 하면 불안이 유발된다. 강박장애환자의 치료, 간호의 목표는 불안감소와 자존감의 증진이다.

94. 신체형 장애 간호
신체적 증상과 결함에 대한 대상자의 언어적 진술과 신체적 능력과 행동이 일치하지 않을 때마다 지적해 준다.

95. 강박성 인격장애의 치료

강박성 인격장애는 스스로 치료의 필요성을 느끼지 않기 때문에 치료센터를 찾아오는 경우가 드물며, 아주 적응하기 어려운 스트레스를 경험할 때에만 치료의 필요성을 느낀다. 비지시적인 정신치료와 행동요법으로 강박적인 행동과 사고를 완화시킬 수 있다. 스스로 치료의 필요성을 느끼고 참여할 때에만 치료를 시작할 수 있고, 성격의 변화가 있어야만 치료되므로 장시간의 노력이 필요하다.
② 회피성 인격장애에 대한 설명이다.

96. 편집성 인격장애
- 타인에 대한 전반적인 불신과 의심
- 화를 잘 낸다.
- 괴팍하고 병적으로 배우자를 의심, 주위 환경과 사람을 경계한다.
- 감정이 굳어 있고 유머감각 없다.

97. 아동기 성 정체감 장애 행동특성
- 놀이와 오락도 반대 성의 인습적인 놀이와 오락에 참여하기를 갈망한다.
- 반대의 성이 되기를 갈망한다.
- 자신의 해부학적 성에 대해서 불편해 한다.
- 부모와 같은 성을 동일시하면서 성 정체감을 상징, 발달시킨다.

98.
만성 알코올 남용으로 인하여 발생하는 Wernicke's-Korsakoff's 증후군은 티아민(비타민 B₁)의 결핍으로 인한 대뇌 및 말초신경의 퇴행성 변화이다.

99. 진전섬망

금단 후 48~72시간에 금단증상 중 가장 심각한 상태인 알코올 금단섬망(진전섬망)이 나타난다.

진전섬망환자에 대한 간호

어둡고 조용한 환경 유지, 환경자극 감소, 휴식, 수면 증가, 경련 예방, 금단증상 관찰 및 신체 상태 관찰, 적절한 수액 및 전해질 균형 유지 등

100. 섬망과 치매의 감별진단
- 섬망의 경우 인지 변화를 동반하는 의식장애로, 단기간에 나타났다 단기간에 사라지는 경향이 있다.
- 그에 반해 치매는 점진적으로 진행되며, 기억장애, 지능, 언어, 판단력, 행동 등에 장애가 생긴다.
- 섬망은 발병이 급성적이다.
- 치매는 의식수준이 정상이다.
- 섬망은 치매보다 수면장애가 심하다.
- 섬망이 훨씬 감정 변화가 심하다.

101. 식사장애 간호중재

식사장애환자의 간호중재 중 먼저 영양관리가 시급하다. 그 다음 인지 행동 교정으로 대상자의 잘못된 행동과 인식을 고치도록 격려함이 중요하다.

102.
① 기면증 : 밤에 잠을 충분히 잤어도 낮에 갑자기 졸음에 빠져드는 증상
② 1차성 불면증 : 뚜렷한 신체적/정신적 상태와 관계없이 발생하는 수면장애
③ 리듬주기성 수면장애 : 개인의 수면리듬에 전이가 나타난 것
④ 수면발작 : 적어도 3개월에 걸쳐서 거의 매일 일어나며 저항할 수 없는 잠이 밀려드는 것
⑤ REM 수면행동장애 : REM 수면 동안 폭력적이고 복잡한 행동이 나타나는 것

103. 과잉행동 소아 지도 방법
- 소아의 한계를 받아들인다.
- 과다한 에너지를 배출할 수 있는 출구를 제공한다.
- 가정에서의 일상적인 활동을 조직한다.
- 피곤하지 않도록 한다.
- 공식적인 모임을 피한다.
- 엄격하게 훈련을 시킨다.
- 주의산만을 줄인다.
- 이웃사람들의 과장된 행동으로부터 소아를 보호한다.
- 가끔 소아로부터 떨어져 지낸다.
- 리탈린과 같은 흥분제가 증상 완화에 효과적이다.

104. 행동장애를 가진 소아의 증상과 징후
- 신체적 공격성
- 사람과 동물에 잔인함
- 방화 등 기물파괴
- 공공연하거나 은밀한 도둑질
- 거짓말과 사기
- 학교 무단결석과 도주행위
② 주의력결핍, 행동과다장애 아동에게서 관찰할 수 있다.

105. 청소년 부작용(청소년 정신장애)

- 청소년기에 나타나는 부적응 문제로는 적응장애, 행동장애(주의력결핍 과다활동장애), 물질남용, 우울과 자살, 식사장애, 반항성 장애, 조현병, 강박장애, 가출 등이 있다.
- 틱장애는 아동에게 갑작스럽게 나타나는 반복적이고 비율동적이며, 상동증적인 운동 또는 음성이 나타나는 것이다.

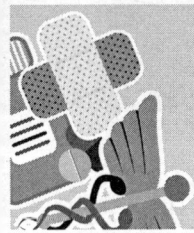
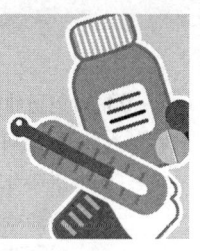

제1회 모의고사 3교시

- 간호관리학
- 기본간호학
- 보건의약관계법규

1. ③	2. ⑤	3. ②	4. ③	5. ④	6. ①	7. ⑤	8. ⑤	9. ⑤	10. ④
11. ④	12. ②	13. ③	14. ①	15. ⑤	16. ③	17. ④	18. ③	19. ⑤	20. ②
21. ⑤	22. ①	23. ④	24. ⑤	25. ②	26. ③	27. ①	28. ③	29. ②	30. ⑤
31. ③	32. ⑤	33. ①	34. ②	35. ③	36. ①	37. ④	38. ④	39. ①	40. ①
41. ②	42. ④	43. ①	44. ①	45. ①	46. ②	47. ⑤	48. ③	49. ⑤	50. ④
51. ⑤	52. ⑤	53. ③	54. ⑤	55. ⑤	56. ④	57. ⑤	58. ⑤	59. ②	60. ①
61. ④	62. ①	63. ③	64. ④	65. ②	66. ②	67. ③	68. ⑤	69. ③	70. ⑤
71. ①	72. ①	73. ④	74. ③	75. ②	76. ①	77. ①	78. ⑤	79. ③	80. ③
81. ⑤	82. ①	83. ①	84. ③	85. ①					

간호관리학

01. 기사간호단
- 중세 후기 십자군 대원정의 산물
- 군사간호단 : 군인 남자들로 구성된 특수 유형의 간호단. 전쟁과 간호를 동시에 하면서 오늘날의 엠뷸런스 서비스를 제공
- 튜톤 기사간호단 : 독일 기사간호단, 간호와 군사적 업무
- 성 요한 기사간호단 : 초기에는 일반병자, 순례자, 정신병자 돌봄, 십자군 원정기에 부상자들 모여들어 성 요한 병원의 환자를 돌보면서 성 요한 기사간호단이 되었다.
- 성 나자로 기사간호단 : 나환자를 위해 격리된 병원에서 간호
- 성 메리 기사간호단 : 여자들과 어린이들을 위한 단체. 자선사업과 행려병자 중에 있는 산모, 아이들을 돌봄

02. 초기 기독교시대의 간호
- 기독교 윤리의 핵심인 이웃사랑 정신이 간호발달에 영향
- 여집사들이 오늘날의 보건간호사, 임상간호사의 역할
- 다이아코니아, 제노도키아 등에서 의료활동
①, ②, ③, ④는 중세의 간호에 대한 설명이다.

03. 나이팅게일 간호학교
- 성 토마스 병원에 설립
- 경제적으로 독립한 세계최초의 간호교육 기관
- 비종교적인 배경에서 교육
- 미국 간호학교 설립 시 자문 역할
- 설립목적 : 병원 간호사 양성, 간호사를 가르칠 간호사 양성, 병들고 가난한 지역주민들을 간호할 간호사 양성

04. 펜위크(1857~1947년)
- 1887년 영국 간호협회 조직
- 1899년 국제 간호협의회(ICN) 창립
- 1919년 면허시험제도 의회 통과

05. 우리나라 최초의 간호사 양성소
- 1903년 한국 최초의 간호사 훈련과정이 Margaret Edmunds에 의해 보구여관에 설치되었다.
- 기독교 정신, 교육기간 3년, 입원환자의 임상간호 치중, 진취적, 질적 간호 치중

06. 우리나라 간호교육제도의 변천
간호부 양성소 - 고등간호학교 - 간호고등기술학교 - 간호학교 - 간호전문학교 - 간호전문대학·대학

07. 1962년 의료법 개정
- 간호학교 졸업자는 간호사 국가고시 응시 자격을 받음. 매년 국가고시제 시행 시작
- 조선사의 교육과정 분리
- 간호사 자격 검정고시제도 완전 폐지
- 의료업자 연차신고제 : 간호사는 매년 5월 중에 그 취업동태를 보건사회부에 보고
①, ②, ③ 1973년 의료법 개정 내용이다.
④ 1987년에 해당하는 내용이다.

08. 대한간호정우회
- 간호계를 대변할 수 있는 인물을 지속적으로 정계에 진출시켜 간호사업의 효율성을 높이자는 의견에 따라 1991년 창립
- 대한간호협회의 목적과 사업을 달성하기 위한 대외적 지원 활동

09. 윤리적 딜레마
간호사가 직면하는 문제의 윤리적 측면으로 간호사가 전문가로서 지켜야 하는 의무(duties) 혹은 책무(obligagion)가 서로 충돌하고 있어 어떠한 실천행동을 선택하는 것이 윤리적으로 올바른 것인지 판단하기 힘든 상태
④ 감염병 결과를 회사에 알리는 것은 간호사의 비밀 유지의무가 지켜지지 않아도 되는 예외의 상황이다.
⑤ 생명윤리원칙 중 자율성의 원칙과 선의의 원칙 간의 충돌이 있는 윤리적 딜레마 상태이다.

10. 정의의 원리
분배적 원칙으로 인간의 권리들이 그 발달 정도에 따라 각기 달리 분배할 수 없다는 것(공평한 간호제공, 의료지원의 분배)

11. 자율성의 원칙
- 자신이 원하는 행동은 무엇이든지 관계없이 할 수 있는 자율성을 지님. 스스로 결정하여 선택하는 행동은 방해받거나 장애가 없이 독자적으로 수행함
- 자신이 선택해서 행한 행동이 존중되어야 함
- 사전 동의(informed consent)

12. 의무론
- 지켜야 할 절대 가치 전제, 행동의 결과보다 행태, 본질을 중시
- 일원론적 의무론 : 옳음, 그름에 대한 모든 판단을 위해 단 한 개의 유일한 원리가 있다고 적용
- 다원론적 의무론 : 하나 이상의 기본규칙이나 원리 주장
- 행위의무론 : 직관에 의해 개별 행위를 판단
- 규칙의무론 : 도덕적으로 선택, 판단, 추론하는데 있어서 하나 이상의 경우 추상적이거나 구체적인 기준을 적용
② 선호공리주의의 관한 설명이다.

13. 생명의료 윤리
전자의 경우 자율성의 원리에 따라 환자가 수술을 하지 않겠다는 의견을 존중하여 수술을 하지 않은 것이고, 후자의 경우 치료를 하지 않았을 때의 해가 되는 상황을 고려하여 선행의 원리에 따라 수술을 한 것이다.

14. 정직(veracity)의 규칙
- 진실을 말해야 하는 의무

- 다른 사람을 존중하고 선을 위해서 진실을 말해야 하는 것
- 약속을 지키는 것, 선한 것, 무례한 것, 정의와 같은 독립적인 원리가 함께 행해져야 함

15. ⑤ 파발코는 전문직 기준으로 이론이나 지적 기술, 기본적인 사회적 가치와의 관련성, 장기간의 교육기간, 이타적 동기, 전문직 활동을 통제할 수 있는 높은 자율성, 직업에 대한 높은 헌신, 높은 공동체 의식, 고도로 발달된 윤리규범을 들었다.

16. 전문직의 특성
- 본질적으로 높은 수준의 개인적 책임이 부여되는 지적인 작용이 포함
- 계속적으로 실험과 세미나에 참석
- 고유하고 전문적인 지식에 기초
- 학구적이고 이론적, 목적에 따라 실제적
- 고도의 교육과정과 훈련을 통하여 유능한 학문적 의사소통의 능력을 소유
- 전문직 중앙단체에 참여할 수 있으며, 이타적이고 사회봉사적
- 건전한 직업의식을 가지고 정당한 보수를 받으면서 안정성 있는 직업인으로 자타가 인정
- 전문직 집단 스스로 정한 윤리강령을 자율적으로 준수

17. 통제의 과정
표준설정 → 성과 측정 → 표준과 계획으로부터의 편차 비교 → 개선 활동

18. 환자분류체계
모든 보기가 병원에서 이용되는 전신정보체계이지만 간호행정에 이용되는 것은 환자의 간호 요구에 따라 환자를 분류한 후 환자분류군에 따라 필요한 간호 시간을 산출하여 간호인력의 산정 근거로 사용하는 환자 분류 방법인 환자분류체계이다.

19. 기획의 필요성
- 조직의 미래 방향 제시
- 위기상황에 대처, 의사결정의 유연성 제시
- 업무수행 성과의 기초자료로 활용
- 효율적인 통제 기능
- 자원을 효율적으로 사용가능
- 성공가능성을 높여주는 역할

20. 기획의 의미
- 조직이 달성해야 할 목표를 설정하고 이를 효율적으로 달성하기 위한 행동 방안을 결정하는 것
- 무엇을 어떻게, 언제, 누가 할 것인가를 사전에 결정하는 것
- 사정의 연속과정으로 목표를 수립, 수행, 평가 또는 조정하는 계속적인 과정
- 미래를 설계하지만 미래의 예측이 거의 불가능하여 통제 불가능한 요소이므로 계획대로 추진하기 어려움
- 기획은 활동과정도 중요하지만 결과에 초점을 두어 성공가능성을 높여주는 역할을 함

21. 요인평가제(factor analysis evaluation)
- 간호에 대한 환자의 요구를 점수화하여 환자의 간호의존도를 구하는 방법
- 각 요소는 하부요소로 나누고 하부요소에 비중을 두어 달성해야 할 표준시간을 정해 놓는 방법
- 표준 시간은 환자를 분류하는데 사용되는 요소와 간호사의 행동으로 관찰하고 측정할 수 있는 것
⑤ 원형 평가에 대한 설명이다.

22. 인적 자원관리(Staffing) - 확보관리
- 적정 간호인력 산정
- 모집 및 선발
- 배치
  - 배치·이동의 원칙
  - 근무표

23. 리더십의 행위이론
리더가 행하는 행동을 중요시 하는 이론
- 권위형(전제형) : 자신의 판단이 최상이라고 생각하여 구성원을 무시하고 지도자 혼자서 결정하고 구성원은 그저 따르기만을 강요하는 업무 중심적이고 권위주의적인 리더십의 유형
- 민주형 : 의사결정 전 과정에 조직구성원을 참여시키는 유형, 구성원의 긍지나 책임감, 만족감이 크나, 구성원이 많을 경우 통솔이 어려움
- 자유방임형 : 모든 사람은 내적 요소에 의해 동기화 되어 자기 스스로도 일을 잘 한다고 믿기 때문에 구성원 지도를 절제, 구성원의 능력이 뛰어나 전문적 자주성이 높을 때 유용하나, 조직 규율의 일관성 유지가 어려움
① 리더십 이론 중 특성이론에 관한 설명이다.

24. ⑤ 가시적이고 측정 가능한 결과 지향적, 단기간에 이루어지는 목표를 달성하는 것이므로 시간적인 구분과 제한, 비용의 제한이 있어야 한다.

25. 명령통일의 원리
    - 지나치게 강조할 경우
      - 계층의 권위가 과도하게 노출됨으로써 의사소통의 부담 가중
      - 융통성 저하, 업무의 지연 초래

26. 환자 분류체계의 목적
    - 환자들의 간호요구를 합리적으로 결정하여 간호인력 산정 및 배치
    - 병원 표준화 실현에 활용
    - 간호수가 선정과 차등화
    - 간호비용 분석
    - 간호의 질 평가
    - 예산 수립

27. 도나베디언(Donabedian)의 간호의 질평가 접근법
    - 결과적 요소평가(간호수행 결과평가)
      - 간호를 받은 결과로써 나타나는 환자의 변화 결과 평가
      - 간호 중재의 재인식
      - 질적 간호 : 건강 상태, 자가 간호 수준, 합병증 발생 유무, 사망률 등
      - 비용
      - 환자와 간호사의 만족도
    ②, ③은 과정적 평가, ④, ⑤는 구조적 평가에 해당한다

28. 동기부여이론
    - 동기부여의 과정이론에는 강화이론, 공정성 이론, 기대이론, 목표설정이론 등이 있다.
    - 욕구단계이론과 2요인이론, ERG이론, XY이론, 성취동기이론은 내용이론에 속한다.

29. 관리자의 역할 중 의사결정 역할
    조직의 새로운 목표와 활동을 전개할 시기와 방법을 결정하기 위해 정보를 사용하는 역할
    - 기업가의 역할 : 통제 범위 내에서 변화를 창출하고 시도하는 역할
    - 문제 해결자 역할 : 관리자 자신의 직접적인 통제 영역 밖의 문제의 변화를 다룸
    - 자원 배분자 역할 : 자금, 시설, 직원 및 관리자의 시간 등에 대한 경쟁적인 요구들 중에서의 선택
    - 협상자 : 의견 차이의 합의를 위해 자원배분자, 대변인, 대표자의 역할을 동시에 수행

30. ③ 총액계약제에 대한 설명이다.

31. 협상의 원칙
    - 문제와 사람을 분리한다.
    - 무엇을 할 것인가 결정하기 전에 다양한 대안을 만든다.
    - 객관적 표준에 근거한 결과를 강조한다.
    - 상호 신뢰적인 분위기를 조성한다.
    - 상호 공동의 이득을 생각한다.
    - 자신의 입지를 확고하게 하기보다는 이슈에 초점을 맞춘다.
    - 창의적인 대안 탐색을 위해 열린 마음을 유지한다.

32. 간호관리자의 정보관리 능력
    간호 정보관리는 간호부서의 계획, 운영, 통제를 위한 정보를 수집, 저장, 처리, 검색, 배분함으로써 간호부서의 목표를 보다 효과적으로 달성할 수 있도록 조직화한 시스템이다. 이를 간호관리자가 습득하여 정보관리를 효율적으로 운영해야 한다.

33. 환자간호전달체계
    ① 사례방법 : 한 간호사가 한 환자를 돌보는 것(24시간→3교대 8시간), 중환자 간호, 학생 간호사 교육에 적합
    ② 모듈방법 : 1차 간호+팀 간호로 서로의 장점을 도입, 팀원의 변화 없이 같은 팀이 같은 환자를 간호함
    ③ 사례관리 : 전달체계의 중심에 환자를 두어 간호의 질을 높이면서도 효율성을 높일 수 있는 방법, critical pathway 사용
    ④ 기능적 분담방법 : 분업에 기초하여 업무별로 분담하여 그 업무를 나누어 담당하여 효율적으로 수행하는 것
    ⑤ 1차 간호방법 : 환자가 입원해서 퇴원 시까지, 재입원 후에도 그 환자를 담당하여 4~6명의 환자에게 24시간 간호 계획대로 간호하고 근무시간 이외에는 타 간호사에게 위임하는 형식

34. ② 직무확대는 여러 사람이 나누어 처리하던 과업을

한 사람에게 모두 맡기는 방법으로 수평적 직무 확대에 해당하며, 직무의 다양화로 만족도를 높인다.

35. 사고 예방
③ 환자가 목욕을 할 때는 문을 잠그지 않도록 하고, '목욕 중'이라는 팻말을 사용

기본간호학

36. Maslow의 욕구 1단계 : 생리적 욕구
- 욕구체계의 기초, 최우선 순위
- 생명을 유지하기 위하여 최소한으로 충족되어야 하는 것으로 대부분의 건강한 아동과 성인은 스스로 생리적 욕구를 충족하지만 욕구를 해결하는 데 도움이 필요한 어린이, 노인, 장애자 대상자의 생리적 욕구의 충족은 간호계획의 중요한 부분임. 병원에 입원하는 대상자는 증가된 수면과 휴식이 필요함. 이런 욕구는 간호사의 중재를 통하여 충족되기도 하고 또 다른 욕구 충족을 위한 간호중재로 인하여 방해받을 수도 있음
- 산소, 음식, 물, 체온, 배설, 성, 신체활동, 휴식

37. 유아기(1~3세)
- 12~24개월 사이에 배변훈련 시도
- 2세에 평균 50~100개의 어휘 사용
- 3세에 생각의 표현 위해 복잡한 문장을 구사
- 3세의 아동은 유치가 나고 근육 조정력이 크게 향상
- 호기심이 많고 위험에 대한 인식이 낮아 사고의 위험이 높음

38. 간호 기록지
① 간호수행의 진술
② 대상자가 받은 교육, 간호, 대상자의 반응
③ 의사처방, 검사결과, 환자사정 결과
④ 투약관련, 처치에 관한 사항, V/S, I & O
⑤ 입원 및 이동, 환자의 상태, 식사, 배변, 배뇨, 운동 정도
⑥ 수술 전·후 간호, 임종, 퇴원 간호
식이 교육은 ②항에 해당한다.

39. 간호 진단의 특성
- 건강과 관련된 문제를 알아내는 것
- 수집된 자료의 분석과 수집된 자료가 정상 혹은 비정상인지에 대한 결정의 결과물임
- 배타적인 간호의무임
- 실제적이거나 잠재적인 건강문제의 반응에 대한 임상적인 판단
- 간호 문제를 표준화된 언어로 표현한 것으로 간호중재 선택의 기초를 이룸
- 결과는 간호사의 책임

현재 환자에게 확인된 문제를 중점으로 다룬다. 환자에게 보이는 실제적 간호 문제는 욕창의 1단계인 발적이고, 관련요인은 부동이다.

40. 투약 지침
응급상황에서 일단 투약을 먼저 한 다음 처방을 한 의사로부터 서면화된 처방을 즉각 요청해야 함

41. 혈압측정 방법
① 커프는 상박둘레보다 40% 넓은 것을 사용한다.
② 평상시 수축기압보다 20~30mmHg 정도 올린다.
③ 수은주의 눈금은 초당 2~4mmHg 속도로 내린다.
④ 커프를 감은 팔을 심장보다 높게 하였을 때에는 혈압이 낮게 측정된다.
⑤ 혈압을 재측정할 경우에는 30~60초 정도 기다려서 울혈을 방지한 후 재측정 한다.

42. 맥박결손(결손맥)
심첨맥박과 요골맥박의 차이. 정상적으로 두 수치는 동일하며 수치의 차이는 심장에서 말초까지 혈액공급이 원활하게 되지 않고 있음을 암시한다. 그러므로 동시에 측정하여야 한다.

43. 맥박측정 부위

부위	내용
측두맥	어린이 맥박 측정 시 용이
총경맥	Shock에 빠질 때 쉽게 측정가능
심첨맥	심음을 청진, 영아나 유아의 맥박을 측정하는 부위, digitalis 투여 시
상완맥	아래쪽 팔의 순환상태 확인가능, 상지 혈압 측정 시 사용
요골맥	말초 맥박의 특성을 사정하기 위해 흔히 사용됨
척골맥	손의 순환상태 사정 시 이용(Alien test)

대퇴맥박	Shock에 빠질 때 쉽게 측정가능, 다리의 순환 상태를 확인
슬와맥박	다리 아래쪽 순환 상태 확인, 하지에서 혈압기 사용 시 이용함
후경골맥박	발의 순환 상태를 사정하기 위해
족배맥박	발의 순환 상태를 사정하기 위해

44. ① 완전비경구영양의 합병증으로는 감염과 패혈증, 고혈당 또는 반동 저혈당 등과 같은 대사성 합병증, 튜브로 인한 기계적 합병증 등

45.
- 오른쪽 무릎을 구부린 좌측위, 심스체위, 소아의 경우 배횡와위를 취하게 한다.
- 관을 삽입할 때 천천히 호흡을 내쉬도록 하여 이완되도록 한 뒤, 윤활제를 바른 직장관을 직장 안으로 부드럽게 삽입하여 배꼽 방향으로 밀어 넣는다. 심호흡은 괄약근의 이완을 돕고, 직장 점막 손상을 막을 수 있다. 삽입 길이는 성인은 7.5~10cm, 어린이는 5~7.5cm, 영아는 2.5~7.5cm 정도로 한다. 대상자가 복통을 호소하거나 용액이 관 사이로 빠져나오면 직장관을 제거하는 것이 아니라 용기를 낮추거나 관을 잠궈 용액의 주입을 일단 중지한다.

46. 병원식이
- 정규식 혹은 일반식(regular or general) : 음식에 특별한 제한 두지 않음
- 경식(light) : 튀긴 음식이나 지방성 음식, 가스 형성 음식, 날 음식 등을 제외시킴
- 연식(soft) : 씹히는 질감이 부드러운 음식을 포함
- 전 유동식(full liquid) : 미음, 과일과 야채주스, 크림 스프, 우유, 얼음, 아이스크림, 젤라틴, 커스터드 등이 포함됨
- 맑은 유동식(clear liquid) : 물, 맑은 국물, 맑은 과일주스, 차와 커피 등을 말함
- 특별 치료식(special therapeutic) : 나트륨, 지방, 섬유소 등을 필요량에 따라 준비한 식이

47. 비위관을 통한 영양액 공급 방법
- 경장영양용 영양액의 날짜와 내용을 확인함
- 영양액은 방안 온도와 비슷하게 만듦(오한·경련 방지)
- 반좌위 또는 좌위를 취함(역류 방지)
- 삽입된 튜브의 위치를 확인함
- 위 잔류량 측정
- 물을 20~30mL 넣어준 후 튜브를 풀어줌 (30cm 이상 높이지 않아야 함)
- 위 내용물이 비워지기 직전 튜브를 조여 공기 들어가는 것 방지
- 영양액 주입 후 물 30~60mL 주입함(튜브세척목적)
- 주사기의 물이 모두 주입되면 튜브를 막아둠 (공기유입 방지)
- 주입 후 최소 30~60분간 침대 머리를 높여줌 (역류 방지)

48.

분류	증상	정의
소변량	무뇨(Anuria)	100mL 이하/24시간
	핍뇨(Oliguria)	100~400mL/24시간 이하, 30mL/hr 이하
	다뇨(Polyuria)	3,000mL/24시간
배뇨장애	배뇨곤란(Dysuria)	배뇨 시 통증/작열감, 불편감
	빈뇨(Frequency)	1일 배뇨 횟수가 증가(10회 이상) 또는 소량 자주 배뇨
	긴박뇨(Urgency)	요의를 긴박하게 느낌, 참을 수 없음
	야뇨(Nocturia)	밤에 소변을 보기 위해 깨는 것(수면 주기 동안 2번 이상 반복)
	배뇨지연(Hesitency)	배뇨 시작이 지연되고 어려움
	요실금	소변이 불수의적으로 배출됨
	유뇨증	4~5세가 지나도 소변을 가리지 못함

49. 일반뇨 분석의 정상치

부위	내용
pH (4.6~8.0)	• pH는 산, 염기 평형을 나타냄 • 여러 시간 동안 방치된 소변은 박테리아 침입으로 알칼리화됨
단백질	• 단백질은 정상소변에는 없음 • 사구체막 손상 시 소변에 단백질이 나오므로 신장질환을 의미함
포도당	• 정상소변에 포도당은 없음 • 당뇨환자는 세뇨관이 고농도의 포도당의 재흡수를 못하므로 소변으로 배출함 • 과다한 당의 섭취 시 건강인에게서도 당이 소변에 나옴
대사증후군 진단	• 정상소변에 케톤은 없음 • 당뇨환자는 지방산의 최종 대산물인 케톤을 소변으로 배출 • 탈수, 기아, 아스피린 과다복용 시 케톤뇨가 됨

혈액 (0~②)	• 적혈구 2개 이내가 정상임 • 사구체나 세뇨관의 손상은 적혈구가 소변으로 빠져나오게 함 • 하부요로계 손상, 질환은 혈뇨의 원인이 됨
비중 (1.01~1.0③)	• 비중은 소변 내 물질의 농도를 의미함 • 높은 비중은 농축된 소변을 의미함 • 낮은 비중은 소변이 희석된 것을 의미함 • 수분과다와 부적절한 항이뇨 호르몬 분비 시 비중이 감소됨 • 탈수, 항이뇨 호르몬의 분비증가는 비중을 상승시킴

50. 둘코락스
    • 둘코락스 효능/효과
      – 급·만성 변비
      – 수술, 분만 전후 및 X선 촬영 시 장내 분변 제거

51. 열 요법의 생리적 효과
    • 소동맥 혈관의 확장(피부의 발적)
    • 1회 심박출량의 감소
    • 호흡수의 증가
    • 국소조직의 체온 증가
    • 모세혈관 확장
    • 혈액점도의 감소
    • 조직대사의 증가
    • 통증감소
    • 백혈구의 증가 및 염증반응 증가

52. Kayexalate 관장
    • Kayexalate 관장을 통해 양이온 교환수지를 투여하여 다른 양이온과 장관 내 칼륨을 교환, 칼륨을 대변으로 배출함
    • 고칼륨혈증 시 시행함

53. 체위 변경을 위한 일반적 원리
    • 해부학적 체위를 위한 기본은 좋은 신체선열의 유지임
    • 관절은 약간 굴곡시키고 신전이 오래되지 않도록 함
    • 적어도 2시간마다 체위 변경시킬 것
      (∵ 지속적 압력은 욕창 유발)
    • 금기사항이 없는 한 매일 운동을 할 것
    • 체위 변경 시 가능한 한 관절이 움직이도록 하며 관절의 가동력을 이용한 ROM 운동을 함

54. 관절의 자세
    ① 굴곡(Flexion) : 두 관절 사이의 각도를 감소시키는 것으로 구부리는 것
    ② 신전(Extension) : 두 관절 사이의 각도를 180°까지 증가시키는 것으로 펴는 것
    ③ 내번(Inversion) : 중심축을 향해 발바닥을 돌리는 것
    ⑤ 회외(Supination) : 손바닥을 위로 돌리는 것

55. 소음
    환자의 수면을 방해하는 불필요한 소음을 예방, 제거해야 한다. 야간에 공사를 하게 될 경우 불필요한 소음을 발생시킬 수 있다.

56. ④ 저 잔여물 식이는 장관의 내용물을 줄이며 대변의 양과 빈도를 줄인다.

57. 청색증은 산소부족과 관련된 징후이다.

58. • 저장소 : 감염원이 성장과 증식을 하는 장소 (예 사람, 동물, 토양, 음식, 대소변 등)
    • 탈출구 : 병원성 미생물이 저장소에서 빠져 나가는 출구(예 소화기계, 호흡기계, 비뇨기계, 혈액, 피부 등)
    • 전파방법 : 오염된 손잡이를 잡아 민감한 대상자가 감염되는 것을 막는 것이므로 전파를 예방한다고 볼 수 있다.

59. 고압증기멸균법 적용 및 장점
    • 관리방법이 편리, 독성이 없음, 저렴한 비용
    • 수술용 기계 및 기구 일반 기구 및 물품, 린넨류, 스테인리스 기구

60. 투약간호
    • 직장투여
      – 좌측위를 취하게 한 후 환자에게 입으로 호흡
      – 좌약이 직장 벽에 위치하도록 투여

61. 산소화 증진 – 체위
    파울러씨 체위: 반좌위라고 하며, 복부 장기들을 횡경막 아래로 내려가게 하여 호흡이 용이함

62. 위장의 세포조직을 검사하기 위해서는 위 내시경이나 수술 중이나 수술 후 세포조직 검사를 통해서 한다.

63. 유치도뇨 환자 간호
    소변주머니는 항상 방광보다 아래에 있도록 하여야 한다. 방광보다 위로 갈 경우 배액관에 있던 소변이

방광으로 역류를 하게 된다. 배액관에 있던 소변은 미생물이 자라기 좋은 환경이므로 소변이 역류될 경우 방광의 감염 위험성이 높아진다.

64. 정체관장은 정해진 시간 동안 관장액을 대장 내에 보유하는 관장으로 배변, 투약, 체온하강, 수분과 영양소 공급, 구충 효과 등이 있다.

65. 감염관리

VRE는 반코마이신 항균제에 내성을 보이는 장구균으로 주 전파경로는 접촉이다.

보건의약관계법규

66. 보건의료기본법에 제시된 평생국민건강사업 항목

제32조(여성과 어린이의 건강 증진)
제33조(노인의 건강 증진)
제34조(장애인의 건강 증진)
제35조(학교 보건의료)
제36조(산업 보건의료)
제37조(환경 보건의료)
제38조(식품위생 · 영양)

67. 국민건강증진법 시행령 제13조(경고 문구의 표기 대상 주류)

법 제8조 제4항의규정에 의하여 그 판매용 용기에 과다한 음주는 건강에 해롭다는 내용의 경고문구를 표기하여야 하는 주류는 국내 「주세법」에 의한 주류 중 알코올분 1도 이상의 음료를 말한다.

국민건강증진법 시행령 제15조(담배자동판매기의 설치장소)

① 법 제9조 제2항의 규정에 의하여 담배자동판매기의 설치가 허용되는 장소는 다음 각호와 같다.
  1. 미성년자 등을 보호하는 법령에서 19세 미만의 자의 출입이 금지되어 있는 장소

68. 지역보건법 제10조(보건소의 설치)

① 지역주민의 건강을 증진하고 질병을 예방 · 관리하기 위하여 시 · 군 · 구에 대통령령으로 정하는 기준에 따라 해당 지방자치단체의 조례로 보건소(보건의료원을 포함한다. 이하 같다)를 설치한다.

② 동일한 시 · 군 · 구에 2개 이상의 보건소가 설치되어 있는 경우 해당 지방자치단체의 조례로 정하는 바에 따라 업무를 총괄하는 보건소를 지정하여 운영할 수 있다.

지역보건법 시행령 제8조(보건소의 설치)

① 법 제10조에 따른 보건소는 시 · 군 · 구별로 1개씩 설치한다. 다만, 지역주민의 보건의료를 위하여 특별히 필요하다고 인정되는 경우에는 필요한 지역에 보건소를 추가로 설치 · 운영할 수 있다.

② 제1항 단서에 따라 보건소를 추가로 설치하려는 경우에는 「지방자치법 시행령」 제75조에 따른다. 이 경우 행정안전부장관은 보건복지부장관과 미리 협의하여야 한다.

69. 지역보건법 제7조(지역보건의료계획의 수립 등)

① 특별시장 · 광역시장 · 도지사 또는 특별자치시장 · 특별자치도지사 · 시장 · 군수 · 구청장은 지역주민의 건강 증진을 위하여 다음 각 호의 사항이 포함된 지역보건의료계획을 4년마다 제3항 및 제4항에 따라 수립하여야 한다.
  1. 보건의료 수요의 측정
  2. 지역보건의료서비스에 관한 장기 · 단기 공급대책
  3. 인력 · 조직 · 재정 등 보건의료자원의 조달 및 관리
  4. 지역보건의료서비스의 제공을 위한 전달체계 구성 방안
  5. 지역보건의료에 관련된 통계의 수집 및 정리

70. 응급의료에 관한 법률 제44조(구급차 등의 운용자)

① 다음 각 호의 1에 해당하는 자 외에는 구급차 등을 운용할 수 없다.
  1. 국가 또는 지방자치단체
  2. 의료법 제3조에 의한 의료기관
  3. 다른 법령에 의하여 구급차 등을 둘 수 있는 자
  4. 이 법에 의하여 응급환자이송법(이하 "이송업"이라 한다)의 허가를 받은 자
  5. 응급환자의 이송을 목적사업으로 하여 보건복지부장관의 설립허가를 받은 비영리법인

② 의료기관은 구급차 등의 운용을 제1항 제4호의 규정에 의한 이송업의 허가를 받은 자(이하 "이송업자"라 한다) 또는 제1항 제5호에 따른 비영리법인에게 위탁할 수 있다.

71. 감염병의 예방 및 관리에 관한 법률 제2조(정의)

1. '감염병'이란 제1급 감염병, 제2급 감염병, 제3급 감염병, 제4급 감염병, 기생충감염병, 세계보건기구 감시대상 감염병, 생물테러감염병, 성매개감염병, 인수(人獸)공통감염병 및 의료관련감염병을 말한다.
2. '제1급 감염병'이란 생물테러감염병 또는 치명률이 높거나 집단 발생의 우려가 커서 발생 또는 유행 즉시 신고하여야 하고, 음압격리와 같은 높은 수준의 격리가 필요한 감염병을 말한다. 다만, 갑작스러운 국내 유입 또는 유행이 예견되어 긴급한 예방·관리가 필요하여 보건복지부장관이 지정하는 감염병을 포함한다.
3. '제2급 감염병'이란 전파가능성을 고려하여 발생 또는 유행 시 24시간 이내에 신고하여야 하고, 격리가 필요한 감염병을 말한다.
4. '제3급 감염병'이란 그 발생을 계속 감시할 필요가 있어 발생 또는 유행 시 24시간 이내에 신고하여야 하는 감염병을 말한다.
5. '제4급 감염병'이란 제1급 감염병부터 제3급 감염병까지의 감염병 외에 유행 여부를 조사하기 위하여 표본감시 활동이 필요한 감염병을 말한다.

72. ②, ③, ④, ⑤는 1급 감염병에 속한다.

- 제1급 감염병
  - 가. 에볼라바이러스병
  - 나. 마버그열
  - 다. 라싸열
  - 라. 크리미안콩고출혈열
  - 마. 남아메리카출혈열
  - 바. 리프트밸리열
  - 사. 두창
  - 아. 페스트
  - 자. 탄저
  - 차. 보툴리눔독소증
  - 카. 야토병
  - 타. 신종감염병증후군
  - 파. 신종인플루엔자
  - 하. 디프테리아
  - 거. 중동호흡기증후군(MERS)
  - 너. 동물인플루엔자 인체감염증
  - 더. 중증급성호흡기증후군(SARS)

- 제2급 감염병
  - 가. 결핵(結核)
  - 나. 수두(水痘)
  - 다. 홍역(紅疫)
  - 라. 콜레라
  - 마. 장티푸스
  - 바. 파라티푸스
  - 사. 세균성이질
  - 아. A형간염
  - 자. 백일해
  - 차. 풍진(風疹)
  - 카. 폴리오
  - 타. 수막구균 감염증
  - 파. 한센병
  - 하. 성홍열
  - 거. E형 간염
  - 너. 폐렴구균 감염증
  - 더. CRE 감염증
  - 러. VRSA 감염증
  - 머. 장출혈성대장균감염증
  - 버. b형 헤모필루스인플루엔자
  - 서. 유행성이하선염(流行性耳下腺炎)

73. 의료법 시행규칙 제43조(감염관리위원회 및 감염관리실의 설치 등)

① 법 제47조 제1항에서 "보건복지부령으로 정하는 일정 규모 이상의 병원급 의료기관"이란 다음 각 호의 구분에 따른 의료기관을 말한다.
1. 2017년 3월 31일까지의 기간: 종합병원 및 200개 이상의 병상을 갖춘 병원으로서 중환자실을 운영하는 의료기관
2. 2017년 4월 1일부터 2018년 9월 30일까지의 기간: 종합병원 및 200개 이상의 병상을 갖춘 병원
3. 2018년 10월 1일부터의 기간: 종합병원 및 150개 이상의 병상을 갖춘 병원

74. 의료법 시행규칙 제15조(진료기록부 등의 보존)

① 의료인이나 의료기관 개설자는 법 제22조 제2항에 따른 진료기록부 등을 다음 각 호에 정하는 기간 동안 보존하여야 한다. 다만, 계속적인 진료를 위하여 필요한 경우에는 1회에 한정하여 다음 각 호에 정하는 기간의 범위에서 그 기간을 연장하여 보존할 수 있다.
1. 환자 명부 : 5년
2. 진료기록부 : 10년
3. 처방전 : 2년
4. 수술기록 : 10년
5. 검사내용 및 검사소견기록 : 5년
6. 방사선 사진(영상물을 포함한다) 및 그 소견서 : 5년
7. 간호기록부 : 5년
8. 조산기록부 : 5년
9. 진단서 등의 부본(진단서·사망진단서 및 시체검안서 등을 따로 구분하여 보존할 것) : 3년

75. 의료법 시행규칙 제36조(요양병원의 운영)

① 법 제36조 제3호에 따른 요양병원의 입원 대상은 다음 각 호의 어느 하나에 해당하는 자로서 주로 요양이 필요한 자로 한다.
1. 노인성 질환자
2. 만성질환자
3. 외과적 수술 후 또는 상해 후 회복기간에 있는 자

② 제1항에도 불구하고「감염병의 예방 및 관리에 관한 법률」제41조 제1항에 따라 보건복지부장관

이 고시한 감염병에 걸린 같은 법 제2조 제13호부터 제15호까지에 따른 감염환자, 감염병의사환자 또는 병원체보유자(이하 "감염병환자 등"이라 한다) 및 같은 법 제42조 제1항 각 호의 어느 하나에 해당하는 감염병환자 등은 요양병원의 입원 대상으로 하지 아니한다.

76. 의료법 제65조(면허 취소와 재교부)

① 보건복지부장관은 의료인이 다음 각 호의 어느 하나에 해당할 경우에는 그 면허를 취소할 수 있다. 다만, 제1호의 경우에는 면허를 취소하여야 한다.
  1. 제8조(결격사유 등) 각 호의 어느 하나에 해당하게 된 경우
  2. 제66조(자격정지 등)에 따른 자격 정지 처분 기간 중에 의료행위를 하거나 3회 이상 자격 정지 처분을 받은 경우
  3. 제11조(면허 조건과 등록) 제1항에 따른 면허 조건을 이행하지 아니한 경우
  4. 제4조(의료인과 의료기관의 장의 의무) 제4항을 위반하여 면허증을 빌려준 경우
  5. 삭제 〈2016. 12. 20.〉
  6. 제4조 제6항을 위반하여 사람의 생명 또는 신체에 중대한 위해를 발생하게 한 경우

77. 의료법 제59조(지도와 명령)

② 보건복지부장관, 시·도지사 또는 시장·군수·구청장은 의료인이 정당한 사유 없이 진료를 중단하거나 의료기관 개설자가 집단으로 휴업하거나 폐업하여 환자 진료에 막대한 지장을 초래하거나 초래할 우려가 있다고 인정할 만한 상당한 이유가 있으면 그 의료인이나 의료기관 개설자에게 업무개시명령을 할 수 있다.

78. 검역법 제6조(검역이 필요한 운송수단 등)

① 다음 각 호의 어느 하나에 해당하는 운송수단과 사람 및 화물(운송수단 내의 컨테이너, 운송수단 내 비치용품, 소모용품 및 개인소지 물품을 포함한다. 이하 같다)은 제12조에 따른 검역조사를 받아야 한다. 다만, 외국으로 나가는 운송수단과 사람 및 화물에 대하여는 보건복지부장관이 우리나라에서 검역감염병이 발생하여 국외로 번질 우려가 있다고 인정하는 경우가 아니면 생략할 수 있다.
  1. 우리나라로 들어오거나 외국으로 나가는 운송수단과 사람 및 화물
  2. 범죄의 예방, 수사 업무다 피의자 체포 업무를 수행할 때에 제1호에 해당하는 운송수단과 접촉한 운송수단과 사람 및 화물
② 제1항에 따른 검역조사를 받지 아니한 운송수단과 사람 및 화물은 검역 절차가 끝나기 전에는 우리나라로 들어오거나 외국으로 나갈 수 없다.
③ 제1항과 제2항에도 불구하고 연료나 자재 및 생활필수품 등을 공급받을 목적으로 우리나라에 일시 머무르는 운송수단 중 보건복지부령으로 정하는 운송수단에 대하여는 보건복지부령으로 정하는 바에 따라 검역조사의 전부 또는 일부를 생략할 수 있다.

검역법 제7조(군용 운송수단에 대한 검역)

검역소장은 군용 운송수단에 대하여는 해당 운송수단의 장이 다음 각 호의 사실을 통보하면 검역조사를 생략할 수 있다.
1. 운송수단 안에 검역감염병 환자나 검역감염병 의사환자가 없다는 사실
2. 운송수단 안에 감염병 매개체가 없다는 사실

79. 후천성면역결핍증 예방법 제8조(검진)

① 질병관리청장, 특별시장·광역시장·특별자치시장·도지사 또는 특별자치도지사(이하 "시도지사"라 한다), 시장·군수·구청장은 공중(公衆)과 접촉이 많은 업소에 종사하는 사람으로서 제2항에 따른 검진 대상이 되는 사람에 대하여 후천성면역결핍증에 관한 정기검진 또는 수시검진을 하여야 한다. 〈개정 2020. 8. 11.〉
② 질병관리청장, 시·도지사, 시장·군수·구청장은 후천성면역결핍증에 감염되었다고 판단되는 충분한 사유가 있는 사람 또는 후천성면역결핍증에 감염되기 쉬운 환경에 있는 사람으로서 다음 각 호의 어느 하나에 해당하는 사람에 대하여 후천성면역결핍증에 관한 검진을 할 수 있다.
  1. 감염인의 배우자 및 성 접촉자
  2. 그 밖에 후천성면역결핍증의 예방을 위하여 검진이 필요하다고 질병관리청장이 인정하는 사람
③ 해외에서 입국하는 외국인 중 대통령령으로 정하는 장기체류자는 입국 전 1개월 이내에 발급받은 후천성면역결핍증 음성확인서를 질병관리청

장에게 보여주어야 한다. 이를 보여주지 못하는 경우에는 입국 후 72시간 이내에 검진을 받아야 한다.

④ 후천성면역결핍증에 관한 검진을 하는 자는 검진 전에 검진 대상자에게 이름·주민등록 번호·주소 등을 밝히지 아니하거나 가명을 사용하여 검진(이하 "익명검진"이라 한다)할 수 있다는 사실을 알려 주어야 하고, 익명검진을 신청하는 경우에도 검진을 하여야 한다.

⑤ 제4항에 따른 검진을 하는 자는 검진 결과 감염인으로 밝혀진 사람이 있는 경우에는 보건복지부령으로 정하는 바에 따라 관할 보건소장에게 신고하여야 한다. 이 경우 감염인의 정보는 익명으로 관리하여야 한다.

80. ■ 부적격혈액의 범위 및 혈액·혈액제제의 적격여부 판정기준 (제2조 관련)

혈액관리법 시행규칙 [별표 1] 〈개정 2020.6.25.〉

1. 채혈과정에서 응고 또는 오염된 혈액 및 혈액제제
2. 다음의 혈액선별검사에서 부적격기준에 해당되는 혈액 및 혈액제제

검사항목 및 검사방법		부적격기준
비(B)형간염검사	HBsAg 검사	양성
	HBV 핵산증폭검사	양성
씨(C)형간염검사	Anti-HCV 검사	양성
	HCV 핵산증폭검사	양성
후천성면역결핍증검사	Anti-HIV 검사	양성
	HIV 핵산증폭검사	양성
사람T세포림프친화바이러스(HTLV) 검사(혈장성분은 제외한다)	사람T세포림프친화바이러스(HTLV) I형, II형 항체검사(혈장성분은 제외한다)	양성
매독 검사		양성
간기능검사(ALT 검사, 수혈용으로 사용되는 혈액만 해당한다)		101 IU/L 이상

※ B형간염표면항원(HBsAg) 검사, C형간염바이러스(HCV) 항체 검사, 사람면역결핍바이러스(HIV) 항체 검사, 사람T세포림프친화바이러스(HTLV) I형, II형 항체 검사의 검사방법은 효소면역측정법(EIA) 또는 이와 동등 이상의 감도를 가진 시험방법에 따라야 함

비고: 위 검사항목 외에 국민보건을 위하여 긴급하게 필요하다고 판단되는 혈액검사의 부적격 기준은 보건복지부장관이 별도로 정한다.

3. 제7조에 따른 채혈금지대상자 기준 중 감염병 요인, 약물 요인 및 선별검사결과 부적격 요인에 해당하는 자로부터 채혈된 혈액 및 혈액제제
4. 심한 혼탁을 보이거나 변색 또는 용혈된 혈액 및 혈액제제
5. 혈액용기의 밀봉 또는 표지가 파손된 혈액 및 혈액제제
6. 제12조 제2호 가목에 따른 보존기간이 경과한 혈액 및 혈액제제
7. 그 밖에 안전성 등의 이유로 부적격 요인에 해당한다고 보건복지부장관이 정하는 혈액 및 혈액제제

81. ■ 채혈금지대상자(제2조의2 및 제7조 관련)

혈액관리법 시행규칙 [별표 1의2] 〈개정 2020. 6. 25.〉

I. 공통기준

1. 건강진단 관련 요인
   가. 체중이 남자는 50킬로그램 미만, 여자는 45킬로그램 미만인 자
   나. 체온이 섭씨 37.5도를 초과하는 자
   다. 수축기혈압이 90밀리미터(수은주압) 미만 또는 180밀리미터(수은주압) 이상인 자
   라. 이완기혈압이 100밀리미터(수은주압) 이상인 자
   마. 맥박이 1분에 50회 미만 또는 100회를 초과하는 자

2. 질병 관련 요인
   가. 감염병
   1) 만성 B형간염, C형간염, 후천성면역결핍증, 바베스열원충증, 샤가스병 또는 크로이츠펠트-야콥병 등 「감염병의 예방 및 관리에 관한 법률」제2조에 따른 감염병 중 보건복지부장관이 지정하는 혈액 매개 감염병의 환자, 의사환자, 병원체 보유자
   2) 일정기간 채혈금지 대상자
      가) 말라리아 병력자로 치료종료 후 3년이 경과하지 아니한 자
      나) 브루셀라증 병력자로 치료종료 후 2년이 경과하지 아니한 자
      다) 매독 병력자로 치료종료 후 1년이 경과하지 아니한 자
      라) 급성 B형간염 병력자로 완치 후 6개월이 경과하지 아니한 자
      마) 그 밖에 보건복지부장관이 정하는 혈액매개 감염병환자 또는 병력자
   나. 그 밖의 질병
   1) 발열, 인후통, 설사 등 급성 감염성 질환이 의심되는 증상이 없어진 지 3일이 경과하지 아니한 자
   2) 암환자, 만성폐쇄성폐질환 등 호흡기질환자, 간경변 등 간질환자, 심장병환자, 당뇨병환자,

류마티즘 등 자가면역질환자, 신부전 등 신장질환자, 혈우병, 적혈구증다증 등 혈액질환자, 한센병환자, 성병환자(매독환자는 제외), 알콜중독자, 마약중독자 또는 경련환자. 다만, 의사가 헌혈가능하다고 판정한 경우는 안 된다.

Ⅱ. 개별기준

채혈의 종류	기준
320mL 전혈채혈	1. 16세 미만인 자 또는 70세 이상인 자 2. • 혈액의 비중이 1.053 미만인 자 　• 혈액 100mL당 혈색소량이 12.5g 미만인 자 　• 적혈구용적률이 38% 미만인 자 3. 과거 1년 이내에 전혈채혈 횟수가 5회 이상인 자

비고: 65세 이상인 자의 헌혈은 60세부터 64세까지 헌혈한 경험이 있는 자에만 가능함

82. 국민건강보험법 제53조(급여의 제한)

① 공단은 보험급여를 받을 수 있는 사람이 다음 각 호의 어느 하나에 해당하면 보험급여를 하지 아니한다.
1. 고의 또는 중대한 과실로 인한 범죄행위에 그 원인이 있거나 고의로 사고를 일으킨 경우
2. 고의 또는 중대한 과실로 공단이나 요양기관의 요양에 관한 지시에 따르지 아니한 경우
3. 고의 또는 중대한 과실로 제55조에 따른 문서와 그 밖의 물건의 제출을 거부하거나 질문 또는 진단을 기피한 경우
4. 업무 또는 공무로 생긴 질병·부상·재해로 다른 법령에 따른 보험급여나 보상(報償) 또는 보상(補償)을 받게 되는 경우

② 공단은 보험급여를 받을 수 있는 사람이 다른 법령에 따라 국가나 지방자치단체로부터 보험급여에 상당하는 급여를 받거나 보험급여에 상당하는 비용을 지급받게 되는 경우에는 그 한도에서 보험급여를 하지 아니한다.

③ 공단은 가입자가 대통령령으로 정하는 기간 이상 다음 각 호의 보험료를 체납한 경우 그 체납한 보험료를 완납할 때까지 그 가입자 및 피부양자에 대하여 보험급여를 실시하지 아니할 수 있다. 다만, 월별 보험료의 총체납횟수(이미 납부된 체납보험료는 총체납횟수에서 제외하며, 보험료의 체납기간은 고려하지 않는다)가 대통령령으로 정하는 횟수 미만이거나 가입자 및 피부양자의 소득·재산 등이 대통령령으로 정하는 기준 미만인 경우 제외한다.

1. 소득월액보험료
2. 세대단위의 보험료

④ 공단은 납부의무를 부담하는 사용자가 보수월액보험료를 체납한 경우에는 그 체납에 대하여 직장가입자 본인에게 귀책사유가 있는 경우에 한하여 제3항의 규정을 적용한다. 이 경우 당해 직장가입자의 피부양자에게도 제3항의 규정을 적용한다.

⑤ 공단으로부터 분할납부 승인을 받고 그 승인된 보험료를 1회 이상 낸 경우에는 보험급여를 할 수 있다. 다만, 분할납부 승인을 받은 사람이 정당한 사유 없이 5회 이상 그 승인된 보험료를 내지 아니한 경우에는 그러하지 않는다.

⑥ 제3항 및 제4항에 따라 보험급여를 하지 아니하는 기간(급여제한기간)에 받은 보험급여는 다음 각 호의 어느 하나에 해당하는 경우에만 보험급여로 인정한다.
1. 공단이 급여제한기간에 보험급여를 받은 사실이 있음을 가입자에게 통지한 날부터 2개월이 지난날이 속한 달의 납부기한 이내에 체납된 보험료를 완납한 경우
2. 공단이 급여제한기간에 보험급여를 받은 사실이 있음을 가입자에게 통지한 날부터 2개월이 지난날이 속한 달의 납부기한 이내에 분할납부 승인을 받은 체납보험료를 1회 이상 낸 경우. 다만, 분할납부 승인을 받은 사람이 정당한 사유 없이 5회 이상 그 승인된 보험료를 내지 아니한 경우에는 그러하지 아니하다.

83. 국민건강보험법 제42조(요양기관)

① 요양급여(간호와 이송은 제외한다)는 다음 각 호의 요양기관에서 실시한다. 이 경우 보건복지부장관은 공익이나 국가정책에 비추어 요양기관으로 적합하지 아니한 대통령령으로 정하는 의료기관 등은 요양기관에서 제외할 수 있다.
1. 「의료법」에 따라 개설된 의료기관
2. 「약사법」에 따라 등록된 약국
3. 「약사법」 제91조에 따라 설립된 한국희귀·필수의약품센터
4. 「지역보건법」에 따른 보건소·보건의료원 및 보건지소
5. 「농어촌 등 보건의료를 위한 특별조치법」에 따라 설치된 보건진료소

84. 마약류 관리에 관한 법률 제33조(마약류관리자)
① 4명 이상의 마약류취급의료업자가 의료에 종사하는 의료기관의 대표자는 그 의료기관에 마약류관리자를 두어야 한다. 다만, 향정신성의약품만을 취급하는 의료기관의 경우에는 그러하지 아니하다.
② 제1항의 마약류관리자가 다음 각 호의 어느 하나에 해당하는 경우에는 해당 의료기관의 대표자는 다른 마약류관리자(다른 마약류관리자가 없는 경우에는 후임 마약류관리자가 결정될 때까지 그 의료기관에 종사하는 마약류취급의료업자)에게 관리 중인 마약류를 인계하게 하고 그 이유를 해당 허가관청에 신고하여야 한다.
  1. 마약류관리자 지정의 효력이 상실된 경우
  2. 마약류취급자의 지정이 취소되거나 업무정지 처분을 받은 경우

85. 마약류 관리에 관한 법률 시행규칙 제26조 (마약류의 저장)
법 제15조의 규정에 의한 마약류, 예고임시마약류 또는 임시마약류의 저장기준은 다음 각 호와 같다.
  1. 마약류, 예고임시마약류 또는 임시마약류의 저장장소(대마의 저장장소를 제외한다)는 마약류취급자 또는 법 제4조 제2항 제3호부터 제6호까지 및 제5조의2 제6항 각 호에 따라 마약류, 예고임시마약류 또는 임시마약류를 취급하는 자의 업소 또는 사무소(법 제57조 및 「약사법 시행규칙」 제37조 제2항에 따라 마약류의 보관·배송 등의 업무를 위탁받은 마약류도매업자의 업소 또는 사무소를 포함한다) 안에 있어야 하고, 마약류, 예고임시마약류 또는 임시마약류저장시설은 일반인이 쉽게 발견할 수 없는 장소에 설치하되 이동할 수 없도록 설치할 것
  2. 마약은 이중으로 잠금장치가 설치된 철제금고(철제와 동등 이상의 견고한 재질로 만들어진 금고를 포함한다)에 저장할 것
  3. 향정신성의약품, 예고임시마약류 또는 임시마약류는 잠금장치가 설치된 장소에 저장할 것. 다만, 마약류소매업자·마약류취급의료업자 또는 마약류관리자가 원활한 조제를 목적으로 업무시간 중 조제대에 비치하는 향정신성의약품은 제외한다.
  4. 대마의 저장장소에는 대마를 반출·반입하는 경우를 제외하고는 잠금장치를 설치하고 다른 사람의 출입을 제한하는 조치를 취할 것

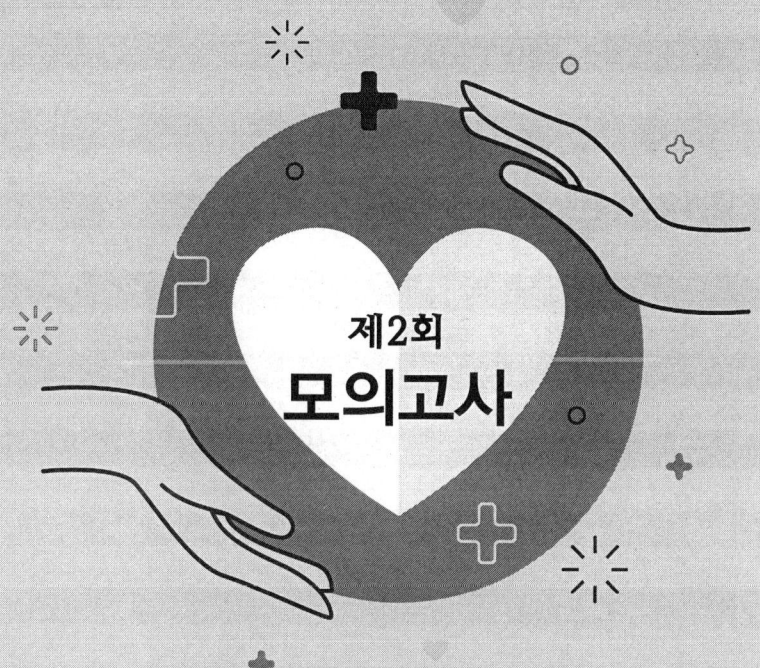

제2회 모의고사

정답 및 해설

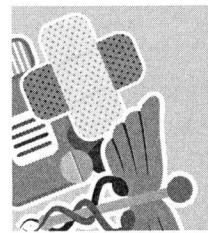
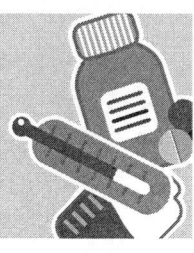

제2회 모의고사 1교시

- 성인간호학
- 모성간호학

1.	2.	3.	4.	5.	6.	7.	8.	9.	10.
⑤	⑤	①	⑤	④	④	③	⑤	⑤	④
11.	12.	13.	14.	15.	16.	17.	18.	19.	20.
②	①	③	③	⑤	①	②	⑤	④	④
21.	22.	23.	24.	25.	26.	27.	28.	29.	30.
③	⑤	②	②	②	③	①	④	④	①
31.	32.	33.	34.	35.	36.	37.	38.	39.	40.
⑤	④	⑤	④	⑤	③	③	③	②	⑤
41.	42.	43.	44.	45.	46.	47.	48.	49.	50.
④	④	④	④	⑤	③	①	⑤	④	②
51.	52.	53.	54.	55.	56.	57.	58.	59.	60.
⑤	④	①	④	④	①	③	④	⑤	⑤
61.	62.	63.	64.	65.	66.	67.	68.	69.	70.
②	①	④	③	①	④	③	⑤	③	①
71.	72.	73.	74.	75.	76.	77.	78.	79.	80.
③	③	②	⑤	⑤	④	③	②	④	⑤
81.	82.	83.	84.	85.	86.	87.	88.	89.	90.
③	⑤	⑤	②	①	③	③	④	④	③
91.	92.	93.	94.	95.	96.	97.	98.	99.	100.
⑤	②	②	④	③	⑤	④	②	①	④
101.	102.	103.	104.	105.					
②	③	①	④	③					

성인간호학

01. 성인 전기

- 성인 전기는 23~39세를 말한다. 발달 과업으로 직업 확립, 직장생활을 통한 대인관계의 친밀성과 사회화가 있다. 또한 배우자를 만나 가정을 이루고 출산을 하고 이러한 과정을 통해 삶의 형태가 확립된다. Erikson은 이 시기를 친밀성 대고립의 시기라고 일컬었다. 성인 전기에는 현실적이고 객관적인 사고를 하게 된다.
- 빈 둥지 증후군(empty nest syndrome) : 성인 중기에 나타나는 심리적 현상으로 성장한 자녀의 독립에 따른 심리적 공허감이 올 수 있다

02. ⑤ 혈압이 떨어진 경우 신장에서 분비되는 레닌에 의하여 안지오텐신 1의 방출이 촉진되고 안지오텐신 1은 폐에서 안지오텐신 2로 전환되면서 강력한 혈관수축제로 작용하여 말초혈관 저항을 증가시킨다.

03. 고나트륨혈증 증상

갈증, 발열, 체온상승, 혈청삼투압 > 295mOsm/kg, 핍뇨

04. 탈감작요법

제1유형 lgE 중개형 과민반응 치료에 사용된다. 정확한 양의 알레르겐을 일정기간 규칙적으로 주사하고 횟수를 거듭하면서 알레르겐의 용량을 증가한다. 투여 후 소양감, 인후부종, 쇼크 등의 증상이 발생하는지 주의 깊게 지켜보아야 한다.

05. 염증
염증의 증상 중 종창(국소 부종)은 간질 공간으로 염증성 삼출액과 림프액이 축적되고 혈관이 증가하는 것이 원인이다.

06. 열요법
혈관수축은 냉요법의 적용목적이다.

07. 긴장간대발작(대발작)의 우선 중재
목 주위의 옷을 느슨하게 해주고, 주위의 대상자가 다칠 수 있는 물건들을 치워준다.

08. 악성종양
① 세포들이 견고하게 붙어있지 않기 때문에 효소 등의 영향으로 재발이 흔하다.
② 주위를 침윤하면서 성장하고 피막이 없으며 대부분 분화가 되지 않은 세포이다.
③ 성장속도가 빠르다.
④ 재발이 흔하다.

09. 수술실 관리
수술실은 세정 소독액으로 분무한 후 습식 진공청소기를 이용하여 청소한다.

10. 아나필락시 쇼크
- 과민반응 중 가장 심각
- 소양증, 부종, 콧물 등의 증상에서 호흡곤란, 청색증, 천명음 등의 비효율적 호흡 증상이 발생하므로 간호진단을 비효율적 호흡이라고 내릴 수 있다.

11. 아나필락시 쇼크
우선 기도개방을 유지하고 에피네프린을 피하주사한다.

12. 낙상예방을 위한 환경중재
- 침실이나 목욕탕에 보조 등을 설치한다.
- 욕실바닥, 욕조에 미끄럼 방지 타일이나 고무깔개를 설치한다.
- 변기나 욕조 주위에 손잡이를 부착한다.
- 마루 위의 흩어진 물건과 조각들은 즉시 치운다.
- 발, 지팡이, 보행기의 끝이 닳지 않도록 검사하고 휠체어 브레이크 검사를 자주한다.
- 침대 높이를 낮추고 난간을 올려주거나 높이 조절이 가능한 침상을 사용한다.

13. 척추후만증
근골격계에 변화가 생기며 추간판의 압박으로 키가 작아지고 척추후만증이 발생한다.

14. 폐렴환자 간호
- 가스교환증진, 기도개방유지
  - 산소요법
  - 기침과 심호흡
  - 수분공급, 분무요법 : 적절한 수분공급으로 분비물을 묽게 하여 객담배출을 도와준다.

15. 기관지 확장증 간호
- 비효율적 기도 청결
  - 수분섭취/가습
  - 기침을 격려
  - 기관지 확장제, 거담제, 점액용해제 투여
  - 흉부 물리요법, 잦은 체위 변경

16.
① 밀봉배액병에 거품이 계속 일고 있는 것은 배액기구에서 공기가 누출됨을 의미하며, 다량의 혈성 배액이 나오는 경우는 재수술이 요구되는 응급상황일 수 있다.

17. 비출혈 간호
② 코 위에 얼음찜질 적용 : 혈관수축

18. 습성 흉막염
⑤ 시술 후 천자부위를 위로 하여 안정을 취함: 늑막액의 유출 방지

19. 천식발작 예방간호
① 기관지 경련을 일으키는 자극을 제거한다.
② 주기적인 진정제가 치료가 될 수 없다.
③ 차고 건조한 공기에서 천식발작이 호발하므로 온도와 습도를 조절하는 것이 중요하다.
⑤ 환자 옆에 있어주어 불안감을 완화하되 많은 대화는 호흡을 더욱 악화시키므로 자제한다.

20. 만성 기관지염 식이
- 적절한 영양
  - 소량씩 잦은 식사
  - 고열량, 고단백
  - 가스형성 음식 제한
  - 마른음식, 우유와 초콜릿, 카페인 금지

21. 흉부수술 후 간호
① 캐뉼라로 6L/min 정도의 산소를 사용한다.
② 폐합병증을 예방하기 위해 조기 이상을 격려한다.
④ 폐엽절제술 : 어느 쪽이든 돌아누울 수 있다.
⑤ 전폐절제술 : 종격동 변위와 남은 폐의 압박 방지를 위하여 1/4 정도의 측위를 취하고, 1~2시간 마다 변경해야 하며, 종격동 지지가 안 되기 때문에 완전 측위를 엄격히 금한다.

22.
⑤ 개방성 골절은 복합골절로 골절부위의 피부가 손상되어 외부로 창상이 있고 골절된 골이 노출된 것이다. 개방성 골절로 인한 실혈로 인하여 저혈량성 쇼크가 올 수 있다.

23. 동성서맥 치료
- 증상 없는 동성서맥은 문제가 없다.
- 동성서맥으로 인해 심박출량 과도한 감소로 피로, 기절한 경우는 위험하다.
- 투약 : atropine, isoproterenol
- 불응성 서맥 → 영구적 인공 심박동기 이식

24. 심실세동 시 간호
- 즉시 CPR
- 전기충격요법 : 제세동
- epinephrine : 제세동의 효과를 증가시키기 위해 투여
- Magnesium sulfate, $NaHCO_3$ 정맥 주사

25. 동성서맥의 원인
미주신경의 활동 증가 또는 교감신경 긴장 저하로 발생

26. 인공심박동기 환자 교육
- 매일 맥박 측정 : 설정해 놓은 수와 비교
- 현기증, 기절, 심계항진 보고
- 고압전류, 자력, 방사선, MRI 피함 : 고장가능성 증가(전자레인지 안전)
- 신체 접촉이 많은 운동 제한, 6주 후 정상 활동
- 금속 탐지기에 반응하는 것 교육(공항 검색대 등)
- 심박동기 삽입환자임을 알리는 신분증 휴대

27. 심근경색증 합병증
부정맥, 심인성 쇼크, 심부전, 폐부종, 폐색전증 등

28. 정맥류 간호
③ 다리를 꼬고 앉는 사람이 정맥류 이환율이 높다.
④ 규칙적인 운동이 정맥류 환자에게 적절하다.

29.
④ 울혈성 심부전 환자에게는 혈량을 감소시켜 전부하를 줄이기 위해 염분과 수분을 제한하고 충분한 열량과 단백질을 공급받는다. 심부전 진행 시 영양결핍과 수분정체로 인해 알부민 수치 저하가 초래되고 부종이 나타나므로 단백질 섭취를 충분히 해야 한다.

30. 확장성 심근증
- 지나치게 늘어난 심근섬유로 인해 수축력 저하된 상태, 심근증 중 가장 많다.
- 증상 : 피로, 허약감, 흉통(허혈성 심장질환 시), 심계항진, 호흡곤란, 좌심부전, 우심부전(후기)

31. 심장수술 후 간호
- 심장수술 후 색전 조기 발견을 위해 말초맥박 촉진
- 맥박의 유무, 속도, 리듬, 강도 질 등을 평가
- 대칭성 평가 위해 좌우 양측에서 동시에 촉진(경동맥 맥박 제외)

32. 고혈압
④ 충분한 수분섭취가 중요하다. 수분섭취가 적어지면 혈액의 농도가 높아져 혈관질환이 생길 수 있다.

33. 악성빈혈
악성빈혈은 내인자 분비 장애로 인한 비타민 B 흡수불능의 만성적인 거대적 아구성 빈혈이다. 내인자는 위점막의 벽세포에서 분비되는 단백질로 벽세포의 위축은 내인자 분비를 방해하여 비타민 B 흡수에 장애를 발생시킨다. 내인자와 결합한 B_{12}는 소장에서 흡수되는데 내인자와 결합하지 못하였거나 소장 흡수장애가 있는 경우 악성빈혈이 발생한다.

34. 빈혈
① 철결핍성 빈혈에 대한 설명
② 용혈성 빈혈은 적혈구의 후천적 용혈로 생긴 질환으로 적혈구에 국한된 문제가 발생
③ 악성빈혈에 대한 설명
⑤ 망상 적혈구 증가

35. 다발성 골수종 간호
기동(ambulation) 권장: 뼈의 탈무기질화와 병리적 골절 감소

36. 골수 이식
① 이식의 시기는 만성기이다. 급성기 시에는 예후가 좋지 않다.
② 무균실에서 치료해야 한다.
④ HLA가 적합하고 ABO 혈액형이 적합해야 한다.
⑤ 종래의 치료법으로 효과가 없다고 예상될 경우 골수이식을 한다.

37. 치질 수술 후 간호
- 치질 수술 후 대변이 형성되자마자 배변하도록 권한다. (∵ 협착 예방을 위해)
- 첫 배변 전 진통제 투여하며 저혈압 증상 관찰
- 배변 완화제 투여(∵ 변비로 인한 직장 정맥압 상승 예방)
- 3~4회/일 더운물 좌욕(수술 후 1~2일부터 시작, ∵ 수술 부위협착 예방을 위해)
- 둔부 높여 준다.

38. 아프타성 구내염
원인 : 연쇄상 구균, 외상, 정신적·신체적 스트레스, 알레르기, 내분비의 불균형, 전신질환을 앓은 후 이차적으로 발생 등

39. 천공
천공 시 빈맥, 복부강직, 통증, 빈호흡, 발한, 혈압하강, 얕은 호흡, 호흡곤란, 불안 등의 증상이 나타난다.

40. 토혈
위장관 출혈을 의미한다. 혈소판감소증이나 소화성 궤양, 위장관 종양이 있을 경우에 나타난다.

41. 급속 이동 증후군
① 수분이 적은 식이를 한다.
② 소량씩 자주 식사하도록 한다.
③ 식이 : 고단백, 고지방, 저탄수화물 식이를 한다. 고지방식이 섭취 시 위 내 정체율이 증가한다.
⑤ 식후 앙와위 좌측위를 취하게 한다.

42. 궤양성 대장염
① 크론씨병에 대한 설명, 궤양성 대장염은 결장 전체에 걸쳐 부종과 점막궤양을 특징으로 하는 염증, 세균성 질환이다.
② 크론씨병에 대한 설명, 궤양성 대장염은 LLQ 반동 통증을 동반한다.
③ 크론씨병에 대한 설명
⑤ 크론씨병에 대한 설명

43. 결장루 간호
미지근한 물과 비누로 깨끗이 피부를 닦고 주머니는 절반 정도가 찬 경우에 비우도록 한다. 영구적으로 주머니를 부착하는 것은 아니며 대상자를 지지하고 간호에 참여하도록 격려하고 결장루에 대한 감정을 표현하도록 돕는다. 외과적 무균법은 필수적인 사항이 아니다. 장운동을 증진시키는 고 섬유식이, 고셀룰로오스 음식물은 제한하며 장운동을 지연시키는 음시은 권장한다. 또한 가스를 생성하고, 냄새가 나게 하는 음식(계란, 생선류, 양파, 탄산음료, 채소류)을 제한하고, 가스 생성 습관(빨대 사용 제한, 천천히 먹기 등)을 제한한다.

44. A형 간염
A형 간염은 감염된 대변, 대변에 오염된 음식물 섭취 시 감염된다. 그러므로 개인위생에 대한 교육이 중요하다.
①, ②, ③, ④ 모두 B형 간염 간호 교육내용

45. 담낭 쇄석술
담낭 쇄석술은 체외충격요법으로 반복되는 충격파가 직접 전달되어 총담관을 통해 잘 통과될 수 있는 작은 조각으로 담석을 부순다.
⑤ 조각들은 소장을 통해 배설된다.

46. 간생검
① 생검 후 2시간 동안은 15분마다, 다음, 2시간 동안은 30분마다, 다음 4시간 동안은 1시간마다 측정
② 생검 후 우측위를 통해 출혈부위 압박
④ 침 삽입은 숨을 내쉰 상태에서 숨을 참고 이루어진다.
⑤ 출혈이 없어도 24시간 동안은 침상 휴식

47.
① 총비경구액은 고장액으로서 빨리 주입되면 고혈당이 되고, 두통, 오심, 열, 오한, 피로감, 경련,

혼수 등이 유발된다. 그에 따라 혈액 내 삼투압이 높아져서 세포와 간질공간의 수분을 혈관 안으로 끌어 들여 탈수를 일으키며 소변량이 증가한다.

48. 뇌압상승 증상
두통, 투사성 구토, 유두부종, 복시, 의식수준 변화, 쿠싱 3대증상(맥압의 증가, 서맥, 불규칙한 호흡), 동공확대, 운동과 감각의 변화, 고체온증

49. 편마비 환자 간호
편마비가 온 환자의 환측에 베개로 지지하여 환측이 아닌 반대부위로 식사를 할 수 있도록 한다.

50. 두개저부골절
전두엽과 측두엽의 기저부위를 따라 골절이 이루어지는 것으로 뇌척수액이 귀, 코에서 흘러나오거나(이루, 비루) 뇌신경 손상증상, 안와주위 반상 출혈(racoon's sign), 유양돌기 주위의 빈상 출혈(battle's sign) 등의 증상이 나타난다.

51.
⑤ 고탄산증과 저산소증을 예방하기 위해서 과도호흡을 유도, 수분 제한으로 약간의 탈수상태를 유지하면서, 두부를 상승시키며 항경련제, 진통제 등을 투여한다. 등척성 운동은 혈압을 높이고 두개내압을 상승시키므로 기침과 긴장을 피한다.

52. 뇌농양
대개 농양은 피막으로 쌓여지며 이 낭의 두께가 다양하기 때문에 낭의 약한 부분으로 농양이 퍼지게 된다.
④ 뇌척수액 압력이 증가한다.

53.
① 중증근무력증은 수의근을 침범하는 만성적인 신경근 장애로 특징적인 증상은 근육을 사용하면 악화되고 휴식을 취하면 완화된다. 가장 효과적인 진단방법은 텐실론을 정맥 주입 후 30초 이내에 근력이 증가되면 양성으로 판정하며 근무력증으로 확진한다.

54. 세균성 뇌막염
- 뇌막 자극증상
  - 경부강직(neck rigidity)
  - Kernig sign 양성: 무릎을 고관절에서 굴곡시킨 채 다리를 신전할 수 없다.
  - Brudzinski sign 양성: 환자의 목을 굴곡 시켰을 때 고관절과 무릎이 굴곡 된다.

55. 골다공증 예방식이
칼슘과 비타민 D를 투여하고 염분이나 육류를 많이 섭취하면 칼슘 요구량이 증가되므로 적절히 섭취한다.

56. 외부 고정술 간호
① 고정기를 꽉 조일 시 수근관 증후군이 발생할 수 있다.
② 핀이 삽입된 부위 관찰 : 약간의 장액성 배액은 정상이다.
③ 핀 삽입 부위는 무균적으로 소독한다.
④ ROM은 빨리 시작하는 것이 좋다.
⑤ 부종 완화를 위해 고정 부위를 상승시킨다.

57. 석고붕대 간호
① 석고붕대 적용 부위를 심장보다 높게 하여 부종을 예방한다.
② 창구를 만들어 과도한 압박감을 방지한다.
③ 옷걸이, 연필, 자 등으로 석고붕대 안쪽을 긁지 않도록 교육한다.
④ 부종이 있을 때는 처음 24시간에서 48시간 동안 얼음주머니를 골절 부위에 대주되 석고붕대의 끝 부분보다 옆면을 따라 대준다.

58. 관절경 검사
① 관절의 급만성 질환, 관절연골이나 인대의 손상 여부 파악을 위해 시행
② 검사 전날 밤 12시부터 금식
③ 전신 마취 또는 부분 마취
⑤ 환부 거상

59. 통풍
①, ③ 급성 발작 시 절대적 안정을 취하고 부목을 고정하며 냉 습포와 마사지를 적용한다.
② Colchicine, allopurinol, probenecid 등이 약물요법으로 쓰인다.
④ 퓨린이 적은 식이를 섭취한다. : 야채, 곡류, 과일, 감자, 우유, 치즈, 계란, 호두
⑤ NSAIDs 투여하고 아스피린은 복용을 금기한다.
(∵ 요산배설촉진을 불활성화시킨다. : 요산 축적)

60. 무혈성 골괴저
- 혈액공급 부족에 의한 뼈의 괴저
- 대퇴 경부 호발

61. 관절 천자 목적
- 염증성 관절상태, 관절염, 관절 감염, 출혈 여부 규명
- 관절강 내 압력 완화 위해 삼출액 제거

62. ① 요도염은 성교전파성 질환으로 배우자와 같이 치료해야 한다. 증상완화까지 성교를 중단해야 하며 적절한 항생제 치료가 필요하다. 수분섭취 제한은 필요하지 않다.

63. 급성신부전의 원인
① 신후성 원인
② 신후성 원인
③ 신성 원인
⑤ 신후성 원인

64. 급성 사구체신염 간호
① 급성기 동안에 안정을 취한다.
② 저염식이, 수분 제한, 단백질 제한
③ 염분은 제한한다.
④ 감염 위험성이 있어 잦은 도뇨는 하지 않는다.

65. ① 신부전 환자는 적절한 영양이 중요하다. 고칼로리, 저단백식이가 처방된다. 나트륨, 마그네슘, 인 그리고 칼륨이 낮은 식사를 제공한다. 수분과 전해질 균형은 생명유지를 위해 중요하다.

66. 부신호르몬
부신 피질의 염류코르티코이드의 생성이 줄어들어 혈량이 적어지며, 이로 인해 핍뇨가 발생한다.

67. 유방절제술 후 간호
① 압박 드레싱 : 수술 부위의 유합을 촉진
③ 심장보다 높게 올려 림프부종을 예방
④ 온찜질을 한다.
⑤ 환측 부위 팔을 보호하기 위해 혈압 측정, 정맥주사 금지, 제모 시 면도기 사용 금지

68. Synthyroid
갑상샘 기능저하증, 점액수종 등에 쓰이는 약물로 갑상샘 기능항진을 유발할 수 있다. 갑상샘 기능항진이 지속될 경우 고열, 발한, 복통, 설사, 빈맥, 저혈압, 심계항진 등의 증상이 유발되는데, 이를 갑상샘 위기라고 한다.

69. 에디슨씨 병
② 에디슨 위기(부신 위기)는 부신 부전이 악화된 상태, 만성 부신부전증 환자에게서 발생한다. 당류코르티코이드 요법을 갑자기 중단한 경우, 스트레스가 많을 경우(수술, 외상 등) 발생할 수 있다.
④ 탈수, 저혈량, 저혈압이 생길 수 있다.

70. 쿠싱 증후군 증상
쿠싱 증후군의 증상으로는 단백질대사의 변화로 과도한 이화작용(근육상실, 뼈의 기질소실, 상처치유지연)과 지방대사의 변화로 지방이 축적되고, 탄수화물대사의 변화로 고혈당 증상이 나타난다. 또한 면역기능이 저하되어 염증이나 감염빈도가 증가되고, 수분과 무기질대사의 변화로 고혈압, 부종 등이 나타난다.

모성간호학

71. 가족중심의 모성간호학
여성 간호에서 가족은 출산, 양육, 사회화 등 가족의 독특하고 중요한 기능을 담당하는 곳으로, 이는 어머니의 일만이 아니라 가족 전체의 과업으로 간주한다. 참여분만, 자연분만, 모자동실, 외력을 배제한 출산, 선택적 출산과 가정분만의 부활 등 사회와 가족과정 속의 출산에 초점을 맞춘다.

72. 가족계획
바람직한 출산 간격은 3~4년이며, 권장하는 출산 시기는 결혼 후 6개월~1년 이후이다. 35세 이후에 출산할 경우 태아의 유전형질의 변화, 모체의 출산 시 합병증이 나타나기 쉽다.

73. 요도와 스킨샘 사정법
오른쪽 검지를 질 내에 4~5cm 삽입하여 요도를 안에서 바깥쪽으로 가볍게 눌러 분비물이 있으면 균배양(단, 이 과정 시 통증이 없어야 함)
① 직장-질 검진법
③ 바르톨린샘 촉진법

④ 골반 근육 지지정도 사정법
⑤ 질경 삽입 시 과정의 일부

74. 회음(Peritoneum)
음순 후연합부에서 항문까지 삼각으로 된 근육체로 치골결합, 좌골결절, 미골 연결한 마름모꼴의 공간이다. 골반의 바닥을 구성하고 직장, 요도, 질이 뚫고 지나가는 항문올림근(치골미골근, 장골미골근, 치골직장근)과 질, 항문 및 요도를 둘러싼 두꺼운 근막으로 구성되어 있다.

75. 레오폴드 복부촉진법
- 1단계: 자궁저부촉진-모양, 크기, 강도, 운동성 파악
- 2단계: 태아의 등과 등의 반대편(손, 다리, 무릎, 팔꿈치) 파악
- 3단계: 선진부를 촉진, 1단계와 3단계의 결과를 비교하여 태위와 태향 결정, 선진부의 함입 상태 파악
- 4단계: 아두 굴곡 여부 확인

76. 가정적 징후
- 복부 증대
- 자궁 크기, 모양, 경도, 변화
- 임신선 등의 피부 착색
- Mcdonald's sign, Hegar's sign, Goodell's sign, Chadwick's sign
- Braxton Hick's contraction: 무통의 간헐적인 자궁 수축
- 복부 촉진에 의한 태아 윤곽 확인
- 부구감(ballotterment)에 의한 태아 확인
①, ②, ③, ⑤ 추정적 징후에 해당

77. 무자극 검사(NST)
- 무자극 검사를 통해 태아 움직임에 대한 태아 심음의 반응으로 태반호흡 기능을 사정
- 건강한 태아는 태아 움직임에 대해 태아 심음 가속으로 반응함

78.
- 태아 안녕 상태 평가: hCG, 에스트로겐-에스트리올(estriol) 검사
- 단백뇨 검사: PIH(임신성 고혈압), 자간전증(preeclampsia) 의심
- 임부의 혈청 α-fetoprotein: 태아 기형 진단검사
- 태반락토겐 검사: 태반기능 측정

79. 산전교육
산전교육은 모체와 태아의 안전과 건강을 목적으로 행해진다. 임부 및 가족들이 지식수준에 맞게 상담과 교육을 실시하여 임부가 두려움 없이 출산에 임할 수 있도록 하며, 신체적 적응 및 역할 변화와 관련된 건전한 부모기의 준비 등 심리사회적 적응을 위한 체계적인 준비를 하도록 한다.

80. 가슴앓이 간호
- 다식, 기름기, 가스형성 음식 삼가
- 좋은 자세 : 몸통 세워서 유지
- 따뜻한 차, 츄잉 껌
- 식간에 처방된 제산제 복용
- 나비 운동(flying exercise)
- 커피, 흡연 금기

81. 태아의 발달(임신 3개월)
- 신장 생성 → 방광으로 urine 생성
- 성 감별 가능(12주)
- 뼈의 골화(ossification) 시작
- 인공유산의 기준(LMP 12주)
  ① 임신 5개월
  ②, ⑤ 임신 9개월
  ④ 임신 7개월

82. 임부의 운동
- 방법
  - 보행(가장 권장할 만함)
  - 평소에 하던 운동은 계속하되 새로운 운동은 삼가
  - 무거운 것 들기, 높은 데 올라가기, 균형 잡는 운동은 삼가
- 주의사항
  - 심박동이 140회/분 초과하지 않기
  - 격렬한 운동은 15분을 초과하지 않기
  - 4개월 이후 앙와위로 누워 운동하지 말기
  - valsalva's maneuver가 적용되는 운동은 하지 않기
  - 체온이 38℃ 이상 오르지 않게, 너무 덥거나 찬 날씨에는 운동을 금함

83. 분만 2기 힘주기
- 6~7초 이상 침주기 말기(valsalva maneuver 금지) → 태아에 산소공급 곤란
- 힘주기를 하고 싶을 때만 힘주기를 하거나, 각 수축기에 3~5회 정도만 힘주기
- 성문을 연 채로(저절로 힘주어질 때만) 힘주기
- 발로 시에는 짧게 흉식 호흡하고, 만출되려 하는 순간에는 길게 호흡하게 하여 대변보듯이 힘주기
- ④ 팔을 위로 뻗어 머리맡의 사람이나 침대 등을 잡도록 하는 것은 힘을 분산시키기 위함

84. 분만 전 관장 금기증
- 급속 분만이나 분만진행이 빨리 진행될 때
- 질 출혈이 있는 산부
- 진입되지 않은 두위, 횡위

85. 진진통
진진통은 수축 간격은 점차 짧아지고 기간은 길어진다. 혈성이슬의 증가와 경관 개대의 소실도 동반된다. 또한 진통제의 효과는 없다. 진진통은 걸으면 더욱 심해진다.

86. 태세-태위-선진부
① 완전 굴곡 - 두정위 - 후두골
③ 불완전 굴곡 - 진정위 - 대천문
④ 완전 신전 - 안면위 - 얼굴
⑤ 불완전 신전 - 전액위 - 이마

87.
③ 자궁파열의 산부는 심한 출혈, 균 감염 등으로 5~10%의 사망률을 나타내므로 급히 수혈을 하고 출혈을 막기 위해 자궁절제술을 하게 되는데 개복 후 지혈을 위해 먼저 하복부 동맥을 결찰한다.

88. 산후 변화
① 50% 산모에서 단백뇨(+1)가 나타남
② 분만 동안 지방대사나 탈수로 인해 아세톤뇨가 나타날 수 있음
③ 자궁 자가분해 작용으로 1~2일 간 혈뇨질소(urea nitrogen)가 증가
④ 산후 GFR 증가, 신장 혈액 흐름 증가로 인해 4~5일 간 배뇨 증가 → 다뇨증(3,000ml/일)
⑤ 팽창된 방광은 자궁저부를 중앙선에서 옆으로 밀어 자궁의 수축을 방해함

89. 풍진 백신
- 산욕기 산모는 혈청학적으로 풍진에 대한 저항력이 떨어지기 때문에 퇴원 전 풍진백신 접종
- 접종 후 2~3개월 동안 피임(∵ 풍진 백신은 신생아에게 독성이 나타냄), 수유는 가능

90. 유방울혈 시 간호 중재
- 초유 수유를 한 경우에는 통증이 감소함
- 통증 有 → 유방 마사지 시행
- 얼음 팩(수유 후)과 온찜질(수유 전) 적용 → 울혈 완화

91.
⑤ 자궁내번증은 분만 3기 자궁수축이 없을 때 제대를 억지로 잡아당긴 경우에 많이 발생한다.

92.
① 감염을 예방하기 위해 통 목욕이 아닌 샤워 실시
② 좌욕(3~4회/day) : 출혈이 조절된 후 시행, 38~41℃, 3~4주까지 실시
③ 얼음찜질 24~48시간까지 적용가능하나, 그 이상 적용 시 상처 회복을 저해할 수 있음
④ 열 램프(heat lamp) : 50~70cm 거리를 유지하고 20분 간 3회/day
⑤ 회음패드는 앞에서 뒤로 착용하여 감염을 예방

93. 다태임신의 문제점
- 모체 : 혈액량 과다 증가로 인한 심혈관계 부담, 빈혈, 전치태반, 태반조기박리, 양수과다증, 자간전증, 자궁기능부전(과도한 자궁증대), 산후출혈 증가, 분만 중 감염성 합병증 증가
- 태아 : 선천성 기형(작은 태반), 태아 위치 이상, 조산(다태 임신 중 가장 빈번한 주산기 사망 원인)

94. 계류유산
태아가 죽은 후 적어도 2개월 이상 모체의 자궁강 내에서 그대로 있는 상태
① 임신반응 검사 시 음성으로 변화되어 나타남
② 자궁 경련은 없으며, 초기에 질 출혈이 있으나 멈춤
③ 태동이 없으며 태아심음이 정지된 상태임
④ 자궁경관은 닫혀 있고, 자궁의 크기는 늘지 않거나 감소함
⑤ 조직의 배출이 없음

95. 임신오조증
임신오조증은 초임부, 20세 이하, 비만증, 다태임신, 포상기태임부 등에게 더 많이 발생하며, 임신 초기라도 오심, 구토가 심하면 임신오조증이라 한다. 임신으로 인한 정서적 문제가 임신오조증의 원인 중 하나이다. 지속적인 구토로 인해 음식섭취가 불가능하여 탈수, 기아가 나타날 수 있으며, 전해질 불균형과 영양실조를 치료하지 않으면 혼수상태로 이어지다 사망할 수도 있다. 임신오조증은 hCG 호르몬, estrogen 증가가 원인이다.

96. 당뇨가 태아, 신생아에게 미치는 영향
- 거대아
- 저혈당증
- 저칼슘혈증
- 호흡곤란증
- 선천성기형

97. ④ 태반유착 시 자궁적출술을 위한 준비로 신체적, 정신적 준비와 출혈에 대한 대비를 한다.

98. 독성 예방
추가 독성을 예방하기 위해 Calcium gluconate를 투여해야 한다.

99. 고 긴장성 자궁수축 간호중재
- 휴식 · 수분공급
- 제왕절개
- 수분과 전해질 균형 유지
- 처방된 진정제 투여

100. 태반유착
전치태반과 동시에 병행되지 않은 경우에는 태아는 일반적으로 영향을 많이 받지 않음

101. 위축성 질염
폐경기 이후 에스트로겐의 저하로 노인성 질염인 위축성 질염이 흔히 발생한다. 이때 에스트로겐 질 크림이 효과적이다.

102. 임신 시 인슐린 요구량이 증가하여 임신성 당뇨의 위험이 증가하는 시기는 임신 2기와 3기이다.

103. 세포진 검사는 자궁경부암 조기발견을 위한 가장 적합하고 신속한 방법이며, 의심이 될 때는 조직생검을 통해 확진하게 된다.

104. 태반은 태아 측의 번생융모막과 모체 측의 기저탈락막이 합쳐져서 형성되는 것으로 태반의 두께는 임신 16~20주까지 계속 자란다.

105. 칸디다성 질염의 증상
- 백색의 냉대하중
- 노란 치즈같은 반점
- 트리코모나스 질염
- 비특이성 질염
- 자궁경관염
- 노인성 질염
- 심한 소양증(자극적인 분비물)

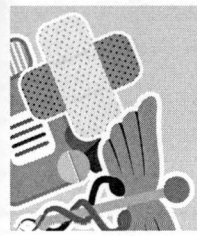
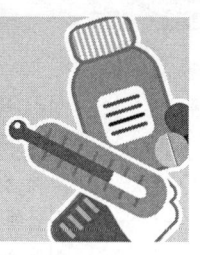

제2회 모의고사 2교시

- 아동간호학
- 지역사회간호학
- 정신간호학

1. ⑤	2. ④	3. ⑤	4. ⑤	5. ④	6. ②	7. ③	8. ①	9. ④	10. ④
11. ③	12. ④	13. ④	14. ④	15. ⑤	16. ③	17. ①	18. ③	19. ④	20. ②
21. ②	22. ③	23. ③	24. ②	25. ③	26. ④	27. ③	28. ②	29. ③	30. ②
31. ③	32. ④	33. ②	34. ④	35. ④	36. ③	37. ④	38. ②	39. ④	40. ③
41. ①	42. ②	43. ⑤	44. ③	45. ②	46. ③	47. ④	48. ④	49. ④	50. ⑤
51. ③	52. ①	53. ②	54. ①	55. ①	56. ②	57. ③	58. ⑤	59. ③	60. ②
61. ②	62. ①	63. ④	64. ③	65. ⑤	66. ③	67. ②	68. ①	69. ①	70. ⑤
71. ③	72. ④	73. ①	74. ⑤	75. ④	76. ④	77. ④	78. ④	79. ①	80. ⑤
81. ⑤	82. ⑤	83. ③	84. ①	85. ⑤	86. ③	87. ③	88. ①	89. ⑤	90. ⑤
91. ②	92. ③	93. ②	94. ①	95. ④	96. ④	97. ②	98. ②	99. ④	100. ③
101. ③	102. ⑤	103. ⑤	104. ②	105. ⑤					

아동간호학

01. 학령기 아동의 발달

- 지적발달: 보존개념, 숫자개념에 숙달, 도구로서 언어를 사용하여 규칙을 중시
- 사회심리적: 동성 또래를 좋아하고, 이성 또래를 적대시, 성취감, 근면성 발달
- 사회성: 또래집단 형성, 가족으로부터 독립심 증대, 부모가 아닌 다른 어른과의 관계의 중요성이 증가, 클럽활동, 단체캠프를 즐김
- 신체발달: 체간과 사지의 급성장, 영구치가 나고 위장계가 성숙, 전체 및 미세운동 기술 증가
- 편도선과 아데노이드 등의 림프조직은 학령기에 가장 발달함

02. 분리불안 아동의 중재

- 영아가 새로운 사람들과 익숙해지게 하기 위해 낯선 사람을 안전하게 경험할 수 있는 기회를 가져야 함
- 낯선 사람이 접근할 때에는 부모와 대화하면서 영아로부터 안전한 거리를 유지하고 될 수 있는 한 신체접촉을 피하며 잘 웃는 것이 방법
- 모아관계에서 신뢰감이 구축될 수 있도록 중재
- 담요나 장난감 같은 대체용품을 주어 부모가 항상 함께 있음을 확신시켜 줌

03. 성장 발달-학령기

- 자신의 능력을 개발하여 학문적, 신체적, 사회적 자존감 형성하는 시기: 성취의 단계
- 학교 공포증이 나타남

- 성취 욕망이 강하며 경쟁하고 협동하는 것을 배우고 규칙을 배움
- 또래 친구가 생기고, 또래에게 책임감을 느끼며, 집단에 가입하기를 원하며 사회적으로 어울리고 싶은 욕망이 있음
- 여전히 가족 및 성인의 지지나 보호를 원함

04. 아동의 성장발달
아동기의 신체적 성장발달 양상은 머리에서 꼬리 방향으로, 몸의 중심부에서 말초 부위로, 전체에서 부분적으로, 단순한 형태에서 복잡한 형태로 이루어진다. 특정 분야의 발달이 촉진될 수 있는 최적의 시기가 존재한다(어떤 행동에 대한 학습이 지속되는 특정 기간을 의미). 영양 상태, 유전 등의 개인적 요인에 따라 개별 아동마다 성장발달의 속도나 비율이 다르다.

05. 아동의 인지발달
①, ②, ⑤ Piaget 전조작기, 전개념기(상징적 사고, 자기중심적 사고, 물활론, 직관적 사고) : 24~36개월
③ Piaget 형식적 조작기 : 청소년기(11~15세)
④ Piaget 구체적 조작기(관찰이 가능한 구체적 사건이나 사물에 의한 인지 발달) : 학령기(7~11세)

06. 유아기 놀이
유아기 아동에게 적합한 놀이인 침상에서의 게임을 통해 자기 통제감을 유지시킬 수 있음

07. 학령기 놀이
- 장난감
  - 숫자 놀이, 기차
  - 게임, 퍼즐, 마술트릭, 낱말 게임
  - 책 : 농담, 만화책, 탐험 및 미스터리, 추리 소설 즐겨 읽음
  - 텔레비전, 비디오 게임, 테이프, 라디오 청취 등
- 스포츠, 음악 및 무용 레슨, 캠핑, 친구 집 놀러가기 등
- 수집을 즐김(우표, 카드, 돌 등)
- 협동, 팀, 규칙놀이, 동성끼리 어울림
① 학령전기의 연합놀이
② 영아기의 단독놀이
④ 신생아기의 방관놀이
⑤ 학령전기의 연합놀이

08. 유아기의 발달과업
- Erikson에 의하면 유아기의 발달과업은 자율감을 배우는 것임
- 거부증, 분노발작을 통해 자신의 자율성과 독립성을 주장함

09. 이유식 시작 시기
② 앉을 수 있을 때(8개월)
③ 머리를 가눌 수 있을 때(4개월)
④ 이유식을 시작하는 시기는 압출반사가 사라지며 삼키는 기술이 조절되는 6개월쯤이 적당하며, 가족이 문제 상황에 직면하여 스트레스의 변화를 겪고 있지 않을 때가 좋음
⑤ 첫 치과 방문 후에(2.5~3세)

10. 청소년기 영적 발달
- 종교적인 신념이 좀 더 추상화되고 원칙화됨
- 내면적인 몰입 : 외형적인 형식보다는 종교의 내면세계를 중요시함
- 공식적인 숭배는 거부하지만 개인적인 숭배는 더 깊어짐
- 아동기의 믿음과 가치에 대해 재검증하고 재평가하는 시기
④ 현실을 초월한 추상적 사고가 가능할 때 영적 개념이 발달한다.

11. 미숙아 무호흡의 치료 및 간호
- methylxanthines(aminophylline, theophylline, caffeine)를 투여 : 중추신경계에서 호흡 자극
- 영아의 가슴, 등을 문지르거나 앙와위로 체위를 변경하는 등 부드러운 촉각 자극으로 호흡을 자극
- 비강과 구강, 인두를 흡인하고 100% 산소를 공급이 중에서 가장 먼저할 간호는 비침습적이며 자연적인 촉각 자극 제공임

12. 신생아의 사정
- 말단 청색증(acrocyanosis) : 손과 발의 부분적인 청색증으로 일반적으로 나타남. 말초순환이 느리고 찬 공기에 노출 시 악화됨
- 입 주위 청색증(circumoral cyanosis) : 입 주위에 생기는 청색증으로 우유를 먹거나 울 때 생기는 것은 비정상적이며 심장기형을 의심할 수 있음
- 할리퀸(Harlequin) 증상 : 신생아를 옆으로 뉘이면 몸의 중앙선을 경계로 하여 바닥에 닿은 부분

은 붉고 윗부분은 창백한 채로 있는 것. 일시적인 현상으로 자율 신경계의 부조화 때문
① 날카로운 고음의 울음은 뇌손상을 의심할 수 있음
④ 생후 24시간 내에 나타나는 황달은 병리적 황달로 교환수혈, 알부민 투여, 광선치료를 필요로 함
⑤ 미숙아의 경우 관절이 이완되고 인위적인 힘에 의해 쉽게 조작되며 늘어져 있음

13. ④ 활로 4징후는 폐동맥 협착, 심실중격 결손, 대동맥 우위, 우심실 비대이다.

14. 심실중격 결손
불필요한 활동을 삼가고 휴식을 취하여 심박출량을 증가시킨다.

15. 선천성 만곡족
- 관찰 즉시 치료 시작해야 함
- 석고 붕대, 쐐기석고 붕대 : 최선의 교정, 위치 유지해야 함
- 수술요법 : 심각한 기형이 동반된 경우에는 반복 수술

16. 선천성 심장질환
선천성 심장질환이 있을 때 체순환에서 산소불포화 혈액이 다른 부분으로 유입될 때 그로 인한 불충분한 조직의 산소 포화로 인한 보상작용으로 적혈구 증가증(다혈구혈증)이 생긴다.

17. 고위험신생아-병리적 황달
광선요법 간호
- 신생아로부터 45~60cm 거리에 전구를 위치시켜 빛이 피부에 흡수되어 빌리루빈을 수용성으로 전환시켜 배설유도
- 노출을 극대화하기 위해 체위를 자주 변경
- 안구 손상 예방 위해 안대 착용하고 고환 가리기
- 빌리루빈이 체외로 배출되면서 묽은 변이 있을 수 있음(회음부 간호 필요)
- 광선으로 인한 체온 상승과 탈수가 있을 수 있으므로 주의 관찰함
- 매일 빌리루빈치 측정함(시각적 황달 사정은 의미 없음)
- 수유 동안에는 안대를 벗겨서 시각적, 감각적 자극을 제공
- 탈수증과 건조 증상을 주의하고 윤활용 기름이나 로션은 피부를 자극시킬 수 있으므로 금기

18. 급성 비인두염의 간호
- 분비물 배액을 위해 상체를 높여줌
- 탈수 예방(선호하는 음료 제공)
- 발열 시 옷을 얇게 입힘
- 비강 폐쇄 시 수유 전 흡인
- 심한 기침 시 진해제 투여
- 충분한 수분섭취를 통한 조직의 통합성 유지
- 실내 습도를 높임으로써 분비물을 묽게 하여 배출을 용이하도록 함
- Reye 증후군과의 관련성 문제로 인해 아스피린은 금기이며, 발열과 통증이 있는 경우에는 acetaminophen 또는 ibuprofen 사용

19. 뇌성마비
- 정의 : 중추 신경계의 손상으로 수의근의 힘이나 조절이 결핍됨
- 특징 : 비진행성 장애, 아동기에 가장 흔한 영구적 신체 불구
  - 지각문제, 언어장애
  - 지능문제가 동반될 수 있음
  - 비정상적인 근육강도와 조절이 특성
③ 저산소증이 가장 중요한 원인임

20. 탈수 증상
- 구강점막 건조, 눈물 생성 저하, 타액 감소, 맥박 상승, 혈압 저하, 쇠약감, 피부 탄력도 저하
- 요비중 증가(1.030 이상), 소변량 감소
- 움푹 패인 눈, 대천문 함몰, 칙칙한 피부색
- 테타니 및 경련(전해질 불균형의 후기 증상)

21. 철분결핍성 빈혈
- 6개월 정도 되면 태아기 때 저장되어 있던 철분이 고갈되므로 그에 따른 철분의 보충이 필요하며, 이때 철분이 적절히 공급되지 않으면 빈혈이 나타날 수 있음
- 장기간의 인공수유는 철 결핍을 가져올 수 있으며 이것을 예방하기 위해서는 철분강화 조제유와 고형식이 첨가를 적절한 시기에 실시하는 것이 중요함
- 급성장기(영아기, 사춘기)에 불충분한 철분 섭취, 설사로 인해 철분 흡수력 저하로 발생할 수 있다.
- Chloramphenicol의 사용과 방사선 조사는 재생불량성 빈혈의 원인이다.

22. 영아 무호흡증(Infantile apnea)
- 정의: 최소한 20초 동안 호흡이 정지되거나 서맥, 청색증, 창백을 수반하는 짧은 무호흡증
- 증상: 근육 긴장 저하, 불규칙한 심박동, 서맥, 청색증, 약하고 느린 맥박
- 치료 및 간호
  - 심폐모니터의 지속적인 관찰
  - theophylline과 같은 호흡 자극제 투여
  - apnea monitor 사용법에 대해 설명

23. 장중첩증
- 3개월~5세 호발, 남아호발
- 주기적이며 극심한 급성 복통(다리를 차거나 복부를 향해 위로 끌어당기는 움직임), 복부팽만, 초반의 담즙 섞인 구토(lower GI obstruction)
- 회결장-회장이 상행성 결장이나 맹장으로 중첩 → 중첩 부위에 허혈(점막출혈로 혈변 → 혈액, 점액이 대변에서 검출), 부종이 생김 → 장 폐쇄 → 오른쪽 상복부에서 압통을 주는 소시지 모양의 덩어리가 만져짐
- 복부 촉진 시 우측 하복부가 비어 있는 것 같은 느낌임
- 바륨 관장으로 겹친 부위를 펴서 고정

24. 흡인
식사 중이었으므로 음식물의 흡인을 의심할 수 있다. 먼저 이물질이 있는지 확인한 후 Heimlich maneuver를 시행하여 이물질을 제거함

25. 강직성 발작
- 양측성 혹은 대칭성으로 나타남
- 자세, 균형, 통합된 운동조절의 결핍이 동반된 긴장과다
- 의도적 운동 시 비정상적 자세와 신체 다른 부분의 움직임이 과도하게 증가됨
- 전형적인 걸음걸이는 몸을 웅크리며, 발은 안쪽으로 굽히고, 다리는 가위 모양으로 교차시켜 걸음
- 팔꿈치, 손목 및 손가락은 굴곡된 자세에서 엄지손가락은 내전되어 있음

26. 급성사구체 신염 간호중재
- 매일 체중, 섭취량 및 배설량(I&O), 활력 징후를 측정
- 영양공급과 식욕증진 : 저염식이
- 급성기 시 침상 안정, 그 이후 점차적으로 적절한 운동 권장
- 부종 부위 피부마찰 방지 위해 잦은 체위 변경
- 요 감소기에는 수분과 염분 제한, 신기능 부전 시 단백질 섭취 제한
- 호흡기 감염 시 접촉 피함(회복기 동안 감염 예방)
- 이뇨제 사용 시 저나트륨혈증과 저칼륨혈증 증상 관찰
- 합병증 관찰

27. 신증후군의 4대 증상
단백뇨, 저알부민혈증, 고지혈증, 부종

28. 아동의 골절 특성
- 움직임이 증가하는 시기이므로 흔하게 발생함
- 성장판, 골단 부위 손상이 호발
- 성장판이 인대보다 약하므로 골절 시 인대 파열 전에 골단 분리가 먼저 발생
- 골막이 성인보다 두껍고 강하며 골격이 유연성 있음
- 성인보다 아동의 골절융합이 빠름
- 구부러지거나 뒤틀리는 골절(greenstick fracture : 생목골절), 팽륜골절이 흔히 발생
- 어릴수록 골절 치유 빠름
- 사정 시 손상부위 부종, 타박상 확인

29. ③ 대동맥 협착 시 하지맥박이 감소된다.

30. 파상풍 환아의 중재
- 어둡고 조용한 환경을 제공하여 자극을 최소화(경련발작 자극 저하를 위함)
- 근육이완제, 진정제 투여
- 수액요법
- 영양 증진
- 응급상황에 대비하여 침상 옆에 인공호흡기, 절개술 등 준비
- 사람에게는 전염되지 않으므로 격리는 필요치 않음

31. 혈우병
혈우병 아동은 출혈예방을 위해 진통제로 아세트아미노펜을 투여한다. 또한 주사 시에는 출혈을 최소화하기 위해 근육주사보다 피하주사를 실시한다.

32. 천식 증상
- 호기성 호흡곤란, 천명음, 기침

- 기관지 부종으로 인한 경련성의 자극적 기침
- 기침 시 시끄러우며 거품이 있는 맑은 가래
- 안절부절못하고 불안한 표정 등을 앞으로 구부린 앉은 자세(호흡근 사용 위해)
- 호흡음이 거칠고 폐 전체에서 잡음 청진
- 반복된 천식발작으로 흉곽은 술통형 흉부(barrel chest)로 변함

33. ② 가와사키 질환은 2세 이하 남아의 발생 빈도가 높고 겨울과 봄에 나타나는 계절적 패턴을 보인다.

34. 편도선 절제술 후 간호
    - 엎드려 눕히거나 옆으로 눕힘(측위/복위) → 분비물 배액 촉진, 흡인 방지
    - 침상 안정, 휴식
    - 기침 금지: 수술 부위 자극할 수 있는 행위는 금지
    - 분비물과 구토물 관찰 : 출혈여부 확인 위해
    - 인후통 완화: 차가운 얼음 목도리(ice collar)나 진통제 투여(직장이나 비경구로 투여)
    - 아스피린 금지: 출혈 성향을 촉진하므로 위험
    - 음식물과 수분 섭취
    - 출혈 징후 사정

35. 당뇨 아동 간호교육
    - 감염 예방을 위한 발 간호, 상처가 나지 않게 하는 등의 교육이 제공되어야 함(자가관리)
    - 감염 시 병원을 방문하도록 함
    - 인슐린 요구량 변화로 갑작스런 저혈당 쇼크를 예방하기 위해 항상 사탕을 가지고 다니도록 교육하는 것이 중요하다.

지역사회간호학

36. 지역사회공동체 유형
    - 생태학적 문제의 공동체: 지리적 특성, 기후 등의 요인으로 동일한 생태학적 문제를 내포하고 있는 집단
    - 문제해결공동체: 문제가 확인될 수 있고 공유하며 해결할 수 있는 범위 내의 구역. 문제 지역뿐 아니라 문제 해결을 위해 지지해주는 정부기관 포함함
    - 대면공동체: 소식이 쉽게 전달되고 서로 친근감과 공동의식 소유, 구성원 간 상호 교류가 빈번하여 소식이 쉽게 전달됨
    - 소속공동체: 감성적 요소를 공유한 지역사회 집단(종친회, 동창회)
    - 지정학적 공동체 : 특별시, 광역시, 시·군·구 등 행정 구역, 보건소 설립 등의 지리적·법적 경계로 정의된 지역사회

37. 지역사회 간호사의 역할 : 변화촉진자
    - 변화상황에 작용하는 방해요인과 촉진요인을 확인
    - 변화를 위한 동기부여에 조력
    - 변화의 수행을 도움
    - 자기 것으로 굳히도록 집단을 도움
    - 대상자의 행동이 바람직한 방향으로의 변화를 촉진하는 역할

38. ② 기능의 일시적, 영구적 손상이나 질병이 있다고 해도 건강할 수 있다.

39. 기획이론
    ④ 기획은 변화지향적이고 동적인 과정이다.

40. 지역사회 간호계획: 수행계획
    간호업무활동을 언제, 누가, 어디서, 무엇을 가지고 할 것인가를 정하는 것
    - 누가: 어떤 지식과 기술을 갖춘 요원이 할 것인가를 계획, 업무 분담
    - 무엇을 가지고: 업무 활동에 필요한 도구와 예산
    - 어디서 활동: 장소에 대해 명확히, 구체적으로 기술
    - 언제 활동: 각 업무 활동 단계마다 시작하고 끝나는 시간을 기록하여 시간표를 작성(연간, 월간, 주간 계획, 특별행사)

41. 결과평가
    - 설정한 장, 단기목표가 얼마나 달성되었는가를 평가하는 과정
    - 단기적 효과: 대상자의 지식, 태도, 신념, 가치관, 기술, 행동 변화 측정
    - 장기적 효과: 이환율, 사망률, 유병률 등 감소 측정
    - 평가 내용
      - 사업의 목적과 목표 달성
      - 사업에 의해 야기된 의도되지 않은 결과는 없는가
      - 사업이 사회적 형평성의 달성에 기여하고 있는가

- 조직과 지역사회의 문제해결 역량이 향상되었는가
- 사업의 전략이 얼마나 효과적인가
- 다른 가능한 대안은 무엇인가 등

42. ② 원인망 모형 또는 거미줄 모형이라고도 한다.

43. 목표설정 기준
- 관련성 : 국가 및 지역사회 정책과 관련성이 있어야 함
- 관찰가능성 : 눈으로 사업이나 일의 성취 결과를 명확히 확인할 수 있는 것이어야 함. 애매한 추상적 표현보다는 행동용어로 표현하면 효과적
- 측정가능성 : 성취된 결과를 양적으로 수량화하여 숫자로 표시하면 정확하게 판단할 수 있음
- 실현가능성 : 문제 성격이 해결 가능한 것인지, 지역사회 자원의 동원가능성 및 제공자의 문제해결 능력은 어느 정도인지 확인하는 것으로 목적은 성취할 수 있을 만큼 실현가능해야 함

44. ③ 1차 보건의료는 개인 또는 집단의 건강 증진과 질병예방 활동이다.
①, ⑤는 2차 예방의료
②, ④는 3차 예방의료

45. 총괄 계약제(총액 계약제)
- 지불자 측과 진료자 측이 진료보수 총액을 정하여 계약을 체결하고 그 총액 범위 내에서 진료를 하고 지불자는 진료비에 구애를 받지 않고 의료의 서비스 이용
- 장점 : 과잉진료 억제, 의료비 절감
- 단점 : 첨단의료기술의 도입 동기 상실, 진료비 교섭에 따른 의료 공급의 혼란

46. ③ 보건진료 전담공무원의 역할은 1차 의료제공자이다.
농어촌 보건의료를 위한 특별조치법 시행령
제14조(보건진료 전담공무원의 업무) 〈개정 2019. 7. 2.〉
② 보건진료 전담공무원은 의료행위 외에 다음의 업무를 수행한다.
1. 환경위생 및 영양개선에 관한 업무
2. 질병예방에 관한 업무
3. 모자보건에 관한 업무
4. 주민의 건강에 관한 업무를 담당하는 사람에 대한 교육 및 지도에 관한 업무
5. 그 밖에 주민의 건강증진에 관한 업무

47. 알마아타 선언
1차 보건의료의 중요성과 핵심 요소에 대한 내용이다. 이 선언의 영향을 받아 한국에도 1차 의료활성화를 위해 보건진료원 제도가 생겨났다. 보건진료원의 역할은 1차 의료제공자이다.

48. 요양급여 비용의 청구를 하고자 하는 요양기관은 건강보험 심사평가원에 요양급여 비용의 심사청구를 한다.

49. 보건의료의 사회경제적 특성
- 구매한 개인과 가족, 대상자가 속한 지역사회에도 편익이 제공된다.
- 소비자의 예측 불가능성
- 건강관리의 서비스는 지불능력이 없는 개인에게도 제공된다.
- 의료공급의 독점성

50. 가정간호사업은 병원생활이 포함되지 않는다.

51. 지역사회중심 재활간호사업 중 간호사는 재활업무에 대한 지역사회 자원 동원, 협조체계 구축에 중점을 둔다.

52. 가계도에 대한 설명이다.

53. 가족간호
가족을 대상으로 하는 간호 시에는 개인의 문제를 가족 전체의 문제로 보아야 한다.

54. ① 건강보균자는 불현성 감염과 같은 상태로 증상이 없으면서 균을 보유하고 있는 상태로 가장 관리하기 어렵고 중요한 보균자이다.

55. 체계이론의 가정
- 가족체계는 그 부분의 합보다 크다.
- 가족체계에는 많은 위계가 있다.
- 가족은 외부체계와의 지속적인 상호작용과 교류를 통하여 변화와 안정 간의 균형을 유지한다.
- 가족체계 일부분이 받은 영향은 다른 부분에 영향을 주며 또 전체 체계에 영향을 준다.
- 가족에게서의 사건은 어떤 원인이 곧 결과가 된

다는 직선적 인간관계보다는 원인이 결과이며, 결과가 원인이 될 수 있는 순환적 관계이다.

56. 보건교육 방법 : 시범

시범은 학습목표가 말이나 토의로는 불가능한 기술의 습득인 경우 교사가 실제로 대상자들에게 전 과정을 천천히 실시해 보임으로써 그들이 따라서 할 수 있도록 하는 방법으로 배운 내용을 실제 적용하기 용이하여 식이요법 교육에 좋다. 그러나 시범을 보일 시설이나 기구가 필요하다는 제한점이 있는데 문제의 보건소에는 조리대 시설이 갖춰져 있으므로 시범이 가능하다.

57. 보건교육 학습내용 선정기준
- 많은 사람에게 영향을 주는 문제 우선
- 건강상 심각한 영향을 미치는 보건문제 우선
- 문제 해결을 위한 교육방법(자식과 가술)이 실현 가능한가를 고려
- 효율을 높이기 위해 경제적 측면 및 인력에 대한 고려
- 대상자가 교육에 대한 관심과 자발성을 가지고 있는가를 고려

58. 토의법
공동학습의 한 형태로서 민주주의 원칙에 기반을 둔 학습법
- 장점
  - 학습자들이 학습목표도달에 능동적으로 참여할 수 있는 기회
  - 자신의 의사를 올바로 전달하는 의사전달능력 배양
  - 반성적인 사고 능력 증진
  - 토의 결과에 따라 의견을 따라감으로 사회성 학습
  - 민주적인 회의 진행 능력
  - 학습자들이 스스로 어떤 문제에 대해 깊이 있는 지식이나 경험을 가져야 되겠다고 생각을 하게 되므로 학습의욕 고취
- 단점
  - 토의를 주관하는 사람이 토론 유도 기술이 없으면 장점을 살릴 수 없음
  - 소극적 참여자가 될 수 있음

59. 인지주의 학습이론
- 주의집중 증가시킴
- 정보자료를 조직화할 때 학습을 증진시킴
- 정보를 관련지음으로써 학습을 증가시킴
- 신기함이나 새로움은 기억력(retention)에 영향을 줌
- 우선적인 것은 기억력에 영향을 줌 : 초기에 많은 에너지를 투입하고 주의를 기울이기 때문에 학습활동의 처음과 마지막을 더 잘 기억하는 경향이 있음
- 각 사람들의 학습유형은 다양
- 새로이 학습한 내용을 다양한 배경에서 적용하는 것은 그 학습의 일반화를 도와줌
- 모방은 하나의 학습방법

③ 인본주의 학습 이론에 관한 설명이다.

60. 지식(암기) → 이해 → 적용 → 분석 → 종합 → 평가

61. 시설과 설비관리
- 위치: 학생 및 교직원들이 이용하기에 편안한 위치 → 일반적으로 교사 본관 1층 중앙에 남향으로 위치함
- 크기: 보통 교실 1칸(66cm), 18학급 이상인 경우 99m 이상으로 설치
- 내부 환경: 수도시설, 조명시설, 응급상황에 필요한 연락장비, 약품 및 얼음 보관을 위한 냉장고, 드레싱 기구 소독을 위한 소독기 등이 갖춰져야 함

보건실의 물품 보관 및 유지관리
- 물품대장의 목록화
- 물품 출고 시 물품원장에 기록(서명, 출고대장에 날짜, 품목, 수량, 사용처, 책임자, 사용책임자 서명 등)
- 물품을 깨끗이 사용하고 매 분기별 또는 월 1회 정기적으로 점검
- 전근, 이동 시 정확히 점검하고 인수·인계하며 인수자와 인계자가 함께 확인·서명
- 결함이 발견되는 즉시 관련부서에 보고하고 정비·보수
- 소모품인 경우, 필요시 물품을 보충

62.
① 저수조의 위생 상태는 1개월에 1회 이상 검사
② 교실의 조명도는 책상면을 기준으로 300Lux 이상이 되도록 할 것
③ 소음: 55dB 이하(교사 내)
④ 이상적인 실내 온도: 18~28℃
⑤ 창의 면적: 전체 바닥면적의 20~25% 이상이 되도록

63. 보건교사의 직무
① 학교보건 계획의 수립
② 학교환경위생의 유지관리 및 개선에 관한 사항
③ 학생 및 교직원에 대한 건강진단 실시의 준비와 실시에 관한 협조
④ 각종 질병의 예방처치 및 보건지도
⑤ 학생 및 교직원의 건강관찰과 학교의사의 건강상담, 건강 평가 등의 실시에 관한 협조
⑥ 신체허약 학생에 대한 보건지도
⑦ 보건지도를 위한 학생 가정 방문
⑧ 교사의 보건교육 협조와 필요시의 보건교육
⑨ 보건실의 시설, 설비 및 약품 등의 관리
⑩ 보건교육의 자료수집·관리

다음의 의료 행위(간호사 면허를 가진 자에 한함)
① 외상 등 흔히 볼 수 있는 환자의 치료
② 응급을 요하는 자에 대한 응급처치
③ 부상과 질병의 악화방지를 위한 처치
④ 건강진단 결과 발견된 질병자의 요양지도 및 관리
⑤ ①~④의 의료행위에 따르는 의약품의 투여
⑥ 기타 학교의 보건관리

64. 학교환경위생 정화구역
① 절대정화구역은 학교 출입문으로부터 직선거리 50미터 이내 지역이다.
③ 상대정화구역은 학교 경계선으로부터 200m 이내 중 절대정화구역을 제외한 지역이다.
④ 교육감은 대통령령이 정하는 바에 따라 학교환경위생정화구역을 설정하여야 하며, 교육감은 정화구역을 설정한 때에는 그에 관한 사항을 특별시장·광역시장 또는 도지사에게 알리고 그 설정일자 및 설정구역을 공고하여야 한다.
⑤ 정화구역 내의 금지행위에 대한 사항은 학교보건법에 명시되어 있으며 이에 따른다.

65. 산업안전보건법(17조 보건관리자의 직무)
- 근로자의 건강관리, 보건교육 및 건강증진 지도
- 물질안전보건자료의 게시 또는 비치
- 사업장 순회점검·지도 및 조치의 건의
- 작업장 내에서 사용되는 전체 환기장치 및 국소배기장치 등에 관한 설비의 점검과 작업방법의 공학적 개선 지도 → 보건관리자가 별표 6 제3호부터 제7호까지의 어느 하나에 해당하는 경우로 한정
- 간호사의 경우 제2호에 해당함

66. ② 콜레라, 장티푸스, 폴리오 등은 토물이나 분변을 통한 소화기로부터 탈출한다.

67.
- 열경련: 바람이 잘 통하는 곳에 이동, 생리 식염수 1~2리터를 정맥주사한다.
- 열피로: 쾌적한 환경으로 이동, 5% 포도당이나 생리식염수 용액을 주입한다.

68. 도수율은 산업재해 발생상황을 파악하기 위한 표준 지표이다.

69. 모자보건의 대상인구가 전체 인구의 50~70%로 인구의 다수를 차지한다.

70. 출산율 = $\dfrac{\text{같은 기간 총 출산아 수}}{15\sim45\text{세 여성수}} \times 1{,}000$

정신간호학

71. ③ 성격의 구조는 이드, 자아, 초자아로 구성된다. 사회의 보편적·도덕적 규범을 수용하도록 하는 성격의 부분이며, 옳고 그름을 판단하는 재판관과 같은 역할을 하는 성격의 구조는 초자아에 해당한다.

72. 대인관계모형
대인관계의 결과 불안이 발생한다. 인정받지 못할 경우 부정적 자아가 발달, 이상행동을 하게 된다. 따라서 환자와 신뢰 있는 관계를 형성하여 환자가 긍정적인 대인관계를 경험할 수 있게 도와주어야 한다.
①, ⑤ 정신분석모형
③ 사회적 모형

73. 초자아
초자아는 부모나 그 외의 외부 영향으로부터 얻어지는 양심, 가치, 도덕으로써 본능을 조절하고 이드를 다스리며 자아와 싸우기도 한다. 의식·전의식·무의식 모두 포함하나 대개 무의식에 속하고 '재판관', '사법부'와 같은 역할을 한다.
초자아가 약하면 반사회적 인격이 될 수 있고, 너무 강할 경우 지나친 금욕주의자나 수치심, 초조가 발생할 수 있다.

74. 정신사회적 발달 이론 - 에릭슨
- 에릭슨은 자신의 성장 경험을 바탕으로 프로이드 이론을 보충
- 전 생애에 걸친 발달단계와 달성해야 할 과제를 제시하고 달성하지 못했을 경우 문제가 발생한다고 보았다.

75. 문화의 이해
문화의 이해는 간호사가 대상자에게 간호를 제공하는 데 필요한 문화적 차이와 유사점에 대한 광범위한 틀을 제공한다. 따라서 치료적 간호중재를 할 때 간호사는 대상자의 사고방식과 감정 및 반응에 영향을 주는 문화를 인지해야 할 필요가 있다. 그리고 문화적으로 다른 대상자에게 간호를 제공할 때는 편견과 비난을 보이지 않아야 하며 수용적 태도를 지녀야 한다.

76. 침묵
대상자가 말을 시작하거나 다시 생각을 할 때까지 중지시키지 않고 기다리는 기간으로 대상자가 자신의 생각을 정리하고 자신의 문제를 알게 해주는 기회를 갖게 해준다.

77. 치료적 의사소통 기법
대상자가 부정적인 반응을 보일 때 도전하지 않고 수용하며 대상자를 혼자 남겨두지 않는 것이 대상자와의 신뢰관계를 형성할 수 있는 방법이다. 대상자의 언어적 표현에 감정적으로 반응하지 않으며 그 상황을 회피하지 않고 대상자가 안정될 때까지 침묵하여 옆에 머물러준다.

78. 치료적 관계의 단계 - 종결기
- 종결에 대한 계획은 활동단계에서 미리 수립되어 있어야 한다.
- 대상자에게 종결로 인한 스트레스가 유발될 수 있음을 인식하고 적응할 수 있도록 지지한다.
- 종결에 대한 대상자의 감정을 표현하도록 격려한다.
- 서서히 상호작용 시간을 줄여나간다.
- 종결에 대한 간호사의 감정도 표현하도록 하되, 대상자에 대한 위로와 동정은 도움이 되지 않으므로 삼간다.

79. 가족요법
- 가족의 강점을 지지한다.
- 지역사회 자원들에 대한 정보를 제공한다.
- 자조그룹 같은 조직에 참여하도록 격려한다.
- 가족구성원이 정실질환자임을 인정하도록 한다.
- 정신질환과 투약에 대한 정보를 제공한다.

80. 지역사회 정신간호의 발달
1953년 Maxwell Jones가 처음으로 '치료적 지역사회'라는 용어를 사용하여 지역사회 정신건강 간호의 기반이 되었다.

81. 위기상담
- 대상자에 대한 신체적, 정신적, 문화적, 사회적, 영적 이해가 필요하다.
- 문제해결에 적극적으로 참여하도록 한다.
- 대상자가 위기상황을 분석하고 감정을 표현하도록 돕는다.
- 대상자를 성장 가능한 존재로 인식한다.
- 필요에 따라 지시적인 역할도 해야 되지만 대상자를 비판하지 않는다.
- 대상자의 감정표현에 적절한 공감과 평온한 모습을 보여준다.

82. 가족중재
- 가족모임을 운영하여 서로 지자를 제공하고 정보 얻도록 한다.
- 감정을 의사소통하는 것에 대한 교육을 제공한다.
- 대상자의 질환과 재발에 대해 조금도 비난하지 않도록 한다.
- 대상자에 대한 부정적인 개인적 언급은 어떤 것이라도 다른 가족에게서 보통 고려하는 수준 이하로 줄이도록 한다.
- 대상자에 대한 개입은 조심스럽게 하도록 한다.
- 대상자의 생활에 대한 광범위한 감시는 대상자의 스트레스와 재발 가능성을 증가시킬 수 있다는 것을 교육한다.

83. 조현병
- 뇌의 기질적 이상은 없는 상태에서 인지, 지각, 감정, 행동과 사회활동 등 인격의 여러 측면에서 장애를 초래하는 뇌기능 장애
- 망상과 환각으로 자아경계의 상실과 현실 검증력의 손상이 있다.
- 스트레스에 대해 취약성을 보인다.

84. 지리멸렬
- 대상자의 경험을 이해하도록 노력한다.
- 연상의 이완 뒤에 숨어 있는 의미를 찾아야 하며 그러한 언어의 양상에 관해 직접적으로 언급한다.
- 애매하고 혼란된 주제가 생기면 당연하게 여기지 말고 재진술 및 명료화를 요청한다.
- 대상자가 초점이 없이 빗나가는 패턴으로 말할 때 주제로 돌아올 수 있도록 중단시킨다.

85. 망상환자의 간호
망상장애 환자는 의심이 많으므로 간호 시에 가장 우선 시되고 중요한 것은 신뢰관계를 형성하는 것이다.

86. 간호진단 - 의사소통장애
① 영양불균형과 관련된 진단 가능
②, ④, ⑤는 자가간호과 관련된 진단 가능

87. 조현병의 양성증상
- 환각
- 망상
- 와해된 언어
- 연상의 이완
- 괴상한 행동

88. 피해망상
다른 사람이 자신 또는 자신과 가까운 사람에게 의도적으로 피해를 주고 있다는 망상(피해망상, 독약망상, 추적망상, 조종망상)으로 다른 이에 대한 공격행동으로 이어질 수 있다.

89. 조증 환자의 증상
- 팽창된 자존심과 과대성(죄의식, 창피스러움, 부족감에 대한 부정반응)
- 감소된 수면욕구
- 평소보다 말이 많고 계속 지껄이려는 압력
- 사고의 비약, 분주하다는 주관적 경험·산만
- 목적지향적 활동의 증가
- 쾌락활동에 과도한 몰두
- 조증 환자는 피로를 느끼지 못한다. 이로 인해 탈수, 영양 결핍, 체중감소 등의 생리적 변화가 발생할 수 있으므로 주의 깊게 관찰해야 한다.

90. ⑤ 조증 환자의 과다행동에 대해서는 적절하게 제한을 하고 건설적인 방법으로 에너지를 발산할 수 있도록 도와주는 것이 중요하다. 자극을 줄여주고 안정되고 차분한 환경을 만들어 주는 것이 중요하다.

91. 자살위협(suicide threat)
실제적인 자살행동 전에 나타나는 언어적, 비언어적 자살단서, 자살에 대한 양가감정의 표현이며 도움을 요청하는 표현이다.

92. 항우울제
- 삼환계항우울제(TCAs)
  Amitriptyline(Elavil), Clomipramine(Aiifranil)
- MAO억제제(모노아민 억제제)
  티라민 함유식품과 병용 시 고혈압 위험
- SSRI : Anafranil, Prozac, Zoloft

93. 공포장애
어떤 특정한 대상이나 상황에 대한 두려움을 느낀다. 내적 불안요소가 외계의 어떤 대상으로 투사, 전치되어 나타난다(광장공포증, 특정공포증, 사회공포증 등).
①, ⑤ 강박장애
③ 불안
④ 건강염려증

94. 공황장애
- 예기치 못한 반복적인 공황발작
- 최소한 1개월 이상 다른 공황발작이 일어날까봐 지속적으로 염려한다.
  - 집에만 머무르려 할 수도 있음, 사회적 고립
- 최소한 2회 이상의 예기치 못한 공황발작이 있다.

95. 강박장애
강박장애는 자신의 의지와는 무관하게 반복되는 강박적 사고나 행동 장애로, 불안을 강박행동으로 감소시키며 대상자는 자신의 사고와 행동이 비합리적이라는 것을 알고 있지만 조절하기가 힘들다. 비합리적인 사고와 행동 때문에 사회적 기능 장애가 초래된다.

96. 불안장애의 특성
① 불안으로 인한 심리적 위축행동, 불안이 생리적으로 표출되는 신체화가 나타난다.
② 걱정과 불안으로 인해 일상생활에 방해를 받기

는 하지만 현실을 인식하는 현실검증에 문제가 있는 것은 아니다.
③ 증상에 대한 중재뿐 아니라, 증상이 없어지더라도 다음 스트레스에 정상적으로 대처할 수 있는 대처방법이 필요하다.
④ 불안으로 인해 집중이 어렵고 쉽게 놀라며 운동성 긴장이 있고 잠들기 어려움, 두려운 일이 일어나면 어쩌나 하는 공포 등이 나타난다.
⑤ 치료받지 않으면 지속되거나 재발된다.

97. 전환장애
① 심리적인 반응양식으로, 특정한 목적이 있으나 인위적으로 일어나는 것은 아니다(무의식적).
② 증상으로 인해 자신의 내적 긴장 해소와 주위 관심끌기라는 심리적 이득을 얻을 수 있다.
③ 무의식적으로 일어나는 행위이므로 스스로 심리적 원인임을 인식하지 못한다.
④ 신경학적 또는 내과적 질환에 기인하지는 않으나, 하나 이상의 신경학적 증상이 나타난다.
⑤ 극적인 증상 자체로 자기의 내적 긴장을 풀 수 있고(1차적 이득), 극적 증상으로 대상자가 원하지 않는 특별한 행동을 하지 않을 수 있는(2차적 이득) 등의 이득을 얻을 수 있다.

98. 인격장애 간호
- 환자에 대한 잘못된 편견을 없앤다.
- 환자의 말에 경청하여 안정감을 갖게 한다.
- 사회에서 용납될 수 없는 행동에 대해 일관성 있고 확고한 제한을 설정한다.
- 행동이 일어난 후에는 사무적인 태도, 엄격하고 단호한 태도로 그 결과를 수행한다.
- 심한 꾸중이나 설교형태의 이야기는 삼간다.
- 환자가 좌절을 일으키는 원인이 무엇인지를 스스로 발견하도록 격려한다.
- 바람직한 행동 뒤에는 어떤 형태로든 긍정적인 보상을 주지만 환자의 능력을 과대평가하는 것은 좋지 않다.

99. 회피성 인격장애
- 특징: 대인관계 접촉이 필요한 모든 상황에서의 회피와 사회적 억압
- 정서: 걱정이 많고 우울, 불안장애, 분노가 함께 나타나기도 한다.
- 자아성: 자존감이 낮다.
- 행동: 매우 조심스럽고 타인이 자신을 평가하는 것에 집착, 타인이 자기를 거부하지 않을까 너무 신경을 곤두세운다.
- 대인관계: 관계형성을 원하나 해내지 못하고 사회공포증을 일으킬 수 있다.
- 방어기전: 환상

100. 성기능부전
- 성적 흥분장애 : 성 행위에 대한 신체적 반응을 유지하는 데 완전히 또는 부분적으로 그리고 지속적이거나 반복적으로 실패한다.
- 성 혐오장애 : 성 파트너와의 성기접촉을 지속적이거나 반복적으로 회피하거나 극도로 혐오한다.
- 성교 동통증 : 성교가 일어나기 전, 중, 후에 지속적이거나 반복적으로 성기관의 통증을 경험한다.
- 조루증: 성기를 삽입하기 전이나 직후 대상자가 사정을 원하기 이전에 최소한의 성적자극으로 사정이 일어난다.
③ 성욕감퇴장애에 대한 설명이다.

101. 물질의존
- 원래 의도했던 것보다 더 많은 양의 물질을 오랫동안 사용한다.
- 물질사용을 중단하거나 조절하려고 노력하지만 뜻대로 되지 않는다.
- 물질사용으로 인해 신체적, 정신적 문제가 생긴다는 것을 알면서도 중단하지 못한다.
- 물질사용으로 인해 사회적, 직업적 역할에 지장을 받거나 취미, 여가활동을 줄이게 된다.
- 내성과 금단증상이 나타난다.
- 반복적인 물질사용으로 법적 문제를 야기한다.

102. 바비튜레이트 금단증상
가벼운 증상으로 불안, 불면, 악몽이 나타날 수 있으며 심할 경우 대발작 경련, 정신병 상태, 고열, 사망에 이를 수 있다.

103. 알코올 의존 간호
- 자신의 감정에 대해서 정직하게 표현하도록 격려한다.
- 환자와 자존감을 증진시키도록 돕는다.
- 환자가 금주를 시작하려고 할 때에 가족이 돕고 칭찬한다
- 알코올 의존은 하나의 질환이지 도덕적 문제가 아니라고 이해시켜 부정을 제거하고 죄책감을 감소시킨다.

104. 치매환자 간호

치매환자의 가장 큰 특징은 지남력 장애(시간 → 공간 → 사람 순으로 진행)이고 간호사는 이에 대해서 Orientation(지남력)제공을 해야 한다. 이외에도 기억력 장애로 인해 자주 잊어버리는 일에 대해서는 자세히 차근차근 되풀이해서 일러주어야 하며 일관성 있는 태도로 환자를 대한다. 환자가 안심할 수 있는 태도로 공감적인 접근과 수용이 필요하다.

105. 기질적 인지장애

인식가능 및 인지장애, 감정변화 및 충동성, 의식장애, 작화증 등

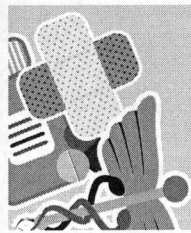
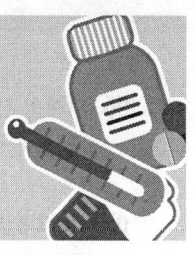

제2회 모의고사 3교시

· 간호관리학
· 기본간호학
· 보건의약관계법규

1.	2.	3.	4.	5.	6.	7.	8.	9.	10.
①	③	④	②	①	③	①	②	②	④
11.	12.	13.	14.	15.	16.	17.	18.	19.	20.
⑤	③	③	④	②	③	⑤	②	②	③
21.	22.	23.	24.	25.	26.	27.	28.	29.	30.
④	③	②	③	①	③	③	③	⑤	②
31.	32.	33.	34.	35.	36.	37.	38.	39.	40.
②	⑤	⑤	②	③	②	③	④	④	①
41.	42.	43.	44.	45.	46.	47.	48.	49.	50.
①	④	④	③	②	③	④	⑤	④	②
51.	52.	53.	54.	55.	56.	57.	58.	59.	60.
③	③	③	③	②	②	③	④	④	③
61.	62.	63.	64.	65.	66.	67.	68.	69.	70.
①	①	④	②	①	①	⑤	③	⑤	⑤
71.	72.	73.	74.	75.	76.	77.	78.	79.	80.
④	③	③	①	④	③	②	①	⑤	①
81.	82.	83.	84.	85.					
①	⑤	⑤	②	③					

간호관리학

01. 세계보건기구(WHO)의 설립목적
세계 온 인류의 건강을 가능한 한 최고 수준에 도달하게 하기 위함이다.

02. 영국의 간호
엘리자베스 1세 때 개정된 구빈법은 현대 사회보장제도의 기초가 되었다.

03. 조선시대-의녀제도
④ 의녀들은 국가기관에 소속되어 있었으므로 장소가 한정되어 전문교육을 받고난 이후에도 자유로이 활동할 수 없었다.
⑤ 의녀의 신분은 관비(최하위급)출신이었다.

04. 근대와 간호-자선간호단
자선간호단(16~17세기, 성빈센트 드 폴이 창설)은 병원개선과 자선간호를 통해 사회개혁을 실시한 체계적 단체로써 간호의 암흑기를 현대간호의 시대로 연결하는 역할을 하였다.

05. 기사간호단
② 성 나자로 기사간호단의 나환자 간호
③, ④ 전쟁과 간호를 동시에 하면서 오늘날의 엠블런스 서비스 제공
⑤ 성 메리 기사간호단은 자선사업과 행려병 중에 있는 산모와 아이들을 돌봄

06. 세계의 간호-초기 기독교 간호
③ 중세 시대에 해당한다.

07. 1962년 의료법 개정
① 1962년 : 간호사 면허 국가고시 실시
② 1973년 : 보건, 마취, 정신 간호사의 업무 분야별 간호사로의 인정
③ 1973년 : 간호고등기술학교 폐지
④ 1979년 : 간호전문대학 개설
⑤ 1973년 : 간호사의 보수교육 명문화

08. 생명윤리의 원칙 적용
- 자율성 존중의 원칙 : 환자는 수술 후 아프다는 이유로 스스로의 선택과 결정 하에 조기이상을 하지 않고 있다.
- 선행의 원칙 : 환자는 수술 후 조기이상의 환자의 회복을 돕기 위한 적극적이고 긍정적인 방법이자 해나 악(수술 후 합병증 우려 등)을 가하지 않는 것이라고 여겨 이를 격려하였다.

09. 정의의 원칙
분배적 원칙으로 공평한 간호제공, 의료자원의 분배 등이 해당한다.

10. ④ 비밀유지의 의무는 신의의 규칙과 가장 관련이 깊다.

11. 면허제도의 목적
- 의료인으로서 최소한의 능력을 국가, 사회가 합법적으로 인정하는 것(가장 포괄적 목적)
- 전문적인 실무능력을 사정하고 측정할 수 있는 근거
- 대중을 무능력한 간호사들로부터 보호
- 전문 인력 파악을 위한 통계적 정보

12. 명목집단 기법(Normal group technique)
- 대화나 토론 없이 개인의 의견을 제출하고 구성원 간에 토론을 거쳐 투표로 의사결정
- 장점 : 타인의 영향을 받지 않고 자유롭게 사고하고 토론하여 의사 결정
- 단점 : 한 번에 한 가지 의사 결정밖에 할 수 없음

13. 간호사 윤리강령 제정 목적
- 간호사의 자율적인 통제의 표준을 사회에 알리고 구성원들에게 지키도록 권유하기 위함
- 급격한 의료 환경 변하에 대처하기 위함
간호사의 의사결정 판단의 근거가 되게 하기 위함
(법적 근거는 아님)

14. 간호수가 – 포괄수가제
질병군에 따라 미리 책정된 정액 진료비를 지급하는 제도

15. 목표관리이론
① 조직구성원 한사람에 대해 미리 일정기간(대개 6개월~1년 정도로 단기적임)의 목표를 설정한다.
② 목표 관리에서는 목표 달성의 시간적 구분과 제한이 명확하여야 한다.
③ 전통적인 관리방법은 일방적인 통제에 의해 이루어져 왔으나 MBO에서는 하위자의 참여를 통한 민주적인 방법으로 개선되었다.
④ 목표는 구체적이어야 한다.
⑤ 상급자와 하급자가 함께 협의 하에 목표를 정한다.

16. ③ 규칙이란 조직의 구성원들이 특별한 상황에서 행해야 할 것과 금해야 할 것을 알려주는 명확한 지침이다.

17. 간호 전문직의 특성
- 과학인 동시에 예술이다.
- 법적, 도덕적 책임을 이행한다.
- 능숙성을 보인다.
- 직업에 헌신한다.
- 업무결과에 책임을 진다.
- 독립적으로 행동하는 권한과 자율성을 갖는다.
- 건강전문인과 협동한다.
- 단체를 조직하여 활발한 활동으로 고유문화를 형성한다.

18. 전문직의 재사회화과정 모델 – 베너
- 전문기술이 부족한 신규간호사가 고도의 전문기술을 가지는 전문가로 발전하는 사회화의 과정을 기술함
- 각 단계
  1 단계: 초심자(novice)
  2 단계: 신참자(advanced beginner)
  3 단계: 적임자(competent)
  4 단계: 숙련가(proficient)
  5 단계: 전문가(expert)

19. 관료제의 특징
- 막스 베버(Max Weber 1864~1920)에 의해 주창
- 합리적 법적 권한에 기초를 둔 관료제 모형
- 인간보다는 규칙을, 호의보다는 능력을 중요시
- 조직 목표 수행을 위해 권위의 구조를 강조

관료제에서는 계층에 따른 분업화를 강조하고 각 계층에 대한 책임과 권한을 구체적으로 규정한다.

20. 상황이론
상황이론은 조직의 외부환경이 조직과 하위 시스템에 미치는 영향이 어떠한지를 설명하려는 이론으로 조직을 관리하는 데 있어서 가장 이상적이고 유일한 방법이란 없다는 입장을 취하며, 상황에 따라 관리 기법이 변해야 한다는 입장이다.

21. 미군정기 때의 간호(1945~1948)
① 1951년
② 1952년
③ 1946년 간호교육제도가 개편되면서 간호부양성소가 폐지되고 고등간호학교로 개칭되면서 최저 중학 4년 졸업자가 입학조건이 되었다.
⑤ 1914년 간호 면허제도가 제정되면서 간호사와 조산사의 면허에 관한 사항이 규정되었다.

22. 의무론
①, ②, ④, ⑤는 공리주의에 대한 설명이다.

23. 협상
① 상대방의 태도보다는 내용에 초점을 둔다.
③ 개인의 행동보다는 문제에 초점을 둔다.
④ 강압적인 태도는 목적달성에 악영향을 끼친다.

24. 조직의 구조적 변수
- 공식화: 조직 내의 직무의 표준화 정도
- 집권화와 분권화: 조직계층, 상하 간의 권한 분배, 즉 의사결정의 집중도에 의한 분류
- 복잡성: 조직의 분화 정도로 조직의 하위 단위로 세분화 되는 과정이나 상태

25. 라인 - 스태프(line-staff) 조직
- 계선막료조직이라고도 한다.
- 의사결정의 독단을 막을 수 있으며 조직의 합리적 의사결정을 돕는다.
- 명령통일의 원칙과 전문화 원칙이 조화로운 조직

이며, 경영관리 기능의 복잡하에 대응할 수 있는 조직이다.

26. 인사
조직의 목표를 효율적으로 달성하기 위해서 조직의 인력자원을 계획, 확보, 활용, 보존할 뿐 아니라 이들의 업무나 행동에 대해 보상과 개발에 이르기까지 노사관계를 위시한 모든 기능과 활동을 포함한다.

27. 배치·이동의 원칙 - 적재적소주의
개인이 소유하고 있는 능력과 성격 등을 고려하여 최적의 직위에 배치하여 최고의 능력을 발휘하게 하는 것

28.
③ 팀 간호방법은 병동을 몇 개의 팀으로 나누고 팀은 팀 리더인 간호사, 팀원 간호사, 보조인력으로 구성되어 함께 일하는 방법으로 집담회를 통한 의사소통으로 양질의 간호제공이 가능하다.

29. 의료의 질 구성요소
- 효과성(effectiveness)
- 효율성(efficiency)
- 기술수준(technical quality)
- 접근성(accessibility)
- 가용성(availability)
- 적정성(optimality)
- 합법성(legitimacy)
- 지속성(continuity)
- 형평성(equity)
- 이용자 만족도

30. 내용이론 - Alderfer의 ERG 이론
- 3가지 욕구
  - 존재욕구(Existence): 배고픔, 목마름 등과 같은 생리적 물질적 욕구, 조직에서는 임금이나 작업 조건에 해당
  - 관계 욕구(Relatedness): 안전 욕구, 소속 및 애정 욕구, 존경 욕구와 유사 조직에서는 타인과의 대인관계와 관련된 것을 포괄
  - 성장욕구(Growth): 자아실현 욕구, 존경 욕구에 해당하는 것으로 창조적 개인적 성장을 위한 개인의 노력과 관련된 욕구
- 특성
  - 욕구 충족의 과정은 하위단계에서 상위단계로 진행

- 상위 욕구가 좌절되는 경우 하위 욕구를 추구
- 개별적인 충족보다 통합적인 욕구 충족을 강조
- Maslow 이론보다는 신축성이 있고 개인차 인정

31. 환자간호전달체계-모듈방법

1차 간호와 팀 간호의 속성이 함께 있는 방법으로 전문직 간호사와 간호보조인력의 2~3명의 간호 직원이 팀이 되어 8~12명의 정해진 환자에 대해 입원 시부터 퇴원 후까지 책임을 짐

32. 총체적 질관리(TQM)

소수의 부분이 아닌 모든 사람의 업무수행을 포괄적으로 개선하기 위함이다.
②, ③, ④, ⑤ 과정에 관련되는 모든 사람이 관리에 참여한다.
또한 결과에 영향을 주는 모든 진행과정과 사람을 향상시키도록 수평적으로 초점을 두고 검토한다.

33. 간호기록의 목적

- 의사소통 : 환자의 정보를 정확하게 교환할 수 있는 의사소통의 수단
- 법적 증거 : 정확한 기록은 실수로 인한 소송을 예방할 수 있고 적절한 예방책이 됨

통계 및 연구

- 교육
- 질 향상 : 대상자의 기록을 정기적으로 검토하는 것은 병원 서비스의 질 평가 기본

34. 간호단위 내 안전관리

보호자가 환자 옆에 있어도 주의를 기울이고 낙상을 예방하기 위한 간호를 시행하여야 한다.

35. ③ 후광효과는 어떤 한 요소에 대한 평가자의 긍정적인 판단이 다른 평가 요소에도 긍정적인 영향을 주는 것이다.

기본간호학

36. Freud의 심리성적 발달 단계

단계	발달 내용
구강기 (출생~1세)	영아는 빨고, 물고 씹고 하는 구강활동을 통해서 가장 큰 만족감을 얻음
항문기 (1~3세)	배설물을 참는 것과 배설하는 데에서 기쁨을 느끼며, 이 시기의 쾌감의 근원은 항문부위이고 배변훈련은 아동의 성격에 지속적인 영향을 미침
남근기 (3~6세)	생식기가 즐거움의 대상이 됨, 아동은 성별의 차이를 알며 동성의 부모를 경쟁자로 보게 되고 오이디푸스 콤플렉스, 일렉트라 콤플렉스, 남근에 대한 부러움, 거세불안이 나타나나 동성의 부모를 동일시함으로써 적절한 역할을 습득하여 양심이나 자아상을 발달시켜 나감
잠재기 (6~12세)	이전의 성적 충동과 관심이 감소하며 신체적, 정신적 활동력은 지식획득과 활발한 놀이로 전환되고 사회적 역할 익히기 시작함
생식기 (12세~)	생식기의 성숙과 성 호르몬 분비와 함께 사춘기가 시작됨

37. MASLOW 욕구 단계

- 안전과 안정의 욕구: 활동, 탐구, 물리적, 사회적, 심리적 환경의 안전 등을 추구
- 수술 및 검사를 앞두고 불안해하는 환자에게 이에 대해 설명해줌으로써 환자의 불안을 경감시켜 주고 안정감을 제공함

38. 객관적 자료(=징후, 공개된 자료)

- 관찰 가능하고 측정 가능한 사실
- 활력징후, 신체 지표, 주관적 자료의 검증
  - 신체검진: 시진, 촉진, 타진
  - 행위의 관찰: 대상자가 하는 것을 실제로 봄
  - 의무기록: 질병력, 검사 결과, 진단적 자료 및 의사의 치료계획 등
  - 기타 자원: 건강 관리팀 요원, 가족 및 친지의 정보, 간호 및 의학 문헌 고찰

39. 간호계획 – 목표 설정

간호목표는 대상자 중심으로 관찰 가능하고 측정 가능하도록 구체적으로 서술하며 기간의 제한을 설정해야 함

40. ① 간호 대상자에게 효과적인 의사소통 방법으로는 환자에게 진지한 태도를 보이고, 환자의 말에 귀를 기울여서 듣고, 대화하는 동안 계속 환자를 관찰하고, 적절하게 침묵을 사용하는 것이다.

41. 수행
- 간호 지시뿐만 아니라 의학적 지시 수행
- 간호계획의 실행
- 간호사의 대인관계기술
- 간호에 대한 환자의 반응확인

42. 혈압 측정
대퇴혈압의 이완기압은 팔의 혈압과 비슷하지만 수축기압은 10~40mmHg 정도 더 높을 수 있음

43. 각막반사
- 대상자는 위를 보도록 하고 옆쪽에서 시작하여 각막에 솜털을 대어 눈이 깜박이고 눈물이 흐르는지 검사
- 정상소견은 각막반사(+)

44. 벤츄리 마스크
정확한 농도의 산소 투여 가능, COPD 환자에게 이용

45. 흡인 시 유의점
- 카테터의 삽입 길이 : 구강인두의 위치(대상자의 코에서 귓불까지이며 약 13cm)
- 카테터의 굵기 : 흡인경로 지름의 1/2
- 총 흡인 시간이 5분을 초과하지 않도록
- 무균법 시행
- 카테터 삽입 동안은 흡인 금지(점막 손상 예방)
- 카테터 삽입 시부터 제거 시 10~15초 이내(저산소증 위험)
- 필요 이상의 잦은 흡인은 오히려 기침반사 억제함
- 흡인 전후로 100% 산소 공급

46. 비위관 삽입
비위관의 위치를 확인하는 가장 정확한 방법은 비위관을 통해 흡인된 액체의 산도(pH 4)를 확인하는 것임

47.
① 지단백 형태로 운반되는 것은 지방이다.
② 인체조직을 생성, 유지, 재생시키는 것은 단백질이다.
③ 칼로리를 제공하여 인체 내 단기에너지로 사용되는 것은 탄수화물에 대한 설명이다.
⑤ 수용성 비타민은 체액을 통해 배설되나 장내 내용물 부피를 형성하진 않는다.

48. 일반소변 수집방법
- 특별한 소독조치 없이 청결용기에 수집한다.
- 요도구와 주변조직을 소독하고 수집하는 것은 청결수집 검체물(중간소변)이다.

49. 변비 간호중재
하제와 대변완화제를 규칙적으로 사용할 시 오히려 변비가 심해질 수 있다.

50. 배변
① 직장 내압은 20~24mmHg이었던 것이 배변 시 힘을 가하면 직장 내압이 120~200mmHg로 상승한다.
② 복부 수축, valsalva 수기, 항문 외괄약근은 자의적(수의적) 조절이 가능하다.
③ 배변하는 동안 복벽근은 수축되어 배변할 수 있는 압력을 형성한다.
④ 교감신경은 장의 연동 운동을 느리게 하고 부교감신경은 연동 운동을 활성화한다.
⑤ 장기침상환자는 만성변비의 위험성이 있다.

51. 정맥
- 정맥주사 부작용 : 국소감염, 조직침윤, 정맥염, 순환과잉, 감염 등
- 종창 및 냉감의 조직침윤 시 주사부위를 마사지 함

52. 회음부 간호

행위	1. 배횡와위를 취하도록 함 2. 엉덩이 밑에 방수포를 감 3. 무릎 구부리고 다리 벌리게 함 4. 장갑을 낄 것 5. 음순의 주름 사이사이를 치골부위에서 항문 쪽으로 향하여 닦기, 절대로 전에 한 번 닦았던 부분으로 되돌아가지 않음(대음순 → 소음순 → 요도구/질구) 6. 만약 유치도뇨관을 가지고 있으면 도뇨관의 외부(특히, 생식기 접하는 부분을 닦아내기
근거	1. 회음부에 쉽게 접근 가능한 체위임 2. 세척하는 동안 물이 흐를 수 있으므로 3. 세척할 부분 노출 4. 혈액이나 분비물과의 접촉 방지 5. 덜 오염된 부위에서 더 많이 오염된 부위로 세척함 6. 방광으로의 상행성 감염을 일으킬 수 있는 미생물 성장을 줄임

53. 부동으로 인한 근골격기능 변화
- 근육량 상실: 사용하지 않음으로 인해 근육 크기가 줄어들고 위축됨
- 관절경축: 근육의 위축, 근섬유의 단축으로 관절이 굴곡되고 고정되어 ROM 감소
- 골다공증: 뼈의 재흡수를 증가시키고 뼈에서 칼슘을 방출하여 혈액 속으로 빠져나와 뼈의 치밀성이 감소되어 병리적 골절 위험 증가
- ③ 뼈의 무기질화 증가는 칼슘이 많아지는 것을 의미하므로 적절하지 않음

54. 외전 방지
대퇴의 외회전 예방하기 위해 대전자 두루마리(trochanter roll), 모래주머니를 사용함

55. 등척성 운동의 특징
등척성 운동은 정적인 운동으로서 근육 수축은 일어나지만 부하가 없고, 전체 근육의 길이가 변하지 않는 운동이다. 흔히 무산소 운동, weight 운동을 의미한다.

56. 안전사고 예방
① 질식 - 특히 영유아를 주의 깊게 관찰해야 한다.
③ 낙상 - 밝은 조명을 사용하여 낙상 위험을 줄인다.
④ 감전 - 전선을 노출시키지 않고 파손 여부를 확인한다.
⑤ 중독 - 아동의 손에 닿지 않는 곳에 약물을 보관하는 것이 중요하다.

57. ⑤ 억제대 사용 목적은 낙상과 같은 대상자의 안전사고에 대비하고, 대상자의 움직임을 제한함으로써 안정된 치료를 받고, 어린이나 혼돈 상태에 있는 대상자의 자해 위험을 감소시키고, 공격적인 대상자가 다른 사람에게 상해를 입히는 것을 방지하기 위함이다.

58. 우울(Depression)
- 더 이상 병을 부인하지 못하며 극도의 상실감과 우울증이 나타남
- 말수가 줄어들고 가장 가까운 사람이나 좋아하는 사람들과 같이 있기만을 원함
- 이때 간호사는 환자가 같이 있기를 원하지 않는다는 것으로 알고 방문 횟수를 줄이면 안 되며 진심으로 간호해 주는 사람이 있다는 것을 인식시켜 주어야 함

59. 상처의 종류
① 개방성 상처: 피부나 점막에 손상을 입은 상처
② 표재성 상처: 피부의 표피층에만 국한된 상처
③ 감염된 상처: 상처 부위에 병원균이 존재하는 상처
⑤ 찰과상: 마찰로 인해서 피부표면이 긁히거나 벗겨지는 우연한 손상 또는 의도적 피부과적 치료

60. 욕창발생 위험 요소
- 영양부족 및 빈혈: 저단백혈증, 빈혈 등
- 고령
- 습기: 변실금, 요실금(습한 피부조직은 탄력성이 감소하고 압력과 마찰에 의해 쉽게 상해를 받게 됨)
- 피부감각 부재: 압력에 대한 불편감 부재
- 부동: 3시간 이상 신체 제한일 때 위험
- 혈압 및 혈관 질환: 쇼크로 저혈압, 당뇨병 등은 모세혈관에 손상 줌
- 발열: 조직의 대사요구량 증가, 발한 동반
- 신경계 문제, 근골격계 문제, 심한 기동성 장애 환자, 노인 환자에게 위험성이 높음

61. 병원감염 예방
예방적으로 다양한 항생제 사용 시 항생제에 대한 내성이 생길 수 있으므로 적절하지 않다.

62. 자비소독
자비소독은 소독할 물품을 물에 잠긴 상태에서 100°C에서 10~15분간 가열하는 것으로 특별한 소독 준비 없이 가열도구만 있으면 되므로 집에서 쉽게 사용 가능하다.

63. 호스피스의 목적은 임종 6개월 이내의 말기 암환자의 육체적·정신적 고통을 완화하고 남은 시간을 소망과 기쁨의 시간으로 지낼 수 있도록 삶의 질을 높이며 대상자 및 가족이 마음의 평형을 갖도록 하는 것이다.

64. 간호활동의 종류는 독자적 간호활동, 상호의존적 간호활동, 의존적 간호활동이며 독자적 간호중재에는 이완요법과 마사지가 포함된다.

65. 체위배액에 적절한 시기는 아침식사 전, 점심식사 전, 늦은 오후, 잠자기 전이다.

보건의약관계법규

66. 보건의료기본법 제24조(보건의료자원의 관리 등)
  ① 국가와 지방자치단체는 보건의료에 관한 인력, 시설, 물자, 지식 및 기술 등 보건의료자원을 개발·확보하기 위하여 종합적이고 체계적인 시책을 강구하여야 한다.
  ② 국가와 지방자치단체는 보건의료자원의 장·단기 수요를 예측하여 보건의료자원이 적절히 공급될 수 있도록 보건 의료자원을 관리하여야 한다.
  보건의료기본법 제25조(보건의료인력의 양성 등)
  국가와 지방자치단체는 우수한 보건의료인력의 양성과 보건의료인력의 자질 향상을 위하여 교육 등 필요한 시책을 강구하여야 한다.
  제27조(공공·민간 보건의료기관의 역할 분담 등)
  ① 국가와 지방자치단체는 공공보건의료기관과 민간 보건의료 기관 간의 역할 분담과 상호협력 체계를 마련하여야 한다.
  ② 국가와 지방자치단체는 제4조 제2항에 따른 기본적인 보건 의료 수요를 충족시키기 위하여 필요하면 공공보건의료기관을 설립·운영할 수 있으며, 이에 드는 비용의 전부 또는 일부를 지원할 수 있다.
  ③ 국가와 지방자치단체는 공공보건의료를 효율적으로 운영하고 관리하기 위하여 필요한 시책을 수립·시행하여야 한다.
  ④ 공공보건의료기관의 설립·운영 등 공공보건의료에 관한 기본적인 사항은 따로 법률로 정한다.
  보건의료기본법 제28조(보건의료 지식 및 기술)
  ① 국가와 지방자치단체는 보건의료 지식과 보건의료 기술의 발전을 위하여 필요한 시책을 수립·시행하여야 한다.
  ② 보건복지부장관은 효율적인 보건의료서비스를 제공하기 위하여 새로운 보건의료 기술의 평가 등 필요한 조치를 강구하여야 한다.

67. 국민건강증진법 제25조(기금의 사용 등)
  ① 기금은 다음 각 호의 사업에 사용한다.
    1. 금연교육 및 광고, 흡연피해 예방 및 흡연피해자 지원 등 건강관리사업
    2. 건강생활의 지원사업
    3. 보건교육 및 그 자료의 개발
    4. 보건통계의 작성·보급과 보건의료관련 조사·연구 및 개발에 관한 사업
    5. 질병의 예방·검진·관리 및 암의 치료를 위한 사업
    6. 국민영양관리사업
    7. 구강건강관리사업
    8. 시·도지사 및 시장·군수·구청장이 행하는 건강증진사업
    9. 공공보건의료 및 건강증진을 위한 시설·장비의 확충
    10. 기금의 관리·운용에 필요한 경비
    11. 그 밖에 국민건강증진사업에 소요되는 경비로서 대통령령이 정하는 사업

68. 지역보건법 제23조(건강검진 등의 신고)
  ①「의료법」제27조 제1항 각 호의 어느 하나에 해당하는 사람이 지역주민 다수를 대상으로 건강검진 또는 순회 진료 등 주민의 건강에 영향을 미치는 행위(이하 "건강검진 등"이라 한다)를 하려는 경우에는 보건복지부령으로 정하는 바에 따라 건강검진 등을 하려는 지역을 관할하는 보건소장에게 신고하여야 한다.
  ② 의료기관이「의료법」제33조 제1항 각 호의 어느 하나에 해당하는 사유로 의료기관 외의 장소에서 지역주민 다수를 대상으로 건강검진 등을 하려는 경우에도 제1항에 따른 신고를 하여야 한다.
  지역보건법 시행규칙 제9조(건강검진 등의 신고)
  ① 법 제23조에 따른 신고는 건강검진 등을 실시하기 10일 전까지 별지 제1호 서식의 건강검진 등 신고서를 관할 보건소장(보건의료원장을 포함한다. 이하 같다)에게 제출하는 방법으로 하여야 한다. 이 경우 관할 보건소장은「전자정부법」제36조 제1항에 따른 행정정보의 공동이용을 통하여 의료기관 개설허가증 또는 의료기관 개설신고증명서(의료기관만 해당한다)와 의사·치과의사 또는 한의사 면허증을 확인할 수 있는 경우에는 그 확인으로 첨부자료의 제공을 갈음할 수 있고, 신고인이 자료 확인에 동의하지 않는 경우에는 해당 자료를 첨부하도록 한다.
  ② 보건소장은 제1항에 따른 건강검진 등 신고서를 제출받은 날부터 7일 이내에 신고의 수리 여부를 신고인에게 통지해야 한다. 이 경우 신고를 수리하는 때에는 별지 제1호의2 서식의 건강검진 등 신고확인서를 발급해야 한다.

69. 지역보건법 시행령 제8조(보건소의 설치)

① 법 제10조에 따른 보건소는 시·군·구별로 1개씩 설치한다. 다만, 지역주민의 보건의료를 위하여 특별히 필요하다고 인정되는 경우에는 필요한 지역에 보건소를 추가로 설치·운영할 수 있다.

② 제1항 단서에 따라 보건소를 추가로 설치하려는 경우에는 「지방자치법 시행령」 제75조에 따른다. 이 경우 행정안전부장관은 보건복지부장관과 미리 협의하여야 한다.

70. 응급의료에 관한 법률 제8조(응급환자에 대한 우선 응급의료 등)

② 응급의료종사자는 응급환자가 2인 이상인 경우에는 의학적 판단에 기초한 위급의 정도에 따라 응급의료를 실시하여야 한다.

71. 감염병의 예방 및 관리에 관한 법률 제2조(정의)

1. '감염병'이란 제1급 감염병, 제2급 감염병, 제3급 감염병, 제4급 감염병, 기생충감염병, 세계보건기구 감시대상 감염병, 생물테러감염병, 성매개감염병, 인수(人獸)공통감염병 및 의료관련감염병을 말한다.
2. '제1급 감염병'이란 생물테러감염병 또는 치명률이 높거나 집단 발생의 우려가 커서 발생 또는 유행 즉시 신고하여야 하고, 음압격리와 같은 높은 수준의 격리가 필요한 감염병을 말한다. 다만, 갑작스러운 국내 유입 또는 유행이 예견되어 긴급한 예방·관리가 필요하여 보건복지부장관이 지정하는 감염병을 포함한다.
3. '제2급 감염병'이란 전파가능성을 고려하여 발생 또는 유행 시 24시간 이내에 신고하여야 하고, 격리가 필요한 감염병을 말한다.
4. '제3급 감염병'이란 그 발생을 계속 감시할 필요가 있어 발생 또는 유행 시 24시간 이내에 신고하여야 하는 감염병을 말한다.
5. '제4급 감염병'이란 제1급 감염병부터 제3급 감염병까지의 감염병 외에 유행 여부를 조사하기 위하여 표본감시 활동이 필요한 감염병을 말한다.
6. '기생충감염병'이란 기생충에 감염되어 발생하는 감염병 중 보건복지부장관이 고시하는 감염병을 말한다.

72. 감염병의 예방 및 관리에 관한 법률 제24조(필수예방접종)

① 특별자치도지사 또는 시장·군수·구청장은 다음 각 호의 질병에 대하여 관할 보건소를 통하여 필수예방접종(이하 "필수예방접종"이라 한다)을 실시하여야 한다.
1. 디프테리아   2. 폴리오
3. 백일해   4. 홍역
5. 파상풍   6. 결핵
7. B형간염   8. 유행성이하선염
9. 풍진   10. 수두
11. 일본뇌염   12. b형헤모필루스인플루엔자
13. 폐렴구균   14. 인플루엔자
15. A형간염   16. 사람유두종바이러스 감염증
17. 그 밖에 보건복지부장관이 감염병의 예방을 위하여 필요하다고 인정하여 지정하는 감염병

73. 의료법 시행규칙 제38조(의료인 등의 정원)

[별표 5] 의료기관에 두는 의료인의 정원

요양병원의 간호사 정원 : 연평균 1일 입원환자 6명마다 1명을 기준으로 함(다만, 간호조무사는 간호사 정원의 3분의 2 범위 내). 외래환자 12명은 입원 환자 1명으로 환산함.
150/6=25

74. 의료법 제65조(면허 취소와 재교부)

① 보건복지부장관은 의료인이 다음 각 호의 어느 하나에 해당할 경우에는 그 면허를 취소할 수 있다. 다만, 제1호의 경우에는 면허를 취소하여야 한다.
1. 제8조(결격사유 등) 각 호의 어느 하나에 해당하게 된 경우
2. 제66조(자격정지 등)에 따른 자격 정지 처분 기간 중에 의료행위를 하거나 3회 이상 자격 정지 처분을 받은 경우
3. 제11조(면허 조건과 등록) 제1항에 따른 면허 조건을 이행하지 아니한 경우
4. 제4조(의료인과 의료기관의 장의 의무) 제4항을 위반하여 면허증을 빌려준 경우
5. 삭제〈2016. 12. 20.〉
6. 제4조 제6항을 위반하여 사람의 생명 또는 신체에 중대한 위해를 발생하게 한 경우

75. 의료법 제65조(면허취소와 재교부)

② 보건복지부장관은 제1항에 따라 면허가 취소된 자라도 취소의 원인이 된 사유가 없어지거나 개전의 정이 뚜렷하다고 인정되면 면허를 재교부할

수 있다. 다만, 제1항 제3호에 따라 면허가 취소된 경우에는 취소된 날부터 1년 이내, 제1항 제2호 또는 제4호에 따라 면허가 취소된 경우에는 취소된 날부터 2년 이내, 제1항 제6호 또는 제8조 제4호에 따른 사유로 면허가 취소된 경우에는 취소된 날부터 3년 이내에는 재교부하지 못한다.

76. • 의료법 제13조(의료기재 압류 금지) 의료인의 의료업무에 필요한 기구·약품, 그 밖의 재료는 압류하지 못한다.
- 의료법 제14조(기구 등 우선공급) ① 의료인은 의료행위에 필요한 기구·약품, 그 밖의 시설 및 재료를 우선적으로 공급받을 권리가 있다.
- 의료법 제 16조(세탁물 처리) ① 의료기관에서 나오는 세탁물은 의료인·의료기관 또는 시장·군수·구청장(자치구의 구청장을 말한다. 이하 같다)에게 신고한 자가 아니면 처리할 수 없다.
- 의료법 제17조(진단서 등) ③ 의사·치과의사 또는 한의사는 자신이 진찰하거나 검안한 자에 대한 진단서·검안서 또는 증명서 교부를 요구받을 때에는 정당한 사유 없이 거부하지 못한다.
- 응급의료에 관한 법률 제11조(응급환자의 이송) ② 의료기관의 장은 제1항에 따라 응급환자를 이송할 때에는 응급환자의 안전한 이송에 필요한 의료기구 및 인력을 제공하여야 하며, 응급환자를 이송받는 의료기관에 진료에 필요한 의무기록을 제공하여야 한다.

77. 의료법 제33조(개설)
② 다음 각 호의 어느 하나에 해당하는 자가 아니면 의료기관을 개설할 수 없다. 이 경우 의사는 종합병원·병원·요양 병원 또는 의원을, 치과의사는 치과병원 또는 치과의원을, 한의사는 한방병원·요양병원 또는 한의원을, 조산사는 조산원만을 개설할 수 있다.
1. 의사, 치과의사, 한의사 또는 조산사
2. 국가나 지방자치단체
3. 의료업을 목적으로 설립된 법인(이하 "의료법인"이라 한다)
4. 『민법』이나 특별법에 따라 설립된 비영리법인
5. 『공공기관의 운영에 관한 법률』에 따른 준정부기관, 『지방 의료원의 설립 및 운영에 관한 법률』에 따른 지방의료원, 『한국보훈복지의료공단법』에 따른 한국보훈복지의료공단

⑧ 제2항 제1호의 의료인은 어떠한 명목으로도 둘 이상의 의료기관을 개설·운영할 수 없다. 다만, 2 이상의 의료인 면허를 소지한 자가 의원급 의료기관을 개설하려는 경우에는 하나의 장소에 한하여 면허종별에 따른 의료기관을 함께 개설할 수 있다.

78. 검역법 제15조(검역조치)
① 검역소장은 검역감염병에 감염되었거나 감염된 것으로 의심되는 사람, 검역감염병 병원체에 오염되었거나 오염된 것으로 의심되거나 감염병 매개체가 서식하는 것으로 의심되는 운송수단이나 화물에 대하여 다음 각 호의 전부 또는 일부의 조치를 할 수 있다.
1. 검역감염병 환자와 검역감염병 의사환자(이하 "검역감염병 환자 등"이라 한다)를 격리시키는 것
2. 검역감염병 의심자를 감시하거나 격리시키는 것
3. 검역감염병 병원체에 오염되었거나 오염된 것으로 의심되는 화물을 소독 또는 폐기하거나 옮기지 못하게 하는 것
4. 검역감염병 병원체에 오염되었거나 오염된 것으로 의심되는 곳을 소독하거나 사용을 금지 또는 제한하는 것
5. 검역감염병에 감염되었거나 감염된 것으로 의심되는 시체(죽은 태아를 포함한다. 이하 같다)를 검사하기 위하여 해부하는 것
6. 운송수단과 화물을 소독하고 감염병 매개체를 없애도록 운송수단의 장이나 화물의 소유자 또는 관리자에게 명하는 것
7. 검역감염병의 감염 여부를 확인할 필요가 있다고 인정되는 사람을 진찰하거나 검사하는 것
8. 검역감염병의 예방이 필요한 사람에게 예방접종을 하는 것

79. 후천성면역결핍증 예방법 시행규칙 제2조(의사 또는 의료기관 등의 신고)
③ 법 제5조 제3항에 따라 감염인이 사망한 경우 이를 처리한 의사 또는 의료기관은 처리한 때부터 24시간 이내에 다음 각 호의 사항을 별지 제1호 서식(전자문서를 포함한다)에 따라 즉시 관할 보건소장에게 신고하여야 한다.
1. 사망자의 성명·주민등록번호 및 주소
2. 사망연월일 및 사망 전의 주요증상
3. 사망 전 감염인을 진단한 의료기관의 명칭 및 소재지와 진단한 의사의 성명

80. 혈액관리법 시행규칙 제6조(헌혈자의 건강진단 등)
① 법 제7조 제1항에 따라 혈액원은 헌혈자로부터 채혈하기 전에 사진이 붙어 있어 본인임을 확인할 수 있는 주민등록증, 여권, 학생증, 그 밖의 신분증명서에 따라 그 신원을 확인하여야 한다. 다만, 학생, 군인 등의 단체헌혈의 경우 그 관리·감독자의 확인으로 갈음할 수 있다.
② 제1항에 따른 신원확인 후에 혈액원은 헌혈자에 대하여 채혈을 실시하기 전에 다음 각 호에 해당하는 건강진단을 실시하여야 한다.
  1. 과거의 헌혈경력 및 혈액검사결과와 채혈금지 대상자 여부의 조회
  2. 문진·시진 및 촉진
  3. 체온 및 맥박 측정
  4. 체중측정
  5. 혈압측정
  6. 다음 각 목의 어느 하나에 따른 빈혈검사
    가. 유산동법에 따른 혈액비중검사
    나. 혈색소검사
    다. 적혈구용적률검사
  7. 혈소판계수검사(혈소판성분채혈의 경우에만 해당한다)

81. 혈액관리법 시행규칙 제3조(특정수혈부작용)
법 제2조 제7호에 따른 특정수혈부작용은 다음 각 호의 1과 같다.
  1. 사망
  2. 장애(『장애인복지법』 제2조의 규정에 의한 장애를 말한다.)
  3. 입원치료를 요하는 부작용
  4. 바이러스 등에 의하여 감염되는 질병
  5. 의료기관의 장이 제1호 내지 제4호의 규정에 의한 부작용과 유사하다고 판단하는 부작용

82. 국민건강보험법 제14조(업무 등)
① 공단은 다음 각 호의 업무를 관장한다.
  1. 가입자 및 피부양자의 자격관리
  2. 보험료 기타 이 법에 의한 징수금의 부과·징수
  3. 보험급여의 관리
  4. 가입자 및 피부양자의 질병의 조기발견·예방 및 건강관리를 위하여 요양급여 실시 현황과 건강검진 결과 등을 활용하여 실시하는 예방사업으로서 대통령령으로 정하는 사업
  5. 보험급여 비용의 지급
  6. 자산의 관리·운영 및 증식사업
  7. 의료시설의 운영
  8. 건강보험에 관한 교육훈련 및 홍보
  9. 건강보험에 관한 조사연구 및 국제협력
  10. 이 법에서 공단의 업무로 정하고 있는 사항
  11. 『국민연금법』, 『고용보험 및 산업재해보상보험의 보험료 징수 등에 관한 법률』, 『임금채권보장법』 및 『석면피해구제법』(이하 "징수위탁근거법"이라 한다)에 따라 위탁받은 업무
  12. 그 밖에 이 법 또는 다른 법령에 의하여 위탁받은 업무
  13. 그 밖에 건강보험과 관련하여 보건복지부장관이 필요하다고 인정한 업무

83. 국민건강보험법 제41조(요양급여)
① 가입자 및 피부양자의 질병·부상·출산 등에 대하여 다음 각 호의 요양급여를 실시한다.
  1. 진찰·검사
  2. 약제·치료재료의 지급
  3. 처치·수술 기타의 치료
  4. 예방·재활
  5. 입원
  6. 간호
  7. 이송
② 제1항에 따른 요양급여(이하 '요양급여'라 한다)의 범위(이하 '요양급여대상'이라 한다)는 다음 각 호와 같다.
  1. 제1항 각 호의 요양급여(제1항 제2호의 약제는 제외한다): 제4항에 따라 보건복지부장관이 비급여대상으로 정한 것을 제외한 일체의 것
  2. 제1항 제2호의 약제: 제41조의3에 따라 요양급여대상으로 보건복지부장관이 결정하여 고시한 것
③ 요양급여의 방법·절차·범위·상한 등의 기준은 보건복지부령으로 정한다.
④ 보건복지부장관은 제3항에 따라 요양급여의 기준을 정할 때 업무나 일상생활에 지장이 없는 질환에 대한 치료 등 보건복지부령으로 정하는 사항은 요양급여대상에서 제외되는 사항(이하 '비급여대상'이라 한다)으로 정할 수 있다.

84. 마약류관리에 관한 법률 제40조(마약류중독자의 치료보호)

① 보건복지부장관 또는 시·도지사는 마약류사용자의 마약류 중독 여부를 판별하거나 마약류중독자로 판명된 자를 치료보호하기 위하여 치료보고기관을 설치·운영하거나 지정할 수 있다.

② 보건복지부장관 또는 시·도지사는 마약류사용자에 대하여 제1항의 규정에 의한 치료보호기관에서 마약류중독 여부의 판별검사를 받도록 하게 하거나 마약류중독자로 판명된 자에 대하여 치료보호를 받도록 하게 할 수 있다. 이 경우 판별검사기간은 1월 이내로, 치료보호기간은 12월 이내로 한다.

③ 보건복지부장관 또는 시·도지사는 제2항의 규정에 의한 판별검사 또는 치료보호를 하고자 하는 때에는 치료보호 심사위원회의 심의를 거쳐야 한다.

④ 제3항의 규정에 의한 판별검사 및 치료보호에 관한 사항을 심의하기 위하여 보건복지부·특별시·광역시·특별자치시, 도 및 특별자치도에 치료보호심사위원회를 둔다.

⑤ 제1항 내지 제4항의 규정에 의한 치료보호기관의 설치·운영 및 지정, 판별검사 및 치료보호, 치료보호심사위원회의 구성·운영·직무 등에 관하여 필요한 사항은 대통령령으로 정한다.

85. 마약류관리에 관한 법률 제6조(마약류취급자의 허가 등)

① 마약류취급자가 되고자 하는 자는 다음 각 호의 어느 하나에 해당하는 자로서 총리령이 정하는 바에 따라 제1호·제2호 및 제4호에 해당하는 자는 식품의약품안전처장의 허가를 받아야 하고, 제3호에 해당하는 자는 특별시장·광역시장·특별자치시장·도지사 또는 특별자치도지사(이하 "시·도지사"라 한다)의 허가를 받아야 하며, 제5호에 해당하는 자는 특별자치시장·시장·군수 또는 구청장의 허가를 받아야 한다. 허가받은 사항을 변경하고자 하는 때에도 또한 같다.

1. 마약류수출입업자는 약사법에 의한 수입자로서 식품의약품 안전처장의 의약품품목 허가를 받거나 품목신고를 한 자
2. 마약류제조업자·마약류원료사용자는 『약사법』에 의하여 의약품제조업의 허가를 받은 자
3. 마약류도매업자는 『약사법』에 의하여 등록된 약국개설자 또는 의약품도매상의 허가를 받은 자
4. 마약류취급학술연구자는 연구기관 및 학술기관 등에서 학술연구를 위하여 마약류의 사용을 필요로 하는 자
5. 대마재배자는 『농어업·농어촌 및 식품산업기본법』 제3조 제2호에 따른 농업인으로서 섬유 또는 종자를 채취할 목적으로 대마초를 재배하고자 하는 자

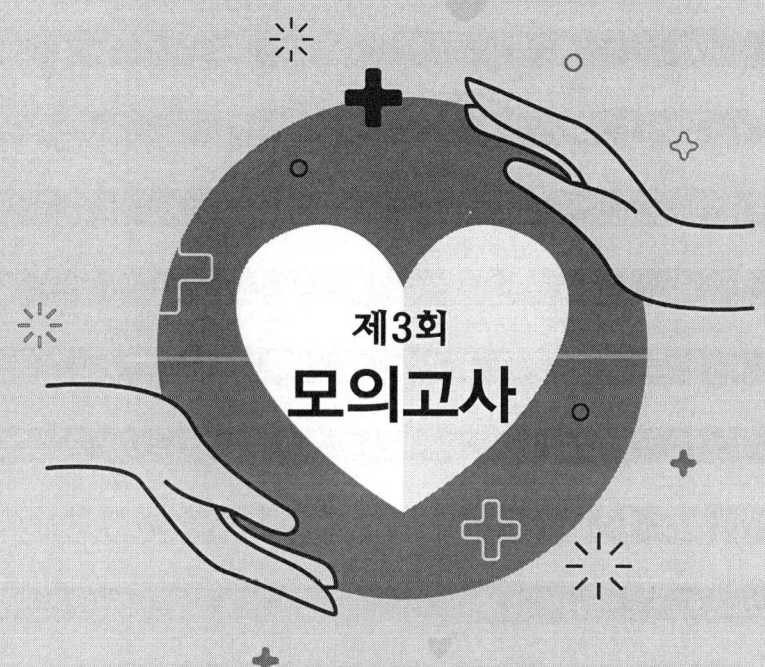

제3회
모의고사

정답 및 해설

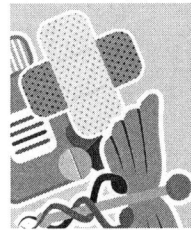
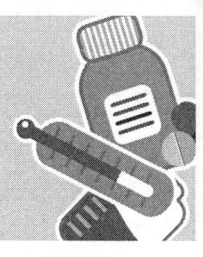

제3회 모의고사 1교시

- 성인간호학
- 모성간호학

1.	2.	3.	4.	5.	6.	7.	8.	9.	10.
⑤	②	④	③	④	①	②	①	⑤	④
11.	12.	13.	14.	15.	16.	17.	18.	19.	20.
⑤	①	①	⑤	⑤	⑤	④	④	②	①
21.	22.	23.	24.	25.	26.	27.	28.	29.	30.
①	④	③	③	④	②	④	④	④	⑤
31.	32.	33.	34.	35.	36.	37.	38.	39.	40.
⑤	③	⑤	④	②	④	③	①	③	⑤
41.	42.	43.	44.	45.	46.	47.	48.	49.	50.
②	④	④	④	④	⑤	③	③	②	④
51.	52.	53.	54.	55.	56.	57.	58.	59.	60.
③	①	④	④	⑤	②	①	③	④	④
61.	62.	63.	64.	65.	66.	67.	68.	69.	70.
②	⑤	③	③	③	③	③	③	④	③
71.	72.	73.	74.	75.	76.	77.	78.	79.	80.
⑤	②	⑤	③	⑤	③	③	③	③	①
81.	82.	83.	84.	85.	86.	87.	88.	89.	90.
①	③	①	①	①	①	①	①	④	⑤
91.	92.	93.	94.	95.	96.	97.	98.	99.	100.
⑤	①	④	④	①	①	①	①	④	②
101.	102.	103.	104.	105.					
③	①	①	④	②					

성인간호학

01. 호흡성 알칼리증 대상자 간호
- pH 7.45 ↑, $PaCO_2$ 35mmHg ↓, HCO_3 정상인 경우, 호흡성 알칼리증이다.
- ⑤ 종이 주머니를 만들어 자신이 내쉰 공기를 다시 흡입하여 CO_2를 흡입한다.
- 경련예방을 위한 안전대책을 강구한다.
- 불안의 원인을 사정하고 감소시킨다.

02. 등척성 운동
- 근육장력만 변화하고 근섬유의 길이가 변하지 않는 운동으로 정적 운동이다.
- 근육의 불용성 위축이나 근력 저하를 방지한다.

03. ④ 숙주의 방어능력은 가족력과 관련이 있다.

04. 저칼륨혈증

혈장 내 K^+ 농도가 3.5mEq/L 이하이면 저칼륨혈증이다.
① 일반적인 포타슘 주입 속도는 시간당 20mEq/L를 초과해서는 안 된다.
② 고칼륨 식품 섭취(바나나, 오렌지 주스, 고기, 토마토 주스 등)를 권장한다.
③ 일반적인 포타슘 주입속도 : 시간당 20mEq/L를 초과해서는 안 된다.
⑤ 고칼륨혈증 시 간호중재이다.

05. **세포외액량 결핍**
   피부 탄력성의 저하, 안구의 함몰, 체온상승, 불안, 빈맥(100회 이상), 수축기압 15mmHg, 이완기압 10mmHg 이상 하강, 핍뇨(30mL/hr 이하), 체중감소 등의 증상이 나타난다.
   ②, ③, ⑤ 세포외액량 과다 시 나타나는 증상이다.

06. **B림프구**
   B림프구는 항원에 노출되면 형질세포(plasma cell)와 기억세포(memory cell)로 분화한다. 형질세포는 항체를 생성한다.

07. **후천성 면역결핍증 간호**
   ① 감염 예방을 위해 생과일, 생야채 등은 섭취하지 않는다.
   ③ 고열량, 고단백 식이를 한다.
   ④ 충분한 야간 수면을 취하도록 한다.
   ⑤ 단순한 피부접촉, 가벼운 키스, 포옹은 감염위험이 없다.

08. ① 방사선 치료를 받는 환자의 피부 간호로는 피부에 자극을 주는 의복을 피하고, 직접적으로 햇빛을 쬐거나 찬바람을 피하도록 한다. 전문의의 처방이 없는 한 연고나 로션을 바르지 않도록 하며, 치료부위는 비누를 사용하지 않고 물로만 닦는다. 전기면도기만 사용하도록 하고, 붉어지거나 아프면 면도를 하지 않는다.

09. **수술 후 간호**
   호흡기계 기능 유지, 통증 완화, 불편감 완화, 오심구토 완화, 요도기능 회복, 장운동 회복, 운동성 회복, 출혈 예방 등으로 간호중재를 제공해야 한다.
   ⑤ 상처열개 시 신속히 비부착성 드레싱, 생리식염수 드레싱 후 의사에게 보고한다.

10. **쇼크**
   ④ 저혈량성 쇼크의 보상기전으로 소변량을 감소시켜 순환 혈액량을 증가시킨다. 이때 환자는 핍뇨 상태가 된다.

11. **응급간호의 우선순위**
   • 기도 유지
   • 지혈
   • 순환상태 파악, 쇼크 예방
   • 신속한 전신 신체 검진
   • 골절 처치
   • 상처 처치: 멸균 드레싱
   • 보온, 금식
   • 불안 중재

12. **노화**
   ② 신맛, 쓴맛을 제외한 맛의 역치가 상승하여 과다한 양념을 사용하게 된다.
   ③ 말초저항의 증가로 고혈압이 나타난다.
   ④ 무게중심은 점차 높아져 낙상의 위험이 있다.
   ⑤ 손발톱이 건조해 부서지기 쉽고 두껍고 딱딱해진다.

13. ① 관문통제이론은 척수에 있는 교양질이 통증자극의 통로를 허용하거나 억제하는 관문기전으로 적용하는 것을 말한다. 섬유 위로 전도된 자극은 문을 닫을 뿐만 아니라 받아들인 감각의 빠른 확인, 평가, 수정을 위하여 피질로 즉시 보내진다. 자극은 통증자극의 통로를 수용하거나 또는 억제하도록 피질척수전도로를 경유하여 교양질로 들어간다.

14. **기도 청결을 위한 간호**
   • 2~3L/일 수분섭취: 분비물을 묽게 함
   • 흉부 물리요법
   • 효율적인 객담 배출을 위한 교육 : 단계적 기침
   • 기도 청결로 적절하게 산소가 공급되며, 객담으로 인한 비정상적 폐음 감소

15. **긴장성 기흉**
   • 흡기 시 흉막강 들어온 공기가 나가지 못하여 흉부 내압이 지속적 증가한다.
   • 환측의 흉부 운동과 호흡음이 없다.
   • 이환되지 않은 부분의 폐를 압박하여 호흡곤란을 일으킨다.
   • 종격동 장기 압축으로 심박출량과 정맥귀환이 감소한다.

16. **기관 내 삽관 환자 간호**
   ① 커프의 공기는 자주 빼 기관의 괴사를 막는다.
   ② 흡인 시 압을 없앤 상태에서 카테터를 삽입을 한다.
   ③ 장기간의 호흡장치가 필요한 경우 기관 절개를 이용한다.
   ④ 환자의 기관보다 큰 관을 사용하지 않도록 한다.

17. 폐기능 검사
① 폐질환의 유무와 치료 효과의 진전을 사정하기 위한 것이므로 단독으로 특정 질환을 진단하기 어렵다.
② FEV(노력성 호기량)는 완전 흡기 후 1~2초가 지나는 동안 힘껏 내쉬는 공기의 양을 측정한 것이다.
③ FEV 1/FVC 정상 : 강제호기 1초 동안 폐활량의 80% 내쉬고 3초 동안 나머지 폐활량 내쉰다.
⑤ 공기환기율이 정상인 경우 강제호기 1초 동안 폐활량의 80%를 내쉬고 3초 동안 나머지 폐활량을 내쉰다.

18. 흡인
① 흡인 전후로 100% 산소공급 : 흡인 동안 저산소증 예방
② 1회 흡인 10초 이내 흡인 : 저산소혈증 예방
③ 흡인력 작동 안 한 상태에서 삽입 : 점막손상 예방
⑤ 시간을 정하지 않고 필요시 시행

19. 결핵 약물 투여 간호
① 약제 복용을 중단하지 않도록 한다.
③ 약제 간 상승작용과 내성 발생 예방을 위해 복합약물을 사용한다.
④ 항결핵제를 정확히 복용하면 전염이 되지 않음을 알린다.
⑤ 흡수율을 높이기 위해 가능한 공복 시 투여한다.

20. 폐렴
② 폐포 내에 염증이 발생한 것으로 액체성 삼출물이 있으며, 모세 혈관이 울혈되고 점차 폐포 내 삼출액이 증가하는 질환이다.
③ 과소환기로 흉부 확장이 감소된다.
④ 과소환기, 호흡성 산독증, 고탄산증, pH 감소 등의 증상이 나타난다.
⑤ 늑막흉막의 염증으로 타진 시 둔탁음이 들린다.

21.
과민반응을 일으킬 수 있는 우유, 달걀, 초콜릿, 조개류, 아스피린 등은 먹지 말고, 정서적인 긴장이나 피로와 같은 속발성 요인은 피하고, 금기사항이 아니면 수분을 하루 3000~4000mL 이상 섭취한다. 안개, 연기, 너무 춥거나 더운 것을 피하는 것이 바람직하며, 주위 공기를 습화시키는 것도 도움이 된다.

22. 폐엽 절제술 후 간호
① 수술 받은 쪽이 위로 향하도록 눕게 한다.
② 조기 이상으로 합병증을 예방한다.
③ 분당 5~6L로 공급한다.
⑤ 의식이 없을 때 똑바로 고개를 옆으로 돌린다.

23. 안정형 협심증
- 3~5분(20분 미만)간 지속되는 통증 촉진요인 제거 시 완화
- ECG : ST 분절 하강
- 휴식이나 NTG에 의해 완화

촉진요인
운동, 극한 기온, 감정변화, 과식, 흡연, 성생활, 자극제 등

24. 관상동맥질환 예방 식이
- 저지방식이(총열량의 20% 미만)
- 저콜레스테롤식이(1일 300mg 이하)
- 저염식이, 고섬유식이
- 저칼로리식이

25. 부정맥
① 심방성 조기수축 : P파가 일찍 나타나며 모양도 정상과 다르다. 거꾸로 되거나 변형된다.
② 발작성 심방성 빈맥 : 심방 빈맥이 갑자기 발생하는 경우로 P파가 없거나, 심실박동이 높을 때 선행된 T파에 감추어진다. P-R 간격이 짧아진다.
③ 2도 방실블록 : P파와 P-R 간격은 일정하게 나타나지만, P파가 전도되지 않음. QRS군이 없다.
⑤ 심방세동 : P파가 없고 불규칙한 파동 상태를 나타낸다.

26. 이뇨제 투여
신장으로의 혈류가 증가하면 집합관의 세포에서 칼륨과 수소이온의 분비가 증가되어 저칼륨혈증, 대사성 산증이 나타나기 쉽다.

27. 심근경색 병태생리
① 심내막과 심외막에 허혈이 생긴다.
② 몇 시간에 걸쳐 서서히 괴사와 경색이 진행된다.
③ 심근손상의 크기와 정도에 따라 심장 펌프능력에 영향을 주고 점차 수축력이 약해진다.
⑤ 30분 이상 지속되는 흉통이 발생한다.

28. 동성부정맥
① 동방결절에서 발생하는 부정맥. 결절 자체의 장애보다는 교감, 부교감 신경의 조절장애로 인한 것이 많다.
② ST 분절에는 이상이 없다.
③ 갑상샘 기능저하증이 원인이 될 수 있다.
⑤ 흡기 시 P-P, R-R 간격이 짧아지면서 심박동이 증가한다.

29. 세균성 심내막염 증상
발열, 오한, 발한, 식욕부진, 체중 감소, 판막 손상, 심잡음, 심부전, 색전, 점상출혈, 곤봉상지 등

30. 울혈성 심부전의 원인
- 1차적 원인
  - 좌심부전 : 고혈압, 심근경색증, 기타 심장질환과 판막질환
  - 우심부전 : 만성 폐쇄성 폐질환, 급성 호흡부전증후군, 삼첨판막질환
- 2차적 원인: 빈혈, 감염, 갑상샘 기능항진증, 부정맥, 영양 결핍 등

31. 정맥류
⑤ Homan's sign : 혈전성 정맥염 진단 시 사용되는 검사이다.

32.
③ 이뇨제 계통의 약물은 세뇨관의 상행지의 피질부위에서 나트륨의 재흡수를 억제하고 나트륨과 함께 수분이 배설되므로 혈량을 감소시켜 혈압을 조절한다.

33. 악성빈혈
악성빈혈은 내인자 분비 장애로 인한 비타민 B 흡수불능의 만성적인 거대적 아구성 빈혈이다. 내인자는 위점막의 벽세포에서 분비되는 단백질로 벽세포의 위축은 내인자 분비를 방해하여 비타민 B 흡수에 장애를 발생시킨다. 내인자와 결합한 B는 소장에서 흡수되는데 내인자와 결합하지 못하였거나, 소장 흡수장애가 있는 경우 악성빈혈이 발생한다.

34. 호지킨병(Hodgekin's disease)
① 림프절에 있는 비정상의 거대 다핵세포인 Reed-sternberg cell의 과다 증식
② 림프계뿐 아니라 뼈, 간, 비장 등도 침범한다.
③ 20대 초, 50대 이후가 흔하다.
⑤ 비호지킨병에 대한 설명이다.

35. 무과립세포증(호중구 감소증)
① 과립구 감소증, 과립구의 수가 급격히 감소되는 것
③ 감염에 취약, 출혈 위험성은 없음
④ 호중구의 감소가 특징적으로 나타남
⑤ 적혈구와 혈소판의 증가는 나타나지 않음

36. 특발성 혈소판 감소성 자반증
④ 혈소판이 10만/mm^3 이하로 감소하여 출혈시간이 연장된다.

37.
- 수술 며칠 전부터 식이조절 시작(∵ 대변 부피를 줄이기 위해)
- 수술 전 24~48시간 동안 경구로 항생제 투여 (∵ 장 내 세균 수 감소를 위해)
- 수술 전 장 준비 시행(청결관장)
- 장폐색이 있는 경우 장세척을 금지

38. 간경화 환자의 진단적 증상
- ALT(SGPT), AST(SGOT) 수치 상승
- 프로트롬빈 시간 지연, 혈청 빌리루빈 수치 증가
- 저 알부민 혈증, globulin 상승
- Albumin/Globulin 저하(∵ 손상된 간세포는 알부민을 합성하지 못하기 때문)

39.
③ 위점막 손상으로 오는 통증을 완화하기 위해 처방된 약물을 투여하고 규칙적으로 조금씩 자주 먹도록 하고, 불편감을 초래하는 음식과 술, 콜라, 담배, 카페인, 우유를 피하도록 한다. 급성기에는 부드럽고 자극이 없는 저섬유성 음식을 준다.

40. 식도암 증상
- 초기: 연하곤란증
- 후기: 통증, 혈액 섞인 위 내용물 역류, 체중 감소

41. B형 간염 간호
① A형 간염 간호에 대한 설명이다.
③ 주사기와 주사침은 1회용 기구를 사용하여 간염의 전파를 막는다.
④ 환자의 혈액이 묻은 주사기는 캡을 씌우지 않고 분리해서 처리한다.
⑤ 대상자의 체액의 접촉의 우려가 있을 때 장갑,

마스크, 가운을 착용한다.

42. 식도정맥류
식도정맥류 환자는 복압상승을 금하는데 이는 식도정맥류 파열을 예방하기 위함이다.

43. 담석증 환자 간호
① Morphine 사용을 금지(오디 괄약근(∵ Oddi's sphincter)의 경련 증가시킴)한다.
② 지방이 많은 음식을 잘 소화하지 못하므로 저지방식이를 한다.
③ 오심, 구토 호소 시 금식을 유지한다.
⑤ 수술 후 4~6주 동안 저지방식이를 유지하고, 이후에는 일반식이 가능하다.

44.
④ 급속이동증후군은 수술 후 몇 주 동안 나타날 수 있는 증상 중 하나로서, 고농도의 음식이 위에서 소화되거나 희석되지 않고 공장내로 직접 빠르게 들어감으로써 일어난다.

45. 결장경검사
Sim's position을 취한다.

46. 급속이동증후군 간호
① 한 번에 소량씩 섭취해야 한다.
② 식사 후 앙와위를 취해야 한다.
③ 수분이 적은 식이 섭취를 권장해야 한다.
④ 저탄수화물 식이를 해야 한다.

47. 급성췌장염 증상
• 허리로 방사되는 지속적인 상복부 압통
  – 똑바로 누우면 더 심해지고 상체를 구부리거나 무릎을 굽히면 호전된다.
• 오심, 지속적인 구토, 발열, 빈맥
• 체중감소, 지방변(냄새 심하고 거품 있는 형태), 흡수장애
• 출혈성 췌장염
  – Turner's sign : 왼쪽 옆구리가 푸르게 변함
  – Cullen's sign : 배꼽 주위가 푸르게 변함
• 순환성 합병증 : 저혈압, 혈액량 감소
• 저칼슘혈증

48. 결장루 간호
① 장 운동을 증진시키는 음식을 제한하고, 지연시키는 음식을 권장한다.
② 배변 습관과 시간이 규칙적이 되면 항상 주머니를 차고 다닐 필요는 없다.
④ 결장루는 대변과 같은 고체의 변이 배설된다.
⑤ 주머니가 1/3~1/2 정도 찼을 때 비우도록 한다.

49. 중증 근무력증 증상
• 근위부 근육 침범 〉 원위부 근육 침범
• 후두, 인두 근육의 침범으로 기도흡인 가능성이 있으며 호흡 기계 합병증으로 사망 가능하다.
• 아침에 근력이 가장 강하다.
• 의식의 변하는 없다.

50. Levodopa 사용 시 주의사항
① 공복 시 복용하되 오심이 있을 경우 음식과 함께 복용한다.
② 약물투여 시간 가까이에 단백질 섭취는 levodopa의 흡수를 제한하므로 피한다.
③ 비타민 B 보충제는 levodopa 약물의 효과를 감소시키므로 금한다.
④ 저혈압의 가능성이 있으므로 사우나, 증기욕, 열탕을 금한다.
⑤ 직립성 저혈압의 가능성을 알고 체위변경을 서서히 한다.

51. 뇌혈관 촬영술 전 간호
① 조영제 주입 시 열감 및 압박감이 있을 수 있다고 교육한다.
② 검사 전 대개 4~6시간 금식이 요구되며 충분히 수액을 보충시킨다.
④ 천자부위에 부종 경감을 위해 얼음주머니를 적용한다.
⑤ 검사 후 조영제 배설을 위해 수분 섭취를 권장한다.

52. Glasgow Coma Scale
② 눈뜨기, 운동신경반응, 구두반응 등을 평가한다.
③ 중증 의식장애 환자 평가에 유용하다.
④ 총 15점 만점으로 평가한다.
⑤ 7점 이하는 점은 혼수, 심한 뇌손상, 8점 이상은 의식수준에 문제가 없음을 의미한다.

53. 뇌신경
① 제2신경(시신경) : 지각 – 시각
② 제5신경(3차신경) : 운동 – 저작기능, 연하기능,

감각 – 안면감각
③ 제7신경(안면신경) : 운동 – 안면근, 지각 – 혀의 앞 2/3, 미각, 타액 분비
⑤ 제9신경(설인신경) : 지각 – 인두와 혀 후면 미각, 운동 – 구개반사 조절, 혀의 움직임, 연하작용

54. 무의식 환자 간호
① 욕창 : 규칙적인 자세변경이 중요하다.
  cf) 정맥주사나 수혈 시 반드시 서서히 주입하도록 하는 빠르면 두개내압을 상승시킨다.
② 실금 : 유치도뇨관을 삽입하여 피부를 건조시키고 청결히 유지한다.
③ 변비 : 관장은 권하지 않고 글리세린 좌약을 사용한다.
⑤ 기도유지 : 척수손상을 입지 않았다면 측위나 반복위를 취해주며 얼굴을 측면으로 돌려주고 침상머리를 30도 정도 올려준다.

55. 뇌종양
⑤ 수술 부위를 위로 가게 하여 뇌척수액의 순환을 증진시킨다.

56. 골연화증 간호
더 이상의 골절 위험성을 감소시키고 올바른 자세를 유지하기 위해 푹신한 침대가 아닌 단단한 침대, 보조기, 코르셋을 사용한다.

57.
① 콜히친은 통풍에 가장 적절히 사용되는 약으로 통증완화와 요산 배설작용이 있다.
②, ③ 인데랄과 아스피린은 류마티스 관절염 때 진통과 소염 효과가 있는 약이다.
④ 알로퓨리놀은 요산생성 억제제이다.
⑤ 프로베네시드는 요산배설 촉진제이다.

58. Buck's traction
① Russel's traction에 관한 설명이다. Buck's traction은 수평견인이다.
② 골반부 골절의 수술 전 일시적 고정을 위해 적용한다.
④ 피부견인이므로 개방성 상처가 있을 때 적용할 수 없다.
⑤ 붕대를 8시간마다 풀었다 감으며 CMS를 사정한다.

59.
④ 늑골골절의 전형적인 증상으로는 숨을 들이마실 때의 통증을 들 수 있다.

60. 고관절 치환술
① 조기 이상은 진통제 투여 20~30분 후 실시한다.
② 다리 사이에 베개를 넣고 잔다.
③ 내전을 예방하기 위해 다리 사이에 베개를 놓고 잔다.
⑤ 낮은 의자에 앉지 않도록 한다.

61. 석고붕대 적용 간호
③ 손상부위 상승, 냉적용을 통해 부종을 감소시키도록 한다.
④ 1~2시간마다 대퇴사두근 운동을 하도록 한다.
⑤ 운동장애 시 목발, 보행기, 지팡이 등의 보조기구를 사용할 수 있다.

62.
⑤ 요통 감소를 위해 서서 일할 때 발판 위에 한쪽 다리를 올려놓으면 요추 전만이 감소된다.

63.
⑤ 중증 근무력증은 만성 자가면역 질환이다.

64. 신산통
신산통은 극심한 통증으로 통증 조절은 마약성 진통제, 비스테로이드성 항염제, 항경련제를 권장한다.

65. 요실금 재활교육
② 수분섭취량은 제한하지 않는다. 수분 섭취량 제한은 오히려 감염을 촉진시키는 요인이 된다.

66. 복막투석 합병증
복막염, 단백질 손실, 탈장, 장천공, 호흡곤란, 고혈당, 출혈 등이 있다.

67. 유방절제술 후 간호
유방절제술 후 림프선 종창으로 인한 부종이 환측에 잘 생긴다. 이를 예방하고 림프 순환을 증진시키기 위해 환측을 상승시킨다.

68. 매독
매독은 병원체가 보통 성교에 의하여 피부나 점막으로 침입하여 감염되는 성 접촉성 질환이다. 아주 드물게 오염된 물건을 통해 전파될 수도 있다.

69. 경요도 전립샘 절제술 후 간호
① 24시간 침상 안정 후 조기 이상을 한다.

70. 쿠싱 증후군
당류코르티코이드(cortisol)의 과잉으로 인한 질환이다.

모성간호학

71. 여성간호의 범위
생식건강, 여성에게 많은 질병, 여성의 사망원인이 되는 질병, 성과 관련된 건강위험, 여성건강에 대한 사회적 영향, 여성에 대한 폭력

72.
- 시상하부: FSH-RF, LH-RF 분비
- 뇌하수체 전엽: FSH, LH 분비
- 난소: 에스트로겐, 프로게스테론 분비

73. 질경이 차면 근육이 긴장되어 불편감을 줄 수 있으므로 따뜻하게 해야 하며, 처녀들의 질구 크기는 한 손가락 정도이기 때문에 작은 질경을 사용하여 검사할 수도 있다. 또한 질강보다도 직장에 한 손가락을 삽입하여 양손진찰법을 시행할 수 있다.

74. ③ 성적 정체감은 성 가치 체계와 성적 자아개념을 포함한다. 성 정체감이란 자신을 성적 존재로 인식하는 것이며 이성적, 동성적, 양성적으로 인식한다. 성 선호성 발달에 영향을 미친다. 또한 자신의 성에 대한 책임을 받아들이는 것이다.

75. ⑤ 대음순은 치골결합 앞의 두 개의 음순이 치구로부터 항문 쪽으로 향해 양측으로 둥글게 뻗어 있으며, 치모가 나있고 소음순과 요도구, 질 입구를 감싸며 항문 근처 회음 중앙에서 끝난다.

76. 자궁 내 장치(IUD)는 피임효과, 사용의 간편성, 적은 비용의 부담, 어느 계층에서나 효과적인 피임법이나 출혈, 두통, 월경 과다, 월경 곤란증, 월경 기간 사이의 출혈, 골반 염증, 복통, 자연 배출 등의 부작용이 있을 수 있다.

77. 초음파술 사정내용
- 임신확인
- 태아 연령 사정: 머리 – 엉덩이 길이 측정, 두위, 대퇴 길이 측정
- 태아 성장의 사정: 대횡경선, 대퇴길이, 복위 측정
- 선천성 기형 발견: 양수사정(양수과소증, 양수과다증), 태반 사정(전치태반, 태반조기박리 진단), 다태임신
  태아 환경 사정

양수천자와 양수검사 사정내용
- 임신전반기(14~20주): 유전적 결함, 선천적 결함
- 임신말기: 태아의 폐성숙도, 양막염 진단

78. ① 혈압은 전체적으로 변화 없으나, 하지 정맥압은 상승한다(정맥류 유발).
② 식욕은 증가하나 장의 연동 운동은 저하된다.
③ 기초대사율
- 임신 4개월: 증가 시작
- 임신 말기: 15~20% 정도로 증가
- 산후 5~6일 후: 임신 전 상태로 돌아감

④ 에스트로겐의 영향으로 탈락된 상피세포가 많이 포함된 질 분비물이 분비되며, 진하고 하얀색을 띈 백대하이다. 백대하에는 글리코겐이 많이 포함되어 있고 산성 상태이다. 질 분비물은 가렵거나 혈액이 섞여져 있지는 않다.
⑤ 질상피세포의 glycogen의 분해로 질점액은 pH 3.5~5.5 산성을 유지하고 질 내 병원균 증식을 억제한다. 그러나 영양분(글라코겐)이 풍부하여 곰팡이 감염이 증가한다.

79.
- Hegar's sign: 자궁 협부의 연화(임신 6주)
- Mcdonald5Ssign: 자궁저부가 경부 쪽으로 휘어지기 쉬움(임신 6~8주)
- Goodeir s sign: 자궁 경부의 연화(임신 6주)
- Chadwick's sign: 질벽과 질 전정의 자청색(임신 6~8주)
- Cullen's sign: 자궁외임신이 파열되었을 때 복강 내 출혈로 인해 배꼽 주위 피부에 청색 착색이 생기는 현상

80. 임신 중기에 배가 처져서 걷기 힘들 때 복대를 하는 것이 허리 및 골반통증을 감소시키는 데 도움이 되고 태아에게 크게 불편감을 주지는 않는다. 하지만 임신 말기 35주경부터는 복부불편감을 줄 수 있으므로 복대를 착용하지 않는 것이 좋다.

81. 임신 3기에는 신체적 불편감이 재발하여 피로, 중압감, 빈뇨, 불면, 귀찮은 감정이 생기고, 출산 시 자신의 건강과 분만행위에 대한 공포를 느끼며, 관심이 증가한다. 또한 가상적인 어머니 역할에 대한 예상을 하며 신생아에 대한 기대와 준비를 한다.
    ②, ③, ④ 임신 1기
    ⑤ 임신 2기

82. • 자간전증 : 임신 20주 이후나 산욕 초기에 부종과 단백뇨를 동반한 고혈압이 나타난다.
    • 자간증 : 자간전증과 더불어 경련이나 혼수가 나타남. 경련 시 자궁의 고긴장으로 파막되고 경부가 개대되어 출산될 수 있으므로 위험하다.
    • 자간전증에서 경련이 나타나면 자간증이 되어 출산할 위험이 있으므로 정답은 ③번이다.

83. 가성빈혈은 혈장증가에 비하여 적혈구의 생산량이 상대적으로 적으므로 발생한다. 이때 철분이 충분히 공급되지 않은 경우에는 가성빈혈이 철 결핍성 빈혈으로 진행한다. 철 결핍성 빈혈은 임신후기나 산욕기 동안에 발생할 위험이 크고, 식이요법만으로는 철분 섭취가 불충분하므로 철분제를 함께 복용해야 한다. 가장 좋은 방법은 철분제를 공복인 식전에 구강섭취 하는 것이다. 하지만 위장장애가 발생할 수 있기 때문에 식간이나 식후, 자기 전에 복용할 수 있다. 철분의 흡수를 촉진하기 위해 비타민C를 많이 함유한 녹색 채소류를 함께 섭취한다.

84. 자궁 외 임신
    • 수정란이 자궁강이 아닌 다른 장기에 착상되는 것
    • 증상 : 갑작스러운 칼로 찌르는 듯한 통증, 암갈색 질 출혈, 저혈압, 빈맥, 복강내출혈(Cullen's sign), 자궁 크기는 임신 8주 이내

85. 전치태반
    태반이 자궁 경부의 내구를 덮고 있는 상태를 말하며, 임신 7개월 이하 무통성 질 출혈(선홍색), 저혈량성 쇼크, 저혈압, 빈맥 등의 증상이 나타난다.

86. 분만의 5요소
    • 만출력
    • 산도(골반 협착, 아두골반 불균형)
    • 태아의 이상태향, 이상태위
    • 산부의 체위
    • 심리적 반응

87. 자궁수축 검사 (CST)
    인위적으로 자궁에 수축이 오게 하여 자궁에 흐르는 혈액의 양과 태반관류의 양을 감소시킨다. 이러한 감소에 잘 대처할 수 있는지를 평가하는 검사로 태아에게 저산소증이 일어나 지속적인 만기하강이 있으면 양성이다.

88. 무자극 검사(NST)
    • 목적 : 태아 움직임에 대한 태아 심음의 반응으로 태반호흡 기능을 사정
    • 결과 해석
      - 반응 : 태아 심음이 기준선보다 15박동 이상으로 상승하여 15초 이상 지속하는 것이 10분 동안 2회 이상 나타나는 경우
      - 무반응 : 10분 동안 태아심음이 기준선보다 15회 이상 상승하지 않거나, 15초 이상 지속되지 않는 경우

89. 관장
    목적 : 오염방지, 회음부 넓히기 위해, 분만 촉진, 직장압박을 완화하기 위해

90. • 발로 시 : 두 다리를 충분히 구부려 배 가까이에 대고 숨을 짧게 흉식호흡
    • 만출 시 : 길게 호흡하게 하여 대변보듯이 힘주며 옆에서 바닥을 받쳐주어 산부의 힘주는 것을 돕는다.

91. • 잠재기(1~3cm)에 호흡법, 등 마사지, 경찰법, 열·냉의 적용, 체위변경, 보행, 진정제, morphine 투여 등을 통증 완화를 위해 사용한다. 산모가 자궁수축 시 통증을 호소할 경우 적당한 피부자극을 통해 통증 완화할 수 있다.(관문통제이론)
    • 활동기(4~7cm)에 호흡법, 등 마사지, 경찰법, 열/1d 용, 체위변경, 보행, 무통각제, 경막 외 마취 등을 한다.
    • 음부마취 : 분만 2기에 회음절개와 분만을 위해 사용된다. 음부마취는 자궁수축으로 인한 통증완화와는 관계가 없고, 회음부위의 통증완화에 도움을 주기 때문에 선진부가 경관과 질을 통과한 뒤 음부가 확장될 때 발생하는 통증을 제거하기 위해 사용한다.
    • 경막 외 마취 : 자궁경관 개대가 4~6cm 정도 진행되었을 때 주입한다.

92. 고 긴장성 자궁기능부전

태아 분만 초기부터 저산소증을 겪게 되므로 산부와 태아 상태에 관한 계속적인 관찰이 중요하다. 산모를 휴식하게 하고 진정제를 투여하며, 태아심음감시, 양수 내 태변착색 유무, 태아 움직임, 산부의 활력징후, 자궁수축의 빈도와 강도 사정, 수액공급을 해야 한다. 옥시토신을 투여 중이라면 즉시 중단해야 한다.

93. 조기분만은 임신 20~37주에 분만하는 것을 말한다. 조산의 징조가 있을 때에는 절대안정해야 하고, 가정에서 자궁수축을 계속 감시하는 것이 조기 진단하는 데 효과적이다. 또한 분만을 억제하기 위하여 분만억제제를 투여할 수 있고, 좌측위와 수분 공급을 통하여 자궁으로 혈액 증가를 유도하여 자궁근육의 이완을 도울 수 있다. 인공 양막 파막을 할 경우 분만이 촉진되므로 금기한다.

94. 임신에 따른 심맥관계의 변화
- 혈액량: 커져가는 자궁과 혈관장애로 심장으로 돌아오는 액량이 줄어들다가 분만 시 약 500mL의 혈액손실에 대비하기 위해 혈액량은 임신 초 약간 증가하다가 임신 32~34주에 최고로 증가하여 심장 부담 증가, 40주가 되면 약간 감소한다.
- 심박출량: 앙와위 시 증대된 자궁이 정맥귀환을 방해 → 앙와위보다 측위에서의 심박출량이 더 증가한다.

95. 조기 양막 파열 시 감염의 위험성, 제대탈출, 조산, 분만중단, 병리적 퇴축륜, 자궁파열이 될 위험이 있으므로 태아 심음을 관찰하고 산모의 활력징후를 측정해야 한다. 질 내진은 감염의 위험성이 있으므로 자제한다.

96. 인공 양막파막술(AROM)

자궁경관 상태가 양호할 때 자궁수축을 자극하여 분만을 촉진시키기 위한 방법으로 사용할 수 있다. 양막이 파열된 후에는 가능한 한 안전하게 빨리 분만이 이루어져야 한다. 양막이 파열된 후 24시간 이후에는 감염의 우려가 있다. 또한 양막파막술은 제대탈출, 아두압박, 제대압박 등의 위험이 있을 수 있다.

97.
- 모성애의 획득은 출산 후 3~10개월에 걸쳐 일어나는 과정이다.
- Dr. Kennell은 엄마가 신생아를 돌보는 데에는 복합적인 요인이 작용되지만, 분만 직후·특별히 애착형성이 되는 민감한 시기가 있음을 발견했다. 분만 후 수시간, 수분 내에 모아 분리가 된 경우에는 아이가 와도 거부하거나 기피하는 것이 관찰되었다.
- 처음하는 접촉행위는 손가락 끝을 이용한 접촉, 손바닥을 통한 접촉, 포옹하는 것 등이 있다.
- 소극기: 분만 후 첫 2~3일에는 수동적이고 의존적이고 자기중심적이다.
- 적극기: 산욕 3~10일에 분만으로 인한 피로가 회복되면서 모성으로서 독립적, 자율적으로 새로운 역할을 수행하려 한다.

98. 배뇨간호
- 자궁저부 촉진 시 방광의 팽만 정도 확인
- 팽만된 방광은
  - 자궁을 우상방으로 밀어내어 자궁근육의 수축을 어렵게 하고 산후출혈 초래
  - 방광벽의 이완을 초래하여 소변정체와 감염 초래
  - 자궁수축 저해로 혈액손실 위험 높아짐

99. 정상적인 WBC는 임신 중 12,000/mm까지 증가하고 분만 10~12일 정도에 20,000~30,000/mm 까지 증가한다.

100. ② 산욕 초기 임신기간 동안 증가된 혈액량을 줄이기 위해 사구체여과율이 증가하므로 소변을 하루에 3000mL 정도 보게 된다. 체온은 정상적으로 38℃ 미만이며, 일시적 서맥이 오고, 혈압 변화는 거의 없다. 분만 2~3일간 변비가 올 수 있다.

101. 배란 및 월경은 모유수유에 의해 가장 큰 영향을 받는다. 모유수유 시 분비되는 프로락틴이 배란 및 월경을 지연시킨다.

102.
- 칼로리: 하루에 2,600~2,800kcal 또는 비임신 시보다 500kcal 이상 증가시킴
- 단백질: 비임신보다 15~20mg 증가시킴
- 수분: 2,500~3,000ml/day 수분 공급 권장
- 철분: 수유부에게 특히 요구됨 15mg/day 권장
- 비타민 C, 섬유질이 많은 식이 추천

103.
- 정상: 분만 후 첫 24시간 동안, 탈수와 수유를 위한 유방 울혈로 인해 0.5℃ 정도 상승
- 산후감염: 분만 24시간 이후, 38℃ 이상의 고열이 2회 이상일 경우

104. ④ 자궁경관무력증은 태아가 어느 정도 커서 자궁경부가 무게를 지탱할 수 없을 때 발생하므로 임신 중반기에 습관성 유산이나 조산을 유발한다.

105. 후기 산후출혈
- 분만 24시간 이후부터 6주 사이에 발생하는 출혈로 한 시간에 패드 하나 이상 적시는 경우를 말한다.
- 원인: 생식기 감염, 태반조직의 잔여, 출혈성 장애, 제왕절개분만, 태반부착부위 퇴축부전
- 간호: 출혈의 양과 형태 사정, 수축 양상 사정, 소파수술 후 자궁수축제, 항생제

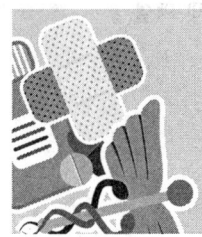
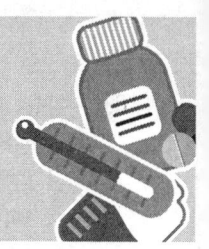

제3회 모의고사 2교시

- 아동간호학
- 지역사회간호학
- 정신간호학

1.	2.	3.	4.	5.	6.	7.	8.	9.	10.
①	④	④	③	④	④	①	④	③	①
11.	12.	13.	14.	15.	16.	17.	18.	19.	20.
③	④	①	④	⑤	①	④	⑤	④	⑤
21.	22.	23.	24.	25.	26.	27.	28.	29.	30.
④	④	③	④	⑤	④	④	⑤	④	②
31.	32.	33.	34.	35.	36.	37.	38.	39.	40.
②	④	④	①	④	③	④	④	③	①
41.	42.	43.	44.	45.	46.	47.	48.	49.	50.
⑤	②	④	③	⑤	①	⑤	②	⑤	④
51.	52.	53.	54.	55.	56.	57.	58.	59.	60.
③	①	⑤	③	②	②	②	③	⑤	④
61.	62.	63.	64.	65.	66.	67.	68.	69.	70.
⑤	④	①	②	②	③	⑤	③	③	⑤
71.	72.	73.	74.	75.	76.	77.	78.	79.	80.
①	②	③	④	④	②	④	⑤	②	①
81.	82.	83.	84.	85.	86.	87.	88.	89.	90.
①	②	④	②	③	②	⑤	④	③	③
91.	92.	93.	94.	95.	96.	97.	98.	99.	100.
④	⑤	③	④	③	③	②	④	④	③
101.	102.	103.	104.	105.					
⑤	⑤	⑤	③	②					

아동간호학

01. ② 인습 이후 수준, 청소년기
③, ④, ⑤ 인습 수준 3단계(상호관계의 도덕), 학령기

02. ① 대부분 18~24개월 내에 배변 훈련이 이루어지나 개개인 별로 훈련과 달성 시기의 차이가 있음
② 아동의 준비상태를 인식하고 주거지 이사, 동생의 출생, 이혼 등의 환경적 변화나 스트레스가 있을 경우 퇴행이 나타날 수 있으므로 시기적으로 부적절함
③, ⑤ 배변 훈련은 아동이 신체적, 정서적 준비가 되어 있을 때 시작해야 함
- 신체적 준비 : 규칙적인 장 운동, 옷 벗기 등의 전신운동 가능, 변기에서 5~10분간 앉아 있을 수 있음
- 정서적 준비 : 대소변을 싸면 불편함을 느끼고 즉시 기저귀를 교환해 주기를 표현함

03. 학령기
프로이드의 이론에 따르면 잠복기(latency stage : 6~12세)에 해당
- 성적 요구가 억압되어 성적 충동이 잠재되어 있는 시기
- 성적 욕구에 대한 흥미는 약해지고 신체적, 정신적 활동력은 지식 획득과 활발한 놀이로 전환되며, 사회적으로 용납되는 행동에 에너지를 투여함
- 동성의 또래집단과 동일시

04. 유아기
1~3세에 해당하는 유아기에는 탐색과 실험 그리고 모방을 통한 학습이 이루어지며, 피아제의 전 조작기의 전 개념기에 해당되는 시기이다. 이때는 자기중심적인 사고가 주를 이루고, 36개월이 되면 약 900단어의 사용이 가능해진다.

05. 성장발달의 원리-개인차
- 영양 상태, 유전 등의 개인적 요인에 따라 개별 아동마다 성장발달의 속도나 비율이 다름
- 이는 아동이 부모로부터 전달받은 개개인의 유전적 특성이 다를 뿐만 아니라 아동을 둘러싸고 있는 환경적 요인이 다르기 때문임(예) 어떤 아동은 운동발달이 현저하게 빠르고 어떤 아동은 다른 아동보다 유난히 언어발달이 빠를 수 있음)
- 일반적으로 걷기 시작하는 시기는 12개월이다.

06. 영아기 발달
6~8개월: 중앙 아랫니가 나기 시작함(유치 수 : 월령 - 6)
① 12개월: 수저와 컵을 사용하여 음식을 먹을 수 있음
② 10개월: 가구 잡고 일어남
③ 9개월: 기어 다님
④ 8개월: 도움 없이 앉을 수 있음
⑤ 10개월: 엄지와 검지 사용하여 물건 잡음

07. 성장 발달 - 성장 발달 이해
- 성장 발달에는 방향성과 연속성이 있어 예측 가능하며 단순 → 복잡, 전체적 → 구체적, 두부 → 미부, 중심부 → 말초의 방향성을 가짐
- 성장은 모든 부위가 같은 속도로 성장하는 것이 아니며, 학령기 아동의 경우 하지의 성장속도가 훨씬 빨라지는 등 부위별로 다름
- 신체, 지능, 정서 등 모든 발달 영역에서 다음 단계의 발달은 이전 단계의 발달 성과들이 누적되면서 이루어짐

08. 언어 발달
①, ②, ③, ⑤ 학령기에 가능한 발달 양상이다.
④ 감각 운동통합이 되지 않은 상황에서 아동이 자신이 생각한 단어를 말하려고 할 때 말더듬이 현상이 나타나게 되지만 언어 발달과정의 정상적인 특징임

09. 전조작기
학령전기 아동은 전조작기에 해당되며, 나쁜 생각에 대해서 책임이 있다고 느껴 죄의식을 갖기도 하고 질병을 죄에 대한 처벌로 느끼기도 하므로 구체적인 예를 들어 이들의 능력에 맞게 설명해 주어야 함

10. ① 비판적 사고와 간호과정은 문제를 해결하기 위한 접근 방법을 통해 전문적 간호제공을 가능하게 한다.

11. 두혈종
- 난산으로 인한 두개골막 사이의 혈관파열로 인한 출혈
- firm, tense
- 크기 증가 있음
- 봉합선 통과하지 않음
- 선상골절을 동반할 수 있으며, 두정골에 잘 생김

12. 팔로 4징후
- 선천성 기형의 10%
- 심실중격결손+폐동맥 협착+우심실 비대+대동맥 우위
- 치료: Blalock-Taussing 문합 수술

13. 선천성 고관절 이형성증 증상
- Galeazzi sign(Allis sign)
- Ortoani test(+)
- Barlow test(+)
- trendelenburg test(+)
- 둔부 주름 비대칭
- 대전자부 돌출
- 이상한 걸음걸이
- 관절 피스톤 징후
- 굴곡 시 제한된 둔부 외전을 보임

14. 탈수열
빈맥, 건조한 피부(탄력성 저하), 혈압 하강, 호흡수 증가, 대소천문 함몰, 움푹 눈이 들어가고 울음소리에 기운이 없음. 소변감소, 전해질 불균형 증상(K소실: 근 허약, 심전도 변화 등)
- 건강한 신생아에게 생후 2~3일 즈음에 체온이 38~39℃로 상승하면서 체중이 갑자기 줄어들고 불안해하고, 소변량과 횟수가 줄어드는 증세가 나타남

- 대부분의 경우에는 주위의 온도를 상온으로 낮추거나 우유의 섭취를 증가시켜서 수분을 보충해주면 체온이 즉시 정상으로 돌아오기 때문에 해열제는 따로 투여하지 않음. 신생아가 필요한 수분의 섭취는 모유나 조제분유의 섭취로 충분하므로 보리차, 생수 등은 따로 먹일 필요는 없음

15. 기저귀 발진 간호
- 기저귀를 자주 갈아주지 않거나 모유에서 인공유로 전환할 때, 고형식을 시작하였을 때 잘 나타남
- 예방하기 위해서 피부의 습도 산도, 대소변 자극을 없애주어야 함 – 기저귀 자주 갈아주기, 공기 중에 자주 노출시켜 건조하게 유지하기
- 흡수성 젤이 내포된 일회용 기저귀는 피부를 건조하게 유지하며, 산도가 높아지는 것을 예방하여 유용함
- 천기저귀 사용 시 여러 번 헹구어 세제가 남아 있지 않게 하고 햇빛에 말릴 것

16. 구개파열
- 구개파열은 토순보다 외부로 덜 드러나고 구개의 정상적인 성장에 도움이 되도록 하기 위해 생후 6개월 이후로 교정을 연기함
- 치아발육에 지장을 주거나 언어장애를 예방하기 위해 18개월에서 24개월 사이에 교정하는 것이 좋으나 복잡한 수술: 요구되는 경우 5세까지 연기하기도 함

17. 신생아 사정
손바닥의 단일선(simian crease)은 다운증후군과 관련되어 있다.

18. 주기성 호흡(Periodic breathing)
- 20초 이상의 규칙적인 호흡 후 10초 미만의 호흡 정지가 드는 양상이 연속적으로 3번 이상 발생하는 경우
- 정상적인 호흡 양상
- 미숙아에서 흔하다.
- 심박수 변화, 청색증 등을 동반하면 미숙아 무호흡으로 비정상적 상황이다.

19. ④ 구개열 환아는 수술부위 손상을 예방하기 위하여 컵 또는 점적기를 이용하여 수유한다.

20. ⑤ 장중첩증 아동은 바륨관장이나 정수압 환원을 시도한다. 또한 초음파 유도하에 등장성 생리식염수 관장을 행할 수 있다. 만약 환원이 실패하면 응급수술을 시행한다.

21. 열성경련의 간호중재
- 간호사가 우선적으로 해야 할 간호중재는 열을 내려주는 것으로 옷을 벗기고, 38℃ 이상 시에는 미온수 마사지 시행
- 심한 경련 시 항경련제 투여
- 세균감염으로 인한 경우 항생제 투여
- 청색증이 나타날 경우 산소 투여, 분비물이 많은 경우 비인 두 흡인 시행
- 탈수 증상과 경련 증상을 사정, 부모에게 해열방법과 항경련제에 대해 교육
- 경련 시 억제대는 착용하지 않음

22. 영아의 탈수 증상
영아의 탈수 증상에는 피부 점막의 건조, 피부 긴장도 저하, 핍뇨, 천문과 눈 주위 함몰, 빠르고 약한 맥박 등이 나타난다.

23. 아토피성 피부염 간호
아토피성 피부염은 천식과 알레르기 비염 등의 가족력이 있는 영아에게 흔하며 타인에게 전염되지 않는다.

24. 간질
간질의 대부분의 발작행동은 정확한 약물의 투여로 교정될 수 있다. 따라서 정확한 시간에 항 경련제를 복용하도록 환아에게 교육하여 스스로 자신의 건강 상태를 유지할 수 있도록 하는 것이 중요하다.

25. ⑤ 신증후군은 눈 부종, 발목과 발의 부종, 거품이 있고 색깔 어두운 소변, 혈압정상의 증상을 나타낸다.

26. 요로감염
여아의 경우 해부학적으로 짧고 항문과 가까운 요도로 인해 세균의 상행이 빨라서 남아보다 요로감염의 발생빈도가 높다. 특히 2개월~2세까지는 기저귀 차는 시간이 길어서 변에 오염된 요도 통해 감염이 잘 발생한다.

27. 급성 인두염 증상
- 초기에 발열, 전신 권태, 식욕부진, 쇠약
- 중등도 인후통, 연하곤란, 연하 시 통증으로 침을 흘림
- 경부 림프절의 중등도 비대, 백혈구 수 증가
- 연쇄상구균 감염 시 고열, 두통, 오심, 구토, 설사 등이 동반되는 등 증상이 좀 더 심함

28. 청력 이상 환아의 발달 특성
- 말에 대한 반응이 적다.
- 귀가 아프다고 한다.
- 귀에서 분비물이나 귀지가 많이 나온 일이 있다.
- 언어발달이 느리다.
- 낯선 상황에 쉽게 적응 못한다.
- 외이도에서 이물질이 발견된 적이 있다.
- 최근에 외상을 입은 적이 있다.
- 말소리가 크다.
- 귀 때문에 약을 사용하고 있다.

29. 뇌성마비 간호중재
- 가족의 정서를 지지하여 아동학대 예방
- 영양 증진, 긍정적 자아상 도모
- 수유 격려, 배변 훈련 도움
- 연령과 능력의 범위에서 일상생활활동 수행을 격려
- 운동기능 및 감각기능의 향상을 위한 활동에 적극 참여
- 뇌성마비 아동을 위해 특별히 고안된 용품의 사용을 지도
- 아동의 능력의 범위 내에서 아동에게 무리한 요구를 하지 않음
- 음식물 섭취 보조
④ 뇌성마비 환아의 물리치료는 경축, 골격 기형 예방의 목적임. 정상적인 운동 능력의 회복보다는 능력의 범위에서 일상활동 수행에 대한 능력 향상이 필요

30. 기침 발작 시 간호중재
- 발작적으로 기침을 심하게 할 때는 기도유지와 아동이 편하도록 옆에서 지지
- 기침이 진정되면 발작 유발인자 제거, 정신적 및 신체적 안정 제공하여 자극을 최소화하고 산소요법, 가습으로 따뜻하고 충분한 습기 제공과 분비물 흡인, 소량씩 자주 수분 섭취를 권장

31. 백혈병
- 혈액 생산조직의 악성 질환
- 조혈 조직에 미성숙된 백혈구가 악성으로 증식하여 생기는 질환
- 15세 미만 소아기 암 중 발생 빈도가 가장 높음
- 백혈구의 악성 증식으로 발생 : 증식하는 백혈병 세포에 의해 골수가 미만성으로 채워져 있음
- 2세부터 발생 빈도가 증가하여 5세에 가장 많고 그 이후 점차 감소함

백혈병 세포는 종양과 같은 신생물의 속성을 나타냄 : 순환 혈액 내에 미성숙 백혈구들이 비정상적으로 나타나며 이들 세포들이 간, 비장, 림프절 등 전신에 걸쳐 광범위하게 악성 종양세포에 의해 침윤되어 있음
- 급성 골수성 백혈병 – 성인에서 흔함
- 급성 림프성 백혈병 – 어린이에 흔함

32. 편도선 절제술, 수술 후 간호
출혈 징후 사정: 출혈의 가장 명백한 징후는 혈액을 계속적으로 삼키는 것, 환아가 잠들어 있다면 잦은 연하 운동을 주의 깊게 볼 것, 맥박 120회/분 이상, 창백, 토혈, 안절부절 못함 등

33. 급성 사구체신염 증상
- 단백뇨: 사구체막 파열로 인해 여과물 안에 단백질이 통과되기 때문
- 혈뇨: 탁하고 콜라색 소변(사구체막 파열로 인해 여과물 안에 적혈구가 통과되기 때문)
- 부종: 특히 안와 주위
- 얼굴 부종: 아침 동안 더욱 현저하게 나타남(나트륨과 수분 정체로 인해)
- 고혈압: 경하거나 중증도로 상승
- 식욕부진, 창백, 민감, 무기력, 두통, 복부 불편감, 배뇨 곤란, 구토, 빈혈 등

34. 풍진 예방
- 임신 3개월 내 감염 시는 바이러스가 태반 통과하여 태아 기형 유발(임신 초 바이러스가 태반을 통과하여 태아를 감염시킴)
- MMR(홍역 생균, 이하선염(=볼거리=귀밑샘염), 풍진 바이러스)-12~15개월 기본접종, 4~6세 추가접종
- 발진이 얼굴에서 상지, 몸통, 다리로 퍼지면서 24시간 안에 전 신체에 불연속적인 분홍색 발진이 나타남

35. 간호중재
- 통증 경감(아침에 온습포, 따뜻한 통 목욕)
- 아스피린 다량 복용 시 독성 증상 시정
※ 아스피린 중독 증상: 이명(귀울림), 청각소실, 위염, 위궤양, 기면, 호흡곤란, 빈혈
- 물리 치료(하루에 2~3회 ROM): 급성기 이후에는 관절 기능 유지를 위해 점차적으로 관절 범위 운동을 시행함
- 주기적인 무게 부하는 오히려 통증을 유발할 수 있으므로 주의

지역사회간호학

36. 지역사회 간호사업의 목적
지역사회 간호사업의 목적은 대상자들이 건강을 그들 스스로 적정가능 수준으로 향상(건강증진)될 수 있도록 하는 데 있다.

37. 지역사회 간호와 보건간호
지역사회 간호사업은 개인보다 지역 전체와 인구집단에 초점을 두어 개인과 가족까지 초점을 확대하고, 재정의 주체가 지방비와 지역사회 기금인 데 반해, 보건간호사업은 공공재원으로 이루어지며, 역사적으로는 보건간호사업이 먼저 행해졌다.

38. 자료수집
사망실태, 질병이환 상태, 정신사회적 건강수준, 환경위생, 건강행위, 건강상태 등은 지역주민의 건강수준을 보여주며, 이 중에서 질병이환 상태는 뚜렷한 지표가 된다.

39. 지역사회 자료수집 방법
- 직접 정보수집 : 지역시찰, 정보원 면담, 참여관찰, 설문지, 차창 밖 조사 등
- 간접 정보수집(이차적 분석, 기존 자료 활용) : 센서스, 공공기관 보고서, 회의록, 통계자료, 의료기관의 건강 기록, 연구 논문 자료 등

40. 간호진단 우선순위결정 시 고려사항
- 많은 사람에게 영향을 주는 문제
- 높은 영아사망을 일으키는 문제
- 모성건강에 영향을 주는 문제
- 어린이나 젊은 사람에게 영향을 주는 문제
- 만성적 장애의 원인이 되는 문제
- 지역사회개발에 영향을 미치는 문제
- 전체 지역사회에 큰 관심을 일으키는 문제

41. 보건의료전달체계: 자유방임형
- 보건의료전달체계 중 자유방임형은 고도로 발달한 자본주의 국가에서 민간자원이 주류를 이루어 시행되는 제도로서, 정부의 통제나 간섭을 최소화시키고 국민 개개인의 자유와 능력을 최대한 존중하는 방식이다.
의료의 질적 수준이 다른 체계에 비해서 높은 반면, 의료기관의 경쟁 심화로 자원의 지역적, 계층 간 편차가 심해지고 의료비가 높아지는 단점이 있다.

42. 포괄수가제
장점은 경제적인 진료의 수행을 유도하되 의료기관의 생산성을 증대시키며 행정적으로 간편한 점이며, 단점으로는 서비스 양이 최소화, 규격화되며 행정직의 진료진에 대한 지나친 간섭 우려가 있다.

43. 1차 보건의료 접근의 필수 요소: 주민의 참여 (Available)
1차 보건의료는 지역사회의 모든 개인 및 가족이 쉽게 받아들일 수 있는 방법으로 설계되어야 하며 지역주민의 적극적인 참여로 운영되어야 한다.

44. ③ 뇌염은 동물매개체를 통한 기계적 탈출을 한다.

45. 1980년 12월: "농어촌 보건의료를 위한 특별조치법"
은 1차 보건의료의 확대 및 의료취약지역에 대한 서비스 혜택 기회 제공을 통한 형평성 및 접근성을 확보하기 위해 보건진료소를 배치하고, 여기서 1차 보건의료제공자로서 활동하는 보건진료 전담공무원이 지역주민을 위한 다양한 업무를 시행하도록 하였다.

46. 노인의 생리적 변화
① 성인에 비해 대사와 신체 활동이 저하되어 체온도 약간 낮아진다.
② 뼈와 근육이 약화된다.
③ 청력과 시력이 저하되고 색의 식별능력도 감소한다.
④ 기억력이 저하되나 판단 능력은 좋아진다.
⑤ 간과 신장의 배설능력이 저하되어 약물은 성인에 비해 적게 복용해야 한다.

47. 지역사회 노인 간호사업 사회서비스로 재가노인 복지사업, 가정봉사원 파견사업, 주간보호사업, 단기보호 서비스 등이 있는데, 문제에 제시된 상황은 과중한 가사업무의 부담을 덜어주는 것이 가장 시급하기 때문에 이에 적절한 중재는 가정봉사원 파견사업이다.

48. 1차 예방
질병의 발생을 막고 건강을 유지·증진시키는 것으로 건강한 인구집단에 적용된다. 환경위생, 건강증진 활동 등이 포함되며, 방법으로는 보건교육, 상담, 예방접종, 가족계획 등이 있다.

49. Duvall의 가족발달단계: 노년기 가족
은퇴 후에서 사망에 이르는 시기에 해당하며, 이 시기의 발달 과업은 다음과 같다.
- 은퇴로 인한 사회적 지위의 상실과 경제적 감소에 대한 대처
- 만족스러운 생활유지
- 건강문제에 대한 대처
- 배우자 및 의미 있는 지인의 상실에 대한 대처, 권위의 이양 의존과 독립의 전환

50. 가족간호중재
만성질환자를 가진 가족들은 오랜 기간 겪게 되는 어려움으로 스트레스가 증대되고 많은 부담감을 느끼게 된다. 이런 경우 만성질환에 대한 의미를 가족 구성원들이 함께 나누고 역할 분담을 효율적으로 구성하여 스트레스와 부담감을 줄여야 한다. 결과적으로 상호협력을 높여가며 성숙해지는 과정에서 가족기능이 향상된다.

51. 가족간호 사정의 기본원칙
- 가족 구성원 개개인보다는 가족 전체에 초점을 둔다.
- '정상 가족'이라는 일반적 고정관념이 아닌 가족의 다양성과 변하성에 대한 인식을 가지고 접근한다.
- 가족의 문제점뿐 아니라 가족의 강점도 사정한다.
- 가족이 함께 사정에서부터 전 과정에 참여함으로써 간호사와 대상자가 함께 진단을 내리고 중재 방법을 결정하도록 한다.
- 가구원 한 사람에게 의존하지 말고 가구원 전체, 친척, 이웃, 의료기관이나 통·반장 등 지역자원과 기존 자료를 통해 기존 자료를 수집한다.

52. 가정방문의 장점
- 건강관리실보다 긴장감이 적고 편안한 분위기에서 간호서비스 제공
- 대상자의 전체적인 상황 사정 가능
- 가족의 상황에 맞춘 적절한 교육과 상담 제공
- 건강관리에 대한 동기 부여
- 거동 불편자에게도 보건의료 서비스의 혜택 제공 가능
- 가족의 포괄적인 건강관리 및 가족단위보건교육이 가능
- 대상자가 간호계획 및 과정에 함께 참여 가능
- 간호사와 대상 가족 간의 우호적인 관계 형성이 용이
① 비슷한 문제의 대상자들과 상호작용할 수 없는 것이 가정 방문의 단점이다.

53. 가정간호사업의 필요성
- 만성퇴행성질환자의 증가
- 노인인구 증가
- 의료비 절감 및 의료자원의 효율적인 이용을 위해
- 환자의 권리 의식 증가 및 간호요구 변화
- 사회 환경의 변화 : 가족 구조의 변화 및 여성의 사회진출 증가
- 보건의료 환경의 변화: 국민의료비 부담증가, 의료자원의 불균형, 건강보험 재정의 적절한 이용 미흡, 보건의료전달체계의 역의뢰체계 미흡

54. 보건교육 평가
- 교육 직후에 하는 평가이므로 대상자의 지식, 신념, 가치관, 기술, 행동 등을 평가한다.
- 교육 직후이므로 금연 실천율이나 흡연으로 인한 이환율을 조사할 수 없다.

55. ⑤ 증식발육형은 병원체가 증식과 발육을 하는 것으로 말라리아, 수면병 등이 해당한다.

56. 정의적 영역
느낌이나 정서의 내면화가 깊어짐에 따라 그리고 대상자의 성격과 가치체계에 통합됨이 증가하는 것이다.

57. 교육방법에 영향을 미치는 요소
교육방법은 대상자의 수와 교육 정도, 교육실시 장소 및 시설, 학습목표의 난이도 등에 따라 다르게

선정되나 가장 중요한 요소는 보건교육 과제 및 내용, 대상자이다. 보건교육자의 기호(선호도)는 우선 고려 요소가 아니다.

58. 금연프로그램의 도입단계
금연프로그램에서 대상자와 관계를 형성하고 무엇보다 금연의 동기 부여하는 것이 가장 중요하다. 그 일환으로 폐암 사진이나 동영상, 흡연으로 인한 질병에 대한 자료를 보여주는 등의 방법이 있다.

59. 역할극(Role play)
학습자들이 직접 실제 상황 중의 한 인물로 등장하여 연기를 하면서 실제 그 상황에 처한 사람들의 입장이나 상황을 이해하고 상황분석을 통하여 해결방안을 모색하는 방법이다. 참가자들은 비슷한 갈등에 공감되고 친근감이 생기고 동시에 흥미와 동기 유발이 용이하다는 장점이 있으나 다른 방법보다 준비시간이 많이 요구되는 단점이 있다.

60. 학교보건의 목적
학교보건의 1차적 목적은 학교 인구의 복지, 건강 증진, 유지 및 자가 간호역량을 키울 수 있도록 하는 데 있다. 이 중에서 건강증진은 학생 및 교직원이 적절한 건강행위 및 자가 간호를 통해서 질병의 발생을 예방하고 건강수준을 높이는 것이므로 이미 발병된 병의 치료하거나 합병증 예방, 고위험집단 관리는 이에 속하지 않는다.

61. 보건교사의 직무
- 학교보건 계획의 수립
- 학교환경위생의 유지관리 및 개선에 관한 사항
- 학생 및 교직원에 대한 건강진단 실시의 준비와 실시에 관한 협조
- 각종 질병의 예방처치 및 보건지도
- 보건지도를 위한 가정방문
- 교사의 보건교육에 관한 협조와 필요시의 보건교육
- 보건실의 시설, 설비 및 약품 등의 관리
- 보건교육의 자료수집·관리
- 다음의 의료행위(간호사의 면허를 가진 자에 한함)
  1. 외상 등 흔히 볼 수 있는 환자의 치료
  2. 응급을 요하는 자에 대한 응급처치
  3. 상병의 악화방지를 위한 처치
  4. 건강진단결과 발견된 질병자 요양지도 및 관리
  5. 1~4의 의료행위에 따르는 의약품 투여
  6. 기타 학교의 보건관리

⑤ 보건교사의 업무가 아니다.

62. 보건교사의 직무
학교에서 1군 감염병환자 발생 시 보건교사는 학교장에게 보고하고, 학교장은 가장 우선적으로 관할 보건소장에게 즉시 보고하여야 한다.

63. 변화촉진자의 역할
- 변화상황에 작용하는 방해요인과 촉진요인을 확인
- 변화를 위한 동기 부여
- 변화의 행위를 수행할 수 있도록 도움
- 변화행위를 자기 것으로 굳히도록 도움
- 의사결정에 영향력을 행사하고 변화의 적절성을 평가

64.
- 배치 전 건강진단, 특수건강진단, 수시건강진단, 임시건강진단의 건강관리구분
- C1 : 직업병 요 관찰자, 직업병 예방을 위해 적절한 의학적 및 직업적 사후관리조치 필요

65. 산업장에서의 건강진단
상사근로자 5인 이상 업체 사업주의 비용부담으로 고용된 모든 근로자에 대하여 일정한 주기로 실시하는 건강진단이다.

66. VDT증후군
작업을 하면서 눈에 쉽게 띄는 곳에 배치함으로써 예방 효과를 얻을 수 있다.

67.
따뜻한 물이나 커피는 의식이 있는 경우에만 제공해야 한다. 의식이 없는 상태에서 마시면 기도로 액체가 넘어갈 수 있기 때문이다.

68. 항아리형
- 감퇴형 : 출생률과 사망률이 모두 낮으면서 출생률이 사망률보다 낮아 인구가 감소하는 형
- 0~4세 인구가 50세 이상 인구의 2배가 안됨
- 국가 경쟁력 약화 우려

69. 발생률
- 질병에 걸릴 확률 혹은 위험도를 직접 추정 가능하게 하는 측정으로서 일정기간에 새로 발생한

환자 수를 단위인구로 표시한 것
- 일정기간 위험에 폭로된 인구 중 새로 발병한 환자 수 / 일정기간 발병 위험에 폭로된 인구 수 × 100
- [5(4주째 발생인원) / 120-(5+6+9)] × 100
- 발생률의 분모는 이미 면역되었거나 앓고 있는 사람을 빼고 발병할 가능성을 가진 인구로 되지만 유병률의 분모는 이들을 포함시킨 인구가 됨

70. 십대 임신의 비율이 증가하는 상황에서 필요한 것은 학교 내 성교육 수업시간을 확보하여 연령과 특성에 맞는 프로그램될 실시하는 것이다. 이러한 교육의 내용은 피임교육을 포함하고 있어야 하며 학교 외의 지역사회 내에서 성상담 센터 이용을 활성화함으로써 십대 임신으로 인한 후유증 및 피해를 관리하고 예방할 수 있도록 해야 한다.

정신간호학

71. **정신건강의 기준(Marie Jahoda)**
    - 긍정적 태도
    - 성장, 발달과 자아실현
    - 통합력 : 개인의 갈등과 욕구를 조절할 수 있는 능력
    - 자율성 : 스스로 의사결정할 수 있는 능력
    - 현실지각 : 주위를 적절히 파악할 수 있는 능력
    - 환경의 지배 : 상황에 대한 효율적 대처능력

72. **Sullivan의 대인관계 이론**
    - 양육자에 대한 태도가 자기개념 발달의 핵심이다. 좋은 어머니는 좋은 나로 투입되어 자신을 긍정적으로 발달시킨다.
    - 프로이드의 이론이 신경증환자에게는 적용되지만 정신증 환자에게 적용될 수 없다는 것을 인식하고 정신증 환자를 관찰하여 이론을 구성하였다.
    - 인간의 불안은 대인관계에서 발생하며, 거절에 대한 두려움이 근원이 된다.
    ③ Mahler의 분리 - 개별화 이론에 대한 설명이다.
    ④ 에릭슨의 정신사회적 발달 이론에 대한 설명이다.
    ⑤ 행동 모형에 대한 설명이다.

73. **측두엽의 기능**
    - 기억, 언어의 이해, 청각 및 후각의 수용과 평가에 중요한 역할
    - 손상 시 기억력 상실과 함께 일부 공격적으로 폭력적인 양상을 보임
    ① 후두엽의 기능 - 시각 기능
    ② 변연계의 기능 - 성적 행동

74. **의식**
    - 2차 사고과정
      cf) 1차 사고과정 : 쾌락의 원칙에 의해 지배되는 원초적(id)인 사고과정
    - 개인이 인식하며 통제할 수 있는 지적, 정서적 및 인간관계 등의 경험
    - 현실에 비추어 판단하고 언어나 행동을 통해서 전달되는 주관적인 현상
    - 대부분의 방어기전은 무의식에 속한다.

75. **프로이드 발달 이론**
    오이디푸스 콤플렉스 : 이성 부모에 대한 애착의 느낌을 가지고 동성의 부모에 대해서는 선망과 공격심을 갖는 것
    ① 학령기
    ② 영아기
    ③ 남자아이의 경우에는 오이디푸스 콤플렉스, 여자아이의 경우에는 일렉트라 콤플렉스를 경험한다.
    ⑤ 대소변 훈련시기

76. **부정**
    현실에서 야기되는 고통 또는 불안으로부터 탈출하기 위해 무의식적으로 부정하는 과정이다. 가장 미성숙한 방어, 정신병적 방어로 현실을 부인하거나 현저하게 왜곡하는 형태인 자기애적 방어에 속한다.

77. ④ 불안은 개인의 주관적인 경험이며, 원인을 알 수 없는 것에 의해 막연하게 발생한다. 중증 불안이 있으면 지각 영역이 상당히 감소하여, 특정한 세부적인 것에만 집중하며, 그 외에는 그 어떤 것에 대해서도 생각하지 않는 경향이 있다.

78. **치료적 의사소통**
    ① 대상자의 비현실적인 생각에 대한 불일치를 표현하는 것으로 비치료적인 의사소통 방법이다. 대상자의 생각과 행동의 잘못에 대한 평가를 하는 경우 대상자는 그 평가에 대해 방어하려고 문제해결에서 멀어지게 된다.
    ② 충고를 사용한 경우로 비치료적 의사소통이다.

이는 간호사가 대상자보다 높은 위치에 있음을 암시하는 것으로 대상자가 스스로 자립하는 데에 방해가 될 뿐이다.
③ 대상자에게 동의를 표한 것으로 비치료적 의사소통이다. 이런 경우 만약 대상자가 다음 기회에 그의 이야기를 바꾸고 싶어도 간호사가 두려워서 자유로이 바꾸지 못하게 된다. 따라서 대상자의 의견에 대한 어떠한 판단도 적당하지 않다.
④ 대상자의 느낌을 반영한 것으로 대상자에 대한 존중과 이해를 전달하는 방식이다.
⑤ 대상자가 취해야 할 행동에 관하여 충고하고 해결책을 제안하는 것은 비치료적 의사소통이다.

79. 심리적 일치(rapport)

타인의 사고와 태도를 의심 없이 무조건 받아들이는 것은 공감에 가깝다. 심리적 일치는 간호사와 대상자 사이에 비슷하게 발생되는 연속적인 경험을 수행하는 과정이다.

80. 지역사회 정신간호의 발달과정

과거 병원중심의 정신질환자 치료 → 사회생활 유지나 복귀 상태를 유도하지 못하고 만성화를 조장
- Phillip Pinnel(1878) : 인도주의적 환자 해방, 오늘날의 환경치료의 계기
- 프로이드 : 정신분석학적 치료법 개발
- 항 정신병약(정온제) 개발(1950) → 장기 입원 중이던 정신질환자들의 퇴원이 가능해짐(탈원화)
- 지역사회 정신과학의 발달 : 1953 Maxwell Jones가 처음으로 '치료적 지역사회'라는 용어를 사용 → 지역사회 정신 건강 간호의 기반이 되었다.
- 1950년대의 정신약물학의 발견, 치료적 공동체 운동은 지역사회 중심의 정신건강운동의 발달에 큰 영향을 주었다.
- Adolf Meyer는 정신생물학의 창시자로서 정신위생운동의 과학적 기초를 마련
- 인도주의자의 환영을 받은 Beers의 입원자서전에 의해 정신위생운동이 시작되었다.

81. ① 공황수준의 불안은 삶과 양립할 수 없으며 지속되면 사망에 이르게 되는 극한 불안이다.

82. 사회적 위기

- 자연재해, 전쟁, 사고와 같은 사회적 위기는 발달위기, 상황 위기와는 달리 인간 모두에게 일어나지는 않지만 스트레스의 심각성 때문에 대처 전 전체가 위협을 받게 된다.
- 위기는 수주 혹은 수개월 동안 지속되며 보통 6개월 내에 재구성되지 않으면 심리적 문제가 심각해질 수 있다.
- 재해나 재난에 처한 사람들은 과장된 표현기, 감정 통합기, 환멸기, 감정 재통합기 등의 정서적 반응 4기가 나타난다.

83. 가족 부담감

- 가족 부담감은 정신질환이 발생하면서부터 병원에 있을 때 그리고 퇴원 후 간호를 하면서 가족 구성원들이 경험하는 사회적, 정서적, 경제적인 문제를 의미한다.
- 정신질환자들의 일상생활 관리 기술에 기능 정도, 사회적 낙인, 정신보건 관리체계, 전문가들의 가족에 대한 무관심 등이 가족 부담감을 가중시키는 요인이다.
- 가족 부담감은 가족의 정신건강에 영향을 준다.
- 가족 부담감은 객관적일 수도 있고 주관적일 수도 있으며, 부담스럽다는 개인적인 느낌을 의미한다.
- 부담감으로 인해 일상적인 가정의 평형 상태가 깨어지게 된다.
- 사회적 지지체계가 적을수록 부담감은 가중된다.

84. 이상행동

- 음속증 : 언어의 상동증으로, 의미 없는 단어나 문구의 지속적인 행복
- 보속증 : 화제를 바꾸려는 노력에도 불구하고 떠올랐던 생각이 계속해서 떠올라 사고의 진행이 제자리에서 멤돌고 더 이상 진행되지 않는 상태
- 지리멸렬 : 사고의 논리성이 없어 말의 앞뒤가 맞지 않고 일관성이 없으며 횡설수설함
- 상동증 : 운동의 반복적인 유형, 타인의 행동을 모방한 것일수도 있음, 무의식적 긴장이나 갈등을 해결하기 위한 방안
- 기행증 : 상동증과 약간 다른 것, 이상한 버릇 예를 들면 눈을 찡그린다든가 걸음걸이, 독특한 제스처 등

85. 조현병 증상

- 양성증상 : 정신기능이 왜곡되거나 과도하게 되는 것, 환각, 망상, 지리멸렬 사고, 와해된 언어, 기이한 행동, 부적절한 정서

- 음성증상 : 정상적인 기능이 소멸, 결핍 또는 감소되는 것, 무논리증, 정서 둔마, 무쾌감증, 사회적 위축, 운동 지체, 사고 차단 등

86. 정형적 항정신병약물 부작용
정형적 항정신병약물은 자율신경계 부작용으로 α-2 아드레날린성 수용체 차단 효과가 나타날 수 있다 (기립성 저혈압, 서맥, 기초대사율 저하, 심계항진). 따라서 예방적으로 자주 혈압을 측정해야 한다.

87. 사고장애
환청은 주위에 사람이나 소리 나는 사물이 없는데도 어떤 소리나 사람 목소리가 들려오는 것으로서 감각 지각장애에 해당한다.

88. 조현병 간호
- 조현병 대상자에 대한 초기 사정은 신뢰를 형성하고 가장 핵심적인 자료를 수집하는 데 초점을 두어야 한다.
- 무비판적, 진실성, 명확성, 일관성, 존중하는 호칭, 강요하지 않음을 통해 신뢰감을 쌓는다. 정신병적 증상으로 언어적 의사소통이 어려울 때는 긴 침묵으로 그저 함께 있게 될 수도 있다.

89. 양극성 장애
- 조증과 우울증이 교대로, 조증이 반복적으로 나타난다.
- 1주 이상 지속되는 한 번 이상의 조증이나 혼재성 삽화에 특징지어진다.

90. 자살예방
1:1 관찰 및 간호, 위험한 소지품 제거, 불규칙적인 병실순회, 잠들기 전까지 혼자두지 않음, 수동적 자살예방

91. 조증환자 간호
- 비도전적이고 비자극적인 환경을 조성하고 환자가 심하게 흥분된 상태에서는 활동을 제한하도록 한다.
- 조증환자끼리는 분리시켜야 한다.

92. 리튬
- 기분안정제로 급성 조증, 급성 우울증 삽화, 양극성 장애의 치료에 우선적으로 사용된다.
- 리튬 작용이 발현되기 전까지 haloperidol, ativan과 같은 약물을 보조 투약한다.
- 치료 시 농도는 1.0~1.5mEq/L, 유지 농도는 0.6~1.2mEq/L이다.
- 수분섭취를 권장한다.
- 신장으로 배출되기 때문에 신장 기능 저하를 유발할 수 있다.
- 신장 기능, 갑상샘 기능에 대한 사정과 중재가 필요하다.

93. 불안
- 스트레스에 대한 반응으로 주관적으로 경험되는 정서
- 염려, 긴장, 걱정되는 상태로써 임박한 위기에 대한 두려움 내적인 조절능력의 상실로 마음속으로부터 일어나는 모호하고 막연한 감정
- 무엇인지 확실치 않으나 어떤 커다란 위험이 닥쳐오리라는 생각에 압도당한다.
- 마음의 초긴장 + 자율신경계 증상을 동반(가슴울렁거림, 호흡곤란, 식은땀 등)
- 불안장애 시 현실을 인식하는 현실검증에 손상은 없다.
- 잠깐씩 불안을 느끼는 것은 정상으로 간주하나, 불안이 지속되고 스스로 대처하지 못해 일상생활, 사회적, 직업적 기능이 방해 받으면 불안장애로 발전한다.
- 자아가 건강해 방어기전이 무의식적 생각이나 충동을 충분히 억압하면 불안은 사라진다.

94. 강박장애
자신의 의지와 무관하게 반복되는 강박적 사고(오염, 의심, 정리, 사고의 침입 등)나 행동(확인하기, 손 씻기, 헤아리기, 질문하기 정돈하기 등)으로 많은 시간을 소모하고 현저한 고통이나 일상생활의 장애를 초래하는 것

95. 범불안장애
- 광범위하고 과도하게 지속적인 불안은 경험, 불안과 운동성 긴장이 지속되는 장애
- 과도한 불안과 더불어 생리적 증상이 동반됨: 피로, 근육 긴장, 안절부절, 수면장애 등
① 공포장애
② 공황발작을 특징으로 하는 공황장애에 대한 설명이다.
④ 강박장애

96. 불안한 환자 간호
- 중증이나 공황수준의 불안을 경험하는 환자에게는 조용하고 안심할 수 있는 환경조성이 중요하다.
- 필요시 항불안제를 투여하며, 극도의 불안상황에서는 자해나 타해의 위험이 있음을 인식해야 한다.

97. 건강염려증
건강염려증은 신체, 생리적 기능에 명백한 병리적 소견이 없고 병태생리가 뚜렷이 드러나지 않는 신체적 증상들이 나타나는 정신질환으로, 신체적 증상 그 자체보다 하나 또는 그 이상의 심각한 신체질환을 갖고 있다는 생각에 집착하고 두려움에 빠지는 것이다. 대상자는 여러 의사를 찾아다니면서 적절한 치료혜택을 받지 못했다고 불안해한다.
① 건강에 대한 걱정이 고정불변의 것은 아니다. 고정불변의 걱정은 망상으로 볼 수 있다.
③ 지적 능력에 대한 손상은 없다.

98. 편집성 인격장애 증상
- 정서: 화를 잘 내고, 유머가 없고, 감정표현이 적다.
- 자아상: 자기 중요성이나 신용에 대해 집착
- 행동: 방어적이고, 불신과 의심이 많다.
- 대인관계: 깊은 대인관계를 피하고, 이기적, 자존심이 강하다.
- 방어기전: 투사
① 경계성 인격장애
② 회피성 인격장애
③ 분열성 인격장애
⑤ 타인을 의심하는 것은 맞으나 정직성을 확인하기 위한 적극적인 행위를 하지는 않는다.

99. ④ 신체형 장애 환자의 증상은 의도적이지는 않으며, 2차적인 이득과 관련이 있다.

100. ③ 해리성 장애의 가장 궁극적인 간호목표는 자신의 잠재력을 깨닫고 최대한으로 자기실현을 하는 것이다.

101. 알코올 금단증상
금단 후 48~72시간에 금단증상 중 가장 심각한 상태인 알코올 금단섬망(진전섬망)이 나타난다. 증상으로는 의식의 혼미, 주위 자극에 대한 주의력 장애나 착각 등을 보이며, 환각 중기는 특히 생생한 환시를 경험하고 언어의 지리멸렬, 불면증 또는 낮 동안의 졸음, 정신운동의 활동증가나 감소, 시간과 장소에 대한 지남력상실을 수반한 착란, 초조와 혈압의 발한, 체온증가를 보인다. 또한 간질발작이 일어나기도 이런 상태를 치료하지 않으면 수분과 전해질 불균형, 폐렴, 탈수증 같은 심각한 내과적 합병증을 일으킬 수 있다.

102. 물질관련 장애 간호
- 물질 남용자에게 가장 도움이 되는 것은 대상자와 같은 문제를 가졌던 사람의 지지이다.
- 이를 통해 치료에 대한 의지를 끌어낼 수 있다.

103. 기질적 인지장애
- 유형에 따라 원인은 다양하며, 뇌신경 전달물질의 결핍으로 유발된다.
- 대개 만성형으로 불가역적이다.
- 병전 성격과 관련이 있는 감정변화가 온다.
- 과잉감각이나 과잉박탈의 영향을 받는다.
- 성격의 변화로 인한 행동장애가 있다.
기억력, 사고력, 지각력, 지남력 장애가 있다.

104. 치매환자 간호
- 발병 전 즐기던 운동을 현재 기능상태에 따라 조절한다.
- 매일 같은 시간대에 일정한 순서대로 시행하는 것이 좋다.
- 새로운 운동을 적용해 나갈 때는 단계적으로 서서히 강도를 높여 나간다.
- 운동을 거부할 때 지속적으로 종용하면 스트레스를 받아 충동적이 될 수 있으므로 이때는 일시 중단했다가 후에 다시 시도하도록 하는 것이 좋다.
- 남아 있는 기능을 최대한 활용하되 환자의 기능수준에 맞춘다. 기능수준에 맞는 일들을 성공하면 성취감과 자존감이 증진된다.
- 전반적인 인지기능의 장애로 새롭고 복잡한 자극에는 잘 적응하지 못한다. 따라서 단순하며 반복적인 작업이 되도록 한다. 활동 요법 시 필요 이상의 도움은 대상자의 자존심과 자립심을 저하시켜 재활에 방해가 된다.

105. 식사장애 간호
식사장애환자의 간호중재 중 먼저 영양관리가 시급하다. 그 다음 인지 행동 교정으로 대상자의 잘못된 행동과 인식을 고치도록 해야 한다.

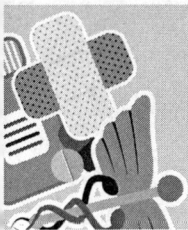
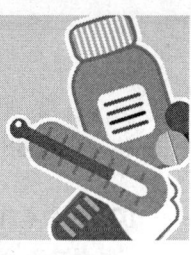

제3회 모의고사
3교시
- 간호관리학
- 기본간호학
- 보건의약관계법규

1.	2.	3.	4.	5.	6.	7.	8.	9.	10.
⑤	②	②	④	②	④	⑤	②	④	④
11.	12.	13.	14.	15.	16.	17.	18.	19.	20.
③	⑤	③	⑤	②	①	②	①	③	④
21.	22.	23.	24.	25.	26.	27.	28.	29.	30.
①	③	④	④	①	①	③	①	③	②
31.	32.	33.	34.	35.	36.	37.	38.	39.	40.
①	①	①	⑤	④	④	④	⑤	③	④
41.	42.	43.	44.	45.	46.	47.	48.	49.	50.
①	④	④	④	⑤	⑤	⑤	①	①	⑤
51.	52.	53.	54.	55.	56.	57.	58.	59.	60.
③	①	②	④	②	④	④	④	①	④
61.	62.	63.	64.	65.	66.	67.	68.	69.	70.
④	④	⑤	④	①	②	④	④	⑤	②
71.	72.	73.	74.	75.	76.	77.	78.	79.	80.
⑤	③	①	④	③	①	⑤	④	④	②
81.	82.	83.	84.	85.					
④	③	④	⑤	⑤					

간호관리학

01. 초기 기독교 간호
- 제노도키아
  - 다이아코니아보다 더 큰 시설을 갖춘 기관, 오늘날 종합병원 규격을 갖춘 시설
  - 입원 환자를 받을 수 있는 시설 갖춤
  - 여행자들의 휴식처 겸 수녀원 겸 병원으로 사용
  - 여집사들이 기관의 관리와 간호를 담당
  - 주교(Bishop), 신부(Priest) : 의사
  - 성바실 제노도키움: 나환자 격리수용, 직원 기숙사 등 종합병원의 규격 갖춘 시설
- 다이아코니아
  - 오늘날 보건소나 병원의 외래 진찰소의 전신

02. ① 마르셀라: 초기 기독교 시대의 로만메트론. 자신의 집을 교리연구소로 사용, 후에 수도원으로 만듦. 수도원의 창시자, 수녀들의 어머니로 불림. 일생을 자선사업, 기도 간호사업으로 마쳤음
② 성 라데군데: 중세 수도원 간호사. 개인위생의 1인식, 목욕실을 만들어 목욕시킴, 수도원을 설립하고 규칙을 만들어 관리, 나환자에게 세심한 관심 보임
③ 힐데가르데: 중세 수도원 간호사. 자연과학과 간호학을 가르치고 저술, 질병의 원인과 증상에 따라 직접 간호제공
③ 죽은 자의 장례 업무를 해준 사람들은 중세의 어그스틴 수녀, 형제단임
④ 마리 야호다: 20C 사회 심리학자
⑤ 성 빈센트 드 폴: 근대에 자선수녀단을 창설하

고, 개혁을 실시했으며 간호의 암흑기가 현대기로 넘어올 때 중요한 역할을 함

03. 중세 후기 간호
십자군 운동이 중세 후기 간호사업에 가장 큰 영향을 미침. 원정 도중, 전·후에 발생한 전염병과 사상자의 처리에 관한 문제 때문에 전담단체(기사간호단)가 생겨남
① 중세 전기 간호의 특징이다.
③ 검은 옷을 입고 나병환자를 간호한 간호단체는 성클라라단(흑수녀단)이다. 터티아리스단은 성프란시스의 제자들이 결성한 탁발승단의일종으로 자원봉사 단체이다.
④ 근대 초기의 간호현상이다.
⑤ 칼리프는 고대 그리스 의학 부흥에 관심이 많았지만, 간호의 발전에는 영향을 미치지 못했다.

04. 근대 미국의 간호
- 마호니 : 최초의 흑인 간호사, 흑인 간호사들의 지원을 위해 노력
- 클라라 바톤 : 미국 적십자사 및 응급처치부의 창설
- 왈드 : 헨리가에서 빈민간호(헨리가 집단부락), 미국 보건간호협회를 창립, 초대회장이 됨
- 가드너 : 미국 보건간호사회 총무로 선출, 보건간호 월간잡지 발행
- 롭 : 미국과 캐나다의 공동조직체인 간호연맹의 창립 대회장, 미국 간호잡지(AJN) 설립

05. 의녀제도
- 조선시대가 유교사상의 지배를 받고 있었기 때문에 여자들은 병이 있어도 남자 의사에게 진찰을 받지 못하고 사망하는 경우가 많아 이를 해결하기 위해 동녀를 선발하여 교육하게 된 것이 시작으로 태종 6년에 만들어졌다.
- 의녀들은 주로 궁중에서 사대부 여인들을 치료하였고, 재생원과 혜민서에서 주로 산부인과적 치료 및 간호를 담당하였다.
- 사회적 지위가 낮아 양가집 규수가 종사하기를 꺼려했다는 점에서 현대 간호학 발전에 저해요소로 작용하였다.

06. ④ 근대 독일 신교 여집사단의 간호활동은 종교개혁으로 인한 간호의 암흑기를 현대 간호로 전환시키는 계기가 되었다.

07. 대한간호협회의 활동
- 우리나라 최초의 직업여성단체
  - 우리나라 의료보건 단체 중 가장 먼저 국제기구의 정회원이 됨(1949년 제9차 총회에서 정회원국에 가입 → 대한민국 정부의 국제보건기구(WHO) 가입 → 대한의학협회가 세계의학협회 가입)
  - 1989년 제 19차 ICN 총회를 서울에서 개최하였다.
  - 1972년 39회 총회에서 전국 간호사의 윤리강령이 통과, 발표
  - 간호정우회: 간호계를 대변할 수 있는 인물을 지속적으로 정계에 진출시켜 간호사업의 효율성을 높이자는 의견에 따라 1991년 창립
  - 대한간호학회: 1970년 간호협회 산하단체로 발족하였다가 74년에 독립, 분야별 8개 학회(기초간호학회, 간호행정학회, 지역사회간호학회, 기본간호학회, 여성건강간호학회, 정신간호학회, 아동간호학회, 성인간호학회)가 있음

08. 의료법 개정
- 1962년 의료법 개정
  - 간호학교 졸업자는 간호사의 국가고시 응시자격을 받게 됨
  - 조산사의 교육과정 분리 : 간호사 면허소지자로 보건복지 가족부장관이 인정한 조산 수습과정 1년간 이수
  - 간호사자격 검정고시제도 완전 폐지
  - 정규교육과정이 끝난 졸업자들의 면허를 위한 국가고시제 : 1962년부터 시행
  - 의료업자의 연차 신고제 생겨 간호사는 매년 5월 중에 그 취업동태를 보건사회부에 보고
- 1973년 의료법 개정
  - 간호 고등 기술학교 폐지
  - 보건, 마취, 정신 간호사 인정
  - 개업의원과 입원환자 50인 미만인 병원에서 간호조무사 채용 허락
  - 간호사의 보수교육 명문화
  - 병원의 법인제도 조산사의 조산소 개설 제도

09. 도덕적 개념
- nonmoral : 도덕감이 없음. 신생아와 같이 도덕과 관계없는 존재 의미
- 옳다는 것은 의무와 마땅함이 도덕적 기준에 합당한 경우를 의미

- 옳고 그름, 좋음과 나쁨, 도덕 대 부도덕, 도덕 대 도덕감 없음이 윤리학에서 사용하는 기본용어
- 좋음은 선이고 좋은 것은 선을 가진 것들이다. 선은 정의할 수도 분석할 수도 없는 직관적 단순 관념

10. ④ 정의와 신뢰의 증진은 신설되었으며, 사생활 보호 및 비밀유지, 알 권리 및 자기 결정권 존중, 취약한 대상자 보호, 간호표준 준수, 안전한 간호제공, 관계 윤리 준수 등이 부분적으로 개정된 항목이다.

11. 국제간호사 윤리강령
    서문: 간호사는 건강증진, 질병예방, 건강회복 및 고통경감을 위한 4가지 기본책임을 가지고 있다.

12. 선행의 원칙
    타인을 돕기 위한 적극적이고 긍정적인 단계, 해나 악을 가해서는 안 됨, 해나 악을 방지, 악을 제거, 선을 행함 등 위와 같은 경우는 자율성의 원칙과 선행의 원칙의 충돌이라고 볼 수 있다.
    ② 개인의 이익, 복지 등을 위하는 길이라면 그 개인의 자율성이나 자유는 희생되어도 좋다는 입장인 선의의 간섭주의도 선행의 원칙 중 하나이다.
    ⑤ 정의의 원칙에 대한 설명이다.

13. 선행의 원칙
    타인을 돕기 위한 적극적이고 긍정적인 단계, 해나 악을 가해서는 안 되며 해나 악을 방지, 악을 제거, 선을 행함 등 위와 같은 경우는 자율성의 원칙과 선행의 원칙의 충돌이라고 볼 수 있다. 악행금지의 원칙과 선행의 원칙은 구별하기 어려우나, 문제의 예는 타인을 돕기 위해 보다 적극적이고 긍정적인 단계를 요구하는 선행의 원칙이라고 볼 수 있다.

14. 자율성의 원칙
    스스로 결정하여 선택하는 행동은 방해받거나 장애가 없이 독자적으로 할 수 있다는 원칙

15. 간호과실
    - 간호사고 중에서 과오가 있다는 것이 객관적으로 입증되었거나 인정된 것(과실이 손해와 인과관계 성립)
    - 간호사가 간호행위를 행함에 있어서 업무상 요구되는 주의의무를 게을리하여 환자에게 손해를 끼치는 것
    - 책임에 응하는 간호행위를 이해하지 않은 결과로 상대방이 상해를 받게 되는 경우
    - 간호과실은 간호사고에 기인되나 모든 간호사고가 과실은 아니다.
    - 간호사고는 가치중립적인 의미이고, 간호과실은 법률적인 의미이다.

16. 주의의 의무
    - 유해한 결과가 발생하지 않도록 정신을 집중할 의무
      이를 태만히 하여 타인의 생명 또는 건강에 위해를 초래할 경우에는 민·형사상 책임추궁의 핵심이 된다.
    - 의료과실 유·무를 가리는 핵심적인 기준
    - 결과예견 의무: 위법적인 사실의 발생을 인식 내지 예견하여야 할 의무
    - 결과회피 의무: 어떤 결과를 인식, 예견하였다면 이를 회피케 하여야 할 의무

17. Pavalko의 전문직의 특성
    - 이론, 지적 기술
    - 사회적 가치와의 관련성 높음
    - 장기간의 세분화된 훈련
    - 직업 선택의 동기가 이타적
    - 직업의 자율성 높음
    - 전문직 구성원 간에 약속 이행
    - 공동체 의식 높음
    - 고도로 발달된 윤리규정

18. 간호전문직의 평가기준
    - 대상자의 간호요구를 충족시키기 위한 전문지식과 기술에 근거하여 업무를 수행
    - 인간생명의 존엄성과 권리를 존중하는 인본주의 가치와 윤리를 근거로 한 윤리강령이 설정되었는지 확인
    - 정규 간호교육을 마친 후 국가고시를 거쳐 간호사 면허 소지한 간호사가 업무를 수행하는지 평가
    - 간호사의 지위향상, 권익옹호 및 정보교환을 위해 면허간호사로 구성된 간호협회가 조직되어야 함
    ① 전문지식과 기술에 근거하여 업무를 수행하는 것에 해당
    ② 지위향상, 권익옹호를 위한 단체가 있어야 하는 것은 맞지만 정계진출을 위한 단체는 필수사항이 아님

③ 간호사 자격증이 아니라 면허를 소지해야 한다.
④ 윤리강령은 국가가 아닌 전문직 집단이 스스로 만들고 자율적으로 지켜야 한다.

19. 간호관리의 중요성과 필요성
- 전국민의료보험의 실시로 인한 의료수요증가와 병원에 대한 저수가 정책
- 소득증가에 따른 양질의 의료에 대한 욕구증가
- 국민의 건강권에 대한 인식증가
- 병원은 인력에 대한 의존도가 높은 산업으로 간호관리가 전체 생산성과 효율성에 미치는 영향이 매우 큼

20. 간호관리체계 모형
간호관리체계 모형 중 투입사항에 해당하는 것은 간호인력, 시설 및 장비, 공급품, 정보, 기술, 간, 재정이고, 투입된 요소가 관리과정을 통해 환자간호, 환자만족, 간호 직원성장 만족, 간호연구, 비용 편익, 병원 만족으로 산출된다.

21. 매트릭스 조직
- 전통적인 프로젝트 조직과 라인 조직을 통합한 형태로 두 조직 간의 관계를 보완할 수 있다.
- 2명의 상사 시스템을 갖추고 있다.

22. 계획안
- 기획의 산물로, 기획보다 하위의 구체적 개념
- 결과로 나타나는 정태적 개념
- 목표달성을 위한 수단을 구체화한 청사진
- 활동에 필요한 자원의 종류와 양이 포함
- 계속적 보완을 위한 조정 절차가 포함
- 사업 목적과 목표내용에 맞는 예상되는 결과를 예견해서 포함

23. 계획의 계층
기획은 개념과정 또는 사고 과정을 통해 조직이 앞으로 나아갈 비전을 통해 조직의 목적을 세우고 목적에 따라 구체적인 목표가 설정되고, 목표를 달성하는 데 필요한 정책, 절차, 규칙으로 일관성을 유지한다.
- 절차 : 계획안을 수행하는 데 필요한 규칙과 업무의 세부적 단계
- 표준 : 관리를 통해 이루어지는 업무나 서비스의 수준을 정해 놓은 것, 업무수행의 지표, 업무의 평가 기준 등
- 규칙, 규정 : 특정 상황에서 행해야 하는 것과 금지해야 하는 것을 알려주는 지침, 융통성 없음
- 정책 : 목표달성을 위한 지침·수단, 목적성취를 위해 직원들의 행동 범위와 경로를 제약하고 명시하는 지침

24. 의사결정 방법
- 유추법 : 관련이 없는 요소 간의 결합을 시도하는 방법, 연상법, 문제점·희망 나열법 등
- 브레인스토밍 : 자주적인 아이디어를 대면적으로 하는 집단토의 방법
- 명목집단법 : 대화나 토론 없이 개인의 의견을 제출하고 구성원 간에 토론을 거쳐 투표로 의사결정
- 델파이법 : 한 문제에 대한 몇 명의 전문가들의 독립적인 의견을 우편으로 수집 → 의견 요약하여 전문가들에게 배부 → 일반적인 합의가 이루어질 때까지 반복
- ⑤ 집단노트기법이라는 의사결정 방법은 없음, 집단노트기법은 창조적 사고의 기술 방법임

25. 병원조직의 인사관리의 중요성
- 다른 조직에 비해 다양한 직종의 인력으로 구성 병원의 전체 운영비 중 인건비가 차지하는 비중이 가장 큼(50% 내외)
- 다른 조직에 비해 노동집약적이며 구성원 개개인의 능력이 매우 중요
- ① 통제에 대한 설명이다.

26. 하우스의 경로 목표 이론에 따른 리더의 유형
- 지시적 리더십(directive leadership) : 리더가 직무내역을 명확히 알려주어 목표달성 유도
- 지원적 리더십(supportive leadership) : 구성원의 욕구와 복지에 관심, 동지적 관계 중시
- 참여적 리더십(participative leadership) : 구성원들이 의사결정과정에 참여
- 성취 지향적 리더십(achievement oriented leadership) : 구성원들이 도전적 목표를 수립하고 성과달성할 수 있도록 하는 리더십
- 직원의 능력이 부족하므로 직무내역을 명확히 알려주어 목표달성 경로를 명확히 이해시켜주는 지시적 리더십이 필요하다.

27. 성공적인 통제를 위한 유의사항
- 즉시성 : 계획과 실제 결과와의 괴리는 즉각적 통제

- 적량성 : 중요문제에 대해서만 중점적으로 통제
- 인간적 접근 : 원인에 중점을 두고 인간적 상황 존중
- 적용성 : 상황변화 따라 불필요한 통제수단 과감히 배제
- 융통성 : 상황변동에 따라 통제의 수단 융통성 있게 변화
- 적응성 : 통제대상이 되는 업무의 성질과 상황을 고려해 적합한 것 선택
- 예외적 관리 : 예외적인 경우에는 일상적인 업무는 위임하고 중요한 문제 또는 새로운 행동 요하는 영역에 관심을 가져야 함

28. 시기에 따른 평가 간호의 질 평가 도구
- 소급평가
  - 수행된 간호에서 결점을 발견하여 발견된 결점을 다음 간호계획이나 교육, 행정의 변화를 통해 시정케 함으로써 간호의 질을 높임 간호제공 후 퇴원환자 기록지 감사, 퇴원환자의 면담, 퇴원환자 설문지 조사
  - 간호 제공받은 대상자 본인은 혜택을 받을 수 없다.
  - 비용이 적게 들고 다른 환자에게 결과 적용
- 동시평가
  - 환자 입원 중에 제공되는 간호를 평가하여 분석하고 그 결과를 반영시켜 환자의 만족도 높이며 간호의 질을 높일 수 방법
  - 입원환자 기록지 감사, 환자면담과 관찰, 직원면담과 관찰, 직원 집담회

29. 중간관리자
- 최고관리자가 설정한 조직의 목표 · 전략 · 정책을 집행하기 위한 제반 활동 수행
- 상급자와 하부자의 중간에서 상호간의 관계를 조정하는 역할
- 간호 감독, 간호 과장

30. ② 간호단위는 간호단위 관리자의 관리책임하에 적정 수의 간호인력, 시설, 환경, 물품, 의사소통 체계 등을 포함한다.

31. 직무 스트레스
- 정신생리적 증상 : 두통, 불면증, 궤양 등
- 심리적 반응 : 죄책감, 우울, 불안, 자긍심 저하 등
- 업무수행 : 업무에 대한 불만족, 결근율 증가, 의사소통과 대인관계의 악화, 사고 증가, 비효율적인 업무수행, 생산성 저하 등

32. 1차 간호
- 1차 간호는 한 명의 간호사가 병원 입원 시부터 퇴원까지(재입원 시 역시) 24시간 간호를 책임지는 방법
- 간호사의 역할에 자율성, 권한, 책무 포함
- 4~6명의 입원환자에게 총체적 간호를 제공하고 24시간 책임을 지는 것이 특징
- 1차 간호사가 비번 시 다른 간호사가 위임받아 이미 세운 계획대로 간호수행
- 다른 건강요원의 환자관리가 활발하게 이루어지도록 조정하고 효율적인 대화체계를 유지
- 간호사는 능동적으로 문제를 해결하고 창조하는 역할
- 수간호사는 조정자의 역할
- ④ 직접 간호 시간이 증가하며 능력 있는 전문직 간호사가 더 많이 요구됨
- ⑤ 기능적 업무를 수행하는 것은 기능적 간호방법임

33. ① 병원감염 관리 및 예방법으로는 손 씻기, 교차감염을 예방하기 위한 격리시설, 환경의 청결관리, 각 간호 단위에서 사용하는 기구의 소독이 필요한 데 가장 쉽고 효율적인 것은 손 씻기이다.

34. 간호단위관리 - 투약사고 예방
- 5right(정확한 약, 정확한 용량, 정확한 시간, 정확한 금, 정확한 환자)를 확인하는 의무 다할 것
- 정맥 주사 시 수액 및 수혈 준비 전 물질 확인
- 다른 약을 혼합할 경우 혼합할 약명, 용량 관리
- 약물투여 후 부작용 여부 관찰
- 투약 사고 예방을 위한 철저한 교육과 방지를 위한 약품 공급 및 투약체계 투입

35. 병동단위관리 - 물품관리
- 재고의 적정성 유지
- 구매 물품의 표준화
- 물품의 적절한 공급과 재활용
- 가치분석기법 활용
- 물품관리에 대한 직원 교육
- 간호사 : 사용법 숙지, 기기사용 준비 완료, 고장 · 파손분 파악, 유효기간 확인, 물품 정리 정

돈, 소독물품 재고함 및 청구서 작성
- 간호단위관리자 : 물품 점검, 재고 확인, 소요량 파악
- 간호부장 : 교육, QI, 부서 간 조정, 문제 해결
④ 수리하는 것과 새로운 물품을 사는 것 사이에 경제적 타당성을 고려해야 한다.

기본간호학

36. 성장발달단계 : 중년기(40~64세)
- 사회에 대한 영향력이 커지는 시기
- 생산성 증대
- 신체적 변화에 대해 수용
- 배우자와 친숙한 관계 형성
- 노부모 부양, 자녀 독립

37. 건강 모델
- 임상 모델 : 건강이란 질병이나 증상 및 징후가 없는 상태(좁은 의미)
- 건강, 질병 연속선 모델 : 건강과 질병은 유동적이며 인간은 신체적, 정신적으로 광범위한 적응 능력이 있음
- 고도의 안녕 모델(Dunn) : 건강과 환경 축이 교차하는 건강 좌표로 질병 건강 연속선과 환경과의 상호작용 설명, 고도의 안녕이란 주어진 환경 내에서 개인의 잠재력이 극대화되도록 기능하는 것
- 병인·숙주·환경 모델 : 건강과 질병의 수준은 병인, 숙주, 환경의 역동적인 관계에 의해 좌우
- 건강신념 모델 : 개인의 건강관련 행위에 있어 지각(perception)을 중요시함

38. 목표 기술의 지침
- 대상자 중심
- 단일목표나 기대되는 결과 진술
- 관찰 측정 가능
- 시간 제한적
- 상호적 : 간호사와 대상자 간의 동의가 이루어진 목표
- 현실적 : 대상자의 능력, 주어진 시간, 한계 등에 맞게 설정

39. ③ 억제대 적용 시 주의점은 대화나 접촉을 통해 대상자를 정서적으로 지지하는 것이다. 억제대는 대상자를 보호하는 수단이지 벌이 아님을 인식시켜야 한다.

40. 호흡 측정 시 주의사항
- 호흡의 사정은 관찰을 통한 시진과 흉곽의 움직임을 촉진하는 것으로 사정
  대상자가 의식적으로 변화시킬 수 있기 때문에 사정하는 것을 대상자가 모르게 해야함(맥박을 측정하는 것처럼 한 후 호흡을 먼저 측정하고 맥박을 측정)
- 호흡 양상이 규칙적이면 30초 동안 측정하여 2를 곱하고, 불규칙적이면 1분간 측정한다.

41. 7번 뇌신경 : 안면신경
- 기능·운동 : 얼굴표정, 안면움직임
- 감각 : 혀의 전 2/3 미각
- 검진방법
  - 대화하거나 쉬고 있을 때 얼굴을 자세히 관찰
  - 대상자에게 눈썹을 올리거나 찡그리기, 눈을 꼭 감음, 이 보이며 웃기, 미소 짓기, 뺨 부풀리기를 지시
  - 혀의 전면 1/2에서 소금이나 설탕, 레몬주스 등으로 미각을 평가

②, ④, ⑤는 5번 뇌신경을 사정하는 방법이다.
③ 3, 4, 6번 뇌신경을 사정하는 방법이다.

42. 의원성 감염은 도뇨관 삽입을 통한 요로감염 등과 같이 치료적·진단적 과정에서 발생한 감염이다.

43. 흉부물리치료
- 기계적으로 기관지벽으로부터 끈끈한 분비물 이동시키기 위함
- 손으로 컵 모양을 하여 피부를 강하게 두드리는 것
- 컵 모양의 손은 흉부에 부딪혀 공기가 모아지게 함
- 모아진 공기는 흉벽을 통해 분비물로 진동 전달할 뿐만 아니라 공기로 인해 충격을 줄이고 대상자에게 손상 줄임
- 조직 손상 위험으로 인해 유방, 흉골, 척추, 신장은 두드리지 않는다.
- 출혈성 장애나 골다공증 또는 늑골골절 환자에게는 시행하지 않는다.
- 진동은 영아나 소아에게는 실시하지 않음

44. 비위관 삽입 위치 확인
    - 튜브를 통한 위액 흡인
    흡인된 액체가 맑고, 황갈색 혹은 녹색인 경우 위장으로부터 나온 것이라 추정
    - 복부 청진
      - 5~10cc의 공기를 주사기를 통해 주입하면서 청진기로 상복부를 청진함
      - '쉬익' 하는 소리가 들리면 이는 공기가 위장으로 들어가는 소리로서 튜브가 위장 내에 있는 것이라 추정, 트림은 튜브 끝이 여전히 식도에 있음을 의미
    - 흡인된 액체의 산도 확인
    pH 0 ~ 4 : 위액임을 확인할 수 있음

45. 과도발한, 다뇨, 이뇨제 사용으로 과도한 수분 상실, 식욕부진으로 부족한 수분공급 모두 수분결핍증을 유발할 수 있다.

46. 장루 관리방법
    - 누공 주위 피부의 발적, 궤양, 자극 유무를 관찰
    - 주머니는 1/3이나 1/2 정도 찼을 때 비우도록 함
    - 누공 주위의 피부를 중성 비누로 이용해 닦고 건조
    - 피부 보호판을 부착하기 전에 장루주위의 털을 면도하면 모낭염을 예방할 수 있음
    - 피부 보호제를 바르고 새 주머니를 부착
    - 한 번 붙인 피부보호막은 3~5일이 지나면 녹아서 새어나와 피부에 자극을 주므로 교환
    - 따뜻한 수돗물과 비누를 사용하여 장루 주머니를 세척

47. 배뇨 촉진법(배뇨 반사 자극)
    - 요의를 느낄 때 즉시 화장실에 가도록 한다.
    - 정상 배뇨 체위 유지, 프라이버시 유지
    - 물소리를 듣게 한다.
    - 회음부에 더운물 부어주기
    - 손을 따뜻한 물에 담그기
    - 다리 대퇴부를 가볍게 두드려주기
    - 방광 위를 부드럽게 눌러주기

48. ② 배출관장 : 변비, 분변매복 시
    ③ 정체관장 : 구충 제거, 영양소 공급
    ④ 구풍관장 : 장내 가스 배출시켜 가스로 인한 팽만 완화시킴
    ⑤ 영양관찰 : 수분과 영양분 공급

49. - 각질을 부드럽게 하고 조직 파편 제거하기 위해 손과 발을 따뜻한 물에 적신다.
    - 날카롭거나 들쑥날쑥하게 깎으면 인접 피부 손상 초래하므로 손·발톱은 일직선으로 깎는다.
    - 손·발톱은 날카로운 손톱깎이 대신 줄을 이용하여 다듬는다.
    - 당뇨병 환자는 발 손상 예방 위해 깨끗한 양말 및 넉넉하게 잘 맞는 신발을 신어야 한다.
    ⑤ 손·발톱 영양제는 당뇨병 환자와 큰 관련이 없다.

50. ① 개방된 상처에는 감염의 위험이 있으므로 금한다.
    ② 금속은 열전도가 잘되어 의도한 것보다 더 뜨거워 질 수 있으므로 금한다.
    ③ 열요법시 부종이 더 심해질 수 있으므로 금한다.
    ④ 감각이 소실된 경우 화상을 인지하지 못할 수 있으므로 금한다.

51. 혈전성 정맥염 환자의 경우 마사지를 하면 혈전이 이동하여 색전을 유발할 수 있다.

52. ② 3점 보행 : 한 다리에 체중을 지탱할 수 있는 대상자가 사용한다.
    ③ 그네보행 : 다리와 둔부의 마비를 가진 대상자가 사용한다.
    ④ 2점 보행(2 - Point gait)
    - 2점 보행은 4점 보행보다 빠름
    - 체중을 두 점이 지탱하므로 좀 더 많은 균형이 필요함
    - 왼쪽 목발과 오른쪽 발 → 오른쪽 목발과 왼쪽 발
    ⑤ 목발로 계단을 오를 때에는 건강한 다리를 먼저 위쪽 계단에 올리며 그 다음 목발과 약한 다리를 위쪽 계단의 건강한 다리 옆에 둔다.

53. 환자의 프라이버시를 지켜주기 위해 간호중재 시 커텐을 칠 수 있다. 선풍기로 환기를 하기보다는 직접 문을 열고 환기하는 것이 효과적이다. 소음 예방 및 환자의 프라이버시 존중을 위하여 문은 닫아놓는다(위급상황을 대비해 잠그지는 않도록 한다). 높이가 낮은 침상을 사용하여 낙상을 예방한다.

54. ① 섬망 대상자일지라도 억제대에 대한 설명은 꼭 하도록 한다.
    ② 억제대가 침대 난간에 묶여 있으면 침대 난간을 내릴 때 억제대가 당겨지게 되어 대상자가 손상

받을 수 있으므로 난간(side rail)이 아닌 침대 틀에 묶도록 한다. 더불어 혈액순환을 고려하여 적용한다.
④ 적어도 2~4시간마다 한 번씩 억제대를 풀어 피부손상 여부를 관찰한다.
⑤ 적용 시 반드시 억제대 사용 목적에 대하여 설명한다.

55. ① 개방형 질문으로 시작한다.
③ 간호사 중심이 아닌 대상자의 요구 위주로 교육을 제공해야 한다.
④ 성 상담 후 대상자에게 적절하다면 적극적인 치료를 권할 수 있다.
⑤ 상담 시 사생활 보호를 위하여 문을 닫는다.

56. 칼슘 알지네이트
- 삼출물의 흡수력이 뛰어나며 상처표면에 젤 형성
- 상처의 사강을 줄이기 위한 패킹으로 사용 가능
- 지혈성분 함유로 출혈성 상처의 지혈을 촉진
- 단점 : 2차 드레싱이 필요

57. 욕창 예방간호중재
- 2~3시간마다 체위변경, 압박부위 지지
- 올바른 신체선열
  - 압박 부위의 압력 경감 위한 베개 사용
  - 침상머리 30° 이상 높이지 않도록(응전력 예방)
- 마사지, 영양공급. 능동적 혹은 수동적 관절운동 제공
- 물침대 및 Air mattress 사용, 체위변경 시 끌기보다는 들어 올림
- 도넛 모양이나 링 모양의 쿠션사용은 국소 압력을 증가시켜 바람직하지 않음
- 뼈 돌출부위를 자주 마사지할 경우 돌출부위 조직이 상하여 괴사될 수 있다.

58. 욕창 단계
- 단계 1 : 발적은 있으나 피부 손상은 없음, 촉진 시 창백해 지지 않는 홍반 형성, 피부 온감, 부종이 나타남
- 단계 2 : 진피와 표피를 포함한 부분적인 피부상실과 표재성 궤양, 수포, 찰과상 있음
- 단계 3 : 피하지방의 손상이나 괴사를 포함한 완전 피부손상과 광범위한 손상, 깊게 패인 상처
- 단계 4 : 근육, 뼈, 지지조직의 광범위한 손상과 조직괴사를 포함한 완전 피부상실, 피부의 결손, 침식, 공동 형성

59. 홍역은 paramyxo virus과에 속하는 홍역 바이러스가 일으키는, 전염성이 매우 높은 질환이다. 주로 면역되지 않은 학령기 이전 소아에 호발하며, 공기 전파의 한 형태인 비말핵전파 방식을 통해 감염된다. 홍역은 동물 전파 매개체가 없고, 오직 사람에게만 감염된다. 비인두 분비물에 오염된 물건을 매개로 감염될 수 있다.

60. 건열소독은 165 ~ 170°C에서 적어도 3시간 이상 소독하는 것으로 금속제품에 적합하다.

61. 수술 중 쓰인 거즈 수와 물품을 체크하는 것은 수술장 간호사 의 역할이다.
회복실 간호사의 역할
- 수술 직후 수술 팀으로부터 환자의 상태에 관련된 정보를 인계 받아 계속적인 간호가 이루어지도록 함
- O₂ mask, Pulse oxymetry, EKG, NIBP 등 Monitoring을 시행
- 수술부위 출혈유무, 각종 Catheter 및 Tube, Drain의 상태 확인
- 활력징후, 의식 정도 사정
  환자가 회복되어 정상적인 의식상태가 판단되면 병실로 이동시킴

62. 배둔 부위 주사
- 장점 : 근육이 커서 투여량 충분히 흡수하며 주사 후 불편감 적음
- 단점 : 3세 이하 아동은 이 부위 근육이 발달하지 않아 사용하지 않음, 주사부위 정확하지 않으면, 좌골신경 손상으로 인한 하지마비 초래
- 방법
  - 근육 이완을 위해 복위를 취하고 발끝 내전시키기
  - 둔부를 가상적 4분면으로 나누기
  - 후장골극과 대전자 촉진 두 확인점 사이에 가상의 대각선 그림
  - 대각선 중점에서 위쪽 바깥 부분에 주사 삽입

63. ⑤ 미생물의 전파는 감염원, 저장소, 출구, 전파방법, 입구, 민감한 숙주의 감염회로를 통해 이루어지며, 피부 통합성 유지는 숙주로의 침입구를 차단하는 효과가 있다.

64. 농축적혈구 수혈의 적응증 : 빈혈, 적혈구 기능 저하, 사고로 인한 출혈
    ① 농축적혈구는 점도가 증가되어 있으므로 출혈과 다로 혈액량이 줄어있는 환자에게 혈류장애를 초래할 수 있다.

65. 0.5mg/kg/hr는 1시간당 1kg당 0.5mg이 들어가야 한다는 말을 의미한다. 환자는 40kg이므로 이 기준에 40을 곱한 값인 20mg/hr가 이 환자의 시간당 약물이 들어가야 하는 용량이다. 그러나 주입속도는 mg이 아닌 mL로 제시되었으므로 이에 맞춰 생각해보면 250mg 약이 500mL에 희석되어 농도가 1/2로 낮아졌으므로(1mg= 1mL라는 가정 하에) mg기준 용량의 두 배를 투약해야 한다. 따라서 주입속도는 20mL/hr×2 = 40mL/hr가 된다.

보건의약관계법규

66. 보건의료기본법 제2장 보건의료에 관한 국민의 권리와 의무 제10조(건강권 등)
    ① 모든 국민은 자신과 가족의 건강에 관하여 국가의 보호를 받을 권리가 있다.
    ② 모든 국민은 성별·연령·종교·사회적 신분 또는 경제적 사정 등을 이유로 자신과 가족의 건강에 관한 권리를 침해받지 아니한다.
    제11조(보건의료에 관한 알 권리)
    ① 모든 국민은 국가 및 지방자치단체의 보건의료시책에 관한 내용의 공개를 청구할 권리를 가진다.
    ② 모든 국민은 보건의료인 또는 보건의료기관에 대하여 자신의 보건의료와 관련된 기록 등의 열람이나 사본의 교부를 요청할 수 있다.
    제12조(보건의료서비스에 관한 자기결정권)
    모든 국민은 보건의료인으로부터 자신의 질병에 대한 치료방법, 의학적 연구대상 여부, 장기이식 여부 등에 관하여 충분한 설명을 들은 후 이에 관한 동의 여부를 결정할 권리를 가진다.
    제13조(비밀보장)
    모든 국민은 보건의료와 관련하여 자신의 신체·건강 및 사생활의 비밀을 침해받지 아니한다.
    ③, ④, ⑤는 국민의 의무에 관한 설명이다.

67. 의료법 제65조(면허 취소와 재교부)
    ② 보건복지부장관은 결격사유에 의하여 면허가 취소된 자라도 취소의 원인이 된 사유가 없어지거나 개전의 정이 뚜렷하다고 인정되면 면허를 재교부할 수 있다. 다만, 면허 조건을 이행하지 아니한 경우에 따라 면허가 취소된 경우에는 취소된 날부터 1년 이내, 자격 정지 처분 기간 중에 의료행위를 하거나 3회 이상 자격 정지 처분을 받은 경우 또는 면허증을 빌려준 경우에 따라 면허가 취소된 경우에는 취소된 날부터 2년 이내, 의료 관련 법령을 위반하여 금고 이상의 형을 선고받고 그 형의 집행이 종료되지 아니하였거나 집행을 받지 아니하기로 확정되지 아니한 경우에 따른 사유로 면허가 취소된 경우에는 취소된 날부터 3년 이내에는 재교부하지 못한다.

68. 의료법 시행규칙 제15조(진료기록부 등의 보존)
    ① 의료인이나 의료기관의 개설자 진료기록부 등을 다음 각 호에 정하는 기간 동안 보존하여야 한다.
    1. 환자 명부 : 5년
    2. 진료기록부 : 10년
    3. 처방전 : 2년
    4. 수술기록 : 10년
    5. 검사내용 및 검사소견기록 : 5년
    6. 방사선 사진(영상물) 및 그 소견서 : 5년
    7. 간호기록부 : 5년
    8. 조산기록부 : 5년
    9. 진단서 등의 부본 : 3년

69. 의료법 제1절 의료기관의 개설
    제33조(개설)
    ② 다음 각 호의 어느 하나에 해당하는 자가 아니면 의료기관을 개설할 수 없다. 이 경우 의사는 종합병원·병원·요양병원 또는 의원을, 치과의사는 치과병원 또는 치과의원을, 한의사는 한방병원·요양병원 또는 한의원을, 조산사는 조산원만을 개설할 수 있다.
    1. 의사, 치과의사, 한의사 또는 조산사
    2. 국가나 지방자치단체
    3. 의료업을 목적으로 설립된 법인(이하 "의료법인"이라 한다)
    4. 『민법』이나 특별법에 따라 설립된 비영리법인
    5. 『공공기관의 운영에 관한 법률』에 따른 준정부기관, 『지방 의료원의 설립 및 운영에 관한 법률』에 따른 지방의료원, 『한국보훈복지의료공단법』에 따른 한국보훈복지의료공단

70. 요양병원의 입원 대상자
- 노인성질환자, 만성질환자, 외과적 수술 후 또는 상해 후 회복기간 내에 있는 자 등이다.

71. 의료법 제57조(의료광고의 심의)
의료법인·의료기관·의료인이 다음 각 호의 어느 하나에 해당하는 매체를 이용하여 의료광고를 하려는 경우 미리 의료광고가 제56조 제1항부터 제3항까지의 규정에 위반되는지 여부에 관하여 제2항에 따른 기관 또는 단체의 심의를 받아야 한다.
1. 『신문 등의 진흥에 관한 법률』제2조에 따른 신문·인터넷신문 또는 『잡지 등 정기간행물의 진흥에 관한 법률』제2조에 따른 정기간행물
2. 『옥외광고물 등의 관리와 옥외광고산업 진흥에 관한 법률』제2조 제1호에 따른 옥외광고물 중 현수막, 벽보, 전단 및 교통시설·교통수단에 표시(교통수단 내부에 표시되거나 영상·음성·음향 및 이들의 조합으로 이루어지는 광고를 포함한다)되는 것
3. 전광판
4. 대통령령으로 정하는 인터넷 매체(이동통신단말장치에서 사용되는 애플리케이션(Application)을 포함한다)
5. 그 밖에 매체의 성질, 영향력 등을 고려하여 대통령령으로 정하는 광고매체

72. 의료법 시행규칙 제24조(가정간호)
④ 가정전문간호사는 가정간호 중 검체의 채취 및 운반, 투약, 주사 또는 치료적 의료행위인 간호를 하는 경우에는 의사나 한의사의 진단과 처방에 따라야 한다. 이 경우 의사 및 한의사 처방의 유효기간은 처방일부터 90일까지로 한다.

73. 지역보건법 제11조(보건소의 기능 및 업무)
① 보건소는 해당 지방자치단체의 관할 구역에서 다음 각 호의 기능 및 업무를 수행한다.
1. 건강 친화적인 지역사회 여건의 조성
2. 지역보건의료정책의 기획, 조사·연구 및 평가
3. 보건의료인 및 『보건의료기본법』제3조제4호에 따른 보건의료기관 등에 대한 지도·관리·육성과 국민보건 향상을 위한 지도·관리
4. 보건의료 관련기관·단체, 학교, 직장 등과의 협력체계 구축
5. 지역주민의 건강증진 및 질병예방·관리를 위한 다음 각 목의 지역보건의료서비스의 제공
   가. 국민건강증진·구강건강·영양관리사업 및 보건교육
   나. 감염병의 예방 및 관리
   다. 모성과 영유아의 건강유지·증진
   라. 여성·노인·장애인 등 보건의료 취약계층의 건강유지·증진
   마. 정신건강증진 및 생명존중에 관한 사항
   바. 지역주민에 대한 진료, 건강검진 및 만성질환 등의 질병관리에 관한 사항
   사. 가정 및 사회복지시설 등을 방문하여 행하는 보건의료 및 건강관리사업
   아. 난임의 예방 및 관리

74. 지역보건법 제16조(전문인력의 적정 배치 등)
① 지역보건의료기관에는 기관의 장과 해당 기관의 기능을 수행하는 데 필요한 면허·자격 또는 전문지식을 가진 인력(이하 '전문인력'이라 한다)을 두어야 한다.
② 시·도지사(특별자치시장·특별자치도지사를 포함한다)는 지역보건의료기관의 전문인력을 적정하게 배치하기 위하여 필요한 경우 『지방공무원법』제30조의2 제2항에 따라 지역보건의료기관 간에 전문인력의 교류를 할 수 있다.

75. 감염병의 예방 및 관리에 관한 법률 제24조(필수예방접종)
① 특별자치도지사 또는 시장·군수·구청장은 다음 각 호의 질병에 대하여 관할 보건소를 통하여 필수예방접종(이하 "필수예방접종"이라 한다)을 실시하여야 한다.
1. 디프테리아 2. 폴리오
3. 백일해 4. 홍역
5. 파상풍 6. 결핵
7. B형간염 8. 유행성이하선염
9. 풍진 10. 수두
11. 일본뇌염 12. b형헤모필루스인플루엔자
13. 폐렴구균 14. 인플루엔자
15. A형간염 16. 사람유두종바이러스 감염증
17. 그 밖에 보건복지부장관이 감염병의 예방을 위하여 필요하다고 인정하여 지정하는 감염병

76. 감염병의 예방 및 관리에 관한 법률 제11조(의사 등의 신고) 〈개정 2020.3.4.〉

① 의사, 치과의사, 한의사는 다음 각 호의 어느 하나에 해당하는 사실이 있으면 소속 의료기관의 장에게 보고하여야 하고, 해당 환자와 그 동거인에게 보건복지부장관이 정하는 감염 방지 방법 등을 지도하여야 한다. 다만, 의료기관에 소속되지 아니한 의사, 치과의사, 한의사는 그 사실을 관할 보건소장에게 신고하여야 한다.
1. 감염병환자 등을 진단하거나 그 사체를 검안한 경우
2. 예방접종 후 이상반응자를 진단하거나 그 사체를 검안한 경우
3. 감염병환자 등이 제1급 감염병부터 제4급 감염병까지에 해당하는 감염병으로 사망한 경우
4. 감염병 환자로 의심되는 사람이 감염병병원체 검사를 거부하는 경우 〈신설 2020.3.4.〉

77. 후천성면역결핍증 예방법 제10조(역학조사)

질병관리청장, 시·도지사, 시장·군수·구청장은 감염인 및 감염이 의심되는 충분한 사유가 있는 사람에 대하여 후천성면역결핍증에 관한 검진이나 전파 경로의 파악 등을 위한 역학조사를 할 수 있다.

78. 검역법 제12조(검역조사)

① 검역소장은 다음 각 호의 사항에 대하여 검역조사를 한다. 다만, 자동차의 경우에는 제2호 외의 사항을 생략할 수 있다.
1. 운송수단의 보건·위생 상태에 대한 경과와 현황
2. 승객, 승무원 및 육로로 걸어서 출입하려는 사람(이하 "도보출입자"라 한다)에 대한 검역 감염병의 예방관리에 관한 사항
3. 운송수단의 식품 보관 상태 및 화물의 실린 상태
4. 감염병 매개체의 서식 유무와 번식 상태

79. 마약류 관리에 관한 법률 제40조(마약류중독자의 치료보호)

① 보건복지부장관 또는 시·도지사는 마약류 사용자의 마약류 중독 여부를 판별하거나 마약류 중독자로 판명된 자를 치료보호하기 위하여 치료보호기관을 설치·운영하거나 지정할 수 있다.
② 보건복지부장관 또는 시·도지사는 마약류 사용자에 대하여 제1항의 규정에 의한 치료보호기관에서 마약류 중독 여부의 판별검사를 받게 하게 하거나 마약류 중독자로 판명된 사람에 대하여 치료보호를 받게 할 수 있다. 이 경우 판별검사 기간은 1개월 이내로, 치료보호 기간은 12개월 이내로 한다.
③ 보건복지부장관 또는 시·도지사는 제2항에 따른 판별검사 또는 치료보호를 하려면 치료보호심사위원회의 심의를 거쳐야 한다.

80. 마약류 관리에 관한 법률 제13조(자격상실자의 마약류 처분)

마약류취급자(마약류관리자를 제외한다)가 제8조 및 제44조에 따라 마약류취급자 자격을 상실한 경우에는 해당 마약류취급자·상속인·후견인·청산인 및 합병 후 존속 또는 신설된 법인은 보유하고 있는 마약류를 총리령이 정하는 바에 의하여 해당 허가관청의 승인을 얻어 마약류 취급자에게 양도하여야 한다.

81. 응급의료에 관한 법률 제25조(중앙응급의료센터)

① 보건복지부장관은 응급의료에 관한 다음 각 호의 업무를 행하게 하기 위하여 종합병원 중에서 중앙응급의료센터를 지정할 수 있다.
1. 응급의료기관 등에 대한 평가 및 질 향상 활동 지원
2. 응급의료종사자에 대한 교육훈련
3. 권역응급의료센터 간의 업무조정 및 지원
4. 응급의료 관련 연구
5. 국내외 재난 등의 발생 시 응급의료 관련 업무의 조정 및 그에 대한 지원
6. 응급의료 통신망 및 응급의료 전산망의 관리·운영과 그에 따른 업무
7. 그 밖에 보건복지부장관이 정하는 응급의료 관련 업무

응급의료에 관한 법률 제26조(권역응급의료센터의 지정)

① 보건복지부장관은 응급의료에 관한 다음 각 호의 업무를 수행하게 하기 위하여 「의료법」 제3조의4에 따른 상급종합병원 또는 같은 법 제3조의3에 따른 300병상을 초과하는 종합병원 중에서 권역응급의료센터를 지정할 수 있다.
1. 중증응급환자 중심의 진료
2. 재난 대비 및 대응 등을 위한 거점병원으로서 보건복지부령으로 정하는 업무
3. 권역(圈域) 내에 있는 응급의료종사자에 대한 교육·훈련

4. 권역 내 다른 의료기관에서 제11조에 따라 이송되는 중증응급환자에 대한 수용
5. 그 밖에 보건복지부장관이 정하는 권역 내 응급의료 관련 업무

82. 국민건강보험법 제63조(업무 등)
① 심사평가원은 다음 각 호의 업무를 관장한다.
1. 요양급여비용의 심사
2. 요양급여의 적정성 평가
3. 심사기준 및 평가 기준의 개발
4. 제1호부터 제3호까지의 규정에 따른 업무와 관련된 조사연구 및 국제협력
5. 다른 법률의 규정에 의하여 지급되는 급여비용의 심사 또는 의료의 적정성 평가에 관하여 위탁받은 업무
6. 건강보험과 관련하여 보건복지부장관이 필요하다고 인정한 업무
7. 그 밖에 보험급여 비용의 심사와 보험급여의 적정성 평가와 관련하여 대통령령이 정하는 업무
② 요양급여 등의 적정성 평가의 기준·절차·방법 등에 필요한 사항은 보건복지부장관이 정하여 고시한다.

83. 국민건강보험법 제53조(급여의 제한)
① 공단은 보험급여를 받을 수 있는 사람이 다음 각 호의 어느 하나에 해당하면 보험급여를 하지 아니한다.
1. 고의 또는 중대한 과실로 인한 범죄행위에 그 원인에 있거나 고의로 사고를 발생시킨 경우
2. 고의 또는 중대한 과실로 공단이나 요양기관의 요양에 관한 지시에 따르지 아니한 경우
3. 고의 또는 중대한 과실로 제55조의 규정에 의한 문서 기타 물건의 제출을 거부하거나 질문 또는 진단을 기피한 경우
4. 업무상 또는 공무로 생긴 질병·부상·재해로 다른 법령에 따라 보험급여나 보상 또는 보상을 받게 되는 경우

국민건강보험법 제49조(요양비)
① 공단은 가입자나 피부양자가 보건복지부령으로 정하는 긴급하거나 그 밖의 부득이한 사유로 요양기관과 유사한 기능을 하는 기관으로서 보건복지부령으로 정하는 기관(제98조의제1항에 따라 업무정지기간 중인 요양기관을 포함한다)에서 질병·부상·출산 등에 대하여 요양을 받거나 요양기관이 아닌 장소에서 출산을 한 경우에는 그 요양급여에 상당하는 금액을 보건복지부령으로 정하는 바에 따라 가입자나 피부양자에게 요양비로 지급한다.

84. 국민건강증진법 제9조(금연을 위한 조치)
④ 다음 각 호의 공중이 이용하는 시설의 소유자·점유자 또는 관리자는 해당 시설의 전체를 금연구역으로 지정하고 금연구역을 알리는 표지를 설치하여야 한다. 이 경우 흡연자를 위한 흡연실을 설치할 수 있으며, 금연구역을 알리는 표지와 흡연실을 설치하는 기준·방법 등은 보건복지부령으로 정한다.
1. 국회의 청사
2. 정부 및 지방자치단체의 청사
3. 『법원조직법』에 따른 법원과 그 소속 기관의 청사
4. 『공공기관의 운영에 관한 법률』에 따른 공공기관의 청사
5. 『지방공기업법』에 따른 지방공기업의 청사
6. 『유아교육법』·『초·중등교육법』에 따른 학교(교사(校舍)와 운동장 등 모든 구역을 포함한다)
7. 『고등교육법』에 따른 학교의 교사
8. 『의료법』에 따른 의료기관, 『지역보건법』에 따른 보건소·보건의료원·보건지소
9. 『영유아보육법』에 따른 어린이집
10. 『청소년활동진흥법』에 따른 청소년수련관, 청소년수련원, 청소년문화의 집, 청소년특화시설, 청소년야영장, 유스호스텔, 청소년이용시설 등 청소년활동시설
11. 『도서관법』에 따른 도서관
12. 『어린이놀이시설 안전관리법』에 따른 어린이 놀이시설
13. 『학원의 설립·운영 및 과외교습에 관한 법률』에 따른 학원 중 학교교과교습학원과 연면적 1천제곱미터 이상의 학원
14. 공항·여객부두·철도역·여객자동차터미널 등 교통 관련 시설의 대합실·승강장, 지하보도 및 16인승 이상의 교통수단으로서 여객 또는 화물을 유상으로 운송하는 것
15. 『자동차관리법』에 따른 어린이운송용 승합자동차
16. 연면적 1천제곱미터 이상의 사무용건축물, 공장 및 복합용도의 건축물
17. 『공연법』에 따른 공연장으로서 객석 수 300석 이상의 공연장

18. 『유통산업발전법』에 따라 개설등록된 대규모점포와 같은 법에 따른 상점가 중 지하도에 있는 상점가
19. 『관광진흥법』에 따른 관광숙박업소
20. 『체육시설의 설치·이용에 관한 법률』에 따른 체육시설로서 1천명 이상의 관객을 수용할 수 있는 체육시설
21. 『사회복지사업법』에 따른 사회복지시설
22. 『공중위생관리법』에 따른 목욕장
23. 『게임산업진흥에 관한 법률』에 따른 청소년게임제공업소, 일반게임제공업소, 인터넷컴퓨터게임 시설제공업소 및 복합유통게임제공업소
24. 『식품위생법』에 따른 식품접객업 중 영업장의 넓이가 보건복지부령으로 정하는 넓이 이상인 휴게음식점영업소 일반음식점영업소 및 제과점영업소
25. 『청소년보호법』에 따른 만화대여업소
26. 그 밖에 보건복지부령으로 정하는 시설 또는 기관

85. 혈액관리법 시행규칙 제3조(특정수혈부작용)

특정수혈부작용은 다음 각 호의 1과 같다.
1. 사망
2. 장애(『장애인복지법』 제2조의 규정에 의한 장애를 말한다.)
3. 입원치료를 요하는 부작용
4. 바이러스 등에 의하여 감염되는 질병
5. 의료기관의 장이 제1호 내지 제4호의 규정에 의한 부작용과 유사하다고 판단하는 부작용

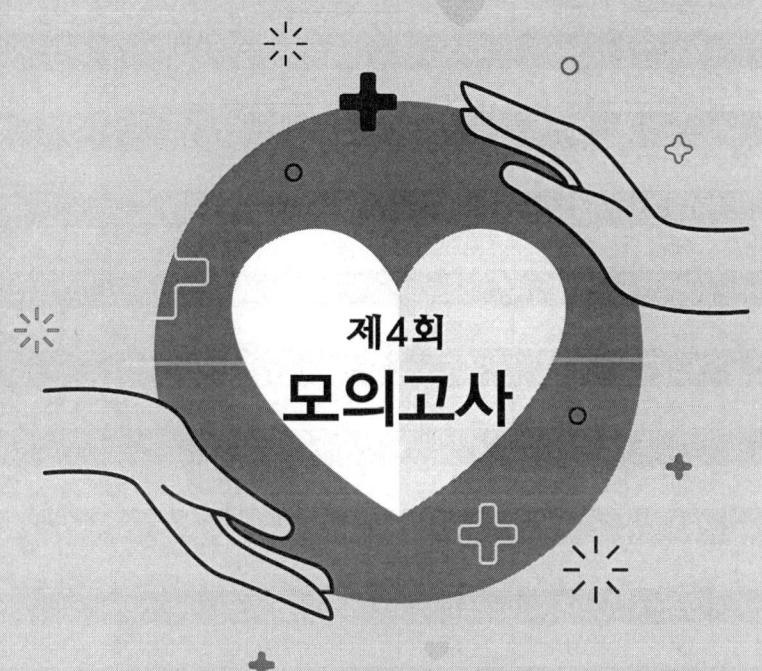

제4회 모의고사

정답 및 해설

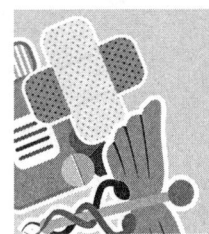
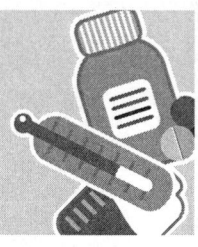

제4회 모의고사 1교시

- 성인간호학
- 모성간호학

1.	2.	3.	4.	5.	6.	7.	8.	9.	10.
④	①	①	①	②	①	③	①	②	①
11.	12.	13.	14.	15.	16.	17.	18.	19.	20.
⑤	④	④	②	⑤	④	②	①	④	①
21.	22.	23.	24.	25.	26.	27.	28.	29.	30.
②	③	⑤	⑤	⑤	⑤	①	④	③	①
31.	32.	33.	34.	35.	36.	37.	38.	39.	40.
④	①	①	①	①	③	①	③	①	②
41.	42.	43.	44.	45.	46.	47.	48.	49.	50.
①	①	④	①	①	⑤	②	③	①	⑤
51.	52.	53.	54.	55.	56.	57.	58.	59.	60.
④	⑤	②	②	②	⑤	⑤	②	⑤	③
61.	62.	63.	64.	65.	66.	67.	68.	69.	70.
①	②	③	⑤	①	①	③	④	④	③
71.	72.	73.	74.	75.	76.	77.	78.	79.	80.
③	①	③	④	②	②	①	⑤	②	⑤
81.	82.	83.	84.	85.	86.	87.	88.	89.	90.
②	②	②	③	④	⑤	②	③	⑤	⑤
91.	92.	93.	94.	95.	96.	97.	98.	99.	100.
①	②	②	④	⑤	②	①	⑤	②	③
101.	102.	103.	104.	105.					
①	④	②	⑤	③					

성인간호학

01. 탈감작요법
- 탈감작요법의 주된 주사부위는 상박이지만 아나필락틱 쇼크에 대비하여 매 주사 시 부위를 변경하는 것이 바람직하다.
- 주사용 항원 용액병은 냉장고에 바로 세워서 보관하도록 한다.
- 환자가 정규 주사계획을 안 지킨 경우에는 전문의에게 알려서 다시 항원의 양을 희석하고 재계획을 짜도록 한다.

02. 빈 둥지 증후군
중년기 주부가 되면서 남편은 바깥일에 몰두하고, 자녀는 하나 둘씩 자신을 떠나가면서 가정이 빈 둥지와 같다고 느낀다고 느끼는 현상이다.
② 성인 전기
③, ④, ⑤ : 노년기

03. 쇼크의 예방
외상으로 인하여 상완 동맥이 파열되었을 경우 저혈량성 쇼크가 일어날 수 있다.
저혈량성 쇼크를 예방하기 위한 방법으로는 정맥주사 투여 경로 확보, 필요시 수액공급, 출혈 시 출혈부위 직접 압박 등이 있다.

04. 저혈량성 쇼크
저혈량성 쇼크의 원인은 신체의 대사 요구가 충족될 수 없을 만큼 많은 순환 혈액량의 감소이다. 출혈, 화상, 탈수 등은 순환량의 감소를 의미한다.

05. 알레르기 비염 간호
- 가장 흔한 알레르기 질환으로서 꽃가루, 먼지 등의 흡입에 의하여 상기도에 국한되어 나타나는 즉시형 과민반응의 결과
- 특이한 환경적 알레르기원이 확인되면 대상자는 확인된 항원을 피하거나 접촉을 금하도록 하는 회피요법이 가장 우선적으로 해주어야 할 중재이다.

06. HIV의 감염경로
- 체액 내에서 생존하므로 체액을 통해 감염됨
- 성적 접촉, 혈액 및 혈액제제 접촉, 모체 전파 등의 경로를 통해 감염됨
- 보기 중 이 감염경로에 합당한 사항은 ① 주사기 공동 사용으로 인한 교차 감염이다.

07. 악성종양의 특징
- 지속적이고 빠른 세포분열
- 다른 가까운 혈관이나 조직으로 침윤, 전이되기가 쉽다.
- 수술로 정확히 암 부위를 절제하기가 어려워 근치적 절제술을 시행

08. 기관지 손상 환자
기관지 손상을 입은 환자에게 우선적으로 사정해야 할 것은 호흡이 있는지 사정해야 한다. 그 후 우선적으로 기도를 확보하고 산소를 공급하여 호흡할 수 있도록 한다.

09. 재활운동
운동, 근육, 특히 주동근과 길항근 사이의 협동증진 운동은 같은 동작을 반복하여 정확한 동작을 실시할 수 있다. 저항 운동은 근력강화를 위하여, 수동 운동은 관절 운동, 근육마비나 근육 힘이 없을 경우에 치료사나 기구를 이용하여 이루어지는 운동이다.

10. 저칼륨혈증 간호
- 고칼륨 식품 섭취(예. 바나나, 오렌지 주스, 살구, 고기, 토마토 주스, 건포도, 감자 등)
- 즉시 칼륨이 투입되지 않을 때 사망할 수 있으므로 구강 섭취(가장 안전), 정맥 투입 시에는 심장 모니터를 관찰해야 한다.
- 이뇨제에 의한 칼륨 부족 시 : 칼륨 보충제나 칼륨보유 이뇨제 사용

11. 저나트륨혈증
- 저나트륨혈증은 특히 TURP(Transurethral Resection of Prostate) 수술을 받은 남성의 경우 수술 중 다량의 저장성 용액으로 세척하면 저나트륨혈증의 위험이 높아진다.
- 저나트륨혈증이 되면 혈액의 삼투질 농도가 저하되면서 삼투현상이 나타나 수분은 세포외액에서 내액으로 이동한다.

 이 과정은 세포내액을 희석시키고 세포외액의 농도를 증가시키며 수분이 과다하게 이동하여 비정상적으로 세포가 팽창한다. 수분이 세포내액으로 이동하므로 장액성 설사는 하지 않는다.

12. 대사성 산독증
- 소실
- 뇌척수액 pH 감소
- 두통, 복통
- 혼돈, 졸림, 혼수
- 호흡기의 보상기전으로 과환기
- K과다

13. 호흡성 알칼리증
호흡성 알칼리증의 원인으로 과도한 기계 환기가 있다.

14. 인플루엔자 고위험군
인플루엔자는 소아에게 발병률이 높지만 성인에서는 대개 심장질환이나 폐질환을 가진 60세 이상 고령자에서 발병한다. 고위험 집단뿐만 아니라 인플루엔자를 전파할 수 있는 의료기관 종사자에게도 필요하다.
- 유행하기 전인 가을에 하는 것이 효과적이다.

15. 인공호흡기 사용 대상자 간호
인공호흡기에 호흡을 의존하는 것과 관련된 불안함이 있으며, 대상자의 요구를 충족시켜 주기 위해 의사소통을 증진시켜 주어야 한다. 대상자는 소리로 의사표현을 할 수 없으므로 의사소통을 위한 수단을 준비하여 환자의 불안을 감소시켜 주는 중재가 필요하다.

16. 만성 후두염 간호
- 후두점막에 오랫동안 염증성 변화가 있는 상태
- 원인: 목소리를 계속 또는 잘못 사용, 반복되는

급성 후두염, 흡연, 후두 매독, 음주 등
- 치료
  - 약물이 함유된 증기 흡입
  - 금연
  - 일시적으로 목소리를 전혀 사용하지 않는 것
  - 의사소통을 위하여 종이와 필기도구를 사용하고 필요시 벨을 누르도록 함
  - 후두암이 아닌지 확실히 하기 위하여 후두경 검사를 실시

17. 기관지 확장증 간호
- 심호흡과 효과적인 기침법, 체위 배액과 흉부 물리요법을 적용한다.
- 반좌위를 취해 주어 호흡을 용이하게 한다.
- Nebulizer를 이용하여 직접적으로 기도의 습도를 증진 객담 분비를 증가시킨다.
- 적절한 내과적 치료에 호전되지 않거나 심한 객혈, 병소가 국한되어 있는 경우 수술을 시행한다.

18. 밀봉배액의 정상작동
호기 시에는 늑막강 내의 압력이 높아져 늑막강 내의 공기를 밀어내므로 늑막에서 나온 공기가 물을 통과하여 올라오므로 물거품을 볼 수 있다. 흡기 시에 배액병으로부터 물거품이 올라온다면 공기가 새어 들어가고 있음을 의미한다.

19. 기관지조영술
- 조영제 배출 촉진 위해 기침과 체위배액법 시행
- 구개반사(gag reflex)가 돌아오면 음식과 수분섭취(보통 2~4시간 이내)
- 후두경련, 기관지 경련, 합병증으로 인한 호흡변화 등 관찰
- 인후통, 자극을 완화시키기 위해 따뜻한 물로 가글(gargle) 시행
- 요오드 조영제에 대한 반응 관찰 : 열감, 안면 홍조, 소양증, 오심 등
- 폐렴 예방 : 호흡곤란, 나음, 수포음, 체온상승 및 객담의 색깔 관찰
- 호흡곤란, 천명음, 쉰 목소리 등 관찰

20. 흉곽천자 후
검사 후 객담에 피가 섞이는지, 혈액량 부족에 의한 쇼크가 있는지 관찰한다. 천자를 하더라도 어깨 관절운동은 이전과 같으며, 검사 후에는 늑막액의 유출과 기흉을 예방하기 위해 천자부위를 위로 하여 안정을 취하도록 한다. 또한 30분 이내에 제거되는 늑막액이 1500mL를 넘지 않도록 한다.

21. 중심정맥압
중심정맥압 정상치는 5~11cm H_2O(2~8mmHg)이다.

22. Adams-stoke 증후군
제3도 방실 차단으로, 비정상적으로 심실에서 자극을 만들어 수축하기 전까지는 심실수축이 지연되어 심박출량과 뇌로 가는 혈류량이 감소되어 심한 현기증과 경련을 일으키고 의식을 잃게 된다.

23. 심낭염
- 심장 압전의 원인 : 삼출액이 심낭강에 고이고 심장압전이 생기게 되어 심장의 충만과 방출을 방해하게 된다.
- 증상 : CVP 증가, 심박출량 감소, 동맥압 감소, 심실 충만 감소, 맥압 감소, 빈맥, 경정맥 팽대, 입술과 손톱의 청색증, 호흡곤란 발한 기이맥 등

24. 동성빈맥
- 정상 P파와 QRS를 갖는 100~180회/분의 빠르고 규칙적인 리듬
- 교감신경계의 자극이 증가하거나 미주신경(부교감신경)의 자극이 감소하여 나타난다.
- 원인 : 발열, 정신적, 신체적 스트레스, 심부전, 체액손실, 저산소증 등

25. Buerger's disease 간호
- 동맥이나 정맥이 어떤 원인으로 혈전을 형성하고 비화농성인 동맥염과 정맥염을 형성하여 혈관을 폐색시킴으로써 말초순환부전을 일으키는 질환
- 치료
  - 혈관을 확장시키며 통증을 완화시킨다.
  - 심리적인 지지를 제공한다.
  - 담배를 금하되 소량의 알코올은 혈관 확장 효과가 있으므로 권해도 좋다.
  - 발이 상처를 입지 않게 하고 찬 곳에 노출되지 않도록 한다.
  - 기계적, 화학적, 열적인 손상을 피한다.

26. 급성심근경색의 통증
- 가장 특징적인 증상은 협심통(90% 이상)

- 협심증보다 통증의 강도가 훨씬 심하고 30분 이상 지속되는 것이 특징이다.
- 가슴에 무겁게 짓눌리고, 격렬하고 쥐어짜는 듯한 심한 분쇄통(crushing pain)이 휴식이나 니트로글리세린으로도 완화되지 않는다.

27. 운동부하 검사
- 대상자가 처방된 운동을 하는 동안 심전도를 기록하는 방법
- 흉통, 피로감, 호흡곤란, 어지러움, 심실성 빈맥 등의 증상이 나타나면 검사를 즉시 중단
- 응급 상황에 대비하여 제세동기를 포함한 응급약품(nitroglycerine 등)이 주위에 비치되어 있어야 한다.
- 검사 4시간 전부터 흡연, 음주, 카페인 함유 음료(커피, 콜라 등)의 섭취를 금한다.

28. NTG 투약 교육
- 협심증에서 사용하는 약으로 혈관을 이완시켜 혈류를 증진시켜준다.
- 약은 차광이 되는 갈색 또는 어두운 병에 보관한다.
- 혀 밑으로 녹여서 흡수되도록 하고, 약간의 작열감이 있을 수 있는데, 이것은 정상이라고 설명해준다.
- 통증이 완화되지 않을 때는 5분 간격으로 3정 정도를 사용 가능하다.
- 3정을 사용한 후에도 통증이 지속되면 심근경색일 가능성이 높으므로 즉각적으로 의사에게 알리도록 한다.
- NTG는 주기적으로 복용하는 약물이 아니고 급성 흉통 시에 복용하는 약물임을 알려준다.

29.
트로포닌은 심근경색이 발생한 지 4~6시간 후에 상승하고 최고 수치는 10~12시간 후에 나타나며, 정상회복은 10~14일 사이에 이루어진다. 심근 손상 후 순환으로 유출되는 심근 단백질로 심근에 대해 특이도가 높은 검사이다.

30. Digoxin & 이뇨제 투여 시 주의사항
- Digitalis제는 심근세포 내로 칼륨이 통과하는 것을 방해하여 심장기능에 장애를 줄 수 있다.
- 이뇨제를 투여할 경우 부작용으로 저칼륨혈증, 저나트륨혈증이 일어날 수 있다.
- 저칼륨혈증의 경우에는 digitalis 독성이 있을 수 있으므로 투약 전에 혈중 칼륨 치를 측정하는 것이 중요하다.

31. 철분제 복용
철분제는 비타민 C 제제나 오렌지 주스 등과 함께 마시면 도움이 된다.

32. 철분제 복용
- 철분은 산성 환경에서 가장 잘 흡수되므로 음식과 섞이지 않도록 하는 것이 중요하다.
- 흡수 효율성을 극대화하기 위해서는 십이지장 점막이 가장 산성화되어 있는 식사 1시간 전에 투여하는 것이 바람직하다.
- 비타민 C 제제나 오렌지 주스 등과 함께 마셔도 철분 흡수에 도움이 된다.
- 희석하지 않은 액체형 철분제는 치아를 착색시키므로 희석해서 빨대를 이용해 먹는다.
- 고섬유소 식이와 함께 변완화제를 사용하여 변비를 예방한다.
- 대변 색깔이 까맣게 변할 수 있음을 알려준다.

33. 악성빈혈
- 내인자 분비 장애로 인한 비타민 B_{12} 흡수 불능의 만성적인 거대적아구성 빈혈
- 치료 : 비타민 B_{12}를 근육주사로 주고 급성증상이 끝나고 혈액 상태가 좋아질 때까지 침상에서 안정을 취하도록 한다.

34. 무과립세포증
- 심한 호중구감소(neutropenia)를 특징으로 하는 혈액질환
- 호중구는 전체 과립구의 93%를 차지하고 있기 때문에 흔히 호중구 감소증은 무과립세포증(granulocytopenia) 이라는 용어와 거의 같은 의미로 사용된다.

35. 복막투석
복막투석은 복막(peritoneum)을 반투막으로 이용하고 복강 내에 십입한 카테터를 통해 투석액을 주입하므로 복강에 감염이 없고 정상이어야 한다.

36. 간경화의 복수의 원인
- 문맥성 고혈압(혈장 정수압의 증가)
- 교질 삼투압의 감소(알부민의 합성 부족)

- 고알도스테론 분비(순환혈량 부족으로 레닌-안지오텐신 시스템 자극)

37. 식도게실환자 진단검사
- 바륨 검사로 게실의 위치를 확인한다.
- 내시경은 게실을 천공시킬 수 있으므로 금기이다.

38. Dumping syndrome
- 위절제술 후 초기 식사 중 또는 식후 5~30분에 나타나고 증상은 20~60분까지 계속된다.
- 증상 : 허약, 실신, 심계항진, 발한 등
- 치료
  - 식사 중 수분섭취를 제한한다.
  - 저탄수화물, 고지방, 고단백식이를 준다.
  - 항콜린제와 serotonin길항제가 도움이 된다.
  - 소량씩 자주 식사하며, 식후 20~30분간 앙와위 또는 측위를 취한다.

39. ② 궤양성 대장염 환자에게 투여하는 sulfasalazine은 엽산염의 흡수를 방해할 수 있다.

40. 결장루 간호
- 식사 후에 하는 것이 좋고, 규칙적으로 하는 것이 중요하다.
- 세척 과정은 1시간 정도 걸리며 500~1,000mL의 미지근한 물이 사용된다.
- 용기를 개구부에서 45cm 높이에 둔다.
- 카테터는 5~10cm로 삽입하되 절대로 힘을 주어서는 안 된다.
- 카테터를 삽입하기가 힘들면 약간의 용액을 안으로 흘려보내고 카테터를 회전시켜 보도록 한다.
- 복통이 발생하면 잠시 멈추었다가 진행한다.

41. 간생검 간호
- 검사 전 간호
  - 검사 전 적어도 6시간 동안 금식
  - 국소 마취하에 검사를 실시
  - 체위는 앙와위 또는 오른쪽 윗부분을 들어 올린 채 좌측위를 취한다.
  - 횡격막이 손상되지 않도록 호기 말에 5~10초 정도 숨을 멈추도록 하고 바늘을 넣는다.
- 검사 후 간호
  - 검사 후 활력징후를 유의하게 관찰하여 출혈 증상 확인
  - 검사 후 24시간 동안 침상 휴식을 취하도록 한다.
  - 처음 1~2시간은 출혈의 위험을 감소시키도록 우측위를 취하도록 한다.

42. T-tube 간호
- 담즙 배액량은 1일 400mL 정도에서 점차 양이 감소함을 교육한다.
- 지시에 따라 식전과 식후 1~2시간 동안 T-tube를 잠그도록 한다.
- 수술 직후에는 혈액성 배액이었다가 녹갈색 담즙으로 변한다.
- 배액 bag은 침상보다 아래에 두어 배액이 될 수 있도록 한다.
- 통 목욕보다는 샤워를 한다.

43. 아프타성 구내염 간호
- 심한 통증 시에는 의치를 제거한다.
- 따뜻한 생리식염수 등으로 자주 함수한다.
- 자극적이지 않은 음식을 섭취하도록 한다.
- 식사 후나 필요시에 자주 구강 위생을 수행할 수 있도록 한다.
- 국소적 혹은 전신적 스테로이드를 사용하여 치유 시간을 줄일 수 있다.

44. 복막염 환자
- 환자는 즉시 광범위 항생제 치료를 시작하도록 한다.
- 장관을 삽입하여 복강 내 감압을 시켜주도록 한다.
- 환자가 반좌위를 취하게 함으로써 농이 국한되어 다른 부위로의 이동을 제한한다.
- 금식하고 전해질과 단백질 손실을 보충하기 위해 정맥 주입을 한다.

45. Levodopa 사용 주의점
- 알코올 섭취를 피하거나 아주 소량의 알코올만을 허용한다.
- 약물 투여를 위해 일정 기간 단백질 섭취를 피한다. 아미노산은 흡수를 방해시킨다.
- 직립성 저혈압이 일어날 수 있으므로 자세 변경을 조심스럽게 시행한다.
- 뇌에서의 작용을 증진시키기 위해 비타민 B_6 보충제는 주지 않는다.
- Levodopa는 공복 시 흡수가 가장 잘 된다. 금식 시에도 투여한다.

46. 설인신경
운동, 감각, 자율신경 기능을 맡고 있으며 이 중 운동 신경섬유는 인두에 분포되어 연하작용을 하며 감각신경섬유는 혀의 후면 1/3 부분의 미각과 일반 감각을 담당한다.

47. 자율신경 반사부전증
- 증상 : 급속히 나타나는 심한 고혈압, 코막힘, 비울혈, 과도한 발한, 오심, 흐린 시야, 복시, 율동적이고 박동성 심한 두통, 척수 손상 하부의 냉감, 창백함, 소름끼침(입모증)
- 응급관리
  - 침상머리를 올려 high Fowler 체위를 유지한다.
  - 의사에게 응급 상황을 보고한다.
  - 조이는 옷을 느슨하게 한다.
  - 도뇨관이 막히거나 꼬였는지 점검한다.
  - 정체도뇨관을 삽입하지 않았다면 방광 팽만을 점검하고, 즉시 도뇨관을 삽입한다.
  - 혈압을 10~15분 간격으로 측정한다.
  - 처방된 항고혈압제를 투여한다.

48. ICP 증상
- 의식 수준의 변화
- EEG상에서 신경활동의 감소나 부재
- Cushing triad : 수축기 혈압 상승, 서맥, 불규칙한 호흡 양국·두통
- 오심 없이 나타나는 투사성 구토
- 동공이 고정되고 확대

49. IICP 간호
- 환자는 측위를 취해 주고 머리를 약간 상승시킨다.
- 환기를 도모하고 폐합병증을 줄인다($PaCO_2$ 25~30mmHg 유지).
- 신진대사 감소를 위해 저온요법을 적용한다.
- 혈관성 부종을 감소시키는 데 효과적인 corticosteroid를 사용한다.
- 정맥수액은 일반적으로 식염수나 고농도의 용액(5% dex-trose with 0.45% normal saline with KCl 20mEq)을 사용한다.

50. 간질 간호
- 눕히고 조용히 곁에서 지켜본다.
- 경련하는 동안 억제대로 묶지 않는다.
- 적절한 호흡을 위해 의복은 느슨하게 풀어 주고 측위로 눕혀 분비물 흡인을 막아준다.
- 경련이 시작되어 입을 다문 상태에서는 입을 억지로 벌리지 말고 입안으로 어떤 것도 넣지 않는다.

51. 의식 수준
- 혼미 : 환자는 계속적이고 강한 자극, 큰 소리나 통증 또는 밝은 빛의 자극을 주면 반응한다.
- 반혼수 : 표재성 반응 외에는 자발적인 근육 움직임이 거의 없고 고통스러운 자극을 주었을 경우 어느 정도 이를 피하려는 반응을 보이기도 한다.

52. 석고붕대 간호
P자로 시작하는 다섯 가지 증상이 그 합병증이 될 수 있는데 그것은 통증(pain), 창백(pallor), 무맥(pulselessness), 감각 이상(paresthesia), 마비(paralysis) 등이다. 이러한 부작용이 관찰되었을 때 의사에게 보고하고 석고붕대 절개 준비를 한다.

53. 골다공증 치료
매일 체중부하운동을 한다. 운동을 하지 않으면 골다공증이 더욱 악화된다. 특히 보행은 매우 효과적인 운동이다.

54. 무릎골관절염 퇴원 후 간호
- 통증이 심한 경우 비스테로이드성 소염제(NSAIDs), aspirin 등을 사용
- 너무 과격한 운동은 피하며 물속에서는 관절운동이 쉬우므로 수중운동(water exercise)이 좋다.
- 장기간 서 있거나, 무릎을 꿇는 것, 쪼그리고 앉는 것 등의 관절에 무리를 주는 활동은 피해야 한다.

55. 지방색전증
지방색전증으로 나타나는 증상은 저산소증, 급성폐수종, 혼수 등으로 비효율적 기도 청결, 조직관류장애, 가스교환장애, 사고과정장애 등의 진단을 내릴 수 있다. 체온조절장애는 직접적인 관련성이 없다.

56. 인공고관절 치환술 후 간호
- 수술 후 고관절은 외전 상태로 유지되어야 한다.
- 다리가 내전되거나 내회전되어 탈구되지 않도록 무릎과 대퇴 하부 사이에 베개를 놓도록 한다.
- 고관절의 회전은 대체로 허용하지 않는다.
- 고관절의 굴곡 경축을 예방하기 위해 침상머리를 상승시킨다.

57. 다발성 골절환자 간호
다발성 골절의 정도를 사정하여, 골절 부위 또는 골절이 의심 되는 부위에 있어서 타진을 시행해서는 안 된다.

58. 평행성 현수대 골격견인
- 대퇴 골절 시 골편이 전위되거나 겹쳤을 때, 또는 골반이나 하지의 다발성 골절 시에 사용한다.
- 간호중재
  - 비골 신경의 압박을 피하기 위해 무거운 담요로 발을 덮지 않는다.
  - 발뒤꿈치는 침요에 닿지 않도록 한다.
  - 무릎 아래 부분과 어깨, 둔부를 이용한 운동을 격려한다.
  - 서혜부나 장골부가 압박받는지 자주 관찰한다.
  - 핀이 꽂힌 부분에 발적과 배농 등 감염이 있는지 관찰하고 무균적 간호를 제공한다.

59. 통풍환자 식이요법
- 퓨린이 적은 음식을 먹게 하고 음주를 줄이도록 한다.
- 금해야 하는 음식 : 내장, 육즙, 정어리, 쇠고기, 생선, 새우, 게, 조개류, 콩류, 시금치, 버섯 등이다.

60. 만성신부전 간호
- 위장관에서 칼슘을 흡수하기 위해 필요한 비타민 D가 신장에서 활성화되지 못한다.
  - 비타민 D 투여, 칼슘 보충제 투여
- 나트륨은 1일 1~2g로 제한한다(소듐을 1일 60~90mEq로 제한).
- 신장에서 인의 배설 저하 → 인 섭취를 제한한다.
- 수분 섭취량은 보통 소변 배설량에 500mL(불감성 손실)를 더해 허용한다.

61. 요정체 간호
- 기계적인 폐색 없이 요정체가 있는 경우 카테터를 삽입하기 전에 배뇨하게 한다.
- 정상적인 배뇨 체위를 취해 주고, 수도꼭지를 틀어 물소리를 들려주고, 회음부에 따뜻한 물을 붓거나 물에 손을 담그게 한다. 따뜻한 물속에 앉게 하는 것도 요도 괄약근을 이완시키는 데 도움을 준다.

62. 급성신부전의 원인
- 신장혈류 감소(저혈량, 허혈, 심장 기능 저하)
- 신장의 병변(신독성 물질 노출, 급성세뇨관 괴사, 급성사구체 신염, 급성간질성 신염)
- 요로계 폐색(요도암 혹은 방광암, 신결석, 전립샘 비대증 혹은 암, 요도 협착, 자궁경부암)

63. 혈액투석 시 부작용
- 오심, 구토, 두통, 근육 경련, 저혈압, 발열과 오한 등
- 투석불균형 증후군(dialysis disequilibrium syndrome) : 혈액으로부터 과다한 노폐물이 급속히 제거되면서 뇌부종이 발생하여 나타나는 증상

64. 혈액투석 환자의 간호
동정맥루 수술부위는 수술 직후 심장보다 팔을 높게 상승하고, 수술 2일 후 통증과 부종이 감소하면 운동을 시작한다.

65. 갑상샘 절제술 후 간호
- 수술 후 출혈의 징후를 주의하여 관찰한다.
- 수술 후 즉시 몇 마디 말을 시켜 환자의 목소리를 확인하여 회귀후두신경의 손상을 사정한다.
- 구강으로 섭취할 수 있을 때까지 정맥으로 수액을 공급하고 적응할 수 있도록 부드러운 음식으로 구강섭취를 시작한다.
- 저칼슘혈증성 테타니의 증상을 주의 깊게 관찰한다.
- 갑상샘 중독위기를 주의해서 관찰하기 위해 체온을 유의하여 사정한다(안절부절못함, 불안, 발열(40~41℃, 심한 빈맥 등).

66. 당뇨병성 망막증
- 모세혈관의 기능 손상이 가장 흔한 곳은 망막과 신장이며 이로 인해 당뇨병성 망막병증과 당뇨병성 신장병증이 초래된다.

67. B-cell의 기능을 알아보기 위한 검사
- C-peptide와 인슐린은 동일한 양으로 생성되기 때문에 이 검사는 인슐린 생성의 양을 반영해 준다. 즉 췌장의 B-cell의 기능을 알아보기 위한 검사로 적절하다.

68. 뇌하수체 기능항진증
- 뇌하수체 전엽에서 분비되는 성장호르몬의 분비가 지나치게 증가하면 아동기에는 거인증이 되고 성인이 되어서는 뼈와 연조직의 기형을 특성

으로 하는 말단비대증을 초래한다.

69. 뇌하수체 기능저하증의 원인
- 심한 출혈, 뇌하수체 절제, 산후 뇌하수체 괴사, 뇌하수체 기능부전, 비분비성 뇌하수체 종양, 방사선 치료, 만성염증성 질환(결핵, 매독)

70. 부갑상샘 기능저하증 간호
- 신속히 혈청 내 칼슘 량을 올리기 위한 중재를 한다(10% calcium gluconate 용액을 정맥으로 투여한다.)
- 경련을 예방 및 치료한다.
- 후두강직의 조절로 호흡기 폐쇄를 방지한다.
- 테타니 환자는 후두강직과 호흡기 폐쇄가 일어날 가능성이 높으므로 항상 기관내관과 기관지 절개세트를 환자 가까이에 준비해둔다.
- 칼슘은 많고 인이 적은 식이를 섭취하도록 한다.

모성간호학

71. 여성건강간호학의 목적
- 여성의 성 특성을 중심으로 생식기관, 생식작용, 출산과정, 어머니의 역할, 여성의 건강유지, 증진, 질병예방 및 회복과 관련된 편치 않음(disease)을 간호
- 가족 중심의 접근방법을 적용하여 여성 개인뿐만 아니라 가족 전체의 건강을 도모
- 여성중심접근방법으로 여성의 건강문제를 스스로 인식, 판단하고 조정하는 능력배양
- 여성건강간호사는 옹호자, 교육자, 지지자, 제공자의 역할

72. 아버지의 적응
세 가지 발달과업으로 분류하여 초기 단계는 임신의 생리적 현상을 받아들이는 것이고, 두 번째 단계는 임신한 사실에 적응 하는 단계이다. 세 번째 단계는 임신 3기에 시작되며, 아버지가 임신과 자기 아이와의 관계에 적극적으로 연류되는 것으로 특징 지을 수 있다.

73. 자궁내막 주기
- 월경기 : 월경주기 첫 5일. 기능층이 분해되고 탈락된 조직 이 혈액과 함께 배출
- 증식기 : 월경 5~14일. 난포성장, 에스트로겐 분비 상승, 기능층 성장
- 분비기 : 배란~월경 3일 전까지. 자궁내막 유지, 수정란 착상 시 이상적인 영양상태 제공
- 월경전기 : 월경 전 마지막 3일. 황체 퇴행으로 에스트로겐, 프로게스테론 분비 감소, 분비선, 소동맥관 위축 → 기능층 빈혈상태 초래 → 기능층 박리

74.
- 제대정맥 : 산소포화도 높음
- 제대동맥 : 이산화탄소포화도 높음

75. 청소년 성상담
성상담은 성교육의 한 부분으로 이를 통해 청소년에게 정확한 성 지식과 바람직한 가치관을 교육시키는 것이 우선되어야 한다.

76. 경구피임약 복용을 잊었을 경우
① 복용시간에서 12시간이 지나지 않은 경우 복용을 잊은 정제를 바로 복용하고 다음날부터 정한 시간에 복용
② 복용시간보다 12시간이 더 지났거나, 1정 이상 복용을 잊은 경우(피임약 종류에 따라 다름. 다음은 대표적인 경우)
- 복용을 잊은 정제는 버리고 그 다음 정제부터 예정대로 복용. 하지만 별도의 비호르몬적인 피임법을 병용해야 함(피임의 효과가 떨어지므로)
- 하루 또는 2일을 잊고 복용하지 못했을 경우
  - 하루를 잊은 경우 즉시 1정을 복용하고, 그 다음 약은 제시간에 그대로 복용
  - 2일을 잊은 경우 3, 4일째에 각각 2정씩 복용

77. 레오폴드 복부촉진법
- 1단계 : 자궁저부 촉진-모양, 크기, 강도 운동성을 파악
- 2단계 : 태아의 등과 등의 반대편(손, 다리, 무릎, 팔꿈치) 파악
- 3단계 : 선진부를 촉진, 1단계와 3단계의 결과를 비교하여 태위와 태향을 결정
- 4단계 : 골반강을 향해 하복부를 깊이 눌러 선진부의 함입 상태를 파악

78.
- 흡연이 모체에 미치는 영향 : 니코틴 중독, 혈관수축, 심혈관계 질환, 태반기능부전 등

- 흡연이 태아에 미치는 영향 : 저체중, 사산, 태아 돌연사망 증후군, 선천적 기형, 호흡기 질환 등

79. 가성빈혈
임신 초기(8주) Hb의 증가에 비해 혈장량 증가가 급격하게 일어나 상대적으로 Hct, Hb가 감소하게 된다. 이로 인해 일시적 빈혈이 나타나게 된다.

80.
입덧 시 위의 공복 상태나 과식을 피해야 하고 몸통을 세워서 유지하도록 하고 기상 전 마른 탄수화물을 권장한다. 냄새나는 것, 자극적인 것, 기름기, 가스형성 음식은 삼간다. 자리에서 천천히 일어나며 갑자기 움직이지 않도록 한다.

81. 철분
임신 마지막 3~6개월에는 영아가 간에 철분을 보유하기 때문에 모체조직의 철분 300mg이 태아에게 운반된다. 철분섭취가 모체-태반-태아 단위의 요구에 충족이 되지 않으면 태아의 철분 비축은 손해 보지 않지만 모체의 철분 저장분은 고갈되며, 그 결과 모체 적혈구수는 감소하게 된다. 모체가 충분한 철분을 섭취하지 못하면 모체의 Hb 수치가 정상보다 더 떨어져 임신 중 생리적 빈혈과 더불어 철분 결핍성 빈혈이 초래된다.

82. 임신오조증의 간호중재
- 임신오조증의 간호는 체중감소를 예방하고 수액과 전해질 불균형을 교정하며 산증과 알칼로시스를 치료하는 데 초점을 두어야 한다.
- 탈수치료를 위하여 많은 양의 수분공급을 하며(3,000ml/24시간), 기아 상태의 치료를 위하여 5~10% 포도당 용액을 정맥으로 주입하고 Thiamine을 피하로 투여한다.
- 지속적인 체중 저하와 케토시스가 있으면 위관영양과 TPN을 실시한다.
- 구토 有 → 구토가 멈출 때까지 구강 섭취를 억제
- 미음과 마른 음식을 제공한 후 잘 적응한다면 점차적으로 서서히 유동식과 정상식이를 제공한다.
- 위생적인 환경을 준비하고 유해한 냄새를 감소시킨다.
- 심리적인 지지로 조용하며 비판적이지 않은 태도, 심리적인 갈등을 말로 표현하도록 도움을 제공한다.

83. 임신에 따른 생리적인 변화
- 갑상샘의 중등도 비대 : 기초대사율 증가(모체·태아의 산소 소모 증가)
- 호흡용적 증가 : 에스트로겐의 영향으로 흉곽과 늑골하 각도가 늘어나 폐활량 증가, 호흡량 증가, 잔류량 감소
- 혈액량 증가 : 임신 32주에 50% 증가 → 분만 시 출혈 대비
- 방광용적 증가 : 정상 500mL → 임신 시 1,300mL, 방광용적 증가와 함께 방광긴장도 감소 → 요정체 기간이 길어 감염 위험성 증가

84.
Hb 증가에 비해 급격한 혈장량 증가로 나타나는 일시적 빈혈이 임신 초기 8주경에 나타나게 된다.

85.
자궁 외 임신의 대부분은 난관임신이며 난관 팽대부에 착상이 가장 흔하고, 다음이 협부이며 간질부, 자궁각, 경관, 복부, 난소임신 등이 있다.

86. 전치태반
- 특징 : 임신 30주 이후의 무통성질출혈
- 증상 : 질출혈, 저혈량성 쇼크 저혈압, 빈맥 등 전치태반의 간호중재
- 보존적 관리 : 임부는 침상안정, 최대한 임신 유지
- 내진 금지, 초음파로 전치태반 확인

87.
태아가 두정위이므로 준거지표는 후두골(O)이며, 후두가 임부의 골반 오른쪽(R), 앞쪽(A)에서 만져지므로 ROA이다.

88.
태아 선진부의 일정한 지적부위와 모체골반의 전후 좌우 면과의 관계로서 선진부와 골반과의 정확한 관계를 알게 해준다.
- 두정위 : 준거지표는 후두골(occiput : O)
- 안면위 : 준거지표는 턱(mentum : M)
- 둔위 : 준거지표는 천골(sacrum : S)
- 견갑위 : 준거지표는 견갑골

89.
출산 전에 양수에 태변에 나타나는 것은 저산소증을 의미하고 둔위에서는 정상이다.

90. 분만기전
- 진입 → 하강 → 굴곡 → 내회전 → 신전 → 외회전 → 만출

91. 분만 2기 힘주기
- 힘주기를 하고 싶을 때만 힘주기를 하거나 각 수축기 3~5회 정도만 힘주기를 하고 6~7초 이상 힘주기를 지속하지 않는다.
- 성문을 연채로 힘주기를 한다.
- 힘을 분산시키는 방법 : 팔을 위로 뻗어 사람이나 침대 등을 잡도록 한다.

92. 양막파열 시 간호중재
- 산모 V/S 체크, 태아 심박동 양상 사정
- 양막 파열 후 감염의 위험이 높으므로 모체 체온 q2hr check
- 양수특성 사정

93. 대각결합선의 범위
대각결합선은 치골결합 하연에서 천골갑까지이다.

94. 중측방 회음절개술
- 장점 : 3도 열상 발생 적음
- 단점 : 출혈 多, 치유 어려움, 동통 심함

95. 신생아 간호
- 기도관리 → 제대결찰 → 체온간호 순
- 구강점액, 양수 등을 흡인
- 산소 공급
- 2A IV 확인
- 제대 끝을 마른 거즈로 감싸 공기 중에 노출시킴
- 신생아의 몸을 빨리 닦아 체온 보호
- Apgar score는 7~10점이 정상임

96. 제대간호
- 출혈, 악취여부 관찰
- 멸균면봉에 소독액을 적셔 소독(cutting한 부위부터에서 아래쪽 방향)
- 소독액 : 70% 알코올, 1% gentian violet, (GV) 또는 beta-dine 용액 사용
- 기저귀는 제대 아래쪽에 (자극 방지 위해)

97.
- 자궁수축부전으로 인해 자궁저부가 물렁물렁하고 출혈이 있을 경우 복부마사지를 실시하여 자궁수축을 돕는다. 수유 시 분비되는 옥시토신은 자궁을 수축시켜 산후출혈을 예방한다.
- 활력징후는 안정될 때까지 15분마다 측정한다.
- 수유를 할 경우 옥시토신 분비로 인해 자궁수축이 일어나 오로의 양은 증가한다.
- 감염증상이 없으면 1℃ 정도 체온 상승은 정상이다.

98.
- 출산 후 2~3일부터 분비되는 초유는 아기의 태변 배설을 도와 황달을 일으키는 빌리루빈을 빨리 배출시킨다.
- 모유에는 면역체가 풍부하여 위장계 및 호흡기계 감염을 예방하고 면역발달을 돕는다.
- 이물단백질에 대한 노출이 적어 알레르기성 피부염을 감소시킨다.

99. 산욕기 감염
- 산모 사망의 3대 요인 중 하나
- 분만 후 첫 24시간이 지난 후 산욕기 동안 38℃ 이상의 체온상승이 1일 4회 이상, 구강으로 측정하여 2일 이상 지속되는 경우

100. 신전
내회전하여 완전 굴곡된 태아의 머리가 회음부에 닿으면 후두가 치골결합 하단에 닿게 되는데, 이때 다시 고개를 들게되는 것을 신전이라고 한다.

101. 산후출혈
- 조기 산후출혈(분만 후 24시간 이내)의 원인 : 산도의 열상, 분만 3기의 잘못된 관리, 과도한 마취나 진통, 지연분만, 자궁무력증, 혈액질환(DIC)
- 후기 산후출혈(분만 후 24시간 이후부터 6주 사이)의 원인 : 태반부착 부위의 퇴축부전, 태반조직 잔류, 감염, 출혈성 장애, 제왕절개분만

102.
모유수유 시 옥시토신이 분비되어 자궁수축을 돕는다.

103.
분만 2기가 임박할 때 나타나는 증상으로 정상이다.

104.
폐경은 난소의 기능이 상실되어 에스트로겐의 분비가 감소되고, 이로 인해 홍조, 골다공증, 위축성 질염, 노인성 질염 등이 나타난다.

105. 무자극검사의 목적
태동에 대한 반응으로 태아심박수가 적절하게 증가하는지를 사정한다.

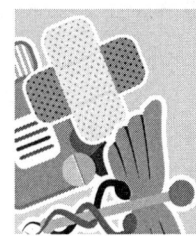
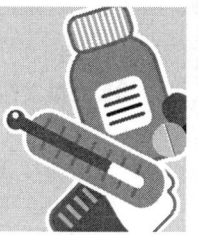

제4회 모의고사 2교시

- 아동간호학
- 지역사회간호학
- 정신간호학

1.	2.	3.	4.	5.	6.	7.	8.	9.	10.
③	⑤	③	①	④	⑤	①	⑤	④	④
11.	12.	13.	14.	15.	16.	17.	18.	19.	20.
⑤	⑤	④	④	④	②	④	③	⑤	④
21.	22.	23.	24.	25.	26.	27.	28.	29.	30.
④	④	④	③	②	⑤	⑤	③	⑤	⑤
31.	32.	33.	34.	35.	36.	37.	38.	39.	40.
②	⑤	②	②	⑤	⑤	⑤	⑤	①	②
41.	42.	43.	44.	45.	46.	47.	48.	49.	50.
④	③	②	③	⑤	②	②	⑤	③	④
51.	52.	53.	54.	55.	56.	57.	58.	59.	60.
④	③	②	④	③	⑤	②	③	④	②
61.	62.	63.	64.	65.	66.	67.	68.	69.	70.
②	④	③	③	①	①	③	⑤	③	③
71.	72.	73.	74.	75.	76.	77.	78.	79.	80.
⑤	⑤	②	⑤	①	④	③	⑤	④	④
81.	82.	83.	84.	85.	86.	87.	88.	89.	90.
④	⑤	②	③	④	④	①	①	③	③
91.	92.	93.	94.	95.	96.	97.	98.	99.	100.
③	②	⑤	②	⑤	②	③	②	⑤	④
101.	102.	103.	104.	105.					
③	④	②	①	⑤					

아동간호학

01. 아동간호학의 개념
아동간호학은 아동의 건강 및 발달을 위한 문제해결을 위해 과학적이며 체계적인 지식으로 아동과 그 가족에 대한 간호수행을 목적으로 한다. 아동간호 목적의 주요 개념은 성숙이며 아동과 가족이 포함된 가족 중심의 간호를 제공하는 것이다. 아동은 미숙한 대상자를 간호한다는 특수성 때문에 옹호의 필요성이 강조된다.

02. Denver 발달선별검사(DDST)
- 어린 아동의 발달을 사정하기 위해 가장 광범위하게 이용되는 검사
- 생후부터 6세까지의 아동에게 적용할 수 있음

03.
- 학대아동 간호
- 학대의 증거를 확인함
- 더 이상 학대받지 않도록 아동을 보호함
- 아동과 가족을 지지함
- 아동 스스로를 보호하도록 아동을 교육함
- '아니오'라고 말하도록 하고 사적인 장소에 접근하지 않도록 아동의 권리를 인식시키는 데 초점을 둠

04. 영아기 발달특성
- 7개월 : 도움 받아 앉음
- 8개월 : 도움 없이도 앉음
- 9개월 : 기어다님
- 10개월 : 엄지와 검지 사용하여 물건잡음, 가구잡고 일어남
- 12개월 : 수저와 컵을 사용하여 음식을 먹을 수 있음

05. 이유식
생리적인 밀어내기 반사가 나타날 수 있으므로 이유식을 혀 뒤로 넣어준다.

06. 고관절탈구인 신생아 증상
고관절탈구 시 다리길이의 불균등, 제한된 외전, 이환된 다리의 안쪽 대퇴 위의 피부 주름이 많은 것, 굴곡 시 무릎의 높이에 의해 나타나는 대퇴의 단축

07. 젖병충치 증후군
- 젖떼기(weaning) : 모유를 먹이거나 젖병으로 먹던 것을 중단하는 것으로 생후 8~9개월이 가장 좋은 시기
- 적어도 12개월까지는 젖병을 끊고 컵으로 먹이도록 하는데 이는 젖병충치를 예방하는데 중요함 (예 주스 줄 때 컵으로 마시게 함)
- 침과 탄수화물이 결합하여 생기는 당분이 충치균과 작용하여 산을 형성하고 치아의 법랑질을 녹이고 단백구조를 파괴하여 치아 전체가 상하게 됨

08. 퇴행
스트레스에 대한 반응(병원 입원이나 동생이 생기는 것에 대해 손가락 빨기, 배변을 잘 가리다가 다시 가리지 못하는 행위를 보이는 등)

09. 화상의 범위
성인의 경우 9의 법칙을 적용하고, 아동은 연령에 따라 화상면적 산출의 기준이 다름

10. 학령기 사회심리적 발달 특성
- Erikson의 이론에 따르면 학령기는 근면성, 성취의 단계이며 이것이 성취되지 못하였을 경우 열등감을 초래할 수 있음

11. 학령기 사회심리적 발달 특성
- Erikson의 이론에 따르면 학령기는 근면성, 성취의 단계이며 이것이 성취되지 못하였을 경우 열등감을 초래할 수 있음
- 경쟁심 증가 및 성공하고 싶은 욕구 및 실패에 대한 두려움 때문에 학교 공포증 나타남
- 성취 욕망이 강하며 경쟁하고 협동하는 것을 배우고 규칙을 배움

12. Havighurst의 청소년기의 발달과업
- 자기의 신체변화와 남성 또는 여성으로서의 역할을 받아들인다.
- 동성이나 이성과 새로운 관계를 이룬다.
- 부모나 다른 성인으로부터 정서적으로 독립한다.
- 경제적으로 자립한다.
- 직업을 선택하고 준비한다.
- 시민으로서의 자질을 갖추는 데 필요한 지적 기능을 발전시킨다.
- 사회적 책임을 수행하는 행동을 요구하고 달성한다.
- 결혼과 가정생활에 대한 준비를 한다.
- 자신의 행동을 지배하는 과학적인 세계관 조직화된 가치관을 확립한다.

13. 입 주위 청색증
우유를 먹거나 울 때 생기는 입 주위의 청색증은 비정상적이며, 심장기형을 의심할 수 있음

14.
알칼리성 비누, 오일, 로션 등은 피부의 산도를 변화시켜 박테리아 성장환경 제공하므로 사용하지 않기, 목욕은 수유 직후는 피하며, 순서는 두미방향으로 할 것

15. 제대 간호
- 출생 직후 제대의 기형 유무를 확인한 뒤 제대 감염예방 및 건조를 위해 70% 알코올 솜으로 제대와 제대의 절단면, 제대가 닿은 제대 주위를 소독할 것
- 기저귀를 채울 때는 제대가 기저귀 밖으로 위치하도록 하여 제대가 자극되는 것을 막고 건조하게 하기

16. 척수 수막류 환아의 간호
척수 수막류 환아는 신경이 나와 있기 때문에 수막낭이 소변, 대변으로부터 오염되는 것을 예방하는 등 감염의 위험성을 최소화하는 것이 가장 중요하다.

17. 고빌리루빈혈증
간접빌리루빈은 신경조직에 독성이 강하여 뇌저신경절에 빌리루빈이 축적되면 핵황달이 발생

18. 수막척수류 간호중재
- 감염방지(가장 중요) : 수막류 부위를 멸균된 생리식염수 습포로 덮어주고 정기적으로 멸균 생리

식염수로 건조되지 않게 적셔줄 것. 낭포 손상 방지 중요
- 신경손상의 예방 : 체위는 복위나 측위로 취하기, 관찰로 신경학적 사정
- 배설기능 관리 : 항문과 괄약근 조절의 장애가 심함

19. 아구창의 원인
- 곰팡이의 일종인 Candida albicans(monillia) 감염에 의함
- 질 감염, 불결한 고무젖꼭지 등 신생아실 오염, 우유 조제실 오염
- 가벼운 질환으로 구강과 기저귀 부위에 국한됨

20. 심한 근육 긴장 저하와 이완, 관절 과운동성이 있음

21. 대사성 알칼리증의 원인
- CO_2 이외의 산의 부족
- HCO_3증가
- 구토, 위 흡인 : 위산의 부족
- 제산제나 중조의 과다섭취
- 이뇨제 사용으로 인한 저칼륨혈증
- 염기물질의 과다 섭취
- 쿠싱 증후군 또는 알도스테론증
- 칼륨 저하

22. 선천성 거대결장환아의 증상
- 태변 배출 지연, 만성적 변비, 복부팽만, 담즙성 구토, 무기력
- 식욕부진, 리본 같으며 악취 나는 변, 발열, 체중증가 없음. 대변덩어리가 LLQ(좌측하복부)에서 촉지
- 직장검진 시 직장은 비어 있음, 장 천공 및 패혈증 동반

23. 발작
- 급성발작 : 두부손상, 전해질 불균형, 뇌수막염, 고열이 원인
- 만성, 반복적 발작 : 분만 시 손상, 주산기 가사, 선천성 대사 이상, 감염, 유전성 질환이 원인

24. 급성 기관지염의 증상
마른기침, 휘파람 같은 소리, 호흡곤란, 흉곽 전방에 통증, 거칠고 습기있는 나음과 고음의 습포음, 열은 없거나 미열, 분비 물은 점차 화농성으로 변하고 기침이 심함

25. 기관지 평활근 수축
천식의 기관지 경련과 폐쇄 유발 요인은 기관지 점막의 염증과 부종, 점액선의 끈끈한 분비액 축적, 기관지와 세기관지 평활근의 경련으로 기도 직경 감소로 인한다.

26. 신증후군 간호중재
- 간호중재는 대증요법, 안정, 저염 식이임
- 칼로리 섭취를 제한하는 것이 아니라 위장의 부종과 전신 허약으로 식욕부진이 있으므로 영양식이를 제공해야 함

27. 뇌성마비
- 정의 : 중추신경계의 손상으로 수의근의 힘이나 조절이 결핍됨
- 특징 : 비진행성 장애, 아동기에 가장 흔한 영구적 신체 불구
  - 지각문제, 언어결핍
  - 지능문제가 동반될 수 있음
  - 비정상적인 근육강도와 조절이 특성
- 원인 : 저산소증이 가장 큰 원인
⑤ 지각문제, 언어결핍, 지능문제 동반 가능성 있음

28. 백혈병 치료 부작용
골수억제, 약물 독작용, 백혈병 세포의 침윤, 오심, 구토, 탈모, 구강건조 등

29. 만성 부비동염의 증상
화농성 분비물, 중비갑개 부종, 구강 호흡, 코막힘 등

30. 류마티스열의 원인
- A군 용혈성 연쇄상구균 감염에 대한 조직의 자가면역반응
- 낮은 경제적·사회적 생활수준, 인구 밀집지역, 가족력 등
- 차고 습한 기후, 가을과 겨울, 초봄에 유행함

31. 결핵 환아 간호
- 휴식과 활동 증진 : 격렬한 운동만 제한, 침상안정은 필요 없으며 학교에 출석 가능
- 식이 : 균형잡힌 영양식이, 고열량식이, 단백질과 칼슘 권장
- 꾸준한 약물 복용
- 객담 검사에서 병원균이 나오지 않을 때까지 격리, 마스크, 손씻기

32. ⑤ 초기에 갑상선 기능 저하증을 치료하지 않으면 심각한 성장장애와 지능발육부전을 초래한다.

33. **청소년 약물남용의 원인**
    - 정체성 확립 등의 다양한 발달과제 달성의 압력으로 예민하며 정서적 갈등 및 혼란 발생, 비행 또래와의 어울림, 호기심 등
    - 흡입류 약물은 청소년들이 구하기 쉬워 사용량이 증가한다.

34. **선천적 심장질환의 증상**
    - 청색증형 선천성 심질환 : 곤봉지(1~2개월), 운동 후 호흡곤란, 적혈구 과다증, 웅크림, 성장 지연
    - 청색증형 선천성 심질환 : 울혈성 심부전, 특징적인 심잡음, 세균성 심내막염과 폐혈관 폐쇄성 질병의 위험, 호흡곤란 등이 있다.

35. **아동의 림프절**
    - 생후 6개월경에 성인수준으로 발달함
    - 정상 아동의 경우 림프절은 작고 압통이 없으며 약간의 움직임이 있다.
    - 림프절 촉진 시 커져 있거나 따뜻하고 압통을 느끼는 경우 주변 신체부위에 감염이나 염증이 있음을 의미

지역사회간호학

36. **지역사회 간호의 정의**
    지역사회 간호는 지역사회를 대상으로 간호제공 및 보건교육과 관리를 통하여 지역사회 적정기능수준 향상에 기여를 목표로 하는 과학적 실천이며, 간호실무와 공중보건 실무의 합성이다.

37. ⑤ 예방접종을 예로 들 수 있는 인공능동면역에 대한 설명이며, 인공수동면역은 항체나 항독소를 접종하여 일시적인 면역을 획득한다.

38. **지역사회 간호과정**
    지역사회 간호과정에서 다루는 문제는 간호과정을 통해 접근 할 수 있는 문제이며, 계획은 필요시 집행 할 수 있으며 각 단계는 분리 할 수 없고, 체계적인 절차와 방법에 의해 통합적으로 연결된 과정이다.

39. **자료수집**
    사망실태, 질병이환 상태, 정신사회적 건강수준, 환경위생, 건강행위, 건강 상태 등은 지역주민의 건강수준을 보여주며 이 중에서 질병이환 상태는 뚜렷한 지표가 된다.

40. **목표의 종류**
    - 궁극적 목표 : 정부의 정책목표 또는 기관의 목표
    - 일반적 목표(장기목표, 상위목표) : 5년 이상의 사업목표
    - 구체적 목표(단기목표, 하위목표) : 사업목표를 달성하기 위한 종속적이고 세부적인 목표

41. ④ 절지동물 매개 감염병은 말라리아, 유행성 일본뇌염, 신증후군 출혈열, 쯔쯔가무시병 등이다.

42. **지역사회 간호계획 수립 시 고려사항**
    이상적인 것보다 현실적인 계획을 수립해야 기술적 타당성에 만족된다.

43. **지역사회 간호평가**
    지역사회 간호평가는 목적을 달성한 정도와 사업과정상 발생한 문제를 확인하며 재계획에 반영하기 위하여 실시한다. 평가는 시기에 따라 진단평가(사업 수행 전), 형성평가(사업 중), 총괄평가(사업 종료 후)로 구분할 수 있다.

44. **행위별 수가제**
    의사의 진료 행위마다 일정한 값을 정하여 진료비를 결정하는 세계적으로 가장 흔한 진료비 지불 방법으로, 치료의 종류와 기술의 난이도에 따라 의료비가 결정된다.
    - 장점 : 환자 진료의 재량권이 큼, 의료인의 자율성 보장으로 양질의 의료 유지, 첨단과학기술을 응용한 고급 의료기술 개발에 기여
    - 단점 : 과잉진료, 의료비 상승, 예방보다 치료 중심, 행정업무가 복잡

45. **건강보험**
    - 건강보험이란 일상생활의 우연한 질병, 부상, 분만 등으로 인하여 일시에 국민이 과중한 경제적 부담을 지게 되는 경우 그 부담을 경감시켜 주는 제도로 피보험자가 평소에 조금씩 보험자에게 보험료를 내면 그것을 기금화 하였다가 사고 발생

시 보험 급여를 해준다.
  • 일반적 특징: 법률에 의한 강제가입과 보험료 납부의 강제성, 부담능력에 따른 보험료의 차등부담(형평성부과), 보험 급여의 균등한 수혜, 단기보험

46. 농어촌 보건의료를 위한 특별조치법
제2조(정의)
2. '보건진료 전담공무원'은 의료행위를 하기 위하여 보건진료소에 근무하는 사람을 말한다.
4. '보건진료소'란 의사가 배치되어 있지 아니하고 계속하여 의사를 배치하기 어려울 것으로 예상되는 의료 취약지역에서 보건진료 전담공무원으로 하여금 의료행위를 하게 하기 위하여 시장·군수가 설치·운영하는 보건의료시설을 말한다.
제16조(보건진료 전담공무원의 자격)
간호사·조산사 면허를 가진 사람으로서 보건복지부장관이 실시하는 24주 이상의 직무교육을 받은 사람이다.

47. 지역사회 간호
  • 간호대상과 간호행위와의 관계: 지역사회 간호과정
  • 간호행위와 간호목표와의 관계: 지역사회 간호방법 및 수단

48. 지역사회 간호의 역사
1980년에 농어촌 보건의료를 위한 특별조치법 공포되어 읍·면 단위의 무의촌에 보건진료소를 설치하였고, 1981년 보건진료소에 보건진료원을 배치하여 지역사회의 1차 보건의료 요구에 부응하는 포괄적인 지역사회 간호사업을 수행하게 되었으나 건강증진의 개념은 이후에 사용되었다.

49. 지역사회 간호사의 역할
① 연구자로서의 역할이다.
② 상담자로서의 역할이다.
④ 대변자로서의 역할이다.
⑤ 교육자로서의 역할이다.

50. 지역사회 간호평가 절차
평가범주 중 무엇을 어떤 기준으로 평가할 것인지 결정 → 평가자료 수집 → 설정 목표와 현재 달성된 상태를 비교 → 목표에 도달했는지 혹은 어느 정도 도달했는지 범위 판단, 그 원인 분석 → 재계획을 세워 미래사업 방향을 결정한다.

51. Duvall의 가족발달 단계
학령기는 첫 자녀가 학교생활을 시작하는 시기로 자녀들의 사회화, 가정의 전통과 관습의 전승, 학업 성취의 증진, 만족스런 부부관계 유지, 가족 내 규칙과 규범의 확립이 필요하다.
④ 친척에 대한 이해와 관계수립은 신혼기에 이뤄야 할 사업 방향을 결정한다.

52. 가족의 특성
  • 가족의 개념은 시간과 장소에 따라 변한다.
  • 가족은 고유의 생활방식을 개발한다.
  • 가족은 집단으로 기능한다.
  • 가족은 개인의 요구를 충족시킨다.
  • 가족은 지역사회와 관계한다.
  • 가족은 개인처럼 스스로 성장한다.

53. 가족의 기능
부모가 취업하게 된 경우는 가정 내에서 각자의 역할에 변화가 생긴 것이므로 가족역할의 배분과 조정을 통해서 가족이 잘 기능할 수 있도록 해야 한다.

54. ④ 전체 인구 중 환자의 비율을 나타내는 유병률이 질병관리에 필요한 인력 및 자원을 추정하는 데 유용하다.

55. 건강증진 또는 보건교육 프로그램을 계획하는 데 있어서 가장 먼저 고려해야 할 것은 대상자 또는 학습자의 학습 요구도이다. 이 학습 요구도는 대상자가 스스로 상황 분석을 통해서 만들어지는데, 건강신념모델(HBM)과 건강증진모형(HPM) 모두 건강행위변화에 영향을 미치는 것들 중 기본적으로 생각해야 하는 개념들로 개인적 요인(지각된 민감성, 심각성)을 꼽고 있다. 이를 기초로 하여 건강증진행위의 틀을 계획한다.

56. 심포지엄에 대한 설명이다.

57. 보건교육 학습 매체
유방자가검진을 스스로 할 수 있어야 하므로 시범, 모형 등이 효과적이다.

58. 보건교육 학습 매체
일본뇌염과 같이 급속도로 많은 사람에게 전파될 수 있는 감염병에 대해서는 대중매체를 통해 빠르게 교육하도록 한다.

59. 보건교사의 직무
보건교사는 학교보건 예산을 계획하고 관리하는 역할을 한다. 예산 확보를 하는 것은 학교장이 교육청이나 정부에 요청을 통해 이루어진다. 보건교사는 학교장이 받아온 예산에서 보건관계 예산분을 받아쓰게 된다.
④ 학교보건 예산 확보는 학교장의 역할이다.

60. 신체발달상황 검사
키, 몸무게, 비만도를 검사한다.

61. 환경관리
의자 전후경은 상퇴길이, 의자 좌면 높이는 하퇴길이(무릎높이)-1.5cm, 좌우경은 전후경의 2/3이다.

62. 보건실
음용수 수질 검사 장비는 불필요하다.

63. 산업간호사의 직무 내용
1990년 개정된 산업안전보건법상 간호사의 기능
- 건강 상담 및 보건교육
- 근로자 보호를 위한 의료 행위
- 사업장 순회 점검, 지도·조치의 건의
- 직업병 발생원인 조사, 대책 수립
- 안전 보건관리 규정 중 보건에 관한 사항을 위반한 근로자에 대한 조치 건의
- 기타 근로자에 대한 건강관리 및 작업 환경 개선 및 유지 관리

64. 카드뮴 중독
- 급성: 구토, 설사, 급성위장염, 복통, 착색뇨, 간과 신장기능 장애
- 만성: 폐기종, 단백뇨, 뼈의 통증, 골연화증, 골다공증
- 예방과 관리: 신질환을 앓은 적이 있는지 현재 앓고 있는지 확인하며 정기건강진단 소견과 비교하며 독성이 적은 물질로 대처하고 작업 공정을 밀폐하거나 배기장치를 설치하고 개인 보호구를 착용하도록 해야 함

65. 잠함병(감압병)
- 급격히 감압될 때 혈액과 조직에 용해되어 있던 질소가 혈중에서 배출되지 않고 기포를 형성하여 순환장애와 조직손상을 일으킴
- 통증성 관절장애, 마비증상, 비감염성 골괴사, 내이와 미로 장애, 순환호흡 장애

66. 화상의 응급처치
응급처치로 냉수를 다리에 끼얹고 냉찜질로 통증을 덜며 수포 발생을 막는다. 양쪽 다리에 호수상부위가 10%를 초과했기 때문에 응급후송을 하고 이송 중 쇼크에 빠지지 않도록 조치한다.

67. ② 어떤 질병의 발생률은 일정기간에 새로 발생한 환자수를 단위 인구로 표시한 것으로 이 질병에 걸릴 확률 또는 위험도를 직접 추정케 하는 측정이다.

68.
- P(유병률) = 1(발생률) × D(이환기간)
- 만성질병의 경우 이환기간이 1년 이상으로 장기간 동안 이환하고, 매년 발생된 환자가 누적되므로 유병률이 발생률보다 훨씬 높은 것을 알 수 있다.

69. 척도법
- 서열척도 : 측정 대상간의 순서를 밝힌 척도. 학생의 석차, 사회계층 등이 여기에 해당한다. 대상을 어떤 변수에 관해 서열적으로 배열할 경우(예컨대 물질을 무게의 순으로 배열 하는 등)에 사용한다.
- 명목척도 : 서로 대립되는 범주, 이를테면 농촌형과 도시형이라는 식의 분류표지로서, 표지 상호간에는 수학적인 관계가 없다.
- 등간척도 : 크기 등의 차이를 수량적으로 비교할 수 있도록 표지가 수량화된 경우이다.
- 비율척도 : 등간척도에 절대영점을 고정시켜 비율을 알 수 있게 만든 척도이다. 법칙을 수식화하고 완전한 수학적 조작을 하기 위해서는 비율척도가 바람직하다.

70. ② 만성퇴행성 질환의 경우처럼 이환기간이 길면 유병률은 높아진다.

정신간호학

71. 자아(ego)는 현실감을 갖고 욕구를 연기하며 방어기전을 사용하여 마음의 불안을 처리한다. 현실을 검증, 합리적이고 논리적으로 판단하며 의식에 속한다.

①, ③ 이드에 관한 설명
④ 초자아에 관한 설명

72. 취소
과거의 어떤 행동으로 되돌아가 고치거나 보상하는 방법
예) 모욕적이고 기분 나쁜 이야기를 듣고 그것을 씻어내기 위해 손을 씻고 나서는 또 씻고 또 씻는다.

73. 남근기(4~7세)
성적 정체감을 배우고, 생식기 부위의 자각이 발달된다. 부모에 대한 동일 시 시작
- 남 : 오이디푸스 콤플렉스, 거세 공포
- 여 : 남근선망

74. ⑤ 인격장애는 인간 상호간이나 사회적인 관계에서 부적응을 보이며, 타인을 괴롭히는 경향이 있고 인간 상호간의 관계에서 자기중심적인 경향을 가지고 있어 현실적응과 대인관계에 기능장애를 유발한다.

75. 상호작용 전 단계
- 자신의 불안과 두려움의 근원 확인, 감정 극복
  예) 자기탐색과정(자신의 느낌, 상상, 두려움 분석) 초기단계
- 대상자의 이름을 알고 난 후 자신 소개
- 응급상황에 반응
- 대상자의 행동 수용, 신뢰감 형성
- 간호사와 대상자 관계의 한계 설정
- 간호진단, 목표설정, 우선순위 설정, 간호계획 수립
- 대상자의 불안 감소
  - 종결에 대한 계획은 초기 단계 시 간호계획 수립할 때부터 준비하고 대상자에게 종결 시기를 알려 대상자가 종결에 대한 준비를 하도록 한다.
  - 환자와 간호사의 치료적 관계에서 가장 중요한 것은 신뢰감을 형성하는 것이다. 두 개인이 신뢰하고 친밀한 관계를 통해 인간적인 관심을 가짐으로써 심리적 일치(rapport)를 형성한다.

76. 공격적인 환자 간호
- 공격의 위험성을 사정 : 환경적 자극, 공격적 충동과 적대감을 관찰한다.
- 환자 자신과 다른 환자, 의료진의 안전을 위해 공격적 환자에게 제한점을 둔다.
- 비경쟁적 신체적 운동을 통해 공격 에너지와 분노 감정을 발산하도록 격려한다.
- 환자의 의견을 무시하지 말고 진지하고 일관성 있는(엄격한) 태도를 유지한다.
- 필요시 투약(안정제-diazepam 5~10mg IV, lorazepam 2~4mg IV, haloperidol 5~10mg)
- 필요시 신체적 억제 또는 격리

77. 지역사회 정신간호의 발달 과정
과거 병원중심의 정신질환자 치료 → 사회생활 유지나 복귀 상태를 유도하지 못하고 만성화를 조장
- Phillip Pinnel(1878) : 인도주의적 환자 해방
- 프로이드 : 정신분석학적 치료법 개발
- 항 정신병 약(정온제) 개발(1950) → 장기 입원 정신질환자들의 퇴원이 가능해짐(탈원화)
- 지역사회 정신과학의 발달(1953, Mazwell Jone)로 '치료적 지역사회'라는 용어를 사용하여 지역사회 건강 간호의 기반이 되었다.
  Adolf Meyer의 정신위생운동, Beers의 입원자 서전은 생의 발달에 큰 영향을 끼쳤다.

78. 치료적 관계
환자와 간호사의 치료적 관계에서 가장 중요한 것은 신뢰감을 형성하는 것이다. 두 개인이 신뢰하고 친밀한 관계를 인간적인 관심을 가짐으로써 심리적 일치(rapport)를 형성한다.

79. 상황위기
위기의 종류에는 성숙위기, 생활사건에 의한 상황위기 등이 있으며 성숙과 관련하여 위기를 유발시킬 수도 일반적인 출생, 신체기능조절습득, 학교입학, 사춘기, 결혼, 부모가 되는 것, 신체적인 젊음의 상실, 은퇴 발달 위기라고도 한다.

80. 위기중재의 원칙
즉각적인 중재의 중요성 인식, 문제에 초점을 맞추고 그 현실 위주, 필요하면 환자와 함께 있어야 함, 적응적 대처기간을 강화시키고 이용

81. 정신사회적 재활
정신사회적 재활 간호를 위한 간호기술 및 요법 : 사회생활기술, 일상생활기술훈련, 증상 및 약물관리, 사례관리 등

- 과거의 문제보다 오히려 '지금-여기'를 강조한다 (정신분석 모형은 과거의 문제를 강조).
- 병리학적인 것보다 대상자의 능력을 강조한다.
- 의학적 건강관리 모델보다 사회적 건강관리 모델을 더 강조
- 각 개인마다 자신의 능력을 최대한 개발할 수 있도록 환자를 대상으로 한다.

82. ⑤
인격장애 환자는 반사회적인 행동에 대한 책임을 외부로 돌리는 투사와 사물의 좋고 나쁨을 통합하지 못하는 분열과 자신의 일부를 다른 사람에게 투사하여 그 사람이 그렇게 행동하는 것처럼 느끼는 투사적 동일시를 자주 사용한다.

83. 정신약물치료
정신간호사는 정신장애자들의 치료약물에 대한 작용기전, 임상적 적용 및 금기, 부작용, 이에 따른 간호 수행에 대해 알고 있어야 한다. 또한 약물 투여에 대한 교육 및 약물 복용의 중지가 증상의 재발이나 악화에 결정적 역할을 미칠 수 있음을 환자와 보호자에게 철저히 교육시킴으로써 재발을 막아야 하고, 퇴원 시 교육에 포함시켜 재강조하여야 한다. 이를 위해 환자와 치료적 관계를 잘 형성하여 약물의 잠재적 효과, 대사과정, 부작용 등에 대한 설명을 하고 복용에 대한 지지를 해주어야 한다. 또한 투약 시에는 약물을 제대로 복용하는지를 확인할 있다.

84. 비정형 항 정신병 약물
Clozapine, Risperidone, Olanzapine, Quetiaapine, Zipras-idone, Aripiprazole 등이 있으며 양성·음성 증상 모두에서 효과적인 치료를 할 수 있다. 가장 흔한 부작용은 졸음, 기립성 저혈압, 현기증, 불안, 메스꺼움, 정좌불능, 변비, 체중 증가다.

85. 망상과 환청 간호
환자의 현실감각능력을 사정하여 일상생활 기능 정도를 파악하는 것이 가장 급선무이다.

86. 지리멸렬
사고의 논리성이 없어 말의 앞뒤가 맞지 않고 일관성이 없다. 횡설수설한다.

87. 망상 간호
망상장애 환자는 의심이 많으므로 간호 시에 가장 우선시하며, 중요한 것은 신뢰관계를 형성하는 것이다.

88.
학습된 무력감은 대상자가 자신의 환경에서 강화요인을 통제할 수 없다고 믿는 성격인 동시에 행동양상이다. 이러한 부정적 기대는 절망감과 수동성을 가져오고 자신을 표현하지 못하게 만든다.

89. 물질중독
특정 물질로 인해서 임상적으로 심각한 부적응과 관련된 문제를 일으키는 것을 말하며, 강박적인 집착을 많이 보인다.

90. 자살간호
예측되는 자살의 위험을 정확히 사정하는 것은 대상자의 자해 행동 가능성을 확인하고 의미를 파악하며, 자살하려는 대상자를 위한 간호계획을 개발하는 데 핵심이 된다. 간호사는 관찰과 경청을 통하여 자살의도의 단서가 되는 대상자의 행동과 말을 찾아내야 한다. 사정 시 탐색해야 할 문제에는 대상자의 도움 요청, 자살계획 유무의 특성, 대상자의 정신상태, 삶의 양식 및 지지체계의 이용가능성 등이 포함되어야 하며 '자살하고 싶은 생각이 있습니까?', '자살 계획을 세웠습니까?' 등의 직접적인 질문을 하는 것이 바람직하다. 어떤 사람이 자살을 생각하고 있는지 물어보는 것이 자살에 대해 생각하도록 유도하지는 않는다.

91. 우울증 환자의 자가간호
우울증이 있는 동안 자가간호 능력이 없어지고 신체적 안녕에 대해 잊어버리게 된다. 외모에 소홀히 하게 되고, 모든 움직임이 느려진다. 환자는 독립적으로 목욕이나 옷 입는 일들을 할 수 없기 때문에 도와주어야 하고, 청결과 외모에 대해 주목하고 칭찬해 준다. 환자를 재촉하거나 시간 절약을 위해 간호사가 일을 다 해버리면 환자의 회복에 도움이 되지 못한다.

92. 공격적인 환자 간호
격렬한 신체활동과 샌드백 치기 등의 역동적인 신체활동을 통해서 과다한 에너지를 배출할 수 있는 통로를 마련하도록 한다.

93. 의심이 심한 환자의 경우 현실적 판단 능력이 떨어지므로 의심이 많은 환자를 간호할 때는 만지는 등의 신체적 접촉을 조심하며 환자가 오해할 여지를 만들지 않는다. 신체적 접촉이 필요한 경우 그 목적을 미리 설명하도록 한다.

94. 히스테리성 인격장애
외부에 대한 반응이 지나치게 빠르고 자기를 과시한다.
- 희생자, 공주, 왕자 같은 행세
- 과장된 표현
- 변덕스러운 성격의 소유자

95. 인격장애
도덕적 정신병이라고 불릴 수 있으며 인격장애자는 교정될 수 없는 반사회적 행동을 하는 사람, 정서가 미숙한 사람, 비건설적인 사람, 이기적이고 사회에 물의를 일으키는 사람으로 말할 수 있다. 인격장애는 초자아 성숙과 발달이 미숙하고 지속적인 행동양상 때문에 현실적응과 대인관계에 중요한 기능장애가 초래되지만 행동과 정서 및 사고, 지능은 정상이다. 인격장애는 성인기나 성인초기에 나타나며 전 생애를 걸쳐 지속된다.
⑤ 조현병 증상이다.

96. 해리성 기억상실(심인성 기억상실)
해리성 기억상실은 해리장애 중 가장 흔하며 과거 심인성 기억상실이라고 불리던 장애이다. 이는 뇌의 기질적 손상 없이 기억에 저장되었던 개인적인 중요한 사항에 대한 기억회상 능력이 급작스럽게 변화된 상태를 말한다. 즉 기억회상의 장애이다. 이 기억상실은 범위가 커서 어떤 일에 대해 잊어버리는 일반적인 건망증과는 다르다. 대개 스트레스가 심했던 또는 상처가 컸던 사건에 대한 기억 등이 망각된다. 어떤 특정한 사건과 관련되어 심적 자극을 준 부분을 선택적 또는 전체적으로 기억하지 못하는 광범위한 기억상실이 특징이나 새로운 정보를 학습하는 능력은 남아 있다.

97. 공포증
- 혼자 있거나 도망치기 어려운 공공장소에 있거나 도움을 받을 수 없을 때 나타나는 현저한 공포 (예 극장, 운동 경기장, 여행, 교통수단 등)
- 지나치게 의존적이며 심한 경우 집에서 꼼짝 못하고 밖을 전혀 나가지 못한다.
- 불안으로 인한 자율신경계의 신체변화 느낌, 숨이 답답, 식은 땀, 손발 떨림
- 우울증, 자살, 다른 공포증, 강박장애, 알코올이나 약물 남용 등 동반 가능
- 실직, 경제적 곤란에 처할 수 있다.

98. ② 섬망이란 급성으로 의식의 혼란, 흥분, 졸음, 환각, 기억력 장애, 지각능력 손상 등의 인지변화가 있다. 극적으로 회복될 수 있고 기간이 짧다는 것이 특징이다.

99. 신체형 장애 간호
신체적 증상이나 기능 장애에 초점을 맞추지 말고 대상자의 두려움과 불안에 대한 언어적 표현을 경청한다. 대상자가 신체적 증상과 결함에 대해 몰두하기 시작할 때마다 사무적인 도를 취하고 대화의 초점을 돌린다. 신체적 증상과 결함에 한 대상자의 언어적 진술과 신체적 능력과 행동이 일치하지 않을 때마다 지적해 준다(신뢰감 형성 시). 환자의 장점(건강한 측면)을 인식시켜 준다. 환자가 스트레스, 불안을 감소시키는 대처방법을 터득하도록 돕는다.

100. 정신 성장애 간호
정신 성장애 환자들을 간호 중재하기 위해서는 중재 전에 자기 자신의 성에 대한 인식을 먼저 재정립해 객관적인 태도를 유지하는 것이 중요하다.

101. 코사코프 질환
기억을 조작하거나 메우는 행동은 작화증이며, 노인이나 알코올 관련 질환자에게 많이 나타난다.

102. 물질장애
마리화나의 효과 및 증상(중추 신경계 흥분·억제): 취감, 다행감, 과도각성, 약한 환각, 시공간 왜곡, 판단 장애, 심계항진, 혈압상승 구강건조 동공확대, 안구 충혈, 오심, 구토, 발한, 오한

103. 물질장애 간호
알코올 및 약물 중독자들은 그들의 화학적 약물사용을 정당화하기 위해 많은 방어기전을 사용한다. 그들은 물질을 얼마만큼 사용했는지 그리고 물질이 그들 삶에 어느 정도의 문제를 일으키는지에 대해

부정하고, 물질사용을 합리화 및 투사한다. 환자들은 자신에게 일어나고 있는 이런 무의식적 방어기전들과 자신이 사용한 약물의 효과나 정도를 인식하지 못한다. 일부 환자들은 두려움을 피하기 위해 약물 사용에 대한 사실을 왜곡한다. 간호사는 중독자들의 이런 행동과 말 뒤에 숨겨진 이면의 의미를 알고 있어야 한다.

104. 치매 간호
간호 수행의 가장 우선순위는 환자의 영양 상태를 회복시키는 것이다. 영양상태의 사정을 위해서 기본적으로 매일 체중을 측정하고 섭취량과 배설량을 기록하여야 한다.

105. 치매 간호
치매환자의 가장 큰 특징은 지남력 장애(시간 → 공간 → 사람 순으로 진행)이고 간호사는 이에 대해서 orientation(지남력) 제공을 해야 한다. 이외에도 기억력 장애로 인해 자주 잊어버리는 일에 대해서는 자세히 차근차근 되풀이해서 일러주어야 하며 일관성 있는 태도로 환자를 대한다. 환자가 안심할 수 있는 태도로 공감적인 접근과 수용이 필요하다.

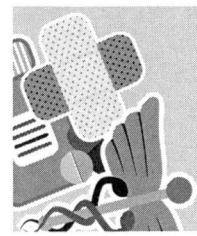
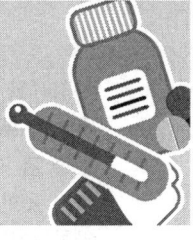

제4회 모의고사
3교시
- 간호관리학
- 기본간호학
- 보건의약관계법규

1.	2.	3.	4.	5.	6.	7.	8.	9.	10.
①	④	③	⑤	①	①	①	⑤	②	②
11.	12.	13.	14.	15.	16.	17.	18.	19.	20.
⑤	⑤	①	①	②	⑤	④	①	①	⑤
21.	22.	23.	24.	25.	26.	27.	28.	29.	30.
④	④	④	⑤	④	③	②	②	④	⑤
31.	32.	33.	34.	35.	36.	37.	38.	39.	40.
②	①	②	①	④	②	②	⑤	⑤	②
41.	42.	43.	44.	45.	46.	47.	48.	49.	50.
①	①	①	①	③	③	③	②	②	⑤
51.	52.	53.	54.	55.	56.	57.	58.	59.	60.
①	③	②	①	④	②	①	②	④	①
61.	62.	63.	64.	65.	66.	67.	68.	69.	70.
①	②	③	④	①	④	①	③	③	④
71.	72.	73.	74.	75.	76.	77.	78.	79.	80.
③	②	⑤	⑤	③	①	①	④	①	④
81.	82.	83.	84.	85.					
③	④	①	①	⑤					

간호관리학

01.
- 선사 시대 : 본능적, 경험적, 모성애적 간호
- 상고 시대 : 마술적 의료 경험적 간호
- 초기 기독교 시대 : 기술적 의료, 종교 간호
- 중세 : 종교적 의료, 종교 간호
- 근대(17~19세기) : 과학적 의료 직업 간호, 전문직으로 전환기
- 현대(20세기~현재까지) : 현대의학, 전문 간호

02. ① 여자간호사가 남자를 간호하는 것 기피 → 남자 간호사 양성
② 일본 간호가 독일 간호의 영향을 받은 것임
③ 처음에는 가톨릭교의 선교 사업으로 시작되었으나 교회 사업으로만 국한되었을 뿐 간호교육을 시도하지는 못함
④ 정식 간호교육기관으로 북경대학 의학부에 간호학과가 설치되면서 처음부터 매우 높은 수준에서 간호교육 시작
⑤ 톰슨 여사가 상해에 간호사 양성소를 설치

03. 중세 시대의 간호

수도원의 수녀, 수사가 환자를 간호하는 수도원 중심의 간호가 제공되었다. 또한 시대적으로 봉건제를 시행하고 있어 장원의 여주인이 장원의 병사를 돌보는 간호사 역할을 하였다. 특수 계층에만 교육의 기회가 주어져 기대하는 만큼 간호 인력이 풍부하지는 못했다. 중세 전반기에는 왕족, 귀족이 간호 활동에 종사하였다.

04. 나이팅게일 간호학교
- 성 토마스 병원에 설립
- 경제적으로 독립한 세계 최초의 간호교육 기관
- 비종교적인 배경에서 교육
- 미국 간호학교 설립 시 자문 역할
- 설립목적 : 병원 간호사 양성, 간호사를 가르칠 간호사 양성, 병들고 가난한 지역주민들을 간호할 간호사 양성
- ①, ④ 펜위크에 대한 설명
- ② 직업보다는 사명으로의 간호를 강조

05. 미국 간호협회
- 등록간호사를 위한 전문적 단체
- 간호에 대한 사명감을 높임
- 간호교육의 수준을 높임
- 간호사업의 가치를 높임
- 간호사의 명예, 권익, 기타 수준을 향상시킴

미국 간호연맹
- 간호사와 비간호사로 구성
- 간호교육에 관심이 있는 자에게까지 회원 자격을 주어 간호교육을 꾸준히 후원하는 단체
- 간호계의 발전을 목적으로 함

06. 일제 강점기 공중보건간호
- 1924년 : 부분적 보건간호, 모자보건사업 실시 태화여자관에서 홀 의사와 엘마 로젠버거에 의해 아동복지사업 시작, 한신광 등이 방문간호를 함
- 1929년 서울어린이복지회 설치 공중보건사업계획 실시
- 1952년 : 보건소법 제정 제도화된 보건사업 실시
- 공중보건사업에 헌신한 사람은 한신광, 이금전, 이효경, 김정선

07.
- 미군정 하 : 최저 중학 4년 졸업자를 고등간호학교 1건으로 하고 교육연한을 3년으로 통합
- 1955년 : 이화여자대학교 의과대학 내 4년제 정규대 간호 교육과정인 간호학과 설치
- 1962년 : 간호학교 졸업자는 간호사의 국가고시 응시자격을 받게 됨
- 1962년 : 조산사의 교육과정 분리(간호사 면허소지자로 보건복지부장관이 인정한 조산 수습과정 1년간 이수)
- 1973년 : 의료법 개정에 따라 간호고등기술학교 폐지

08. 파독 간호사의 영향
- 외화 획득으로 국가경제 성장에 공헌(서독 정부는 간호사와 광부의 3년치 노동력과 그에 따라 확보하게 될 노임을 1억 5000만 마르크의 상업차관을 한국 정부에 제공했다.)
- 실업문제 해결로 고용안정
- 선진국의 지식과 기술을 습득하여 자국의 선진국화에 기여
- 국민의식을 세계화하여 해외 이주기반 조성
- 한국의 간호수준을 서독에 인지시킴
- 서독에서 간호사 직업에 대한 사회적 인식도를 향상
- 국내의 간호인력 수요공급의 균형을 위하여 간호교육의 양적 증대 초래
- 간호사의 대량 해외취업으로 병원간호 인력이 부족하여 간호조무사 또는 병원보조원 기용을 초래함
- 한국간호의 세계화의 시초

09.
- 간호윤리의 중요성
- 간호사의 역할과 위치 변화
- 의료인들의 환자와 가족에 관한 권리 주장에 대한 책임 확대
- 새로운 기술의 발전으로 환자 간호 가능성의 범위 확대
- 간호사가 대상자의 옹호자로 요구됨

10.
② 음식을 거부하는 환자의 영양섭취는 환자의 자율성과 선행의 원칙 사이에서 도덕적인 판단이 요구된다.
③ 인공호흡기 부착을 거부하는 환자에 대해서는 환자의 자율성과 선행의 원칙 사이에서 도덕적 판단이 요구되고 선의의 간섭주의의 성립요건의 확인이 필요하다. 보기에는 판단의 근거가 없이 강제로 부착하였다고 하였으므로 틀린 답이다.
④ 결핵은 회사에 통보하고 적절한 조치를 해야 한다.

11. 무해성의 원리(악행금지의 원리)
- 고의적으로 해를 가하는 것을 피하거나 해가 될 위험을 피하는 것
- 행위 그 자체가 선해야만 하고 적어도 도덕적으로 무관해야 한다.
- 예측되는 유익한 영향은 예측되는 손상효과보다 크거나 혹은 같아야 한다.
- 행위자의 의도가 유익한 효과는 성취하도록 하고

손상효과는 가능한 피하도록 한다.
- 손상효과가 유익한 효과를 위한 수단이 되어서는 안 된다.

12. 민법 사용자의 책임
피해자인 병은 사용자(을)에게 사용자 책임을 물어 손해배상을 청구할 수 있는데, 우선 사용자인 을이 피해자에게 먼저 손해배상을 해주고 다시 가해자인 갑에게 반환청구권(구상권)을 행사할 수 있다. 다만 사용자는 피용자의 선임, 감독에 대하여 과실이 없다는 사실을 증명하면 손해배상책임을 면할 수 있다.

13. 주의의 의무
- 유해한 결과가 발생하지 않도록 정신을 집중할 의무
- 결과예견의무 : 위법적인 사실의 발생을 인식 내지 예견해야 할 의무
- 결과회피의무 : 어떤 결과를 인식, 예견하였다면 이를 회피케 하여야 할 의무

14. 사전동의
- 환자로부터 치료에 대한 동의를 받기 위해서 모든 관련된 정보를 제공해 주어 시행될 치료와 처치에 자발적으로 동의하고 협조하는 법적이고 윤리적인 요구 조건
  - 치료에 대한 설명
  - 수반되는 가능한 위험, 이점 설명
  - 시행하는 처치 이외의 가능한 대안 제시
  - 거부할 권리가 있음을 설명
⑤ 치료에 동의하지 않더라도 의료진은 해당 환자에게 불이익을 주어서는 안 된다.

15. Abraham Flexner의 전문직의 특성
- 이타적이며 사회 봉사적
- 강한 윤리적 요소
- 건전한 직업의식
- 정당한 보수
- 안전성 있는 직업으로 자타가 인정

16. ⑤ 간호직의 장점은 훈련기간과 종사기간이 장기간이며, 지역사회의 결속력이 높고 간호사 전문단체를 가지고 있다. 또한 이타적인 선택 동기, 사회적인 가치추구 등이 있다.

17. 과학적 관리론
- 4대 원칙 : 최고의 작업 선정, 표준적인 제반 조건, 성취한 사람에 대한 우대, 실패한 사람에게는 손실
- 장점 : 오늘날 관리학의 기초, 산업공학의 발전 기반, 관습, 감정, 직관 배제한 과학적 원칙, 실무나 연구 분야에 있어 과학적이고 체계적인 관리의 기틀 마련
- 단점 : 인간을 기계화, 생산과정의 능률만을 강조, 감정적 동물로 인간을 경시, 성취자 이득, 실패자는 손해 보도록 하였음, 근로자의 인간성과 복지에는 관심을 두지 않음, 관리자의 명령과 통제에 의한 일반적 경영관리, 경영의 과학이 아니라 작업의 과학, 노동의 과학임, 계획은 관리자가, 집행은 근로자가 하는 분리성

18. 관료제 이론
- 막스 베버(Max Weber 1864~ 1920)에 의해 주창
- 합리적 법적 권한에 기초를 둔 관료제 모형
- 인간보다는 규칙을, 호의보다는 능력을 중요시
- 조직 목표 수행을 위해 권위의 구조를 강조

19. 목표관리 이론
- 상급관리자가 하급관리자와 함께 목표를 설정하고 책임 위임
- 간호계획 및 수행, 간호사의 업무평가에 적용됨
- 조직의 모든 성원에 의해 수용될 수 있는 목표의 설정
- 장점 : 노동생산성 증가, 조직성원들의 직업을 통한 자아실현을 가능케 해줌, 신규직원들이 조직 내로 동화되는 것을 용이하게 함, 조직의 효율성 증가
- 단점 : 지나친 경쟁의식 초래(조직 분열 가능), 문제 발견시 MBO를 변화시켜야 함, 환경변화에 대한 신축성이 결여되기 쉬움

20. 과학과 철학의 비교
- 철학 : 세계관적, 인생관적 관심에 문제를 가짐, 궁극적, 전체성
- 과학 : 논리적, 결정론적, 간결성, 특정정, 검증과 수정이 가능

철학이 간호에 미치는 영향
- 철학은 간호학에서 인간과 환경, 건강, 간호라는 개념을 어떻게 이해해야 할 것인가에 대한 사고를 넓혀줌

- 철학은 임상에서 간호사가 환자를 이해하기 위한 인간의 정신과 신체의 관계에 대한 총체적인 안목을 넓혀줌
- 철학은 간호중재나 치료방법을 직접적으로 제공해 주는 것은 아님

간호철학의 기능
- 간호학의 인간, 환경, 건강, 간호를 이해하기 위한 관점과 나아가야 할 방향을 제시해 줌
- 인간존엄성의 사상에 기초하여 전인적 간호를 위한 인간관을 탐구함
- 간호 이론의 기초를 이루고 있는 철학 이론들이 합당한지 비판적으로 검토함
- 간호의 가치관 확립을 위한 윤리적 규범을 탐구함

21. 철학
- 사명으로부터 나오는 가치관이나 신념의 총체
- 모든 조직 구성원의 행동에 지침
- 국가보건의료조직 전체의 철학의 영향 받음
- 간호부서의 사명이나 철학, 목적 명확히 나타냄
- 간호조직 내·외의 환경에 대한 포괄적인 사정이 선행되어야 함
- 병원의 사명과 철학 검토

22. 조직문화
- 조직의 모든 구성원에 의해 공유되는 사고방식이나 행동방식
- 조직구성원에게 효과를 나타내는 모든 가치, 상징, 언어, 행동을 포함한다.
- 조직의 모든 관리과정에 광범위하게 영향 미침
- 의사결정 과정에 영향을 미쳐 조직의 성패에 영향 미침

23. 운영적 기획(operational planing)
- 하부 관리자가 주관
- 실제 업무수행에 필요한 활동계획
- 간호에서는 직접적인 환자관리와 관련된 매일 계획, 주계획, 스케줄, 간호 시간 등이 포함
- 단기적인 목표를 달성하기 위해 운영적 전략을 동원하여 기획하는 것

24. 기획의 계층-목표의 기술
- 간호조직의 철학과 일치
- 목적에 대한 기대 효과를 구체적인 수치로 표현
- 구체적인 목표 : 일반목표가 언제 어떻게 성취될 것인지 명시, 구체적, 측정가능, 관찰 가능
- 무엇을 측정하는지 기술되어 있지 않다. 또한 2가지의 목표가 함께 기술되어 있다.

25. 집단적 의사결정
- 장점
  - 상호작용을 통해 서로에게 자극을 준다.
  - 의사결정 결과에 대해 구성원들의 동의를 얻기가 용이하다.
  - 만족을 증대시킬 수 있다.
  - 구성원의 다양한 지식, 경험에 근거하여 아이디어를 모은다.
  - 참여자 수가 많으므로 지식 범위가 넓어진다.
- 단점
  - 시간과 에너지의 낭비가 많다.
  - 책임 소재 불분명하다.
  - 최적의 대안이 포기될 수 있다(집단 사고의 문제).
  - 집단의 내부 갈등이 야기될 수 있다.

26. ③ 통제의 목적은 통제관리 활동을 통하여 조직의 목표가 달성되도록 하는 데 있다.

27. 간호의 질 관리 접근
- 구조적 요소 평가 : 제공된 물리적 환경, 도구, 건물, 조직구조, 재정적 자원, 인적 자원, 비품, 기관의 면허, 환자나 고용인의 기대 및 태도, 매뉴얼, 교육 프로그램 등
- 과정적 요소 평가 : 의료제공 행위 평가
- 결과적 요소 평가 : 건강회복, 건강유지 관련 지식 유무, 간호결과에 대한 환자와 간호사의 만족 여부, 간호계획의 순응 여부, 입원기간, 비용 등

28. ② 간호업무량을 예측할 때 환자의 수와 간호의 간호요구도가 가장 우선적으로 고려되어야 한다.

29. ④ 외적 보상은 금전적 보상으로 임금, 의료지원, 연금보조, 체육시설 제공 등이 포함된다.

30. 협상의 원칙
- 필요시에 조정자나 중재자가 개입 가능
- 자신의 입지를 확고하게 하기보다는 이슈에 초점을 맞춤
- 개인이나 개인의 행동보다 문제에 초점을 맞춤
- 상호이익을 강조함

- 신뢰를 형성함
- 양측이 수용 가능한 합의점 발견과 상호이익이 되는 방법을 찾는 것

31. 팀 간호
- 그룹 활동을 통하여 환자 중심의 간호를 제공하는 방법
- 한 간호 단위에 3~4team으로 구성
- 팀이 효과적으로 기능 시 포괄적이고 전인적인 간호를 제공 가능
- 저임금의 보조 인력을 활용함으로써 조직 측면에서는 효율성을 높일 수 있다.
① 1차 간호
③, ④, ⑤ 기능적 간호

32.
① 깨끗한 곳을 먼저 청소한 뒤 오염가능성이 있는 곳을 청소해야 한다.
② 낮은 채도, 높은 명도
③ 병원의 이상적 습도 : 40~60%
④ 소음 최대 허용치 : 병원 40dB, 병실 30dB 정도 유지
⑤ 조명 : 어둡거나 눈부심이 심한 음영이 나타나지 않고, 환자의 눈에 피로가 적은 조명을 사용한다. 보통 약한 조명을 사용하고 간호처치 시에는 강하고 밝은 빛을 사용한다.

33. 물품관리
- 재고의 적정성 유지
- 구매 물품의 표준화
- 물품의 적절한 공급과 재활용
- 가치분석 기법 활용
- 물품관리에 대한 직원 교육
- 간호사 : 사용법 숙지, 기기사용 준비 완료, 고장, 파손, 분실 파악, 유효기간 확인, 물품 정리 정돈, 소독물품 재고 확인 및 청구서 작성
- 간호단위관리자 : 물품 점검, 재고 확인, 소요량 파악
- 간호부장 : 교육, QI, 부서 간 조정, 문제 해결

34. 일반 의약품 관리
- 유통기한이 지난 약품은 즉시 교환한다.
- 투약중지된 약은 바로 반납한다.
- 주사약과 수액제는 같은 종류끼리 구분하여 정리한다.
- 경구약은 Medication cart 내 환자별로 구분하여 정리한다.
- 냉장 보관이나 차광이 필요한 약물 등은 보관지침에 따른다.

마약 및 향정신성 약물 관리
- 마약은 서랍이나 약장에 넣고 이중 잠금장치를 해서 보관한다.
- 간호사의 근무교대 시에는 마약이나 수면제의 양과 숫자를 반드시 확인한다.
- 분실, 도난, 파손이나 착오가 발생하면 보고한다.
- 준비한 마약을 투여하지 않고 버려야 할 경우에는 다른 사람이 입회하에 버리고 마약대장에 증인이 서명한다.

35. 간호사는 컴퓨터의 기능과 사용방법을 이해해야 하며, 교육 프로그램은 주로 컴퓨터의 역사와 일반적인 개요, 모든 부품의 기능과 목적, 특정 업무에 대한 프로그램 사용법과 실습 등을 포함해야 한다.
④ 프로그램 개발은 프로그램 개발자의 역할이다.

기본간호학

36. 간호의 기본개념
- 예술 : 창의적이고 숙련된 기술 요구
- 과학 : 과학적 지식의 체계적인 적응 요구

37. 간호과정-진단
- 건강과 관련된 문제를 알아내는 것
- 수집된 자료의 분석과 수집된 자료가 정상 혹은 비정상인지에 대한 결정의 결과물임
- 배타적인 간호의무임
- 실제적이거나 잠재적인 건강문제의 반응에 대한 임상적인 판단
- 한 대상자가 여러 개의 진단을 가질 수 있음
- 자주 변하고 수정될 수 있음

38. 건강사정 – 신체부위별 검진(말초신경계)
통각에서 비정상 소견이 나타나면 더운물과 찬물을 채운 시험관을 이용하여 온도감각을 검사한다. 통각에서 정상소견을 보이면 온도감각 검사는 생략한다.

39. 설인신경(glossopharyngeal nerve ; CN IX)
운동, 감각 그리고 자율신경 기능을 맡고 있으며 이

중 운동신경섬유는 인두에 분포되어 연하작용을 하며, 감각신경섬유는 혀의 후면 1/3 부분의 미각과 일반감각을 담당한다. 자율신경기능으로 부교감 신경섬유가 이하선에 작용하여 침을 분비하게 한다.

40. 산소화 요구-기타 산소화 기법(흉부 물리요법)
- 대상자가 호기하는 동안 흉벽을 진동시킨다.
- 흡기하는 동안 진동을 멈춘다.
- 한 분절에 3~5회 적용한다.
- 대상자의 유방, 척추, 흉골 부위는 진동시키지 않는다.
- 분당 200회 정도의 속도로 빠르게 진동을 주어 압력을 전달한다.

41. 영양-위장관 삽입
- 튜브 삽입이 용이하도록 입으로 숨을 쉬며 삼키도록 교육
- 시행 중 구역질과 목 부위 불편감이 있을 수 있다고 설명
- 삽입 시 체위는 목을 뒤로 젖힌 채 좌위를 취하도록 함
- 인두를 지날 때는 고개를 약간 앞으로 숙이면 기도가 좁아지고 식도가 넓어져 삽입이 용이함
- 영양액은 실온보관하고 24시간 경과 시에는 사용하지 않음
- 의식 없는 환자는 가능하면 오른쪽으로 측위를 취하고, 불가능하면 머리를 옆으로 돌려줌
- 튜브를 통한 위액 흡인 : 흡인된 액체가 맑고, 황갈색 혹은 녹색인 경우 위장으로부터 나온 것이라 추정

42. 영양-영양액 공급절차
- 경장영양용 영양액의 날짜와 내용을 확인함
- 영양액은 방안 온도와 비슷하게 만듦(오한·경련 방지)
- 반좌위 또는 좌위를 취함(역류방지)
- 삽입된 튜브의 위치를 확인함
- 위 잔류량 측정하여 100mL 초과 시 30분 정도 기다리고 다시 확인
- 위 내용물이 비워지기 직전 튜브를 조여 공기 유입 방지
- 영양액 주입 후 물 30~60cc 주입함(튜브 세척 목적)
- 주사기에 물이 모두 주입되면 튜브를 막아둠(공기 유입 방지)
- 주입 후 최소 30~60분간 침대 머리를 높여줌(역류 방지)

43. 배설 요구-배뇨(배뇨곤란 환자의 간호)
- 배뇨할 수 있는 정상자세를 취할 수 있도록 도와줌
- 물 흐르는 소리를 듣게 하거나, 따뜻한 물에 손을 담그게 함
- 괄약근의 이완을 촉진시킴
- 더운 변기를 사용하거나, 하복부에 더운 물주머니를 대주거나, 회음부에 더운 물을 부어줌

44. 배설 요구-배뇨(유치도뇨 제거)
- 이름표와 호명으로 환자를 확인하고 목적과 절차를 설명한다.
- 앙와위를 취하게 한 후 회음부를 노출시키고 도뇨관을 고정했던 반창고를 떼어낸다.
- 주사기를 이용하여 도뇨관의 풍선을 제거한다.

45. 개인위생-개인위생 간호(발간호)
발의 상처를 방지하기 위해 맨발로 다니지 말게 하고 혈액 순환에 장해를 주는 꼭 끼는 신발이나 양말을 신지 않도록 해야 한다. 시력이 나쁜 상태에서 발톱을 깎다가 상처를 줄 수도 있으므로 주의해야 하고, 매일 더운물로 발을 깨끗이 씻고 완전히 건조시킨 후 발 구석구석을 잘 점검해야 한다. 발에 생긴 작은 상처나 무좀은 즉시 자극성 없는 소독액으로 닦고 필요한 항생제를 복용하게 하며, 요오드액이나 머큐롬 같은 색깔이 있는 소독약은 피한다.

46. 배설 요구 - 장루술 대상자 간호
- 누공 주위 피부의 발적, 궤양, 자극 유무를 관찰
- 주머니는 1/3이나 1/2 정도 찼을 때 비우도록 함
- 누공 주위의 피부를 중성 비누를 이용해 닦고 건조
- 피부 보호판을 부착하기 전에 장루 주위의 털을 면도하면 모낭염을 예방할 수 있음
- 피부 보호제를 바르고 새 주머니를 부착
- 한 번 붙인 피부보호막은 3~5일이 지나면 녹아서 새어나와 피부에 자극을 주므로 교환
- 500mL의 따뜻한 수돗물을 사용하여 장루 주머니를 세척

47. 체온유지 요구-체온
열생산과 열소실은 두 기전에 의해 이루어짐
- 열생산

- 대사 반응의 결과임
- 기초대사율 : 갑상샘 호르몬에 의해 체세포 대사 자극
- 음식 섭취와 수의적인 골격근 수축
- 불수의적 골격근 수축
- 호르몬 분비 : 에피네프린과 노르에피네프린은 세포에서 글리코겐을 분해시켜 열생산 증가
- 열소실
  - 피부를 통한 열소실(80%) : 복사, 전도 대류, 증발
  - 호흡기, 소화기, 비뇨기계의 점막을 통한 열소실

48. 체온유지 요구-온 요법 적용(더운 물주머니)
- 치료의 종류, 시간 횟수에 관해 의사의 처방을 참조한다.
- 적용부위의 피부 순환 상태를 사정한다. 적용 부위만 남겨두고 목욕담요 덮는다.
- 대상자 밑에 방수포를 낀다.

49. 활동과 운동 요구-신체 역학(Body mechanics)
- 기저면이 넓을수록 안정성은 높아짐 : 다리를 벌리고 서 있는 것이 붙이는 것보다 편함
- 무게중심이 낮을수록 안정성은 높아짐 : 앉는 것은 서있는 것보다 무게중심이 낮으므로 편함
- 중력선이 기저면을 지나면 물체는 평형을 유지함 : 대상물에 가능한 한 가깝게 설 것
- 강한 근육군을 사용할수록 근력은 크고 근육의 피로와 손상을 막음 : 물체를 들어올릴 때 둔부와 다리의 근육을 사용하기 위해 무릎을 구부리며 허리를 곧게 펼 것
- 굴리는 것, 돌리는 것은 들어 올리는 것보다 적은 힘이 듦 : 물체를 들어 올리는 것을 대신해서 당기거나 밀치거나 회전할 것

50. 활동과 운동 요구-관절의 자세
- 굴곡(Flexion) : 두 관절 사이의 각도를 감소시키는 것, 즉 구부리는 것
- 신전(Extension) : 두 관절 사이의 각도를 180도까지 증가시키는 것, 즉 펴는 것
- 외전(Abduction) : 몸의 중심에서 멀어지는 것
- 내전(Adduction) : 몸의 중심으로 가까워지는 것
- 회내(Pronation) : 손바닥을 아래로 향해 돌리는 것
- 회외(Supination) : 손바닥을 위로 돌리는 것

51. 안위 요구 - 수면
노인의 수면 특성 : 노인의 수면은 REM 수면의 길이가 짧아지고, 잠들기 어려워지고 일찍 일어나게 되며, 깊은 수면의 길이가 짧아진다. 이러한 현상 때문에 피로를 느끼고 실제로 잠을 자지 않으면서 침대에서는 오랜 시간 누워 있게 된다. 따라서 총수면 시간은 길지만 수면의 질이 낮다. 노인에게 적정량 (2시간 이내)의 낮잠은 권장할만하나 낮잠 시간이 길어지면, 수면에 영향을 주게 된다.

52. ③ 수술 부위 드레싱 교환, 피내주사, 흉곽 배액관 교환, 정맥주사는 외과적 무균술에 포함된다.

53. 안위 요구 - 침상의 종류 및 목적
- 빈 침상(closed bed) : 침상 끝까지 침상 보를 덮어 둔 상태
- 개방 침상(open bed) : 침상에 들어가기 편리하도록 위 침구를 걷어 놓은 상태
- 든 침상(occupied bed) : 대상자가 누워 있는 상태에서 만드는 침상
- 수술 후 침상(post operative bed) 또는 회복기 침상(recovery bed) : 오염되기 쉬운 부위에 홑이불을 덧깔아 부분적으로 교환할 수 있도록 준비한 침상
- 이피가 침상(cradle bed) : 위 침구의 무게가 전달되지 않도록 하기 위해 크래들을 놓고 위 침구를 덮는 침상

54. 안전요구 - 억제대 (Restraints)
- 자켓 억제대 : 의자 또는 휠체어에 앉아 있거나 침대에 누워 있는 동안 억제하기 위한 것
- 벨트 억제대 : 운반차에 누운 대상자의 안전을 도모하기 위한 것
- 사지 억제대 : 손목 또는 발목 등 사지의 한 군데 또는 전부를 움직이지 못하게 하는 것
- 장갑 억제대 : 대상자의 신체에 삽입되어 있는 기구나 드레싱 보호 목적
- 팔꿈치 억제대 : 영아들의 팔꿈치 굴곡을 막기 위해 사용
- 전신 억제대 : 영아의 머리나 목의 검사 및 치료 시에 몸통과 사지의 움직임 조절 가능

55. 안전 요구 - 억제대
- 가능한 움직임의 최대 정도 허용(호흡과 순환 방해하지 않도록 최소한의 제한 둘 것)

- 뼈 돌출부위에 패드 대어 피부손상 방지
- 사지억제대는 억제대와 대상자의 손목, 발목사이에 손가락 2개 들어가도록 함
- 신체선열 유지함(근육수축과 근골격계 손상 가능성 줄임)
- 혈액순환 및 피부의 손상 징후를 관찰
- 억제대는 2~4시간마다 적어도 10분간은 풀어 놓도록

56. 임종 간호
임종을 맞는 환자는 자신의 가치와 존엄성을 인정하며 자아를 지켜 위엄 있게 여생을 마치도록 도와주어야 한다.

57. 임종간호 - 사후간호
사망 후 사체는 수많은 물리적 변화를 겪게 된다. 간호사는 사망 후 조직 손상 및 사체의 형태 손상을 예방하기 위해 가능한 한 조기에 사체를 간호하게 된다. 가족에게 사체를 대면할 기회를 제공하기 전에 간호사는 사체가 가능한 한 자연스럽고 편안하게 보이도록 준비한다.

58. 상처간호 - 멸균
- 압력 : 70mmHg보다 높은 압력으로 1~2시간 지속
- 응전력(Shearing force) : 침상머리 20~30도 높게 하면, 가피에 받는 압력은 바로 눕힐 때보다 훨씬 높음
- 마찰 : 표면 사이에서 서로 반대로 움직이는 힘, urns 피부의 찰과상을 유발하여 혈관 손상 유발

59. 감염관리 간호 - 멸균(산화에틸렌 가스, EO gas)
- 세포의 대사과정을 변화시켜 아포와 미생물을 파괴시킴
- 열에 약하고 습기에 예민한 기구의 소독법
- 독성이 있어 멸균 후 상온에서 8~16시간 동안 방치해둬야 함(장시간 걸림)
  예) 세밀한 수술기구, 고무, 종이, 플라스틱 제품

60. 감염관리 간호-외과적 손씻기(Surgical hand scrub)
- 수술실에서 사용하는 신발, 모자, 마스크를 착용함
- 시계와 반지를 빼고 무릎으로 물을 틀어 물의 온도 및 물줄기를 조절함
- 손끝을 팔꿈치보다 높게 하여 물이 손에서 팔꿈치로 흐르게 하여 적실 것
- 솔을 꺼내고 소독비누액을 떨어뜨려 원을 그리듯이 마찰을 시키면서 손톱 및 손가락, 손바닥, 손등, 팔목, 전박, 팔꿈치 순으로 닦기(2~5분)
- 한쪽 팔을 닦고 다른 팔을 닦을 때에는 새 솔을 사용할 것
- 흐르는 물에 충분히 행구는데 손끝을 먼저 행구고 팔꿈치는 나중에 행굼(이때 계속해서 손끝은 팔꿈치보다 위쪽을 유지 하여야 함)
- 손끝을 계속 올린 상태에서 멸균수건을 집고 손끝부터 팔꿈치를 향해서 물기를 닦기
- 반대편 손을 닦을 때에는 수건의 반대쪽 면을 사용할 것

61. 투약간호 - 비경구적 투약 (근육주사)
- 신경손상 : 좌골신경손상이 주로 일어난다. 증상은 근육약화에서 다리의 마비, 발의 수족(foot drop)을 가져온다. 요골 신경손상 시는 팔과 손의 마비 등이 일어난다.
- 농양형성, 조직괴사 : 반복해서 피하조직으로 약물이 주사되어 흡수가 일어나지 못할 경우 일어날 수 있다.
- ②, ③, ④, ⑤ 정맥주사의 부작용

62. 투약 간호-국소 투약
- 도고제(Inunction) : 연고 오일, 로션 또는 크림 등과 같은 약제를 피부에 문지르는 것
- 피부 부착제(Patch) : 약물이 접착제에 도포되어 있어 피부에 접착하여 시용
- 이고(Paste) : 농도가 진하며, 피부에 바르거나 문지르지 않기(연고와는 다른 개념)

63. 투약 간호
질 좌약 투여 시에는 미생물 전파를 감소시키기 위해 내과적 멸균법을 지킨다. 좌약 삽입 시 윤활제를 사용하지 않을 수도 있지만, 사용하는 경우 훨씬 부드럽게 삽입된다. 방광을 비우면 처치 중 대상자의 불편감과 질벽의 손상 가능성을 감소시킬 수 있으므로 투약 전에 항상 소변을 보게 한다. 한 손으로 음순을 벌리고 정상 질의 위치대로 아래쪽을 향해 좌약을 7.5~10cm 정도 삽입한다. 삽입 후 5~10분 정도 등을 대고 그대로 누워있으면 좌약이 질 밖으로 빠져 나오지 않고 잘 흡수된다. 체위는 배횡와위나 무릎을 구부린 측위 모두 가능하다.

64. 입원환자 성간호
- 성 문제를 다룰 때에는 내용 파악과 함께 대상자의 감정에도 초점을 두어야 한다.
- 모든 환자는 사생활을 누릴 권리가 있으므로 성적 정체감을 증진시킬 수 있는 잠옷을 입을 수 있도록 해야 한다.
- 대상자들이 수치심을 느끼지 않도록 필요 부분만 노출시키도록 한다.
- 병실을 출입할 때는 항상 노크를 하여 자신을 알리도록 한다.
- 치료 시 꼭 없어야 할 소지품을 제외하고는 원하는 소자품을 가지고 있도록 허락한다.

65.
① 피하조직은 신체에 고루 발달되어 있어 굵은 신경이나 혈관을 다칠 염려가 적다.

보건의약관계법규

66. 지역보건법 제10조(보건소의 설치)
① 지역주민의 건강을 증진하고 질병을 예방·관리하기 위하여 시·군·구에 대통령령으로 정하는 기준에 따라 해당 지방자치단체의 조례로 보건소(보건의료원을 포함한다)를 설치한다.
② 동일한 시·군·구에 2개 이상의 보건소가 설치되어 있는 경우 해당 지방자치단체의 조례로 정하는 바에 따라 업무를 총괄하는 보건소를 지정하여 운영할 수 있다.

지역보건법 제16조(전문인력의 적정 배치 등)
① 지역보건의료기관에는 기관의 장과 해당 기관의 기능을 수행하는 데 필요한 면허·자격 또는 전문지식을 가진 인력(이하 '전문인력'이라 한다)을 두어야 한다.
② 시·도지사(특별자치시장·특별자치도지사를 포함한다)는 지역보건의료기관의 전문인력을 적정하게 배치하기 위하여 필요한 경우 「지방공무원법」 제30조의2 제2항에 따라 지역보건의료기관 간에 전문인력의 교류를 할 수 있다.
③ 보건복지부장관과 시·도지사(특별자치시장·특별자치도지사를 포함한다)는 지역보건의료기관의 전문인력의 자질 향상을 위하여 필요한 교육훈련을 시행하여야 한다.
④ 보건복지부장관은 지역보건의료기관의 전문인력의 배치 및 운영 실태를 조사할 수 있으며, 그 배치 및 운영이 부적절하다고 판단될 때에는 그 시정을 위하여 시·도지사 또는 시장·군수·구청장에게 권고할 수 있다.
⑤ 제1항에 따른 전문인력의 배치 및 임용자격 기준과 제3항에 따른 교육훈련의 대상·기간·평가 및 그 결과 처리 등에 필요한 사항은 대통령령으로 정한다.

지역보건법 시행령 제10조(보건지소의 설치)
법 제13조에 따른 보건지소는 읍·면(보건소가 설치된 읍·면은 제외한다)마다 1개씩 설치할 수 있다. 다만, 지역주민의 보건의료를 위하여 특별히 필요하다고 인정되는 경우에는 필요한 지역에 보건지소를 설치·운영하거나 여러 개의 보건지소를 통합하여 설치·운영할 수 있다.

67. 보건의료기본법 제1조(목적)
보건의료에 관한 국민의 권리, 의무와 국가 및 지방자치단체의 책임을 정하고 보건의료의 수요 및 공급에 관한 기본적인 사항을 규정함으로써 보건의료의 발전과 국민의 보건 및 복지에 이바지함을 목적으로 한다.

68. 보건의료기본법 제14조(보건의료에 관한 국민의 의무)
① 모든 국민은 자신과 가족의 건강을 보호·증진하기 위하여 노력하여야 하며, 관계 법령에서 정하는 바에 따라 건강을 보호·증진하는 데에 필요한 비용을 부담하여야 한다.
② 누구든지 건강에 위해한 정보를 유포·광고하거나 건강에 위해한 기구·물품을 판매·제공하는 등 다른 사람의 건강을 해치거나 해칠 우려가 있는 행위를 하여서는 아니된다.
③ 모든 국민은 보건의료인의 정당한 보건의료서비스와 지도에 대하여 협조한다.

69. 국민건강증진법 제1조(목적)
이 법은 국민에게 건강에 대한 가치와 책임의식을 함양하도록 건강에 관한 바른 지식을 보급하고 스스로 건강생활을 실천할 수 있는 여건을 조성함으로써 국민의 건강을 증진함을 목적으로 한다.

70. 후천성면역결핍증예방법 제5조(의사 또는 의료기관 등의 신고)
① 감염인을 진단하거나 감염인의 사체를 검안한 의사 또는 의료기관은 보건복지부령으로 정하는

바에 따라 24시간 이내에 진단·검안사실을 관할 보건소장에게 신고하고, 감염인과 그 배우자(사실혼 관계 포함) 및 성 접촉자에게 후천성면역결핍증의 전파방지에 관하여 필요한 사항을 알리고 이를 준수하도록 지도하여야 한다. 이 경우 가능하면 감염인의 의사를 참고하여야 한다.
② 학술연구 또는 제9조의 규정에 의한 혈액 및 혈액제제에 대한 검사에 의하여 감염인을 발견한 사람이나 해당 연구 또는 검사를 실시한 기관의 장은 보건복지부령이 정하는 바에 의하여 24시간 이내에 질병관리청장에게 신고하여야 한다.
③ 감염인이 사망한 경우 이를 처리한 의사 또는 의료기관은 보건복지부령으로 정하는 바에 따라 24시간 이내에 관할 보건소장에게 신고하여야 한다.
④ 제1항 및 제3항에 따라 신고를 받은 보건소장은 특별자치시장·특별자치도지사·시장·군수 또는 구청장(자치구의 구청장)에게 이를 보고하여야 하고, 보고를 받은 특별자치시장·특별자치도지사는 질병관리청장에게, 시장·군수·구청장은 특별시장·광역시장 또는 도지사를 거쳐 질병관리청장에게 이를 보고하여야 한다.

71. 응급의료에 관한 법률 제11조(응급환자의 이송)
① 의료인은 해당 의료기관의 능력으로는 응급환자에 대하여 적절한 응급의료를 할 수 없다고 판단한 경우에는 지체 없이 그 환자를 적절한 응급의료가 가능한 다른 의료기관으로 이송하여야 한다.

응급의료에 관한 법률 제6조(응급의료의 거부금지 등)
② 응급의료종사자는 업무 중에 응급의료를 요청받거나 등 응급환자를 발견한 때에는 즉시 응급의료를 행하여야 하여 정당한 사유 없이 이를 거부하거나 기피하지 못한다.

응급의료에 관한 법률 제7조(응급환자가 아닌 자에 대한 조치)
① 의료인은 응급환자가 아닌 사람을 응급실이 아닌 의료시설에 진료를 의뢰하거나 다른 의료기관에 이송할 수 있다.
② 진료의뢰·환자이송의 기준 및 절차 등에 관하여 필요한 사항은 대통령령으로 정한다.

응급의료에 관한 법률 제8조(응급환자에 대한 우선 응급의료 등)

② 응급의료종사자는 응급환자가 2인 이상인 경우에는 의학적 판단에 기초한 위급의 정도에 따라 응급의료를 실시하여야 한다.

72. 검역법 제15조(검역조치)
① 검역소장은 검역감염병에 감염되었거나 감염된 것으로 의심되는 사람, 검역감염병 병원체에 오염되었거나 오염된 것으로 의심되거나 감염병 매개체가 서식하는 것으로 의심되는 운송수단이나 화물에 대하여 다음 각 호의 전부 또는 일부의 조치를 할 수 있다.
  1. 검역감염병 환자와 검역감염병 의사환자(이하 "검역감염병 환자 등"이라 한다)를 격리시키는 것
  2. 검역감염병 의심자를 감시하거나 격리시키는 것
  3. 검역감염병 병원체에 오염되었거나 오염된 것으로 의심되는 화물을 소독 또는 폐기하거나 옮기지 못하게 하는 것

검역법 제16조(검역감염병 환자 등의 격리)
④ 검역감염병 환자 등의 격리 기간은 검역감염병 환자등의 감염력이 없어질 때까지로 한다.

검역법 제17조(검역감염병 의심자에 대한 감시 등)
① 검역소장은 제15조 제1항 제2호에 따라 검역감염병 의심자가 입국 후 거주하거나 체류하는 지역의 특별자치도지사·시장·군수·구청장에게 그 검역감염병 의심자의 건강상태를 감시하도록 요청하거나 검역감염병 의심자를 제16조 제1항 또는 제2항에 따른 시설에 격리시킬 수 있다.
③ 제1항에 따른 감시 또는 격리 기간은 다음 각 호의 어느 하나를 초과할 수 없다.
  1. 콜레라: 5일
  2. 페스트: 6일
  3. 황열: 6일
  4. 중증급성호흡기증후군(SARS): 10일
  5. 동물인플루엔자 인체감염증: 10일
  6. 제2조 제1호 바목부터 아목까지의 감염병: 그 최대 잠복기

73. ⑤ 혈액 100mL당 혈색소량이 13g인 자는 채혈이 가능하다.

채혈금지대상자
① 16세 미만인 자 또는 70세 이상인 자
② 임신 중인 자, 분만 또는 유산 후 6개월 이내인 자
③ 말라리아 병력자로 치료종료 후 3년이 경과하지 아니한 자
④ 수혈 후 1년이 경과하지 아니한 자

■ 혈액관리법 시행규칙[별표 1의2] 〈개정 2020. 6. 25.〉
채혈금지대상자(제2조의2 및 제7조 관련)
- 320mL 전혈채혈의 금지대상자
  1. 16세 미만인 자 또는 70세 이상인 자
  2. 혈액의 비중이 1.053 미만인 자
     혈액 100mL당 혈색소량이 12.5그램 미만인 자
     적혈구용적률이 38% 미만인 자
  3. 과거 1년 이내에 전혈채혈 횟수가 5회 이상인 자
- 비고: 65세 이상인 자의 헌혈은 60세부터 64세까지 헌혈한 경험이 있는 사람만 가능함

74. 마약류 관리에 관한 법률
제4조(마약류취급자가 아닌 자의 마약류 취급 금지)
② 마약류취급자가 아닌 자도 마약류를 취급할 수 있는 경우
1. 마약류취급의료업자로부터 투약받아 소지하는 경우
2. 마약류소매업자로부터 구입 또는 양수하여 소지하는 경우
3. 마약류취급자를 위하여 마약류를 운반·보관·소지 또는 관리하는 경우
4. 공무상 마약류를 압류·수거 또는 몰수하여 관리하는 경우
5. 마약류 취급 자격상실자 등이 마약류취급자에게 그 마약류를 인계하기 전까지 소지하는 경우
6. 총리령에 의해 식품의약품안전처장의 승인을 받은 경우

75. 건강보험법 제54조(급여의 정지)
보험급여를 받을 수 있는 사람이 다음 각 호의 어느 하나에 해당하면 그 기간에는 보험급여를 하지 아니한다. 다만, 제3호 및 제4호의 경우에는 제60조에 따른 요양급여를 실시한다.
1. 국외에 여행 중인 때 〈삭제 2020. 4. 7.〉
2. 국외에 체류하는 경우
3. 「병역법」에 따른 현역병(지원에 의하지 아니하고 임용된 하사를 포함한다), 전환복무된 사람 및 군간부후보생
4. 교도소, 그 밖에 이에 준하는 시설에 수용되어 있는 경우

76. 의료법 제8조(결격사유 등)
다음 각 호의 어느 하나에 해당하는 자는 의료인이 될 수 없다.
1. 정신질환자(다만, 전문의가 의료인으로서 적합하다고 인정하는 자는 가능)
2. 마약·대마 또는 향정신성의약품 중독자
3. 피성년후견인·피한정후견인
4. 「의료법」 또는 「형법」 제347조(허위로 진료비를 청구하여 환자나 진료비를 지급하는 기관이나 단체를 속인 경우만을 말한다) 그 외의 대통령령으로 정하는 의료 관련 법령을 위반하여 금고 이상의 형을 선고받고 그 형의 집행이 종료되지 않거나 집행을 받지 않기로 확정되지 아니한 자

77. 의료법 제2조(의료인)
② 의료인은 종별에 따라 다음 각 호의 임무를 수행하여 국민 보건 향상을 이루고 국민의 건강한 생활 확보에 이바지할 사명을 가진다.
4. 조산사는 조산과 임부·해산부·산욕부 및 신생아에 대한 보건과 양호지도를 임무로 한다.
5. 간호사는 상병자나 해산부의 요양을 위한 간호 또는 진료 보조 및 대통령령으로 정하는 보건활동을 임무로 한다.

의료법 시행령 제2조(간호사의 보건활동)
의료법 제2조 제2항 제5호 다목에서 "대통령령으로 정하는 보건활동"이란 다음의 보건활동을 말한다.
1. 「농어촌 등 보건의료를 위한 특별조치법」 제19조에 따라 보건진료 전담공무원으로서 하는 보건활동
2. 「모자보건법」 제2조 제10호에 따른 모자보건요원으로서 행하는 모자보건 및 가족계획 활동
3. 「결핵예방법」 제18조에 따른 보건활동
4. 그 밖의 법령에 따라 간호사의 보건활동으로 정한 업무

78. 의료법 시행규칙 제15조(진료에 관한 기록의 보존)
① 10년: 진료기록부, 수술기록
② 5년: 환자의 명부, 검사내용 및 검사소견기록, 방사선 사진 및 그 소견서, 간호기록부, 조산기록부
③ 3년: 진단서 등 부본(진단서, 사망진단서 및 시체검안서 등 별도 구분하여 보존할 것)
④ 2년: 처방전

79. 의료법 제3조의3(종합병원)
300병상 이상 종합병원 설치 필수과목
9개 이상 진료과목 : 내과, 외과, 소아청소년과, 산부인과, 영상의학과, 마취통증의학과, 진단검사의학과 또는 병리과, 정신 건강의학과 및 치과

80. 의료인의 권리(의료법 제12조~제14조)

제12조 의료기술 등에 대한 보호
- 의료인이 행하는 의료·조산·간호 등 의료기술의 시행에 대하여는 간섭하지 못함
- 의료기관의 의료용 시설, 기재·약품·기타의 기물 등을 파괴·손상하거나 의료기관을 점거하여 진료를 방해, 교사, 방조하여서는 안 됨

제13조 의료기재 압류금지
- 의료행위가 이루어지는 장소에서 의료행위를 행하는 의료인, 간호조무사 및 의료기사 또는 의료행위를 받는 사람을 폭행·협박하여서는 아니 된다.
- 의료업무에 필요한 기구·약품 기타 재료를 압류하지 못함

제14조 기구 등의 우선 공급
- 기구·약품 기타 시설 및 자료에 대하여 우선 공급
- 물품·노력과 교통수단에 대하여 우선 공급

의료인의 의무 중 세탁물 처리(의료법 제16조) – 위반 시 300만원
① 의료인·의료기관 또는 특별자치시장·특별자치도지사·시장·군수·구청장에게 신고한 자만 처리 가능
② 세탁물을 처리하는 자는 보건복지부령이 정하는 바에 따라 위생적으로 보관·운반·처리하여야 함

81. 의료법 시행규칙 제38조(의료인 등의 정원)

종합병원의 간호사 정원은 연평균 1일 입원환자 5인에 대하여 2인을 기준으로 하여 그 단수에는 1인을 추가함. 외래환자 12인은 입원환자 1로 환산함 (40+ 180/12)/2.5 = 22

82. 감염병의 예방 및 관리에 관한 법률 제1조(목적)

이 법은 국민 건강에 위해가 되는 감염병의 발생과 유행을 방지하고 그 예방 및 관리를 위하여 필요한 사항을 규정함으로써 국민 건강의 증진 및 유지에 이바지함을 목적으로 한다.

83. ⑤ B형간염은 제3급 감염병에 속한다.

제3급 감염병

그 발생을 계속 감시할 필요가 있어 발생 또는 유행 시 24시간 이내에 신고하여야 하는 다음 각 목의 감염병을 말한다. 다만, 갑작스러운 국내 유입 또는 유행이 예견되어 긴급한 예방·관리가 필요하여 보건복지부장관이 지정하는 감염병을 포함한다.

가. 파상풍(破傷風) 나. B형간염
다. 일본뇌염 라. C형간염
마. 말라리아 바. 레지오넬라증
사. 비브리오패혈증 아. 발진티푸스
자. 발진열(發疹熱) 차. 쯔쯔가무시증
카. 렙토스피라증 타. 브루셀라증
파. 공수병(恐水病) 하. 신증후군출혈열
거. 후천성면역결핍증 너. 황열
더. 뎅기열 러. 큐열(Q熱)
머. 웨스트나일열 버. 라임병
서. 진드기매개뇌염 어. 유비저(類鼻疽)
저. 치쿤구니야열 처. 지카바이러스 감염증
커. 중증열성혈소판감소증후군(SFTS)
터. 크로이츠펠트-야콥병(CJD) 및 변종크로이츠펠트-야콥병(vCJD)

84. 감염병의 예방 및 관리에 관한 법률 제42조(감염병에 관한 강제처분)

① 질병관리청장, 시·도지사 또는 시장·군수·구청장은 해당 공무원에게 다음 각 호의 어느 하나에 해당하는 감염병환자 등이 있다고 인정되는 주거시설, 선박·항공기·열차 등 운송수단 또는 그 밖의 장소에 들어가 필요한 조사나 진찰하게 할 수 있으며, 그 진찰 결과 감염병환자 등으로 인정될 때는 동행하여 치료받게 하거나 입원시킬 수 있다.

1. 제1급 감염병
2. 제2급 감염병 중 결핵, 홍역, 콜레라, 장티푸스, 파라티푸스, 세균성이질, 장출혈성대장균감염증, A형간염, 수막구균 감염증, 폴리오, 성홍열 또는 질병관리청장이 정하는 감염병
3. 삭제 〈2018.3.27.〉
4. 제3급 감염병 중 질병관리청장이 정하는 감염병
5. 세계보건기구 감시대상 감염병
6. 삭제 〈2018.3.27.〉

85. 지역보건법 제11조(보건소의 기능 및 업무)

① 보건소는 해당 지방자치단체의 관할 구역에서 다음 각 호의 기능 및 업무를 수행한다.
  1. 건강 친화적인 지역사회 여건의 조성
  2. 지역보건의료정책의 기획, 조사·연구 및 평가
  3. 보건의료인 및 「보건의료기본법」 제3조 제4호에 따른 보건의료기관 등에 대한 지도·관리·육성과 국민보건 향상을 위한 지도·관리

4. 보건의료 관련 기관·단체, 학교, 직장 등과의 협력체계 구축
5. 지역주민의 건강증진 및 질병예방·관리를 위한 다음 각 목의 지역보건의료서비스의 제공
　가. 국민건강증진·구강건강·영양관리사업 및 보건교육
　나. 감염병의 예방 및 관리
　다. 모성과 영유아의 건강유지·증진
　라. 여성·노인·장애인 등 보건의료 취약계층의 건강유지·증진
　마. 정신건강증진 및 생명존중에 관한 사항
　바. 지역주민에 대한 진료, 건강검진 및 만성질환 등의 질병관리에 관한 사항
　사. 가정 및 사회복지시설 등을 방문하여 행하는 보건의료 및 건강관리사업
　아. 난임의 예방 및 관리

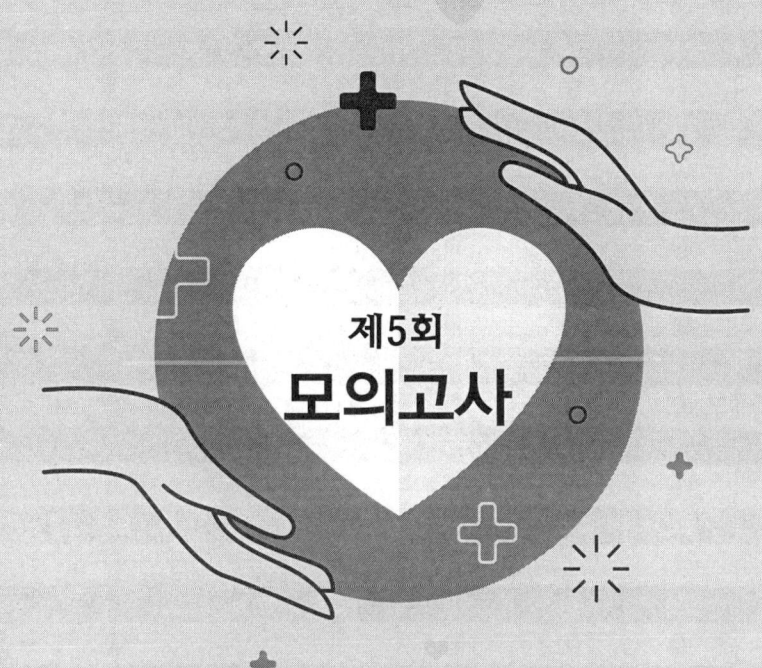

제5회 모의고사

정답 및 해설

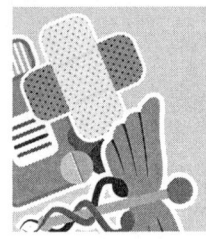
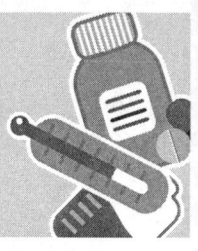

제5회 모의고사 1교시

- 성인간호학
- 모성간호학

1.	2.	3.	4.	5.	6.	7.	8.	9.	10.
⑤	⑤	①	④	⑤	⑤	①	④	⑤	④
11.	12.	13.	14.	15.	16.	17.	18.	19.	20.
②	③	②	③	①	④	③	⑤	③	⑤
21.	22.	23.	24.	25.	26.	27.	28.	29.	30.
④	③	④	④	①	⑤	④	③	⑤	②
31.	32.	33.	34.	35.	36.	37.	38.	39.	40.
⑤	①	④	②	④	⑤	⑤	③	③	②
41.	42.	43.	44.	45.	46.	47.	48.	49.	50.
⑤	②	③	①	③	①	①	③	④	①
51.	52.	53.	54.	55.	56.	57.	58.	59.	60.
④	④	③	②	④	④	⑤	②	③	①
61.	62.	63.	64.	65.	66.	67.	68.	69.	70.
④	④	⑤	④	②	②	④	②	④	⑤
71.	72.	73.	74.	75.	76.	77.	78.	79.	80.
②	④	③	②	④	⑤	④	④	②	②
81.	82.	83.	84.	85.	86.	87.	88.	89.	90.
①	②	③	⑤	④	③	①	②	③	①
91.	92.	93.	94.	95.	96.	97.	98.	99.	100.
①	③	⑤	①	②	④	②	③	①	⑤
101.	102.	103.	104.	105.					
③	④	④	①	③					

성인간호학

01. 청년기의 특징
- 부모로부터 독립
- 친구들과 친밀감
- 객관적, 현실적 사고
- 청년기의 발달과업
- 타인과 친밀한 관계 형성
- 일에 전념함
- 직업 선택
⑤ 중년기에 관한 설명이다.

02. 전해질 불균형
- 생리식염수를 사용하지 않고 수돗물을 사용하면 위에서 나트륨을 씻어 내기 때문에 저나트륨혈증과 물에 의해 위산이 중화되므로 대사성 알칼리증을 초래할 수 있다.
- 나트륨 포함 부위
  - 세포외액에 140mEq/L 포함
  - 세포외액 중 가장 많은 이온
  - 세포내액에 10mEq/L 포함
  - 위점액, 담즙, 장액, 췌장액에 상당량 포함

03. 대사성 산증
- pH : 7.35 이하
- $PaCO_2$: 정상
- HCO_3 : 22mEq/L 이하
- pH가 산성이며 $PaCO_2$는 정상이지만 HCOT : HCO의 비율이 정상치인 20 : 1보다 크다. HCO_3가 차지하는 비율이 낮을수록 산성이 된다.

04. 과호흡 간호
저산소혈증, 폐확장의 부전, 화학물질·독물질에 의한 호흡 중추의 화학적 자극, 중추신경계 문제, 외상, 발열, 운동, 과다한 심리적 스트레스 심한 통증은 호흡 중추를 과다하게 자극하여 호흡성 알칼리증을 유발시킨다. 호흡성 알칼리증은 폐포의 과다 환기로서 CO_2가 과다하게 배설되어 올 수 있다. 치료는 원인 요인의 치료, CO_2 정체의 증가, 호흡기를 느린 호흡으로 맞추고 CO_2 재흡입 및 진정제를 투여한다.

05. 알레르기원의 종류
- 흡인성 : 꽃가루, 먼지 등
- 섭취성 : 음식이나 약물 등
- 접촉성 : 비누, 나무, 화장품 등
- 주사용 약물 : 이물혈청, 약물 감염원이나 박테리아
- 자가 알레르기원 : 체내에 존재 열, 냉, 태양광선

06. HIV 환자 간호
감염의 예방을 위해 성관계 시 콘돔을 사용하도록 하고 건조한 피부는 로션으로 마사지한다. 질병에 걸린 사람과의 접촉을 피하고 장관염이 있는 경우에는 장의 휴식을 위해 구강섭취를 제한한다. 고열량, 고단백 식이를 자주 제공한다.

07. 손 위생
손 위생은 알코올이나 물을 이용하여 할 수 있다. 물로 손씻기를 반드시 해야 할 경우는 손에 오염물질이 묻었거나 묻었을 가능성이 있을 경우이다. 뜨거운 물은 반복 사용 시 피부염 발생 위험이 있으므로 피한다. 물로 손씻는 시간은 40~60초 소요된다. 오염이 심한 경우에는 물과 비누를 이용하여 손씻기를 시행한다.

08. 악성과 양성을 구별하는 기준
악성과 양성을 구별하는 준거는 여러 가지가 있지만 확실히 구별하기가 어렵다. 그러나 이 중에서 악성은 림프, 혈관 침범에 의하여 전이가 쉬우며, 이는 양성과의 구별에서 준거가 될 수 있다.

09. 암의 7가지 경고 증상
- 배변습관과 배뇨습관의 변화
- 치료되지 않는 상처
- 비정상적인 출혈이나 분비물
- 유방이나 기타 다른 조직에 멍울이 있거나 두꺼워짐
- 소화불량이나 삼키기 어려움
- 사마귀나 반점의 명백한 변화
- 지속적인 기침이나 쉰 목소리

10. 기침
- 폐분비물 배출 용이해 호흡기 합병증인 폐렴, 기관지염, 무기폐 예방
- 기침 전 심호흡 : 기침반사 자극

11. 수술 후 간호
- 병동으로 돌아온 대상자에게는 활력징후, 의식수준, 드레싱과 배액 상태, 정맥투여 상태, 안위수준과 피부 상태를 포함한 전신 상태를 사정한다.
- 대상자를 첫 1시간 동안은 15분마다, 그 후 1~2시간 사이에는 30분마다, 그 후 4시간은 1시간마다 그리고 후에는 4시간마다 활력징후 등을 사정한다.

12. 정맥혈전증 예방법
- 수술 후 다리 운동
- 조기 이상
- 탄력 스타킹

13. 중독 대상자 응급처치
김 씨는 저혈량 쇼크 상태이므로 즉시 하지를 30° 상승시켜 준다.

14. 외상환자관리
손상 부위가 산소와 영양분을 충분히 활용하기 위해서는 휴식이 절대 필요하다. 활동을 많이 하면 조직의 대사율이 증가되고 노폐물이 많이 생겨서 염증부위의 조직을 자극하게 된다. 또 활동이 많으면 섬유소막이 파괴되어 미생물이 손상받은 조직에서부터 건강한 조직으로 유입되어 염증 범위가 넓어진다. 재감염이나 더 이상의 손상이 일어나지 않도록 상처를 보호한다. 대상자가 자신의 걱정·근심들을 충분히 얘기할 수 있는 환경을 조성해 주고 대상자의 질문에 성의 있게 답변해 준다. 건열·습열을 이용하여 손상부위의 혈액순환을 유지한다. 상처 간호에서 철저한 무균적 관리로 재감염을 예방한다.
③ 출혈을 예방하기 위해서는 냉요법을 적용한다.

15. 화상
화학물에 의한 화상은 피부가 강산, 강알칼리 또는 그 외 부식성 물질에 노출되었을 때 일어난다. 원인 물질을 제거하는 방법으로는 샤워기나 호스를 이용하여 화상부위를 물로 세척하는 것이 가장 좋다.

16. 약물반응 변화요인
- 위산 감소 : 산이 매개하는 약물을 조금 흡수
- 체지방 감소 : 강도 약화, 작용시간 증가(약물은 지방에 저장되는 경향)
- 간기능 감소 : 약물 대사시간이 길어져 장기간 효과
- 사구체 여과율 감소 : 잘 배설되지 않아 축적 위험

17. 노년기 대상자 간호
노년기의 특징은 동년배 집단과의 애착형성이므로 동년배 집단과 관계 형성을 위해 사회봉사를 장려한다.

18. 저항운동
- 손이나 기계에 의해 만들어진 저항에 대항하는 운동
- 능동적 운동으로 근력을 증진시키는 데 도움이 된다.

19. 목발보행
목발보행 연습에 앞서 어깨와 상지근육(이두근, 삼두박근)을 강화하기 위해 평행대 운동을 시행한다. 평행대 운동을 시행하기 전에 환자의 상지 근력 상태를 먼저 확인하는 것이 우선시 된다.

20. 기관지 조영술
검사 후 구개반사(gag reflex)가 돌아올 때까지 금식시키고 목 뒤를 면봉이나 설압자로 건드려서 반사가 돌아오면 삼키는데 곤란하지 않은지를 확인하기 위해 약간의 물을 제공한다.

21. 산소요법
FiO_2는 흡기 산소농도이다. 공기 중 포함 산소농도가 20%이고, 산소 5L을 제공하므로 20%+(5L×4=20)=40%이다.

22. 인공호흡기계
PEEP(Positive End Expiratory Pressure)는 낮은 FiO_2로 적절한 PaO_2를 유지할 수 있으며, 가스 분배 증진, 단락의 감소, 기도 허탈 방지의 효과가 있다.

23. 비출혈
비출혈 시 대상자의 머리는 아래로 기울이면서 몸이 앞쪽으로 향하도록 앉히고, 손가락으로 코의 비중격을 적어도 5분 정도 압박하도록 한다. 혈관 수축을 위해 코에 얼음찜질을 하고 위의 방법으로 출혈이 멈추지 않으면 후비공 심지를 삽입한다.

24. 자연 기흉의 증상
- 외상 이외의 원인으로 흉막강 내로 공기가 누출되어 축적된 상태로 폐가 허탈된다.
- 급작스럽고 날카로운 통증, 호흡곤란, 청색증, 흉부압박감, 허탈된 폐, 호흡음 감소, 종격동 변위 등
④ 술통형흉곽은 COPD에서 볼 수 있다.

25. 호흡부전
급성 호흡부전 시 동맥혈 가스분석, 흉부 X-ray 검사를 실시하고, SaO_2를 90% 이상으로 유지하기 위하여 산소요법을 시행한다. 무호흡, 호흡의 인위적 조절이 필요할 때 기관 내 삽관을 시행하며, 기도개방을 유지하기 위하여 기침을 격려하고, 필요 시 흡인한다. 두통, 혼돈이 올 수 있으므로 지속적인 의식 상태를 관찰하여야 하며, 호흡노력이 증가하고 호흡곤란이 심해지므로 호흡완화를 위해 흉부를 관찰하도록 한다.
① 진정제는 호흡억제 기능이 있다.

26. 호흡곤란
호흡부전은 고탄산혈증으로 심한 저산소혈증이 나타나므로 산소요법을 시행해야 한다. 기도개방을 유지하기 위해 pursed lip breathing을 격려하고 분비물을 묽게 하기 위해 충분한 수분을 제공한다. 혼돈이 올 수 있으므로 체온은 액와로 측정하도록 하며, 호흡곤란은 자신이 죽을지도 모른다는 공포가 생기게 하므로 신뢰감 있는 간호를 제공하여 불안을 감소시키도록 한다.

27. 심폐소생술
심폐소생술 시 한 명일 경우와 두 명일 경우 모두 인공호흡 대 심장압박은 2 : 30이다. 심장압박은 흉부가 4~5cm 정도 들어가도록 압박한다. CPR 이전에 산독증을 예방하기 위해 Bivon(sodium bicarbonate)을 투여한다.

28. 심폐소생술
심폐소생술 시 한 명일 경우와 두 명일 경우, 모두 인공호흡 대 심장압박은 2 : 30이다.

29. 심근경색증의 응급치료
⑤ 심근경색증의 발작 시 즉각적인 처치는 우선 머리를 올리고 목 주위의 꽉 조여진 옷을 풀어준다. 대상자를 빨리 응급실로 이송하여야 하므로 응급이동체계 요원에게 콜을 한다. 응급 입원한 후 통증 조절을 위해 모르핀과 관류증진을 위해 혈전용해제를 처방한다.

30. 심근경색 간호
Morphine은 IV로 주입한다. 근육주사는 급성 심근경색증 시 혈액순환이 잘 되지 않아 흡수시간이 느려지므로 정맥 내로 주사한다.

31. 심낭염
심낭염은 심낭에 생긴 염증으로 인해 삼출액이 생기고 심장 압전 현상이 나타난다. 심장 압전 증상은 맥박수 증가, 경정맥 확장, 심음, 혈압 감소이다.

32. 약리작용
- 니트로글리세린 : 심장평활근 이완, 동정맥 확장 → 혈관저항과 혈압 하강 → 심부담을 줄이고 관상순환혈량을 증가시킨다.
- 항혈소판제제 : 혈소판의 응고를 막아 심장혈관의 혈전생성 위험을 감소시킨다.
- 혈전용해제 : 혈전을 용해시켜 심장혈관의 관류를 증가시킨다.(streptokinase, plasminogen)
- Digitalis : 심근수축력을 증가시키는 약물로 심장에 무리를 줄 수 있으며, 심장혈관의 관류를 저하시킨다.(Digoxin)

33. 심박출량
심박출량=1회 심박동량 × 심박수
1회 심박동량 조절 변수 : 전부하(정맥환류량), 후부하, 심근수축력

34. 이뇨제 투여
이뇨제 투여 시 신장의 집합관에서 포타슘이 분비되어 저포타슘혈증이 초래될 수 있다.

35. 울혈성 심부전 간호
- 강심제 투여 : 심장 수축력을 강화시킨다.
- 이뇨제 투여 : 혈류량을 감소시켜 심장 부담을 감소시킨다.
- 산소공급 : 심장의 산소 요구량을 충족시킨다.
- 안정 : 조직의 산소 요구량을 줄여 심장 부담을 감소시킨다.
- 수분제한 : 혈류량을 감소시켜 심장 부담을 감소시킨다.

36. 심부정맥혈전증의 위험요인
심부정맥혈전증의 위험요인은 40세 이상, 여성, 혈전의 과거력, 부동·정체(수술), 장거리 여행 등이 있다.

37. 간헐성 파행증(동맥폐색질환 초기 증상)
- 걷거나 운동할 때 절뚝거린다.
- 걸을 때 장딴지, 요추 하부, 둔부, 대퇴, 발에 통증이나 경련
- 운동하다가 휴식 시 통증 감소, 다시 운동하면 통증 반복, 결국은 안정 시도 통증
- 금연, 찬 곳에 노출하지 않기

38. 정맥질환
- Homans' test : 혈전성 정맥염의 징후를 사정하기 위해서 하는 검사로서 발을 발등으로 젖히게 하여 장딴지 근육에 통증이 있는지를 본다. 이때 통증이 있으면 의사에게 보고한다.
- 레이노이드 질환 : 차고 습한 곳에 있는 여성에게 흔한 혈관 경련 질환
- 버거씨병(폐쇄성 혈전 혈관염) : 20~40세 남성에게 흔한 혈관 염증 증상

39. 정맥류 수술 후 간호
- 전체 다리를 탄력 붕대로 감아 압력을 유지한다.
- 다리를 규칙적으로 움직이게 하고 침상 운동을 권장한다.
- 침대 발치를 상승시켜 하지 거상을 한다.
- 혈액순환을 촉진하기 위해 수술 후 24~48시간 내에 간단한 운동을 시작한다. 걷기 전 탄력붕대를 감는다.
- 합병증(출혈, 감염, 신경 손상, 심부 정맥혈전증 등)을 관찰한다.
③ 뜨거운 물주머니는 출혈과 부종을 악화시킨다.

40. 빈혈
빈혈의 가장 중요한 간호중재 목적은 순환 산소량을 증가시켜 혈액의 산소운반력을 증진시키는 것이다.

41. 백혈병 환자의 출혈
백혈구의 급속한 증식으로 적혈구와 혈소판 생성에 장애가 생긴다.

42. 만성백혈병 환자 간호
감염의 위험이 있어 모든 음식은 익혀서 제공하며, 생과일, 생야채, 회 등은 섭취를 제한한다. 출혈예방을 위해 아스피린, 항응고제는 투여를 금한다.

43. 식도열공 탈장 간호
- 약물 : 제산제, 히스타민 수용체 길항제, 기타 항역류 약물을 투여
- 생활양식 변화 : 위식도 역류시 지침과 비슷함. 복부내압을 감소시키는 습관을 가져야 하며, 소량 식사로 비만을 감소시킬 것, 상체를 높이고 무자극 식이를 할 것
- 수술 : 합병증 위험 때문에 필수적

44. 소화성 궤양 간호
금연, 커피, 술, 초콜릿, 우유 등의 음식 제한, 규칙적인 식사, 제산제, 위액분비 감소제(항콜린성 제제), 점막보호제로 치료를 하며, 심한 통증이 있으면 입원을 해야 하고, 출혈, 폐쇄, 천공의 합병증은 응급수술을 해야 한다.

45. 비위관 삽입 환자 관리
- 비위관이 적절한 위치에 놓여 있지 않을 경우 구멍으로 배액이 되지 않으므로 구멍과 배액이 만나도록 체위를 변경하거나 비위관을 조금 더 삽입하여 보거나 비위관을 돌려볼 것
- 비위관의 내강이 좁은 경우 주사기로 흡인 시, 흡인압력으로 인하여 내강이 쪼그라들거나 비위관 입구가 위벽에 밀착되어 내용물이 흡인될 수 없으므로 체위를 변경하거나 비위관을 2~3cm 더 삽입하여 흡인해 볼 것

46. 급속이동증후군 간호
- 소량 자주 식사, 고단백, 고지방, 저탄수화물, 수분이 적은 식이
- 매우 뜨겁거나 차가운 음식 제한
- 식전 1시간 동안 식사 시 또는 식후 2시간까지는 수분섭취 제한
- 식사 시 횡와위, 반횡와위를 취하며 식후에는 좌측위를 취할 것

47. 간생검 간호
- 생검 시 호기말에 잠깐 숨을 참고 바늘을 삽입함을 설명한다.
- 검사 30분 전에 안정제 투여
- 간생검 후 우측위를 취하도록 한다.
- 국소 마취

48. 문맥성 고혈압의 증상
문맥성 고혈압은 간경변 합병증으로 나타날 수 있다. 증상으로는 제와부 주위 caput Medusae, 치질, 식도 정맥류, 위분문부, 복수, 비장비대 등이 나타난다.

49. 담관 폐쇄 증상
- 담관 폐쇄 시 담즙이 공급되지 못하여 소장에서 지용성 비타민의 흡수가 이루어지지 않으므로 Vit. K 흡수가 안 되어 응고가 지연된다.
- 담즙이 담낭에 축적 시 담낭염이 발생하여 Murphy sign(우측 늑골하부 및 심와부의 극심한 통증)이 발생한다.

50. 폐쇄성 황달
폐쇄성 황달은 담도가 폐쇄되어 담즙 배설에 장애가 생긴 것으로 장속으로 담즙이 배설되지 못한다. 대신 혈중 빌리루빈 농도가 증가되어 소변색이 짙어지고 장속으로 배설되지 못한 담즙의 영향으로 대변의 양상이 점토색이나 회백색을 띠게 된다.

51. 크론병
크론병은 회장 말단이 가장 흔히 침범되며 염증이 장벽 전층을 침범하여 변화를 일으켜 말단회장에서 흡수되는 비타민 B_{12} 결핍으로 빈혈을 초래한다. 원위부 회장을 절제한 대상자는 비타민 B_{12} 부족이 생길 수 있으므로 정기적인 비타민 B_{12} 근육주사가 필요하다.

52. 치질
① 치질은 직장의 정맥류로 원인은 세균이 아니고 임신, 비만, 울혈성 심부전 등의 복부 내압의 만성상승이다.

② 치질 수술 후 대변이 형성되자마자 배변하도록 권한다.
③ 수술 후 대변완화제를 투여하고 관장은 필요시에 적용
④ 치질 대상자는 흔히 변비, 배변 시 출혈이 있으며 무통증도 많으나 합병증 동반 시(혈전증, 치질 탈출증)에 배변 시 통증을 호소한다.
⑤ 고섬유질 식이, 8~10컵/일의 수분섭취, 적당한 운동, 더운 물 좌욕, 도넛 모양의 방석을 적용한다.

53. 뇌신경
구개반사는 제9신경(설인 신경)과 제10신경(미주 신경)이 담당하며 연구개와 인두에 가벼운 자극을 주었을 때 구개의 상승과 토하려는 반응을 보이면 정상이다.

54. 두개내압 상승 간호
- 과도환기
- 저혈압, 저산소증 예방
- 침상머리 상승, 경부굴곡 피하기
- 저온요법 실시 : 신진대사 감소
- 발작예방 : 손상 방지
- 삼투성 이뇨제(mannitol) 투여
- 수분섭취 제한 : 뇌조직에 있는 수분 제거하여 뇌부종 감소시키기 위함이다.

55. 무의식 대상자 눈 간호
눈의 자극이나 염증 증상을 자주 관찰하고 생리식염수로 씻어 주며 인공 눈물을 2시간마다 점적하고 안와 주변의 부종이 관찰되면 찬물 찜질이 도움 된다. 감기지 않는 눈은 거즈로 덮어주어 보호한다.

56. 두개수술 후 간호
두개수술 환자는 두개내압을 상승시키지 않는 것이 가장 중요하다. 두개내압을 감소시키기 위해 침상머리를 상승시키고 필요시에만 흡인하여 기침과 구토를 예방해서 한다. 또한 뇌의 대사성 요구를 감소시키기 위해 두뇌활동을 최소화하고, 정상 체온을 유지하는 것이 중요하다.

57. 다발성 경화증 간호
휴식과 피로를 피하는 일상적인 활동유지, 불용성 위축을 막고 근력을 키우기 위한 능동적, 수동적 운동, 방광 감염을 예방하기 위한 처방된 약물투여와 충분한 수분섭취, 섬유질과 단백질, 비타민이 풍부한 균형잡힌 식사, 너무 덥거나 추운 온도, 스트레스 상황을 피한다.

58. 척수손상
T 이하는 하지 신경에 영향을 미친다. 따라서 방광 기능 장애 여부를 확인해야 하며, 하지 마비로 인한 욕창의 위험성이 있으므로 이에 대해 주기적으로 사정해야 한다.

59. 혈전성 정맥염
- 증상
  - 표재성 정맥이 굳어진다(딱딱하게 느껴짐).
  - 발열(경우에 따라)
  - 영향을 받은 부분이 붉어지고 통증이 있으며 누르면 통증이 더 심해진다.
- 간호
  - 장딴지 펌프작용 : 발목운동
  - 탄력 스타킹 착용
  - 다리를 심장부위보다 높게 상승
  - 아스피린, 소량의 헤파린 사용

60. 석고붕대
Colles 골절은 요골 원위부의 골절을 뜻한다(손목골절). 대부분 노인에게 호발하며 shot arm cast(단상지 석고붕대)를 적용한다.

61. 등척성(isometric) 운동
- 관절을 움직이고 않고 근육을 수축하는 것으로 근섬유의 길이가 일정한 상태를 유지한다.
- 근력이 길러지며 순환을 도와 내구력을 길러준다.
- 근육단위별로 6초간의 운동을 매일 2회씩 실시(대퇴사두근 운동 등)

62. 골관절염 간호
골관절염은 장시간 동안 관절을 사용하지 않을 경우 강직이 악화되어 통증이 심화된다. 밤 동안 관절을 장시간 안 움직이므로 관절이 붓고 아프게 되며 중재로는 가장 좋은 방법이 온습포(더 운물 찜질)이다. 열로 인하여 혈액순환을 증진시키고, 통증을 완화시킨 후 조금씩 관절을 움직이면 통증이 완화된다.

63. 골관절염과 류마티스 관절염
류마티스 관절염은 통증이 국한되지 않고 여러 관절, 근육 등으로 퍼지며, 급성 시에는 절대안정을 취하지만 안정 시에는 적절히 운동을 시작해야 한다. 골관절염은 염증성 질환이 아닌 퇴행성 질환으로, 관절의 연골부위가 거칠게 닳고 파괴되는 변화로 겪게 되는 골격계 장애 증상이다. 골관절염은 류마티스와는 달리 침범 관절과 그 주위 조직에만 침범한다. 골관 절염은 휴식 시 완화되며 공통적으로 둘 다 뼈에 변성을 초래하므로 치료가 필요하다.

64. 수술 후 교육
인공관절 전환술 후 허용되는 자세 교육
- 교육의 필요성
  - 고관절 전치환술 후 가장 심각한 합병증은 보철물의 탈구이다. 그러므로 극단적인 굴곡, 내번, 회전은 탈구를 일으키므로 피해야 한다.
- 자세 주의사항
  - 수술 받은 다리가 몸의 중앙선을 넘거나 무릎이 몸쪽으로 돌려지지 않도록 한다.
  - 낮은 의자에 앉거나 다리를 꼬고 앉지 않는다.
  - 팔걸이가 있는 높은 의자나 방석을 이용하여 자리를 높인 의자에 앉는다.
  - 고관절을 90° 이상 굽히지 않는다.
  - 수술 받은 다리를 몸 뒤로 하고 몸을 구부린다.
  - 손잡이가 긴 것을 이용하여 물건을 집는다.
  - 변기의 높이를 올려서 사용한다.
  - 다리 사이에 베개를 넣고 잔다.

65. 정상 소변의 특성
① 성인의 정상 소변배설량 : 평균 1,200~1,800mL, 1회 소변배설량 : 약 400mL
② 소변의 색 : 미색~호박색, 투명
③ 단백, 케톤 : 미검출
④ 세균 : 미검출
⑤ 적혈구, 백혈구, 원주체 : 미검출

66. 수분섭취 권장
- 하루 3,000mL 이상
- 소변희석, 세균정체 및 성장 최소화
- 요도를 씻는 효과 : 세균의 상행성 움직임 제한
- 염증성 산물의 신속한 제거 : 통증완화, 자극감소
- 다량의 수분섭취와 소변으로 혈뇨나 단백뇨는 발견할 수 없고 요검사를 시행해야 알 수 있다.

67. 신절제술
신절제술은 복부나 흉곽 복부 통해 신장 또는 주위 조직까지 절제하므로 횡격막에 아주 근접해 있기 때문에 특히 호흡기계 합병증(무기폐와 폐렴 등) 예방에 주의를 기울여야 한다.

68. 신전성 원인
신전성 원인으로 신장혈류 감소를 일으킬 수 있는 저혈량(출혈, 탈수, 화상, 쇼크), 허혈(신동맥협착, 색전, 혈전), 심장기능 저하 등이 있다.

69. 유방절제술 간호
긴장은 통증을 유발할 수 있으므로, 수술부위의 긴장을 피하는 팔의 자세를 취해야 한다.

70. 양성전립샘 비대증
양성전립샘 비대증은 전립샘의 비대, 결절 조직 증가, 배뇨 긴장, 배뇨 시작의 지연, 감소된 소변 흐름, 야간 빈뇨, 요관 확증증, 잠복성 요독증, 요로감염 등의 증상 및 합병증이 나타날 수 있다.
⑤ 방광은 감각 소실이 나타날 수 있으며, 이로 인해 방광 팽만, 요정체가 발생할 수 있다.

모성간호학

71. 불임여성 경관 점액 사정 내용 : 점액량, 점성도, 견사성, 양치엽 형태 및 세포 수

72.
- 자궁경부 미란이란 자궁경부에 염증이 일어나 점막이 파괴되면서 짓무르는 질병으로 성교 후 또는 탐폰을 삽입하거나 뺄 때, 배뇨 또는 배변 시에 소량의 출혈이 일어나며 자궁경부 질 쪽의 표면이 발갛게 되거나 점액을 비정상적으로 분비하기 때문에 냉이 증가한다.
- 또한 미란 표면에서 혈액이 배어나오면 냉에 혈액이 섞여서 붉게 보일 수도 있다. 일반적인 자궁경부암 검사를 통해 쉽게 진단 가능하지만 외관상 악성 자궁경부암과 유사하므로 감별진단이 필요하다.

73. 케겔운동(kegel's exercise)
외항문괄약근, 치골미골근, 회음가로근, 구해면체근을 최대한 수축, 이완하여 근육과 혈관의 탄력성을 강화시키는 운동이다.

74. **피하이식 피임법**
    - 황체호르몬제가 담긴 조그만 튜브를 팔의 피하에 이식, 매일 일정량의 호르몬이 나오게 함으로써 3~5년간 피임할 수 있는 방법이다.
    - 피임 효과가 99% 이상이고 장기간 피임이 지속되며 사용을 중지하면 바로 임신이 가능한 방법이다. 그러나 월경불순과 지방대사 변화가 있을 수 있고 이식 부위에 이물감이 느껴 질 수도 있다.

75. 오로는 출산이 끝난 후 자궁내막이나 질 표면에서 파괴된 탈 락막과 점액 분비물, 자궁내막의 재생이 이루어지는 회복과정에서 생성된 혈액이 분비되는 것으로 오로의 양과 양상은 회복의 간접 지표가 된다.
    ① 산후 10일 이후에 백색 오로가 나온다.
    ② 오로의 양은 경산모가 초산모보다 많다.
    ③ 제왕절개 시 오로의 양이 적다
    ⑤ 갈색 오로는 분홍 혹은 갈색이다.

76. 분만 후 1~2일 이내 심박출량이 현저히 증가하여 갑자기 심장에 많은 부담을 주게 되어 울혈성 심부전이 초래된다.

77. 자궁수축 정점 시 복부의 날카로운 통증 → 수축 사라짐, 통증 소실, 태아 심박수 감소 → 자궁 긴장도 증가 → 출혈성 쇼크

78. 자궁퇴축에는 약 4~6주가 소요되며, 하루에 1 Finger씩 꾸준히 진골반 속으로 하강하여 산후 10일 후에는 복부에서 만져지지 않는다. 분만 후 자궁수축을 강하게 느끼고 자궁저부의 수치가 정상적으로 촉지되면 정상소견이다. 그러므로 정상적으로 자궁퇴축이 되고 있는지 자궁저부의 높이와 산후통의 강도를 사정한다.

79. 포상기태를 처음 발견하였을 때의 간호중재이므로 우선 D&C(소파술)를 해야 한다. 옥시토신을 투여할 경우 영양배엽 및 파괴된 자궁 내 조직들이 전이 및 폐색전을 유발할 수 있기 때문에 가급적 사용하지 않는 것이 좋다. 그 후에 피검과 X-ray 촬영을 통하여 융모상피암 방지를 위해 f/u 해야 한다. 폐로의 전이가 가장 흔하므로 복부 X-ray가 아닌 흉부 X-ray 촬영을 해야 하므로 ③은 옳지 않다. 또한 포상기태 제거 후 무조건 자궁절제술을 하기보다는 자궁을 보존한 상태에서 항암요법을 시행하며, 자궁절제술은 가족계획이 끝났거나 포상기태로 인한 자궁파열 시 실시한다.

80. 태지는 피부보호 및 항균기능이 있고, 출산 후 24시간 후에 자연 소실되므로 신생아 목욕을 하는 과정에서 무리하여 제거하지 않도록 한다.

81. gravida는 임신한 횟수, para는 출산한 횟수를 나타낸다. 쌍둥이는 gravida 1로 계산한다. 문제의 산모는 쌍둥이, 유산 시, 현재 3회 임신했으므로 gravida는 3이 되고 쌍둥이를 분만한 경험이 있으므로 para는 1이 된다.

82. **자궁 인대**
    - 기인대 : 자궁의 탈수 방지
    - 광인대 : 자궁, 난관, 난소를 정상위치에 놓이게 함
    - 원인대 : 자궁의 전경 유지, 자궁 저부에서 대음순까지 연결
    - 자궁천골인대 : 자궁 탈수방지, 자궁을 견인시켜 제 위치에 놓이게 함

83. **기초체온법**
    배란 전후에 체온의 자연적인 변화에 의해 배란을 예측할 수 있는 방법이다. 배란 후 다량 분비되는 프로게스테론이 체온 상승을 가져온다. 매일 아침 거의 같은 시각에 침상에서 일어나기 5분 전 구강으로 잰다. 기초 체온 측정표에 매일 측정하여 점을 찍어 1개월 동안의 패턴을 본다. 각 월경주기의 6일째에서부터 측정했던 온도보다 적어도 0.2℃ 이상 3일 연속 체온이 높으면 배란된 것이다.

84. **배포착상**
    배포가 자궁내막에 접하면 영양배엽에서 단백질 세포 분해효소 분비 → 자궁내막으로 침윤 착상(수정 후 7~8일 소요)

85. 경산부의 경우 경부의 소실과 개대가 동시에 이루어지고 분만이 빠르게 진행되기 때문에 8cm 개대되었을 때 바로 분만실로 옮겨야 한다. 반면 초산부의 경우에는 10cm 모두 개대되었을 때 분만실로 옮긴다.

86. 경련 동안 기도의 개방성을 유지하고, 흡인방지를 위해 머리를 옆으로 돌려준다. 경련 시 황산마그네슘을 투여하고, 황산마그네슘의 독성이 나타나면 calcium gluconte를 투여한다.

87. 양측 난관만 절제하고 난소와 자궁은 정상적으로 남아있기 때문에 난관 수술 후에도 배란과 여성호르몬 분비는 계속되며, 배란된 난자는 체내에 흡수된다. 정상적으로 월경이 가능하지만 배란된 난자가 난관을 통해 이동할 수 없기 때문에 자연임신은 불가능하다. 그러나 성기능 억제와는 관련이 없다.

88. 레오폴드 복부촉진법
    - 1단계 : 자궁저부 촉진-모양, 크기, 강도 운동성을 파악
    - 2단계 : 태아의 등과 등의 반대편(손, 다리, 무릎, 팔꿈치) 파악
    - 3단계 : 선진부를 촉진, 1단계와 3단계의 결과를 비교하여 태위와 태향을 결정
    - 4단계 : 골반강을 향해 하복부를 깊이 눌러 선진부의 함입 상태를 파악

89. 후기감퇴(late deceleration) 시의 간호중재
    - 산모체위변경(좌측위)
    - 정맥주입속도 증가
    - 자궁수축제 중단
    - 산소 5~10L/분 공급
    - 양수 내 태변착색 관찰
    - 태아 혈액 채취

90. 분만 전구증상
    - 태아 하강-변의, 요의, 빈뇨, 질 분비물 증가, 다리의 동통, 하지경련
    - 진진통
    - 이슬량
    - 양막 파열
    - 경관연하, 체중 감소, 둥지틀기 본능

91. 자궁퇴축부전(자궁복구부전) 증상
    - 자궁크기 증가(자궁저부 촉진 시 물렁하며 부드러움)
    - 오로 지연(다량, 적색, 악취 → 감염위험성 증가)
    - 다량의 출혈
    - 요통, 골반 중압감

92. 인공파막은 자궁수축을 자극하여 분만진행을 촉진하기 위해 실시되며, 선진부가 진입되어 제대탈출 위험이 없고 자궁경관 상태가 양호하며, 분만이 순조롭게 진행되고 있을 때 실시할 수 있다.

93. 자궁근종은 에스트로겐과 관련이 있으므로 에스트로겐 수치가 높아지는 임신 시 또는 에스트로겐 경구피임약 복용 시 나타날 수 있다.

94. 산전 혈청검사는 매독검사를 위해 시행한다. 임신 18주 이전에 치료가 되면 태아에게 손상을 주지 않는다.

95. 자궁근종은 에스트로겐의 영향을 받으므로 폐경 후 자연적으로 사라질 수 있다.

96. 산후출혈이 일어나게 되는 소인
    자궁이완, 자궁파열, 자궁내번증, 산도의 열상, 태반조직의 잔류, 태반 부착 부위의 퇴축부전, 출혈성 장애, 생식기 감염

97. 자궁수축
    - 강도 : 극기에서의 자궁수축 정도, 분만의 진행에 따라 수축의 강도가 증가한다.
    - 분만이 진행될수록 수축기간은 점차 길어지고, 수축 간격은 점차 짧아진다.
    - 자궁의 상부에서 수축이 시작되고, 수축과 함께 소실, 개대가 이루어진다. 이때 자궁 상부의 수축이 하부보다 강해야만 소실, 개대가 가능하다.
    - 자궁수축은 통증 및 불편감을 유발하며, 생리적 견축륜이 발생한다.

98. 네겔레 법칙(NaegeIe's rule)
    분만 예정일은 마지막 월경 시작일(LMP)+9/-3개월+7일이므로, 2007년 3월 27일+9개월+7일=2007년 12월 34일=2008년 1월 3일

99. 임부는 태아의 뼈와 치아 형성과 임부 자신의 계속적인 필요, 여분의 조직 내 저장을 위해 부수적인 칼슘의 섭취를 필요로 한다. 식사 때 섭취하는 철분과 모체의 철분 저장량은 임신 중의 요구량을 충족하기에는 일반적으로 부족하기 때문에, 하루에 30~60mg의 추가적인 섭취가 바람직하다. 임부의 영양관리에서 염분의 제한은 PIH 예방에 중요한

요인이지만, 모체 조직의 확장과 태아의 요구 때문에 임신 후 염분의 필요량은 증가한다. 그러므로 무분별하게 제한하는 것은 오히려 해로우며, 건강한 임부의 경우 모체의 구미에 맞게 섭취하는 것이 오히려 타당하다.

100. • 분만 1기는 개대기라고도 하며, 규칙적인 자궁수축의 시작~자궁경관의 완전개대까지를 말한다. 분만 1기는 다시 잠재기, 활동기, 이행기로 나뉜다.
    • 잠재기의 자궁수축
      - 강도 : mild
      - 리듬 : 불규칙적
      - 빈도 : 5~30분
      - 기간 : 10~30초
    • 분만 전 단계에서 이슬량이 증가한다.
    • 잠재기에는 의식이 명료하며 지시에 잘 따르고 분만 진통을 잘 참는다.
    • 활동기에 통증이 심하여 지시를 따르기가 어려우며, 진통을 참을 수 있을까 염려하고 관심을 분만에만 집중한다.
    • 이행기에는 진통이 극심하여 통제의 상실에 대한 두려움과 불안이 있다.
    • 자궁수축 시에는 의사소통이 어렵고 과다호흡을 하며 항문 쪽으로 힘이 주어진다.

101. 임부가 앙와위나 쇄석위로 누울 경우 증대된 자궁 등 복부 내 장기가 하대정맥과 동맥을 압박하게 되어 혈압이 하강하게 된다. 이러한 경우 증상이 사라질 때까지 좌측위를 취해 준다.

102. **시기에 따른 호흡방법**
    • 잠재기 : 자기호흡의 1/2 속도, 깊고 느린 흉식 호흡
    • 활동기 : 빠르고 얕은 흉식 호흡
    • 이행기 : 빠르고 일정한 흉식 호흡, 입을 약간 벌려 소리를 내지 말고 '히'를 하면 공기가 가볍게 들어왔다가 나가게 되는데, 이렇게 '히히히히'를 4번하고 '후'하고 내쉬는 호흡

103. **견갑통**
난관통기 검사를 위해 질로 이산화탄소 가스를 주입 시 환자가 견갑통을 호소하면 적어도 한쪽 난관은 소통이 됨을 의미한다. 가스는 난관을 거쳐 복강으로 배출되어 횡경신경을 자극하여 일시적으로 견갑통을 유발하기 때문이다.

104. **비뇨기 누공**
누공으로 인해 소변이 질을 통해 새어나옴. 소변의 누출로 질, 외음, 회음부 자극하여 발적, 궤양 초래하고 소변 누출이 심한 경우 악취로 사회적 활동 제한, 신경질, 초조감, 불면증, 우울증 초래할 수 있다. 진단은 슬흉위 상태에서 쉽게 알 수 있음
    • 방광 – 질 누공 : 부인과 수술 후
    • 요도 – 질 누공 : 질 수술 후
    • 요관 – 질 누공 : 근치자궁절제술 후
    • 방광 – 자궁 누공 : 자궁절제술 후
    cf 직장–질 누공 : 수술이나 분만 시 직장 손상을 받은 경우에 발생. 가스나 분변 물질이 질로 새어나오기 때문에 고통과 자극이 있고, 불쾌한 냄새가 계속된다.

105. 분만 후 2~4일 사이에 나타나는 산후 우울은 정상적인 반응이므로 산모에게 정상적인 현상임을 알려주고 기분 표현을 격려해야 하며, 자존감을 증진시킬 수 있는 간호를 해야 한다.

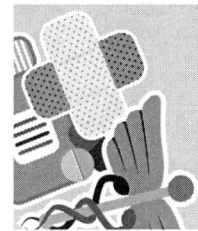
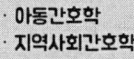
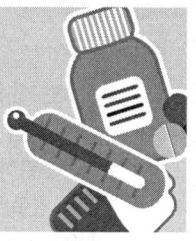

제5회 모의고사 2교시

- 아동간호학
- 지역사회간호학
- 정신간호학

1.	2.	3.	4.	5.	6.	7.	8.	9.	10.
⑤	④	①	⑤	⑤	⑤	⑤	④	①	⑤
11.	12.	13.	14.	15.	16.	17.	18.	19.	20.
⑤	④	②	④	③	③	④	②	⑤	④
21.	22.	23.	24.	25.	26.	27.	28.	29.	30.
③	③	④	④	②	①	⑤	②	⑤	③
31.	32.	33.	34.	35.	36.	37.	38.	39.	40.
④	④	③	⑤	①	②	①	②	④	②
41.	42.	43.	44.	45.	46.	47.	48.	49.	50.
④	⑤	⑤	②	③	②	③	②	③	②
51.	52.	53.	54.	55.	56.	57.	58.	59.	60.
①	④	③	④	③	④	④	④	⑤	③
61.	62.	63.	64.	65.	66.	67.	68.	69.	70.
①	③	①	①	②	④	③	③	③	⑤
71.	72.	73.	74.	75.	76.	77.	78.	79.	80.
②	③	④	③	④	④	⑤	①	④	①
81.	82.	83.	84.	85.	86.	87.	88.	89.	90.
⑤	③	④	②	②	⑤	③	③	①	④
91.	92.	93.	94.	95.	96.	97.	98.	99.	100.
④	⑤	③	⑤	①	④	③	⑤	①	④
101.	102.	103.	104.	105.					
③	⑤	①	④	④					

아동간호학

01. 자율성의 원리
- 자신이 원하는 행동은 무엇이든지 관계없이 할 수 있는 자율, 스스로 결정하여 선택하는 행동은 방해받거나 장애가 없이 독자적이어야 함. 자신이 선택하여 행한 행동이 존중되어야 함
- 아동은 나이가 어리기 때문에 자율성이 침해받기 쉬움

02. 학대아동 간호
- 학대의 증거를 확인함
- 더 이상 학대받지 않도록 아동을 보호함
- 아동과 가족을 지지함
  - 치료적 관계의 확립
  - 부모역할에 대한 자신감 부여
  - 정상 활동 재개의 격려
  - 기관에 의뢰
  - 퇴원계획을 수립함
  - 학대를 예방함
- 아동 스스로를 보호하도록 아동을 교육함
- '아니요'라고 말하도록 하고 사적인 장소에 접근하지 않도록 아동의 권리를 인식시키는 데 초점을 둠

03. 아동의 훈육
좋은 훈육은 내적, 외적인 위험으로부터 아동을 보호하며 아동으로 하여금 안전한 범위 내에서 독립적인 사고와 행동을 발달시키게 함
훈육은 처벌이 아니라 바람직한 행동을 가르치는 것으로, 육체적 처벌은 신체적, 정신적 해를 줄 수

있는 위험이 있기 때문에 되도록 삼간다.

04. 아동의 성장발달
성장발달은 중심부에서 말초부위, 두부에서 미부로 발달한다. 성장은 양적 변화로 신체 부분의 크기와 수의 증가를 포함하고, 발달은 질적 변화로 신체적인 기술의 증가와 같이 측정 가능하고 쉽게 관찰되며, 개인차가 있어 독특성을 갖고 성장하지만 예측적이다.

05.
- 신체적 성장시기별로 볼 때 태아기, 영아기, 청소년기에, 성별로 볼 때 여아는 10~14세에, 남아는 12~16세에 급성장이 일어남
- 청소년기는 Erikson의 심리사회적 단계 중 정체감 대 역할 혼동의 시기로 가치와 믿음에 대해 계속적으로 재평가하고 진로에 대해 고민하는 시기임

06.
① 영아기 원통형 흉곽에서 점차 전후경보다 좌우경이 길어지는 양상을 보인다.
② 좌측 5번째 늑간강 아래 부위에 위치한 위(stomach)에 공기가 있는 경우에는 고창음이 들림
③ 심장 부위의 타진음은 탁음임
④ 흉벽의 움직임은 반드시 좌우 대칭이어야 하며 호흡과 조화를 이루어야 함
- 폐의 정상 타진음은 공명음

07.
전인습적 수준은 가장 초보적인 도덕성 발달 단계로 처벌과 복종에 의해 도덕성이 발달된다.

08. 신생아 사정
- 호흡 : 불규칙, 30~60회/분
- 심박동수 : 불규칙, 120~160회/분
- 체온 : 36.5~37℃
- 말단 청색증(acrocyanosis) : 손과 발의 부분적인 청색증으로 일반적으로 나타남
- 병리적 황달 : 혈청빌리루빈 수치가 12mg/dl이며 24시간 이내 황달이 발생하는 것

09.
①, ④, ⑤ 청력은 수일 이내에 예민해지며, 고주파음과 사람의 목소리에 민감함
③ 신생아는 갑작스럽고 예리한 소리에 놀람반사로 반응을 보임
② 저주파음은 활동과 울음을 저하시키는 경향 있음

10. 심방중격결손 간호
- 조직의 산소부족 증상 확인
- 산소요구량 낮추기 위해 수유 시 큰 젖꼭지 사용
- 무균술 - 감염 위험성 줄임
⑤ 활동량을 증가시키면 심장에 부담이 된다.

11. 생리적 황달의 원인
- 높은 적혈구수치(성인의 2배)와 짧은 적혈구 수명(70~90일)으로 간접 빌리루빈 증가
- 비포합, 비결합, 간접 빌리루빈(indirect bilirubin-지용성)이 간의 미성숙으로 인한 효소(glucuronyl transferase) 활성 부족으로 포합, 결합, 직접 빌리루빈(direct bilirubin-수용성)으로 전환되지 못함
- 모유수유 시, 빌리루빈 포합을 방해하는 모유 속 성분에 의해 5~7일에 황달이 나타났다가 모유수유를 계속하면 서서히 감소하여 3~10주 동안 낮은 농도로 지속됨

12. 토순 환아의 간호
① 수술 부위의 봉합선을 보호하기 위하여 봉합선을 점검할 때 설압자를 피함
② 억제대 사용(수술 시 억제대를 사용하므로 수술 전 날 팔꿈치 억제대를 경험해 보게 할 것)
③ 노리개 젖꼭지는 봉합부위 압력을 증가시키므로 사용하지
④, ⑤ 파열부분 위생 간호(매 수유 후 입을 물로 깨끗이 씻고, 봉합선은 생리식염수 거즈로 닦기, 세심한 간호 필요함)

13. 뇌압이 증가하여 나타나는 증상
- 비정상적인 머리 크기, 대천문 확대, 두피 정맥 확대, 봉합문 분리, 함몰된 눈
- 성장지연, 불안, 무기력, 의식상태 변화, 정서 무반응, 고음의 날카로운 울음, 수유 곤란, 두통, 구토 사시 등

14. 선천성 고관절 이형성증
- Galeazzi sign(Allis sign)
- Ortolani test(+)
- Barlow test(+)
- trendelenburg test(+)
- 둔부 주름 비대칭
- 대전자부 돌출
- 이상한 걸음걸이

- 관절 피스톤 징후
- 굴곡 시 제한된 둔부 외전을 보임
④ 환측 다리의 외전이 제한됨

15.
- 특발성/비특발성 면역결핍
- 글로블린 합성과 항체 형성 및 세포방어기전의 미숙으로 감염에 대한 감수성이 높음
- 면역물질은 임신말기에 모체로부터 태아에게 전달되기 때문에 미숙아는 감염에 대한 감수성이 더 높음

미숙아에게 감염이 발생해도 반드시 열이 올라간다든지 백혈구 수가 증가하지는 않음

16. 갈락토스혈증
① 선천성 탄수화물 대사장애로 상염색체로 유전되는 질환
② 페닐케톤뇨증의 증상임
④ 즉시 유당이 함유되지 않은 분유를 먹임, 식이요법은 7~8년간 엄격하게 따라야 하며 그 이후에는 수정된 처방을 일생 유지해야 함. 유당을 함유하고 있는 음식을 피하기
⑤ galactose I phosphate uridyltransferase가 '간'에서 결핍되어 갈락토스가 글루코즈로 전환되지 못함

17. 사회성 발달
- Erikson의 이론에 따르면 영아기의 중요한 발달과업은 신뢰감의 형성임
- 5~6개월에 낯가림이 나타나 6~8개월에 절정
- 2개월된 영아는 사회적 미소가 나타남

18. 황달 신생아의 간호
광선요법 중 불감성 수분손실의 증가를 예방하기 위해 충분한 수분공급이 필요하고, 모유수유를 지속적으로 실시하고, 각막손상을 예방하기 위해 안대를 착용하며, 광선요법의 효과를 최대화하기 위해 기저귀만 착용한 채 체위변경을 한다. 피부에 오일을 바르지 않는다.

19.
- 두혈종 : 골막과 두개골 사이의 출혈, 봉합선 통과 안 함, 크기 증가 있음
- 산류 : 골막과 두피 사이의 출혈, 봉합선 내에 한정되지 않고 퍼짐, 크기 증가 없음

20. 중이염 발생의 촉진 요인
영아는 성인에 비해 이관(유스타키오관)이 비교적 짧고 넓으며, 수평면에 위치하고 관을 둘러싼 연골이 미발달되어 훨씬 쉽게 팽창되고 부적절하게 열리므로 역류의 가능성을 증가시키는 요인이 됨. 또한 미성숙한 자연 방어기전이 감염의 위험성을 증가시킴

21. 산통 완화를 위한 간호
- 부드럽고 신축성 있는 담요로 영아를 단단히 싸기
- 수유 전후에 어깨 자세로 트림을 시키고 다 먹인 후에는 똑바로 앉힘
- 영아의 몸을 아래로 향하도록 부모의 팔에 안고 복부를 부드럽게 압박하면서 걸음
- 환경 변화를 위해 차를 태우거나 외출하도록 권장
- 복부 마사지와 잦은 체위 변경
- 위의 모두가 효과 없을 시 아기를 눕히고 울게 놔 둘 것

22. 습진의 피부간호
- 피부 자극을 피하기 위해 면으로 된 옷을 입힘
- 소양증은 종종 비누, 세제, 섬유 유연제, 향수, 물티슈, 파우더 등이 자극원이 되어 촉진되므로 사용하지 않는 것이 좋음

23. 서혜부 탈장 증상
① 탈장된 낭이 비어 있을 때에는 신체 증상이 없음
② 서혜관 내에 덩어리가 있으나 눌러도 통증은 없음
③ 탈장 부위에 부드러운 압박을 가하면 크기가 감소
④ 울거나 웃을 때 서혜관 속에 복강내용물 돌출
⑤ 서혜부 탈장은 소장이 음낭으로 탈출되어 내려온 것이지 방광과 직장의 누공이 형성된 것이 아님

24. 영아 돌연사 증후군
- 2~4개월에 빈발, 남아 > 여아, 겨울
- 형제 순위 낮은 아이, 조산아(저 체중아)
- CNS 장애 및 호흡부전 경험한 아동
- 산후환경 나쁜 경우
- 수면습관, 복위에서 호발

25. 유아기
- Erikson에 의하면 유아기의 발달과업은 자율감을 배우는 것임

- 거부증, 분노발작을 통해 자신의 자율성과 독립성을 주장함
- 부모로부터 분리불안을 나타내는 것은 정상적임

26. 유아기의 구강관리
- 유아기에는 젖병충치가 발생할 수 있으므로 이를 예방하기 위하여 젖병 대신 컵을 사용하는 것이 좋으며, 유치가 모두 나게 되는 시기에 치과 첫 방문을 권장하고 있음
- 또 칫솔은 크고 거친 것이 아니라 부드럽고 끝이 둥근 모를 택하며 유치가 나기 시작할 때부터 젖은 거즈를 이용하여 닦아 주도록 함
- 유치가 12개가량 출현한 18개월 경부터 양치질을 시작하는 것이 좋음

27. 급성 후두기관지염 증상
- 크룹(Croup) 중 가장 흔한 유형
- 불안정, 미열, 세균독성 없음
- 대부분 상기도 감염이 먼저 있은 후에 점차 주변 부위로 침범
- 후두와 기관 점막의 염증 생기면 기도가 좁아짐
- 기도가 많이 막히면 아동은 호흡곤란증상을 보임 (폐 깊숙이까지 숨을 들이마시려고 노력)
- 흡기 시 특징적인 협착음, 흉골부위의 퇴축
- 기침과 목쉰 소리(개 짖는 듯한 소리의 기침 혹은 물개 소리의 기침)
- 심하면 호흡성 산독증, 심하면 호흡부전

28. 납중독의 특징
- 아동은 납독성에 대한 민감성이 성인보다 크며, 흡수 능력이 좋음
- 면역체계 미성숙하여 납에 대해 취약한 반응 보임
- 중추신경계 손상을 초래할 수 있음
- 증상
  - 불안정, 주의 산만, 충동적이며 공격적 행동, 기면 또는 과다행동
  - 운동, 언어 또는 감각기능의 지연이나 퇴행
  - 집중력 감소, 학습곤란
  - 경련, 마비, 시력상실
  - 정신발달지연
  - 혼수 및 사망
- 적혈구 수 감소로 인해 빈혈 초래
- 근위부 세뇨관 세포의 손상 초래

29. 산통 아동의 간호
산통 감소를 위해서는 체위 변경을 자주하고 복위를 취하며, 트림 시 두드리기보다 문지르고 수유는 적은 양을 자주 섭취시키고 수유 후에는 30분간 앉혀 놓는다.

30. 신경아세포종
- 부신수질과 교감신경계를 형성하는 원시신경관 세포에서 발생되는 악성종양
- 신경관세포가 있는 어떤 부위에서도 발생 가능
- 전체 발생의 90%가 5세 미만, 여 < 남, 흑인 < 백인
- 초기에 잘 발견되지 않고 전이가 빠름. 주로 뼈, 간, 골수로 전이됨
- 복부 팽윤, 상복부 덩어리 촉진 시 눌러도 아파하지 않음

31. 학령전기 놀이
- 연합놀이 : 동일한 행동이나 비슷한 놀이에 같이 참여하는 것이지만 조직이 없고 역할이나 임무, 공동의 목표가 없음
- 역할모방 : 모방적이고 상상력이 풍부한 극적인 놀이를 즐김
① 학령전기 아동은 연합놀이를 즐긴다.
② 유아기에 관한 설명이다.
③ 유아기에 관한 설명이다.
⑤ 학령기에 관한 설명이다.

32. 수술 후 간호
- 인후통 : 차가운 얼음 목도리(ice collar)나 진통제 투여(직장이나 비경구로 투여)
- 분비물과 구토물 관찰 : 출혈여부 확인
- 출혈 징후 사정 : 출혈의 가장 명백한 징후는 혈액을 계속적으로 삼키는 것, 환아가 잠들어 있다면 잦은 연하운동을 주의 깊게 볼 것, 맥박 120회 이상, 창백, 토혈, 안절부절 못함 등
④ 유제품은 목과 인후에 막을 형성하여 아동이 인후를 깨끗이 하기 위해 애쓰다가 출혈이 발생할 위험이 있으므로 주지 않음

33. 특발성 혈소판 감소성 자반증 진단
- 백혈구 수 정상
- 혈소판 감소 : 2만 이하
- 출혈 시간 연장
- 응고 시간, 프로트롬빈 시간, aPTT는 정상
- 발병 1~3주 전에 선행 감염 확인 : 풍진, 홍역, 호흡기 감염

34. 이하선염의 특징
①, ② 전파경로 : 직접접촉, 비말접촉
감염원 : 감염자의 타액
③ 생후 12~15개월에 MMR 혼합백신의 형태로 예방접종
④ 급성기 : 일측 혹은 양측 귀밑샘이 팽창, 통증, 압통
⑤ 감염기간 : 종창이 시작되기 전후(전염력이 가장 강함)

35. 저혈당
- 저혈당 발생 상황 : 너무 적은 음식을 섭취하였거나 식사를 거른 경우, 과량의 인슐린 투여, 평소보다 많은 운동
- 저혈당 증상 : 피로, 어지러움, 발한, 창백, 혼수 등

급성 감염 시 혈당이 높아지므로 하루 총 인슐린양의 10~20% 정도의 속효성 인슐린을 매 식사 전에 투여함

지역사회간호학

36. Duvall의 가족발달단계 : 진수기
진수기는 자녀들이 집을 떠나는 단계로 부부관계의 재조정, 늘어가는 부모 부양, 자녀 출가에 따른 부모 역할 적응, 성인이 된 자녀와 자녀의 배우자와의 관계 확립 및 재배열, 조부모의 죽음에 대한 관리가 필요하다.

37. 가족사정모델
- 가족구조도(가계도) : 가족 전체의 구성과 구조를 알 수 있음
- 가족밀착도 : 가족구성원들 간의 밀착관계와 상호관계를 이해하는 데 도움
- 외부체계도 : 가족을 둘러싸고 있는 다양한 외부체계와 가족 구성원의 관계를 그림으로 나타내는 것
- 가족기능평가도구(사회지지도) : 가족 내 가장 취약점을 가지고 있는 가구원을 중심으로 가족 내뿐 아니라 외부와의 상호작용을 보여줌
- 가족 연대기 : 가족의 역사 중에서 가장 중요하다고 생각되는 사건들을 순서대로 열거

38. 가족의 기능
- 애정 및 성기능 : 성적 요구 충족
- 생식기능 : 자녀 출산과 교육, 종족 보전, 사회구성원 제공
- 경제적 기능 : 생산과 소비, 경제적 협동, 노동력 제공, 경제 질서 유지
- 교육과 사회화 기능 : 신체 정신적 보호와 지지 및 건강관리, 문화의 전달 및 사회화
- 정서적 안정 및 휴식의 기능 : 정부 정책 지원, 지역 진단에 의한 보건사업, 사회안정화

39. 인구구성의 차이에 의한 영향을 배제한 비율로 편견 없이 집단 간의 차이 비교하기 위해 직접 표준화 방법이나 간접 표준화 방법을 사용한다.

40. 학습과정의 조직 : 도입단계
학습자와 관계를 형성하고 흥미유발과 동기 부여, 이전에 배운 것과 앞으로 배울 내용의 관계를 지적해 주거나 교육의 주제·목적·내용·중요성 등을 제시하면 효과적이다.

41. 지역사회 간호사정 시 수집 내용
대상자의 문제를 파악하기 위한 기초조사와 운동을 실시하기 전에 신체 검진을 우선 실시한다.
④ 심전도 검사는 기초조사와 신체 검진에 포함되지 않는다.

42. 뉴만의 건강관리체계이론
기본 구조 : 개인, 가족, 지역사회를 대상자로 하여 대상자의 생존요인, 유전적 특징, 강점 및 약점 등 신체를 구성하기 위한 여러 기전들이 모두 포함되어 있는 부분

43. 건강증진 사업의 필요성
- 평균수명 연장으로 노인인구의 급속한 증가, 낮은 건강수명
- 질병의 만성화, 난치병의 증가 등 치료중심 의료제도의 보완이 요구됨
- 생활양식, 식생활, 생활환경의 변화로 새로운 위험요인의 증가
- 환경오염에 따른 시급한 대책이 요구됨
- 국민의료비 증대
- 질병유발요인의 다양화에 따른 보건의료 이외의 타 분야와의 협조체계 필요

44. 진단평가
교육 전 학습장애의 원인을 분석·진단하고 학습에 필요한 선행지식을 확인할 수 있는 평가이다.

45. 지역사회의 유형
- 구조적 지역사회 : 대면 공동체, 지정학적 공동체, 생태학적 문제 공동체, 문제해결 공동체
- 기능적 지역사회 : 요구 공동체, 자원 공동체
- 감정적 지역사회 : 소속 공동체, 특수 흥미 공동체
- 문제해결 공동체 : 문제점이 확인되고 해결할 수 있는 범위 내에서 모인 집단

46. 보건의료 전달 체계
- 1차 의료 : 개인 또는 집단의 건강증진과 질병예방 활동
- 2차 의료 : 질병의 조기 진단 및 조기 치료
- 3차 의료 : 빠른 회복으로 기능 장애를 줄이고 재활

47. 보건교육의 방법
소음이 심하기 때문에 방송, 인원수가 많아 개별 교육, 3교대이기 때문에 집단 강연은 비효과적이다. 리플렛의 비치는 근심이 있는 사람만 볼 것이므로 전 직원에게 알리기 위해선 사보를 통해서 홍보를 하는 것이 가장 효율적이다.

48. 분진 작업장 관리 단계
오염물질로 부터의 보호 순서는 대치 → 제거(환기) → 격리 순이다.
- 대치 : 생산기술을 개선하거나 사용하는 원료를 변경하여 분진이 발생하지 않도록 한다.
- 제거 : 대치가 불가능할 경우에는 환기장치나 집진기를 이용하여 분진을 작업장에서 제거하도록 한다.
- 보호구 착용 : 제거도 불가능한 경우에는 보호구를 착용하여 분진과 작업자가 직접적으로 접촉하지 않게 한다.

49. 환경영향 평가제도
각종 개발 사업에 따라 파생할 자연 및 생활환경의 변화를 사전에 예측 평가하여 환경에 대한 악영향을 최소화하거나 완전히 방지하기 위한 것이다.

50. 보건교사의 직무
- 건강진단은 학교의사의 직무이며, 학습지도가 아닌 보건지도를 위해 가정방문을 하여야 한다.
- 보건교사의 직무 : 학교보건 계획의 수립, 학교 환경 위생의 유지 관리 및 개선에 관한 사항, 학생 및 교직원에 대한 건강진단 실시의 준비와 실시에 관한 협조, 가족의 질병의 예방 처치 및 보건지도 학생 및 교직원의 건강 관찰과 학교의 건강 상담·건강 평가 등의 실시에 관한 협조, 신체 허약 학생에 대한 보건지도를 위한 가정방문, 교사의 보건교육에 관한 협조와 필요시의 보건교육, 보건실의 시설·승비 및 약품 등의 관리, 보건교육의 자료 수집·관리

51.
기술역학은 건강과 건강관련 상황이 발생했을 때 있는 그대로의 상황을 기술하기 위해 관찰을 기록하는 연구방법으로 질병의 분포와 양상을 기술한다.

52. 작업환경 관리의 기본원칙
환기는 중금속중독, 분진, 유가용제중독에 해당되는 사정항목이다.

53. 의료비 지불제도 : 행위별 수가제
의사의 진료 행위마다 일정한 값을 정하여 진료비를 결정하는 세계적으로 가장 흔한 진료비 지불 방법으로, 치료의 종류와 기술의 난이도에 따라 의료비가 결정된다.

54. 간호진단 우선순위 결정 요소
일반적으로 문제의 크기 및 중요도, 해결 가능성, 효율성 등을 고려하여 우선순위를 정해야 한다.
④ 해열제의 투약은 가정전문간호사의 의뢰를 받아야 한다.

55. 학교간호 과정에서 학교보건 정보수집 방법
- 기존자료 활용 : 출석부, 보건실 일지, 학교보건 사업관련 공문, 건강 기록부, 보건교육 평가서, 보건실 물품관리 대장 등
- 관찰
- 설문조사
- 면담
- 그 외 집단 토론이나 체크리스트

56. 학교 건강검사
정기검사로 신체발달상황 검사, 건강조사, 건강검진, 신체능력 검사를 시행한다.

57. 타당도
- 민감성 : 검사 양성 수/총 확진된 환자 수×100
- 특이성 : 검사 음성 수/총 확진된 비환자 수×100
- 양성 예측도 : 확진된 환자 수/총 검사 양성 수×100
- 음성 예측도 : 확진된 비 환자 수/총 검사 음성 수×100

58. 가정간호사의 업무(의료법 시행규칙 제22조)
- 검체의 채취 및 운반 투약, 주사, 응급처치 등의 교육 및 훈련, 상담, 건강관리에 관한 다른 보건의료기관 등에의 의뢰가 포함된다.
- 가정간호사업의 범위는 치료 중심 서비스, 지지적 서비스 예방적 서비스로 구분한다.

59. 자료수집 시 고려할 점
- 지역사회 간호사정은 지속적인 자료수집을 통해 가능하다.
- 실제적 요구만 아니라 잠재적 요구도 파악한다.
- 이용 가능한 정보를 최대한 활용한다.
- 직접 정보수집과 기존자료를 활용하는 방법이 있다.
- 지역사회 보건에 관한 자료수집은 전문가의 판단, 효과적인 의사소통 기법, 특별한 조사기술 등이 필요하다.

60. 지역사회간호사의 역할 : 조정자
- 대상자의 요구에 충족되는 최선의 서비스를 기획 조직하고 사업활동을 감독 통제하며 인력을 배치
- 대상자의 상태와 요구에 대해 다른 요원과 의사소통, 필요시 사례 집담회 준비

61. 보건소 영유아실 건강진단 절차
출생 시 등록 → 검진권 교부, 문진표 작성 → 검진권, 모자보건수첩 지참, 보건의료원/보건소 방문 → 영유아 건강진단실 접수 → 보건교육, 성장 발달 평가 → 신체계측, 발육 평가 → 신체검진, 평가 상담 → 임상 병리검사(임상병리실) 귀가 → 결과 통보

62. 평가 범주
- 사업 성취도
- 투입된 노력
- 사업의 진행 정도 : 수행 계획에 기준하여 내용 및 일정에 맞도록 수행되었는지 혹은 되고 있는지를 파악하는 것
- 사업의 적합성
- 사업의 효율성

63. 의료비 지불제도 : 총괄계약제
지불자 측과 진료자 측이 진료보수 총액을 정하여 계약을 체결하고 그 총액 범위 내에서 진료를 하고 지불자는 진료비에 구애를 받지 않고 의료서비스 이용
- 장점 : 과잉 진료 억제, 의료비 절감
- 단점 : 첨단 의료기술 도입 동기 상실, 진료비 교섭에 따른 의료 공급의 혼란

64. 공기의 자정작용
공기의 자체 희석작용, 강우 · 강설에 의해 분진이나 용해성 가스 세정, 산소 · 오존 · 산화수소 등에 의한 산화작용, 태양광선 중 자외선에 의한 살균작용, 식물의 탄소 동화작용에 의한 이산화탄소와 산소의 교환작용 등이 있다.

65. 지역사회 계획 수립 시 고려사항
- 통합적인 건강 프로그램이어야 함
- 과거 간호사업에 대한 평가를 참고
- 주민들의 종교, 가치, 관습 등 문화를 반영
- 대상자의 요구를 반영
- 전문인력으로 구성된 팀을 형성하여 활용
- 전체 사업목표와 일치된 계획
- 필요한 예산과 시간 검토

66. 지역 보건의료계획에 포함되어야 할 사항
- 보건의료수요 측정
- 보건의료에 관한 장단기 공급대책
- 인력·조직·재정 등 보건의료 자원의 조달 및 관리
- 보건의료의 전달 체계
- 지역 보건의료에 관련된 통계의 수집 및 정리

67. 통합보건사업
가족을 하나의 단위로 보고 방문간호와 보건교육을 통해 지역 주민의 건강을 유지시킴. 세분화된 보건소 사업의 문제점을 보완하기 위한 사업이다.

68. 감염병 관리
유행성이란 토착성 발생 수준 이상으로 많은 환자가 발생하는 경우로 국가 감염병 관리의 중점대상이 된다.

69.
초등학교 저학년의 1차 보건예방측면 교육 시 보건교육 영역은 안전생활에 관한 교육이 가장 적절하다.

70. 치매 조기검진 및 치료관리 사업
- 보건소 치매상담신고센터, 치매상담전문요원 지정
- 치매환자 등록, 관리, 상담, 예방, 간병요령 교육
- 재택 치매환자 방문 관리
- 치매환자의 노인전문요양시설 등 입소 안내
- 치매조기검진 사업
- 치매치료 관리비지원사업
- 국가 치매등록 관리 database 구축 등

정신간호학

71. 자아
초자아는 도덕적 기준에 맞게 행동하게 하는 양심과 같은 것으로 이상을 추구하며 옳고 그름을 판단하는 재판관 같은 역할을 한다.
① 불안은 이드의 지나친 요구와 초자아의 지나친 억제를 중재하는 데 있어 자아가 위협을 느낀다는 신호이며, 불안해지면 자아는 방어기전을 사용한다. 인간의 자아는 불안에 대처하는 이런 방어기전을 한 가지만 쓰지 않고 몇 가지를 한꺼번에 섞어 쓰는데, 어떻게 무슨 방어기전을 쓰느냐 하는 선택은 의식에서 고르는 것이 아니라 무의식에서 행해진다. 억제를 제외한 모든 방어기전은 무의식적이다.
② 1세 전후에 약간 생겨나며 주로 5~6세에 칭찬을 해주는 주위사람을 동일시함으로써 시작하여 청년기까지 형성된다.
③ 초기 생존 시 필요한 만큼 존재하는 것은 자아이다.
④ 성격 중 본능적인 부분은 이드에 해당한다.
⑤ 현실검증은 자아의 기능에 해당한다.

72. 초자아
의식은 논리적이고 현실원칙에 의해 조절되는 마음의 일부로 자아와 초자아의 일부로 구성되어 있고, 전의식은 자주 사용하지 않고 필요하지도 않는 많은 사건들이 의식에 남아 부담이 가는 것을 방지하고 수용할 수 없는 혼란한 무의식적 기억이 의식으로 표출되려고 할 때 이를 의식에 도달하지 못하도록 도와주는 기능을 하며 자아와 초자아로 구성되어 있으며, 이드와 초자아로 구성되어 있는 무의식의 내용은 행동과 사고 결정에 중요한 역할을 하고 대부분의 방어기전을 사용하는 부분이다.

자아
대부분의 자아기능은 의식과 전의식에서 발생하지만, 자아가 이드와 엮이지면서 나타나는 방어기전을 일으키는 부분은 전 의식과 무의식에 속한다.

73. 방어기전
① 과다보상 : 결함 또는 한계를 메우거나 체면을 유지하기 위한 무의식적 노력으로 그 목표를 다른 목표로 대치하는 것
② 합리화 : 인식하지 못한 동기의 결과로 어떤 행동을 하고 나서 논리적인 그럴듯한 이유로 정당화시키는 체면유지와 자기보호
③ 동일시 : 초기 아동기(3~6세)에 시작되어 두드러지며 청소년기에도 나타난다. 이때의 동일시는 다른 사람의 바람직한 속성이나 태도, 행동을 들여와서 자신의 성격의 일부로 삼게 되는 방어기전으로 자아와 초자아 성장을 결정하는 중요한 방어기전이다. 성인기에도 동일시가 나타나기는 하나, 이 경향이 지배적인 경우에는 자아발달의 이상의 증거로 병적인 경향으로 볼 수 있다. 그러므로 성인기 때의 동일시는 성숙한 방어기전으로 볼 수 없다.

④ 승화 : 본능적 욕구나 사회적으로 용인되기 힘든 충동들이 수정되어 사회적으로 용납되는 바람직한 방향으로 표현되는 것
⑤ 행동화 : 무의식적인 소망이나 충동이 즉시 만족되지 않고 연기됨으로써 생기는 갈등을 피하기 위해 행동으로 표현하는 것

74. 구강기 성격
- 구강기에 욕구가 과잉으로 만족스러운 경험을 한 어린이는 장차 그 성격 기반으로써 지나친 낙관주의, 자기애, 염세주의, 의존성, 주는 것보다 받는 것을 좋아하기, 선망과 질투, 불평이나 불만, 요구의 증대, 술, 담배, 과식, 껌 씹기 같은 입놀림을 증가하는 행동을 나타낼 확률이 높다. 즉 의존적이고 욕심쟁이이며 남에게 주거나 양보할 줄 모르는 특성은 구강기적 성격에 해당된다.
- 항문기적 성격 : 모범적이고 완고하며, 완벽하고 인색하여 구두쇠 같은 성격

75. Erickson 발달단계
- 1단계(0~1세) : 영아기 – 신뢰감 – 불신감
- 2단계(1~3세) : 유아기 – 자율성 – 수치심
- 3단계(3~6세) : 학령전기 – 솔선감 – 죄책감
- 4단계(6~12세) : 학령기 – 근면성 – 열등감
- 5단계(12~18세) : 청소년기 – 주체성 – 주체성혼돈
- 6단계(18~45세) : 성인초기 – 친밀감 – 고립감
- 7단계(45~65세) : 성인후기 – 생산성 – 침체감
- 8단계(65세 이상) : 노년기 – 통합성 – 절망감

76. 종결단계
종결 단계에서 대상자가 정서적인 외상을 경험할 수 있으므로 그런 대상자의 감정을 사정, 이해하고 극복하도록 돕는 것이 중요하다.
- 초기단계에서 설정된 시간제한에 의해 한정
- 대상자에게 종결이 스트레스를 유발할 수 있음을 인식하고 대상자가 적응적 행동을 할 수 있도록 지지
- 대상자가 관계를 끝낼 준비가 되었는지 여부 판단

77. 치료적 관계 – 활동단계
간호사와 대상자 관계의 한계를 설정하는 것은 초기 단계에 이루어지는 일이다.

78. 위기중재
위기중재는 위기의 환경적, 정서적, 개념적, 인지적 충격을 줄이기 위해 시기적절하고 능숙한 간호과정을 사용하여 성장, 발달, 변화에 대한 능력을 향상시키는 것을 말한다. 중재 중의 간호사가 해야 될 행동은 환자가 결정하도록 돕는 역할을 하며, 이 때 대상자가 자신의 감정을 충분히 표현하도록 해야 이러한 결정이 가능할 것이다. 이를 위해 경청은 필수적이다. 또한 위기 해결 후에도 추후관리를 고려해야 한다.

79.
체중에 민감하게 반응하면서 식사를 하지 않으려고 하는 것은 신경성 식욕부진증의 특징이며, 신경성 폭식증은 폭식을 하고 하제나 구토를 한다.

80. 조현병 종류
① 혼란형은 인격의 황폐화 퇴행이 가장 심하고, 망상 지리멸렬한 사고를 보인다. silly smile이 많고 감정의 둔마가 있다. 병전 적응력이 낮고 예후도 좋지 않은 것으로 알려져 있다.
② 잔류형은 조현병을 앓은 경험은 있지만 망상, 환각, 와해된 언어나 행동 같은 양성증상을 나타내지 않으며 두 가지 이상의 약화된 양성증상이나 음상증상이 지속되는 경우이다.
③ 편집형은 다른 유형들보다 늦게 30대 후반에 발병하며 교육 수준이 높은 층에서 호발한다. 망상이 체계화되어 있고 긴장하고 의심이 많다.
④ 긴장형은 대개 정신적 외상 후 급성으로 발병하는데 약물로 조기 치료가 쉽고 예후도 좋다.
⑤ 비분리형은 증상이 복합되어 어떤 전형적인 임상 유형으로 진단내리기 어려운 경우이다.

81. 정온제 부작용 간호
- 정신과적 증상이 아닌지 확인한다.
- 안심시키고 그 고통을 이해하고 있음을 알린다.
- 원인과 해결책을 알고 있다고 알려주며 주치의에게 보고한다.

82. 치료적 관계
조현병 대상자에 대한 초기 사정은 신뢰를 형성하고, 가장 핵심적인 자료를 수집하는 데 초점을 두어야 한다.

83. 치료적 환경
① 병동의 모든 활동에 참여시키지는 않는다.
② 전환활동을 유도할 때는 구체적이고 단순한 활동이 좋다. 예를 들어 장식품 만들기, 뜨개질, 찰흙, 산책, 오락 등이 있다.
③ 다른 사람들과 함께 할 수 있는 활동을 통해 대인관계를 증진시키고, 현실감을 주도록 한다.
④ 조현병을 가진 환자의 10%가 자살을 할 수 있다. 그러므로 위험한 물건을 치우는 등으로 자해나 타해의 위험성을 줄이고 안정감을 증진시키기 위해 환자의 환경을 제한한다.

84. 망상 간호
망상을 말할 때는 경청하지만 논리적 설명을 시도하거나, 망상을 지지 또는 강화하는 것을 피해야 한다. 망상에 깔려 있는 감정에 반응하는 것이 중요하다. 예를 들어 어떤 사람이 자신이 유명 대기업 회장의 아들이라는 망상을 가지고 있는 사람의 경우 경제적 어려움으로 인한 자존감 저하를 많이 경험했을 가능성이 높다. 그러므로 "부러우셨던 거군요." 또는 "슬프셨겠군요." 등의 감정에 반응하는 것이 적절하다. 또한 망상의 내용을 조사하는 것처럼 보이지 않도록 신중히 사정하여 망상의 의미를 파악한다.

85. 망상 간호
①, ⑤ 망상을 말할 때 경청하지만 논리적 설명을 시도하거나, 망상을 지지 또는 강화하는 것을 피한다.
② 망상에서 벗어나도록 현실에 초점을 두어 주의 전환을 이끈다.
③ 환자의 행동을 무시하지 않으며 존중하는 태도로써 신뢰감을 형성한다.
④ 병에 집중하는 것이 아니라, 부분의 합보다 큰 전체로서 총체적으로 대상자를 이해한다.

86. 의심환자 간호
의심이 심한 환자의 경우 현실적 판단 능력이 떨어지므로, 의심이 많은 환자를 간호할 때는 만지는 등의 신체적 접촉을 조심하며 환자가 오해할 여지를 만들지 않는다. 신체적 접촉이 필요한 경우 그 목적을 미리 설명하도록 한다.

87. 관계망상 간호
낮은 목소리로 작게 말하면 관계사고 환자는 의심을 하고 불안해한다. 또한 현실과 무관함을 지적하면 환자와 간호사 사이에 불신이 생기게 된다. 귓속말이나 가까운 신체접촉은 관계사고 환자에게는 다르게 해석되어 의심이 증가할 수 있으므로 삼간다.

88. 조현병 재활간호
일상생활을 살아가는 데 있어서 적절하게 행동하는 훈련이 필요하다. 김씨의 경우 월초에 돈을 다 써버리고 곤란이 겪는 경우가 많으므로 계획적으로 돈을 관리하는 방법 등에 대해 교육받을 필요가 있다.

89.
알코올 중독자가 가장 많이 사용하는 방어기제는 부정, 투사, 합리화이다. 자신이 알코올 중독자임을 받아들이지 못하는 것은 부정에 해당한다.

90. 치료적 의사소통
환자의 감정에 대해서 말하는 것이 가장 옳다. 환자의 감정에 대해 옳고 그른 판단이 들어가는 것은 옳지 않고 또한 왜라고 묻는 것과 무조건 좋아질 것이라는 표현도 옳지 않다.

91. 영양 간호
음식을 거부하는 환자의 간호중재로는 좋아하는 음식을 가까이 두고 소량씩 먹도록 한다.

92. 조증 간호
• 조증환자는 다른 사람을 조정하고 시험하므로 간호사는 일관된 태도를 보여야 한다.
• 조증환자는 모든 일에 간섭이 많아 잦은 언쟁과 병동 혼란을 야기하므로 간호사는 제한을 명확히 설정하고 설명하며 일관되게 시행한다. 이때 간호사가 화를 내면 관계가 깨질 수 있으므로 간호사는 거부하고 비판하거나, 대입 또는 논쟁을 피해야 한다.

93. 양극성장애 간호
폭력적인 행동을 보일 때는 제한을 명확히 설정하고 설명한 후 일관되게 시행한다. 이때 간호사가 화를 내면 관계가 깨지므로 주의한다.

94. 불안의 생리적 반응
- 교감 신경반응: 심박동 증가, 심계항진, 혈압상승, 근육 긴장, 호흡 곤란, 발한, 과도 호흡, 허약, 피곤, 동공확대, 창백, 변비, 마른입, 식욕감퇴, 반사작용의 증가
- 부교감 신경반응: 빈뇨, 설사, 혈압하강, 심박동 저하
- 기타: 두통, 오심, 구토, 수면장애, 성욕감퇴, 정신몽롱

95. 공포감
② 망상: 이유나 논리로 교정될 수 없는 논리적으로 그릇된 믿음
③ 강박감: 자신의 의지와는 무관하게 반복되는 강박적 사고, 강박적 행동
④ 공황상태: 공포와 불안이 극대화되고 지각상태가 붕괴되며 호흡곤란, 심계항진, 현기증 등의 생리적 증상을 나타내는 것
⑤ 초조상태: 불안이 심하여 내적으로 지각되어 신경근육계로 표현되는 것, 환자는 감정과 근육이 팽팽한 상태로 있다고 느낀다.

96. 강박장애
자신의 의지와 무관하게 반복되는 강박적 사고(오염, 의심, 정리, 사고의 침입 등)나 행동(확인하기, 손씻기, 헤아리기, 질문하기, 정돈하기 등)으로 많은 시간을 소모하고 현저한 고통이나 일상생활의 장애를 초래하는 것

97.
의존성 약물을 사용하는 사람들은 의존적 성격성향의 사람들이며, 스트레스로 인해 발생되는 문제를 회피하고 사회생활로 인한 갈등, 긴장으로부터 벗어나고자 하는 회피적 성향의 사람들이다.

98. 공포장애 간호
- 탈감작요법(점차적 노출과 긍정적 재강화), 대처기전(인지적, 물리적) 교육하고 실행하도록 돕는다.
- 부드러운 음성, 솔직, 비권위적, 경청 → 조절력과 안정감 얻고 걱정, 불안을 감소시킨다.
- 환자의 느낌, 한계에 대해 실제적으로 인지한다.
- 공포반응을 증가 또는 감소시키는 요인을 스스로 파악하도록 돕는다.
- 불안의 생리적 반응을 유발하는 카페인, 니코틴, 중추신경 자극제에 대해 설명한다.
- 확인된 공포에 대해 노출시키지 않는다. – 공황상태 가능, 신뢰감 감소

99. 건강염려증 간호
건강염려증 환자는 'doctor shopping' 행동을 보인다. 이에 간호사는 한 명의 치료자에게 꾸준히 치료받을 수 있는 참을성을 가질 수 있도록 환자를 격려하고, 치료자와 신뢰감을 형성할 수 있도록 도와야 한다.
② 신체 증상을 호소할 때 무시하지는 않으나 대상자의 두려움과 불안에 초점을 맞춘다. 대상자가 신체적 증상과 결함에 대해 몰두하면 사무적인 태도를 취하고 대화의 초점을 돌린다.

100. 자기애적 인격장애
①,⑤ 무한한 성공욕에 차 있고 주위 사람들의 존경과 관심을 끌려고 애쓴다.
② 자기중심적, 자아도취
③ 스스로 열등의식, 수치감, 허무감에 사로잡힌다.
④ 자기애적 인격장애가 있는 대상자는 상대방에 대한 공감은 부족하면서 자신은 상대방에게 계속적인 존경을 요구한다. 그러므로 상대방에게 무관심한 것은 아니다.
상대방에 대해 무관심한 태도를 보이는 것은 분열성 인격장애에 해당한다.

101. 성장애 간호
김 간호사는 역전이를 경험하고 있는 것이다. 이럴 때는 자신의 성지식과 가치관을 재정립하고 수용하도록 한다.

102. 베르니케 – 코르사코프 증후군 (Wernicke's – Korsakoff's syndrome)
알코올성 기억상실장애로 지속적인 과음에서 유발되며 이는 영양부족과 관련된 것으로 여겨진다. 만일 티아민(비타민 B)이 결핍되면 기억상실과 새로운 지식을 학습할 수 있는 능력과 과거의 지식을 회상할 수 있는 능력의 손상이 생긴다.

103. 물질장애
본드, 부탄가스 등의 중추신경 억제성 흡입 물질은 값이 싸고 손쉽게 구할 수 있어서 청소년이나 하류층이 많이 사용하는 물질이다.

104. 치매

치매 환자는 기억장애(실어증, 실행증, 실인증, 실행기능 장애), 지능 학습장애, 지남력 장애(시간 - 공간 - 사람), 판단력 저하, 행동, 정신상의 장애가 나타난다.

④ 최근의 기억보다 과거의 기억이 더 명료하다.

105. 반사회적 인격장애 환자의 경우, 자신의 행동에 대해서 잘못했다는 느낌이 전혀 없기 때문에 치료에 어려움이 크고 극도로 자기중심적이며 조정 행동을 많이 하는 것이 특징이다.

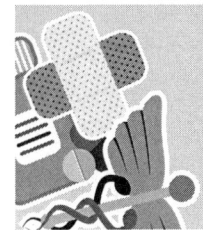
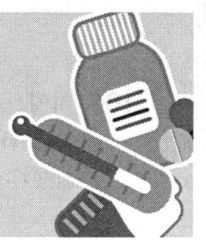

제5회 모의고사 3교시

- 간호관리학
- 기본간호학
- 보건의약관계법규

1.	2.	3.	4.	5.	6.	7.	8.	9.	10.
①	③	③	③	②	①	①	⑤	③	③
11.	12.	13.	14.	15.	16.	17.	18.	19.	20.
④	②	②	②	⑤	③	①	②	⑤	②
21.	22.	23.	24.	25.	26.	27.	28.	29.	30.
⑤	②	⑤	①	④	①	④	②	①	③
31.	32.	33.	34.	35.	36.	37.	38.	39.	40.
④	④	④	③	⑤	②	③	①	④	②
41.	42.	43.	44.	45.	46.	47.	48.	49.	50.
③	③	①	②	④	①	②	②	③	③
51.	52.	53.	54.	55.	56.	57.	58.	59.	60.
③	②	②	②	⑤	①	②	②	①	④
61.	62.	63.	64.	65.	66.	67.	68.	69.	70.
①	④	②	③	④	①	⑤	②	②	③
71.	72.	73.	74.	75.	76.	77.	78.	79.	80.
①	②	②	④	⑤	③	①	⑤	①	①
81.	82.	83.	84.	85.					
⑤	③	①	⑤	③					

간호관리학

01. 세계의 간호 – 초기 기독교 간호
- 로만메트론 : 로마의 귀부인들로 높은 사회적 지위와 부를 간호 업무와 자선사업에 사용함
- 파울라, 마르셀라, 파비올라 등

02. 문명시대를 열기 시작한 나라로 기원전 3000년경부터 파피루스에 많은 기록이 남아 있으며, 역사상 처음으로 임호테프라는 신부 의사가 나타나 치유의 신으로 추앙받았던 나라는 이집트이다.

03. 종교 개혁이 간호에 끼친 영향
- 200여 년간 간호의 암흑기를 가져옴
- 교회가 경영하던 병원의료와 구호사업이 중단됨
- 여러 기관의 폐쇄로 우수한 수녀 간호요원들이 병원을 떠나게 됨
- 일반인들이 병원을 세우기 시작했으나 준비된 간호요원이 부족하여 간호의 수준 격하
- 신교도들의 병원운영이나 간호사업에 대한 계획과 관심 부족
- 신교도들의 여성에 대한 인식 부족으로 여성의 사회활동과 지위를 국한시켰음
- 의료기관 운영권이 국가 행정부서로 이양됨에 따라 사명감 없는 여성들이 고용됨

04. 나이팅게일의 간호이념
- 간호란 질병을 간호하는 것이 아니라 병든 사람을 간호하는 것이다.
- 간호사는 어디까지나 간호사이지 의사는 아니다.

05. 브라운 보고서
1948년 브라운의 '미래의 간호'

06. 국제간호협회
1899년 펜위크 여사를 주축으로 영국 간호부장회에서 조직의 필요성이 발의되어 국제간호협회 발기 준비위원회가 구성되어 이 해를 창립연도로 정함

07. 초기 한국 간호에 미친 영향
- 헌신적인 봉사로 간호사업의 내용과 체제가 확립됨
- 한국간호사업의 현대적 간호교육의 기초를 마련(공식적인 간호교육이 시작되어 전문직으로서의 간호직이 등장하는 계기가 됨)
- 비약과 혁신으로 간호사업 육성과 더불어 초기 여성의 사회 참여를 촉구함

08. 미군정기 때의 간호
1946년 간호 사업국을 설치하였고, 미군정 하에서 간호사업위원회가 구성되고, 간호학교의 수준을 통일하였으며, 재교육을 실시하고 각 시도에 간호직을 제정하였다. 또한 간호사 자격 검정고시 제도 폐지운동을 실시하였다.

09.
- 1980년 농어촌 보건의료를 위한 특별조치법에 따른 보건 진료원 설치
- 농어촌 보건의료 취약지역 주민에게 효율적인 보건의료를 제공하기 위해 24주의 교육을 받은 간호사, 조산사인 보건진료원이 지역주민에게 법이 정하는 한도 내에 의료행위를 할 수 있게 진료권을 부여하는 것이다.

10. 간호윤리강령의 목적
인류건강, 사회복지, 간호사업 발전, 간호사의 권익, 도덕적 의무 실현

11. 돌봄의 정의
- 인간의 존엄성을 보존, 강화, 보호하기 위한 것은 간호의 도덕적 이상이다.
- 가치, 의지, 지식, 돌봄의 행위와 결과 포함
- 상호 자아실현과 친교 증가시키며 삶에 대하여 건설적이고 긍정적으로 영향을 주고 동기를 부여하며 격려하는 행동
- 상호신뢰와 질적인 깊은 관계 형성 통해서만 나타날 수 있는 의미
- 최초의 만남 → 새로운 동일성 → 공감 → 동정 → 신뢰의 단계

12. 신의의 규칙(비밀유지의 의무)
- 환자의 사생활 유지와 비밀을 지킬 의무
  예외사항: 본인의 동의가 있는 경우, 법령에 의해 요구되는 경우(감염병의 신고, 결핵환자 발생 신고), 정당한 업무행위

13. 돌봄의 과정
전인격적인 만남의 단계 → 동일성의 형성 단계 → 공감 → 동정 → 신뢰

14. 공리주의
- 윤리 이론. 어떤 것도 그 자체로 옳거나 그르지 않다고 믿는다.
- 의사결정 시에도 '누가 할 것인가'보다는 '무엇이 최선의 결과를 가져올 것인가' 하는 문제만 관심을 가져 개인의 권리가 무시될 수 있다.
① 결과가 우선이다.
③, ④, ⑤ 의무론을 의미한다.

15. 자발적 안락사(자의적 안락사)
환자가 자발적이고 죽음을 선택할 수 있고 도움을 청할 수 있는 경우

16. 응급시에는 구두 처방을 받은 후 처치를 하고 즉시 서면 처방을 받는다.

17. 결과 예견의 의무
- 특정 영역의 통상인이라면 행위 시 결과 발생을 예견할 수 있는 것
- 환자를 문진할 때는 과거력, 가족력, 환자의 교육 정도 등을 고려하여 질문한다.
- 과민반응의 소인을 알기 위한 것이므로 환자의 과거력을 제일 우선하여 사정하여야 한다.

18. 전문직의 특성
- 전문직은 본질적으로 높은 수준의 개인적 책임이 부여되는 지적인 작용
- 자신의 지식과 실험을 새롭게 하기 위해 계속적으로 실험과 세미나에 참석
- 단순한 반복 업무가 아니라 고유하고 위대한 지식에 기초
- 학구적이고 이론적이어야 하며 목적에 따라 실제적
- 고도의 교육과정과 훈련을 통하여 유능한 학문적 의사소통의 능력
- 개개인의 활동, 의무, 책임을 그들 자신의 계약으로 구성한 전문직 중앙단체에 참여
- 공공의 이익에 관심이 있고 그 동기는 이타적(궁극적인 목적은 이타적이고 사회 봉사적이어야 하며 강한 윤리적 요소가 중요시 되어야 함. 자원 봉사적이지는 않다)
- 건전한 직업의식을 가지고 정당한 보수를 받으면서 안정성 있는 직업인으로 자타가 인정해야 한다.

19. 근거중심 간호의 4가지 요소
근거중심 이론이나 연구로부터 도출된 과학적 근거, 환자의 가치와 선호도, 활용가능한 자원, 간호사의 임상 전문성이다.

20. 목표관리이론(MBO)
- 상급관리자가 하급관리자와 함께 목표를 설정하고 책임 위임 → 기대되는 결과 예측 → 실무에 효과적으로 적용
- 기획과 통제를 목적으로 사용
- 조직의 모든 성원에 의해 수용될 수 있는 목표의 설정

21. 맥그리거 XY이론
- X이론: 사람들은 일하기를 싫어한다. '당근과 채찍' 정책 필요
- Y이론: 일하는 것도 생활에 필요한 요소, 내부 동기 부여가 효과적

22. 일선관리자의 역할
관리자는 조직을 둘러싸고 있는 동태적인 사회에서 조직의 생존을 유지하고 발전시켜 나가기 위해서 변화를 계획하고 지휘하며 통제하는 효과적 전략을 개발해야 한다. 간호단위 관리자는 자신이 조직 관리에 전념할 수 있고 직원의 성장과 발전에 기여할 수 있고, 시간적으로 효율적일 때에는 위임할 수 있으나 전적으로 하급자에게 위임해서는 안 된다. 또한, 조직 내 규정을 무조건적으로 강조하는 것보다 변화의 과정을 인식하여 융통성 있게 조정하는 것이 필요하다.

23.
수요와 공급 간의 조화와 균형 유지나 비수기의 수요변동에 대한 대비는 소멸성과 관련된 마케팅 전략이다.

24. 명령통일의 원리
각 조직구성원은 한 사람의 상사로부터 직접 지시를 받고 보고한다.

25. 행렬조직
- 기능적 조직과 프로젝트 조직의 혼합 형태
- 2명의 상사 시스템
- 조직 환경이 불확실하고 조직의 규모가 큰 경우, 부서 간의 존성이 높고 생산과 기능 모두 전문화가 필요할 때 유리
- 효율적인 업무처리를 위해 최고 관리자의 강력한 통제력이 필요

26. 특성이론
어떤 사람이 타고난 특정한 자질을 갖고 있어서 추종자들에게 존경과 신뢰를 받아 지도자가 된다는 이론이다.

27.
직무에 불만족을 느낄 때는 그들이 일하고 있는 직무환경에 관심을 갖게 되고, 직무에 만족을 느낄 때에는 환경보다는 직무 그 자체에 관심을 갖게 된다. 또한 이 요인 이론에서 동기 요인이 갖춰지더라도 더 채우려 노력하지만 위생 요인이 만족되면 더 이상 노력하지 않는다. 그러므로 위생 요인보다 동기 요인을 중심으로 한 관리가 이루어져야 한다.
- 위생 요인(직무 환경): 불만족 요인, 충족된다고 만족스러운 것은 아님, 조직의 정책, 관리, 감독, 보수, 대인관계, 작업조건, 안전, 지위
- 동기 요인(직무 내용): 만족 요인, 부족하거나 없어도 불만을 갖는 것은 아님, 성취감, 직무자체, 도전, 전문적 성장, 인정과 칭찬, 책임감, 승진

28. 통제란 조직목표를 달성하기 위하여 수행한 결과가 미리 계획한대로 이루어지고 있는가를 확인하는 과정으로 변화하는 사회의 요구에 부응, 개인과 조직 목표 간의 불일치를 최소화하고 효과적인 조직 형태를 유지하며 비용을 절감하기 위해서 필요하다.
    - 통제의 과정 : 표준설정 → 성과측정 → 표준과 계획으로부터의 편차 비교 → 개선 활동
    ② 업무설계는 인사와 관련된 내용이다.

29. - 구조적 평가: 간호가 수행되는 환경이나 간호전달체계에 관련된 내용
    - 과정적 평가: 간호 수행과정을 관찰하고 수행 자체에 대해 평가한다.
    - 결과적 평가: 간호 수행에 대한 결과를 평가한다.
    - 소급 평가: 퇴원 시 평가, 결과를 다음 수행에 적용
    - 동시 평가: 입원 환자를 대상으로 평가, 결과를 바로 적용
    - 간호부서는 법적으로 자격을 갖춘 간호사에 의해 지휘 감독을 받아야 한다는 내용은 구조적 내용에 해당한다.

30. 간호단위는 최적의 간호를 수행하기 위한 간호목표를 달성하는 간호관리의 기본단위로 일정 수의 간호대상자와 직원, 시설의 범위를 포함한다. 간호단위는 한 사람의 일선 관리자와 몇 명의 일반간호사, 그외 직원 등이 참여하는 수직적 구조이다.

31. 간호기록 작성, 투약준비, 인수인계, 집담회는 간접간호 활동에 속한다.

32. 활동은 시간관리 메트릭스에 의하여 중요도와 긴급도를 기준으로 4가지 경우로 나뉜다. 다른 보건의료직과 원활한 관계를 조성하는 것은 중요하지만 다른 보기에 비해 긴급하지 않은 경우에 속한다.

33. 협상의 과정
    - 분석단계 : 자료를 모으고 조직하며 상황에 대한 진단
    - 기획단계 : 협상원칙을 적용하여 합의된 대안이 도출할 수 있는 전략 마련
    - 토의단계 : 쌍방의 관심사와 상호 만족할 수 있는 대안, 공정한 표준 등에 초점을 두고 합의에 도달

34. 환자간호전달체계 - 기능적 간호방법
    - 분업에 기초하여 간호수행의 효율성을 높이기 위함
    - 각 간호사가 일정한 업무를 담당하여 그 업무만 효율적으로 수행
    - 장점: 단시간에 많은 업무 가능, 비용절감
    - 단점: 총체적이고 통합된 간호 불가능

35. 의료의 질 구성 요소
    - 효과성 (effectiveness)
    - 효율성 (efficiency)
    - 기술수준(technical quality)
    - 접근성(accessibility) : 시간이나 거리 등 요인에 의해 의료 서비스 비용에 제한을 받는 정도
    - 가용성 (availability)
    - 적정성 (optimality)
    - 합법성 (legitimacy)
    - 지속성 (continuity)
    - 형평성 (equity)
    - 이용자 만족도

    시간이나 거리 등 요인에 의해 의료서비스 비용에 제한을 받는 정도인 접근성이 있어야 환자가 필요할 때 쉽게 의료서비스를 이용할 수 있으므로 답은 접근성이다.

기본간호학

36. 간호의 총체성(holism)
    - 모든 살아 있는 유기체의 각 하위체계는 상위체계와 상호 작용
    - 각 부분의 합보다 더 큰 통합된 전체로서 기능
    - 총체적인 간호 접근법으로 볼 때 환자의 질병과 건강상태에 대한 일차적 책임은 대상자 자신에게 있음

37. 통증
    주관적인 자료는 대상자에 의해 기술되거나 입증된 자료로 증상이 해당된다.

38. 간호과정
    - 정의 : 간호를 계획하고 제공하기 위한 객관적이고 과학적인 접근방법

- 특징
  - 지식에 기초함 : 비판적 사고 요구
  - 계획적 : 조직적, 체계적
  - 대상자 중심 : 간호사 입장이 아닌 대상자 문제를 중심으로, 가능하다면 대상자 역시 그들의 간호에 능동적으로 참여하여야 함
  - 목표 지향적
  - 우선순위가 있음
  - 역동적
  - 융통성, 연속성
  - 활동 지향적
  - 인지적 과정
  - 합법적인 범위 안에서의 간호
- 순서 : 사정, 간호진단, 계획, 수행, 평가의 순서로 순환적인 과정이다

39. 자료의 유형
- 객관적 자료(= 징후, 공개된 자료)
  - 관찰 가능하고 측정 가능한 사실
  - 신체검진, 행위의 관찰, 의무기록
  - 기타 자원(건강 관리팀 요원, 가족 및 친지의 정보, 간호 및 의학 문헌 고찰)
- 주관적 자료(=증상, 숨은 자료)
  오직 대상자가 느끼고 기술할 수 있는 정보로 면담을 통하여 주관적 정보를 수집한다.

40. 간호진단의 특성
- 건강과 관련된 문제를 알아내는 것
- 수집된 자료의 분석과 수집된 자료가 정상 혹은 비정상인지에 대한 결정의 결과물임
- 배타적인 간호의무임
- 실제적이거나 잠재적인 건강문제의 반응에 대한 임상적인 판단
- 간호문제를 표준화된 언어로 표현한 것으로 간호중재 선택의 기초를 이룸
- 결과는 간호사의 책임

41. 비정상 호흡음
- 수포음(crackle) : 닫힌 세포 기도가 흡기 시 열리면서 폭발적인 소리, 간헐적이고 짧은 물방울 소리
- 천명음(wheeze) : 좁아진 기도를 흐르는 공기, 계속 높은 음
- 나음(rhonchi) : 부분적으로 막힌 기도를 흐르는 공기, 낮고 그렁거리는 소리
- 늑막 마찰음(pleural friction rub) : 늑막염증으로 마찰, 삐걱거리는 소리

42.
① 심부 부구감 촉진
② 손가락이나 손으로 가볍게 두드린다
③ 흉부 전면은 유방이나 뼈 돌출부위에 타진을 한다.
④ 심부 촉진법

43. V/S 정상범위
운동선수들은 장기간 운동으로 심장이 발달하여 심박출량이 많고 맥박수는 느리다. 운동선수들의 심장을 스포츠형 심장이라고 한다.

44. 혈압측정 방법
혈압을 재측정할 경우에는 30~60초를 기다린 후 측정해야 울혈을 방지할 수 있다.

45. 완전 비경구 영양
용액이 고농도 포도당이어서 미생물 성장이 용이하므로 식사 전후에는 TPN관을 닫아 놓는다. 약물, 혈액을 TPN관으로 주입하면 세균오염의 위험 증가하므로 금기사항이며, 감염예방을 위해 주입용 튜브를 24시간마다 교환한다. 고장액이 너무 빨리 투여될 경우 삼투성 이뇨, 탈수가 일어나므로 철저히 관리하며 흉부X선 검사로 튜브의 위치를 확인한다.

46. 비위관 삽입
비위관은 코를 통해 위까지 이르는 관으로 길이는 대상자의 코에서 귓불을 지나 검상 돌기까지의 길이를 측정한다.

47. 배뇨곤란 환자의 간호
- 배뇨 반사의 자극
- 배뇨 습관의 유지
- 적절한 수분 섭취의 유지
- 도뇨
- 실금 환자의 경우 요의를 호소하면 즉시 변기를 대주도록 하며 실금을 할 경우 침구를 갈아줌
- 손으로 방광 압박하기(crede's 방법)

48. 개인위생 간호
① 무의식 환자는 소르디즈(sordes : 구강 내 점액, 미생물. 점막으로부터 떨어져 나온 상피세포가

혼합된 마른 딱지) 많아 구강간호를 자주 해야 한다.
③ 목욕하는 동안 낙상을 예방하기 위해 침대 난간을 올려준다.
④ 손·발톱은 날카롭거나 들쑥날쑥하게 깎으면 인접 피부 손상을 초래하므로 일직선으로 깎는다.
⑤ 등마사지 금기 : 염증이 주위 조직으로 파급될 염려가 도는 대상자, 악성종양 세포가 주위조직으로 전파될 수 있는 대상자, 전염 가능성이 있는 피부질환 대상자, 몹시 허약한 대상자, 혈전성 정맥염이 있어 색전의 위험이 있는 대상자

49. 항상성 기전
- 열생산과 열소실 두 기전에 의해 이뤄짐
- 열생산 : 대사반응의 결과, 기초대사율(갑상샘호르몬에 의해 체세포 대사 자극함), 음식섭취와 수의적인 골격근 수축, 불수의적 골격근 수축, 호르몬 분비
- 열소실 : 피부를 통한 열소실(80%, 복사, 전도, 대류, 증발), 호흡기, 소화기, 비뇨기계의 점막을 통한 열소실

50.
어깨와 상박의 근육을 사용하면서 목발을 사용할 만큼의 근력을 향상시키기 위해서는 팔 굽혀펴기가 가장 적절하다.

51. 신체역학의 원리
기저면이 넓을수록, 무게중심이 낮을수록 안정성은 높아진다. 또한 중력선이 기저면을 지나면 물체는 평형을 유지하게 되고, 강한 근육을 사용할수록 근력은 크고 근육의 피로와 손상을 막는다. 또한 굴리는 것, 돌리는 것은 들어올리는 것보다 힘이 적게 든다.

52. 통증의 형태에 따른 분류
- 환상통(phantom pain)
상실된 신체부위에서 통증을 느끼는 것으로 통증 수용체의 자극보다는 절단 대상자의 경험으로 발생됨
- 작열통(causalgia)
말초신경 손상 후에 나타나는 타는 듯이 따가운 아픔이 범발적으로 나타남
- 방사통(radiation pain)
신경통증 부위에서 시작하여 주위 기관이나 인접조직으로 확산됨
- 연관(referred pain)
통증의 최초 발생지점과 떨어진 부위에서 지각되는 것으로 내장질환의 경우에 신체의 일정한 피부 부위에 투사됨

53. 침상의 종류
- 빈 침상(closed bed)은 대상자가 퇴원한 후 정돈된 상태의 침상이며, 사용 중 침상과 같은 것인 든 침상(occupied bed)은 대상자가 누워 있는 상태에서 만드는 침상이다.
- 개방 침상(open bed)은 대상자가 사용 중이거나 곧 사용할 침상이다.
- 크래들 침상과 같은 이피가 침상(cradle bed)은 위 침구의 무게가 전달되지 않도록 하기 위해 크래들을 놓고 위 침구를 덮는 침상이며, 수술 후 침상(post operative bed)은 수술 직후의 대상자를 위한 침상이다.
- 사용 중 침대는 움직일 수 없는 대상자의 홑이불을 교환할 때 사용하는 침상이다.
- 수술 후 침상은 회복기 침상이라고도 하며, 수술 직후의 대상자를 위한 침상이다. 오염되기 쉬운 부위에 홑이불을 덧깔아 부분적으로 교환할 수 있도록 준비한 침상이다.

54. 체온 상승의 요인
운동을 하거나, 연령이 낮을수록, 배란기일수록, 신체적·정신적 스트레스가 있을 때, 식사 중에 체온이 상승한다.

55. 드레싱의 종류
- Calcium alginate 드레싱 : 겔 형성으로 상처의 표면을 촉촉하게 유지해 준다. 상처의 사강을 줄이기 위한 패킹용으로 사용 가능하고 지혈 성분의 함유로 출혈성 상처의 지혈을 촉진한다.
- Hydrogel 드레싱 : 괴사조직을 수화하여 육아와 상피세포에 손상없이 자연 분해를 촉진한다. 깊은 상처의 사강을 감소시켜 준다.

56. 알코올
70% 이상에서 에틸알코올보다 강한 살균력이 있고 다른 살균제의 첨가 시 효과가 증대된다. 아포에 효과가 없으며 결핵균, 곰팡이 바이러스에 효과 있다. 피부소독, 체온계 및 기구소독에 사용되나 피부를 건조시키고 플라스틱을 손상시키는 단점이 있다.

57. 근육주사 부위
배둔 부위는 둔부 4분면에서 위쪽 바깥쪽으로 근육이 커서 투여량을 충분히 흡수하여 주사 후 불편감이 적은 장점이 있는 반면 주사 부위가 정확하지 않으면 좌골신경 손상으로 인한 하지마비를 초래하는 단점이 있다.

58. 주입량 계산
80unit : 1mL = 16unit : x
80x=16
따라서 0.2mL이다.

59. 수액속도의 영향요인
주사바늘의 굵기가 굵을수록, 수액의 점도가 묽을수록, 수액의 높이가 높을수록 속도가 빨라진다.

60. 신체 검진방법
제5뇌신경(3차 신경)은 얼굴의 감각을 담당하며, 운동은 저작운동으로 사정한다.

61. 배변 촉진 이론
배변을 쉽게 하기 위해서 아침을 거르지 말고 반드시 식후에 배변하는 습관을 들이는 것으로 위에 음식물이 들어가면 대장을 자극하여 배변욕구가 생기고 배변이 훨씬 수월하고 빨리 볼 수 있다. 이것을 위-대장반사 운동이라고 하며 복부를 두드리거나 마사지, 복식호흡 등도 도움이 된다. 만약 배변욕구가 생겨도 이를 무시하고 넘어가면 변비의 원인이 된다.

62. 경구투여
① 대상자 부재 시 약을 그대로 놓고 온다면 잃어버리거나 다른 대상자가 우연히 먹을 수도 있으므로 다시 가지고 나와야 한다.
② 대상자가 금식인 경우 약물도 투여를 금한다.
③ 약 중에는 장용 피정으로 싸인 약이 있다. 이런 약은 갈아서 주면 안 되므로 확인한 뒤 갈아도 효과가 변화가 없으면 갈아서 주도록 한다.
⑤ 음료는 약물 흡수의 속도와 양에 영향을 미칠 수 있다.

63. 외과적 무균법
허리선 이하에 있는 멸균품은 철저히 감시되지 못하므로 오염된 것으로 간주한다.
흐르는 물에 손끝을 먼저 헹구고 팔꿈치를 나중에 헹굼, 이때 계속해서 손끝은 팔꿈치보다 위쪽을 유지해야 한다.
③, ⑤ 용액을 따르는 동안 뚜껑의 안쪽 면이 아래로 향하게 들어야 하고, 뚜껑을 놓을 때에는 안쪽 면이 위로 향하게 놓아야 한다.
④ 방포는 자신에게서 가까운 쪽부터 깐다.

64. 간호수행
• 간호지시뿐만 아니라 의학적 지시 수행
• 간호계획의 실행
• 간호사의 대인 관계술
• 간호에 대한 환자의 반응확인
③ 간호지시 작성은 간호계획

65. 호흡측정
① 대상자가 호흡을 의식적으로 조절하는 것을 막기 위하여 호흡측정에 대해 특별히 설명하지 않고 시작한다.
② 호흡의 리듬이 규칙적이면 30초 측정하여 2배를 하고 불규칙적이면 1분간 측정한다.
③ 요골맥박을 측정한 후 손목을 그대로 잡은 상태로 측정한다.
④ 1회의 흡기와 호기가 합쳐져서 1회의 호흡주기가 된다.
⑤ 호흡의 사정은 관찰을 통한 시진과 흉곽의 움직임을 촉진하는 것으로 사정한다.

보건의약관계법규

66. 마약류관리에 관한 법률 제2조(정의)
마약류취급의료업자 : 의료기관에서 의료에 종사하는 의사·치과의사·한의사 또는 『수의사법』에 따라 동물 진료에 종사하는 수의사로서 의료나 동물 진료를 목적으로 마약 또는 향정신성 의약품을 투약하거나 투약하기 위하여 제공하거나 마약 또는 향정신성의약품을 기재한 처방전을 발급하는 자

67. 마약류관리에 관한 법률 제4조(마약류취급자가 아닌 자의 마약류 취급 금지)
예외적 허용
1. 마약류취급의료업자로부터 투약 받아 소지하는 경우

2. 마약류소매업자로부터 구입 또는 양수하여 소지하는 경우
3. 마약류취급자를 위하여 마약류를 운반·보관·소지 또는 관리하는 경우
4. 공무상 마약류를 압류·수거 또는 몰수하여 관리하는 경우
5. 마약류취급자격상실자 등이 마약류취급자에게 그 마약류를 인계하기 전까지 소지하는 경우
6. 그 밖의 총리령에 따른 식품 의약품 안전처장의 승인을 받은 경우

6. 제2조 제1호바목 및 아 목까지의 감염병: 그 최대 잠복기

68. 지역보건법 제12조(보건의료원)
보건소 중 의료법 제3조 제2항 제3호 가 목에 따른 병원의 요건을 갖춘 보건소는 보건의료원이라는 명칭을 사용할 수 있다.

69. 지역보건법 제23조(건강진단 등의 신고)
① 의료인이 아닌 자가 지역주민 다수를 대상으로 건강검진 또는 순회 진료 등 주민의 건강에 영향을 미치는 행위를 하고자 하는 경우에는 보건복지부령이 정하는 바에 의하여 건강검진 등을 하려는 지역을 관할하는 보건소장에게 신고하여야 한다.
② 의료기관이 의료기관 외의 장소에서 지역주민 다수를 대상으로 건강검진 등을 하고자 하는 경우에도 ①항에 따른 신고를 한다.

70. 검역법 제16조(검역감염병 환자등의 격리)
④ 검역감염병 환자 등의 격리 기간은 검역감염병 환자 등의 감염력이 없어질 때까지로 한다.

검역법 제17조(검역감염병 의심자에 대한 감시 등)
① 검역소장은 제15조 제1항 제2호에 따라 검역감염병 의심자가 입국 후 거주하거나 체류하는 지역의 특별자치도지사·시장·군수·구청장에게 그 검역감염병 의심자의 건강 상태를 감시하도록 요청하거나 검역감염병 의심자를 제16조 제1항 또는 제2항에 따른 시설에 격리시킬 수 있다.
③ 제1항에 따른 감시 또는 격리 기간은 다음 각 호의 어느 하나를 초과할 수 없다.
 1. 콜레라: 5일
 2. 페스트: 6일
 3. 황열: 6일
 4. 중증급성호흡기증후군(SARS): 10일
 5. 동물인플루엔자 인체감염증: 10일

71. 국민건강증진법 제19조(건강증진사업 등)
① 특별자치시장·특별자치도지사·시장·군수·구청장은 지역주민의 건강증진을 위하여 보건복지부령이 정하는 바에 의하여 보건소장으로 하여금 다음 각 호의 사업을 하게 할 수 있음
 1. 보건교육 및 건강 상담
 2. 영양관리
 3. 구강건강의 관리
 4. 질병의 조기발견을 위한 검진 및 처방
 5. 지역사회의 보건문제에 관한 조사·연구
 6. 기타 건강교실의 운영 등 건강증진사업에 관한 사항

72. 의료법 제17조(진단서 등)
① … 진료 중이던 환자가 최종 진료 시부터 48시간 이내에 사망한 경우에는 다시 진료하지 아니하더라도 진단서나 증명서를 내줄 수 있으며, 환자 또는 사망자를 직접 진찰하거나 검안한 의사·치과의사 또는 한의사가 부득이한 사유로 진단서·검안서 또는 증명서를 내줄 수 없으면 같은 의료기관에 종사하는 다른 의사·치과 의사 또는 한의사가 진료기록부 등에 따라 내줄 수 있다.

73. 응급의료에 관한 법률 제11조(응급환자의 이송)
① 의료인은 해당 의료기관의 능력으로는 응급환자에 대하여 적절한 응급의료를 할 수 없다고 판단한 경우에는 지체 없이 그 환자를 적절한 응급의료가 가능한 다른 의료기관으로 이송하여야 한다.
② 의료기관의 장은 제1항에 따라 응급환자를 이송할 때에는 응급환자의 안전한 이송에 필요한 의료기구 및 인력을 제공하여야 하며, 응급환자를 이송받는 의료기관에 진료에 필요한 의무기록을 제공하여야 한다.
③ 의료기관의 장은 이송에 든 비용을 환자에게 청구할 수 있다.
④ 응급환자의 이송절차, 의무기록의 이송 및 비용의 청구 등에 필요한 사항은 보건복지부령으로 정한다.

『응급의료에 관한 법률 시행규칙』 제4조(응급환자의 이송절차 및 의무기록의 이송)
① 의료인은 응급환자를 다른 의료기관으로 이송하

는 경우에는 이송 받는 의료기관에 연락하고, 적절한 이송수단을 알선하거나 제공하여야 한다.
② … 제27조 제1항에 따른 응급의료지원센터(이하 "응급의료지원센터"라 한다)나 『119구조·구급에 관한 법률』 제10조의2에 따른 119구급상황관리센터를 통하여 이송받을 수 있는 의료기관을 확인하고 적절한 이송수단을 알선하거나 제공하여야 한다.
③ 응급환자를 이송하는 경우에 제공하여야 하는 의무기록은 다음 각 호와 같다.
  1. 별지 제2호서식의 응급환자진료의뢰서
  2. 검사기록 등 의무기록과 방사선 필름의 사본 그 밖에 응급환자의 진료에 필요하다고 판단되는 자료

응급의료에 관한 법률 시행규칙 제5조(이송비용의 청구)
의료기관의 장이 법 제11조 제3항의 규정에 따라 환자에게 청구할 수 있는 이송에 소요되는 비용은 당해 의료기관의 구급차를 사용한 경우에 그 구급차에 의한 이송처치료를 말한다.

74. 후천성면역결핍증 예방법 제8조(검진)
① 질병관리청장, 특별시장·광역시장·특별자치시장·도지사 또는 특별자치도지사(이하 '시·도지사'라 한다), 시장·군수·구청장은 공중과 접촉이 많은 업소에 종사하는 사람으로서 제2항에 따른 검진대상이 되는 자에 대하여 후천성면역결핍증에 관한 정기검진 또는 수시검진을 하여야 한다.
② 질병관리청장, 시·도지사, 시장·군수·구청장은 후천성 면역결핍증에 감염되었다고 판단되는 충분한 사유가 있는 사람 또는 후천성면역결핍증에 감염되기 쉬운 환경에 있는 사람으로서 다음 각 호의 어느 하나에 해당하는 사람에 대하여 후천성면역결핍증에 관한 검진을 할 수 있다.
  1. 감염인의 배우자 및 성 접촉자
  2. 그 밖에 후천성면역결핍증의 예방을 위하여 질병관리청장이 필요하다고 인정하는 사람
④ 후천성면역결핍증에 관한 검진을 실시하는 자는 검진 전에 피검진자에게 이름·주민등록번호·주소 등을 밝히지 아니하거나 가명을 사용하여 검진(이하 '익명검진'이라 한다)할 수 있다는 사실을 고지하여야 하고, 익명검진을 신청하는 경우에도 검진을 실시하여야 한다.
⑤ 제4항에 따른 검진을 하는 자는 검진 결과 감염인으로 밝혀진 사람이 있는 경우에는 보건복지부령으로 정하는 바에 따라 관할 보건소장에게 신고하여야 한다. 이 경우 감염인의 정보는 익명으로 관리하여야 한다.

후천성면역결핍증 예방법 시행령 제11조(정기검진)
법 제8조 제1항에 따른 정기검진은 6개월 간격으로 1년에 2회 실시한다.

75. 혈액관리법 시행규칙 제6조(헌혈자의 건강진단 등)
② 신원 확인 후 혈액원은 헌혈자의 채혈을 하기 전에 다음과 같은 건강검진을 하여야 한다.
  1. 과거의 헌혈경력 및 혈액검사 결과와 채혈금지대상자 여부의 조회
  2. 문진·시진 및 촉진
  3. 체온 및 맥박 측정
  4. 체중 측정
  5. 혈압 측정
  6. 빈혈검사(혈액비중검사, 혈색소검사, 적혈구용적률검사)
  7. 혈소판 계수검사(혈소판성분채혈의 경우에 한함)

76. 의료법 제2조(의료인)
② 의료인은 종별에 따라 다음 각 호의 임무를 수행하여 국민보건 향상을 이루고 국민의 건강한 생활 확보에 이바지할 사명을 가진다.
  4. 조산사는 조산과 임부·해산부·산욕부 및 신생아에 대한 보건과 양호지도를 임무로 한다.
  5. 간호사는 상병자나 해산부의 요양을 위한 간호 또는 진료 보조 및 대통령령으로 정하는 보건활동을 임무로 한다.

의료법 시행령 제3조(간호사의 보건활동)
의료법 제2조 제2항 제5호 다 목에서 "대통령령으로 정하는 보건활동"이란 다음의 보건활동을 말한다.
  1. 농어촌 등 보건의료를 위한 특별조치법 제19조에 따라 보건진료 전담공무원으로서 하는 보건활동
  2. 모자보건법 제10조 제1항에 따른 모자보건전문가가 행하는 모자보건 활동
  3. 결핵예방법 제18조에 따른 보건활동
  4. 그 밖의 법령에 따라 간호사의 보건활동으로 정한 업무
  5. 간호사는 다음 각 목의 업무를 임무로 한다.
    가. 환자의 간호요구에 대한 관찰, 자료수집,

간호판단 및 요양을 위한 간호
나. 의사, 치과의사, 한의사의 지도하에 시행하는 진료의 보조
다. 간호 요구자에 대한 교육·상담 및 건강증진을 위한 활동의 기획과 수행, 그 밖의 대통령령으로 정하는 보건활동
라. 간호조무사가 수행하는 업무보조에 대한 지도

77. 의료법 제58조의3(의료기관 인증기준 및 방법 등)
① 의료기관 인증기준은 다음 각 호의 사항을 포함하여야 한다.
  1. 환자의 권리와 안전
  2. 의료기관의 의료서비스 질 향상 활동
  3. 의료서비스의 제공과정 및 성과
  4. 의료기관의 조직·인력관리 및 운영
  5. 환자 만족도

78. 의료법 제33조(개설 등)
① 의료인은 이 법에 따른 의료기관을 개설하지 아니하고는 의료업을 할 수 없으며, 다음 각 호의 어느 하나에 해당하는 경우 외에는 그 의료기관 내에서 의료업을 하여야 한다.
  1. 『응급의료에 관한 법률』 제2조 제1호에 따른 응급환자를 진료하는 경우
  2. 환자나 환자 보호자의 요청에 따라 진료하는 경우
  3. 국가나 지방자치단체의 장이 공익상 필요하다고 인정하여 요청하는 경우
  4. 보건복지부령으로 정하는 바에 따라 가정간호를 하는 경우
  5. 그 밖에 이 법 또는 다른 법령으로 특별히 정한 경우나 환자가 있는 현장에서 진료를 하여야 하는 부득이한 사유가 있는 경우

79. 의료법 제65조(면허 취소와 재교부)
① 보건복지부장관은 의료인이 다음 각 호의 어느 하나에 해당할 경우에는 그 면허를 취소할 수 있다. 다만, 제1호의 경우에는 면허를 취소하여야 한다.
  1. 제8조(결격사유) 각 호의 어느 하나에 해당하게 된 경우
  2. 제66조(자격정지)에 따른 자격 정지 처분 기간 중에 의료 행위를 하거나 3회 이상 자격 정지 처분을 받은 경우
  3. 제11조(면허 조건과 등록) 제1항에 따른 면허 조건을 이행하지 아니한 경우
  4. 제4조(의료인과 의료기관의 장의 의무) 제4항을 위반하여 면허증을 빌려준 경우
  5. 삭제 〈2016. 12. 20.〉
  6. 제4조(의료인과 의료기관의 장의 의무) 제6항을 위반하여 사람의 생명 또는 신체에 중대한 위해를 발생하게 한 경우

80. 보건의료기본법 제12조(보건의료서비스에 관한 자기결정권)
모든 국민은 보건의료인으로부터 자신의 질병에 대한 치료방법, 의학적 연구대상 여부, 장기이식 여부 등에 관하여 충분한 설명을 들은 후 이에 관한 동의 여부를 결정할 권리를 가진다.

81. 감염병의 예방 및 관리에 관한 법률 제11조(의사 등의 신고) 〈개정 2020.3.4.〉
① 의사, 치과의사, 한의사는 다음 각 호의 어느 하나에 해당하는 사실이 있으면 소속 의료기관의 장에게 보고하여야 하고, 해당 환자와 그 동거인에게 보건복지부장관이 정하는 감염 방지 방법 등을 지도하여야 한다. 다만, 의료기관에 소속되지 아니한 의사, 치과의사, 한의사는 그 사실을 관할 보건소장에게 신고하여야 한다.
  1. 감염병환자 등을 진단하거나 그 사체를 검안한 경우
  2. 예방접종 후 이상반응자를 진단하거나 그 사체를 검안한 경우
  3. 감염병환자 등이 제1급 감염병부터 제4급 감염병까지에 해당하는 감염병으로 사망한 경우
  4. 감염병 환자로 의심되는 사람이 감염병병원체 검사를 거부하는 경우
② 감염병병원체 확인기관의 소속 직원은 실험실 검사 등을 통하여 보건복지부령으로 정하는 감염병환자 등을 발견한 경우 그 사실을 그 기관의 장에게 보고하여야 한다.
③ 제1항 및 제2항에 따라 보고를 받은 의료기관의 장 및 제16조의2에 따른 감염병병원체 확인기관의 장은 제1급 감염병부터 제4급 감염병까지의 경우에는 지체 없이, 제5급 감염병 및 지정감염병의 경우에는 7일 이내에 보건복지부장관 또는 관할 보건소장에게 신고하여야 한다.

※ 제16조의2(감염병병원체 확인기관) 〈개정 신설 2020. 3. 4〉

82. 감염병 예방 및 관리에 관한 법률 제24조(정기예방접종)

디프테리아, 폴리오, 백일해, 홍역, 파상풍, 결핵, B형 간염, 유행성이하선염, 풍진, 수두, 일본뇌염, B형 헤모필루스인플루엔자, 폐렴구균, 인플루엔자, 그 밖에 보건복지부장관이 감염병의 예방을 위하여 필요하다고 인정하여 지정하는 감염병

83. 의료법 제21조(기록 열람 등)

① 환자는 의료인, 의료기관의 장 및 의료기관 종사자에게 본인에 관한 기록(추가기재·수정된 경우 추가기재·수정된 기록 및 추가기재·수정 전의 원본을 모두 포함한다. 이하 같다)의 전부 또는 일부에 대하여 열람 또는 그 사본의 발급 등 내용의 확인을 요청할 수 있다. 이 경우 의료인, 의료기관의 장 및 의료기관 종사자는 정당한 사유가 없으면 이를 거부하여서는 안 된다.

② 의료인, 의료기관의 장 및 의료기관 종사자는 환자가 아닌 다른 사람에게 환자에 관한 기록을 열람하게 하거나 그 사본을 내주는 등 내용을 확인할 수 있게 하여서는 안 된다.

③ 제2항에도 불구하고 의료인, 의료기관의 장 및 의료기관 종사자는 다음 각 호의 어느 하나에 해당하면 그 기록을 열람하게 하거나 그 사본을 교부하는 등 그 내용을 확인할 수 있게 하여야 한다. 다만, 의사·치과의사 또는 한의사가 환자의 진료를 위하여 불가피하다고 인정한 경우에는 그러하지 아니하다.

1. 환자의 배우자, 직계 존속·비속, 형제·자매(환자의 배우자 및 직계 존속·비속, 배우자의 직계존속이 모두 없는 경우에 한정한다) 또는 배우자의 직계 존속이 환자 본인의 동의서와 친족관계임을 나타내는 증명서 등을 첨부하는 등 보건복지부령으로 정하는 요건을 갖추어 요청한 경우
2. 환자가 지정하는 대리인이 환자 본인의 동의서와 대리권이 있음을 증명하는 서류를 첨부하는 등 보건복지부령으로 정하는 요건을 갖추어 요청한 경우
3. 환자가 사망하거나 의식이 없는 등 환자의 동의를 받을 수 없어 환자의 배우자, 직계 존속·비속, 형제·자매(환자의 배우자 및 직계 존속·비속, 배우자의 직계존속이 모두 없는 경우에 한정한다) 또는 배우자의 직계 존속이 친족관계임을 나타내는 증명서 등을 첨부하는 등 보건복지부령으로 정하는 요건을 갖추어 요청한 경우

84. 국민건강보험법 제41조(요양급여)

① 가입자 및 피부양자의 질병·부상·출산 등에 대하여 다음 각 호의 요양급여를 실시한다.
 1. 진찰·검사
 2. 약제·치료재료의 지급
 3. 처치·수술 그 밖의 치료
 4. 예방·재활
 5. 입원
 6. 간호
 7. 이송

② 제1항의 규정에 의한 요양급여(이하 "요양급여"라 한다)의 방법·절차, 범위·상한 등 요양급여의 기준은 보건복지부령으로 정한다.

85. 국민건강보험법 제5조(적용 대상 등)

① 국내에 거주하는 국민은 이 법에 따른 건강보험의 가입자(이하 "가입자"라 한다) 또는 피부양자가 된다. 다만 각 호의 어느 하나에 해당하는 사람을 제외한다.

1. 「의료급여법」에 따라 의료급여를 받는 사람(이하 "수급권자"라 한다)
2. 「독립유공자예우에 관한 법률 및 국가유공자 등 예우 및 지원에 관한 법률」에 따라 의료보호를 받는 사람(이하 "유공자 등의료보호대상자"라 한다). 다만, 다음 각목의 어느 하나에 해당하는 사람은 가입자 또는 피부양자가 된다.
   가. 유공자 등 의료보호대상자 중 건강보험의 적용을 보험자에게 신청한 사람
   나. 건강보험을 적용받고 있던 사람이 유공자등 의료보호대상자로 되었으나 건강보험의 적용배제신청을 보험자에게 하지 아니한 사람

국민건강보험법 제6조(가입자의 종류)

① 가입자는 직장가입자 및 지역가입자로 구분한다.

5일 만에 끝내는 모의고사 **간호사 국가고시**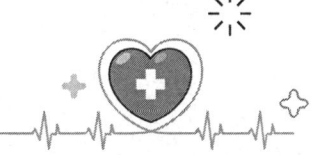

정가 | 22,000원

지은이 | 노 성 신
펴낸이 | 차 승 녀
펴낸곳 | 도서출판 건기원

2018년 11월 20일 제1판 제1쇄 발행
2020년 11월 20일 제2판 제1쇄 발행

주소 | 경기도 파주시 연다산길 244(연다산동 186-16)
전화 | (02)2662-1874~5
팩스 | (02)2665-8281
등록 | 제11-162호, 1998. 11. 24.

• 건기원은 여러분을 책의 주인공으로 만들어 드리며, 출판 윤리 강령을 준수합니다.
• 본 교재를 복제 · 변형하여 판매 · 배포 · 전송하는 일체의 행위를 금하며, 이를 위반할 경우 저작권법 등에 따라 처벌받을 수 있습니다.

ISBN 979-11-5767-532-6 (13510)